HISTOIRE DE LA MÉDECINE

# Histoire de la médecine

## *Une introduction scandaleusement courte*

JACALYN DUFFIN

Traduit par Anne-Gaëlle Weber

McGill-Queen's University Press
Montréal & Kingston • Londres • Chicago

Édition originale publiée en anglais sous le titre *History of Medicine: A Scandalously Short Introduction*, troisième édition, par University of Toronto Press, Toronto, Canada.



ISBN 978-0-2280-2786-7 (relié papier)
ISBN 978-0-2280-2829-1 (ePDF)
ISBN 978-0-2280-2840-6 (ePUB)

Dépôt légal troisième trimestre 2026
Bibliothèque et Archives nationales du Québec

Imprimé au Royaume-Uni

Funded by the Government of Canada | Financé par le gouvernement du Canada | Canada | Canada Council for the Arts | Conseil des arts du Canada

Nous remercions le Conseil des arts du Canada de son soutien.

We acknowledge the support of the Canada Council for the Arts.

McGill-Queen's University Press est située, à Montréal, sur un territoire qui a longtemps servi de lieu de rencontre et d'échange autochtone, notamment pour les Haudenosaunee et les Anishinaabeg. À Kingston, nous sommes situées sur le territoire Haudenosaunee et Anishinaabek. Nous reconnaissons et remercions les divers peuples autochtones dont les pas ont marqué ces territoires sur lesquels les peuples du monde se rassemblent désormais.

---

**Catalogage avant publication de Bibliothèque et Archives Canada**

Titre: Histoire de la médecine: une introduction scandaleusement courte / Jacalyn Duffin; traduit par Anne-Gaëlle Weber.

Autres titres: History of medicine. Français

Noms: Duffin, Jacalyn, auteur.

Description: Traduction de: History of medicine: a scandalously short introduction. | Comprend des références bibliographiques et un index.

Identifiants: Canadiana (livre imprimé) 20260132217 | Canadiana (livre numérique) 20260132225 | ISBN 9780228027867 (couverture souple) | ISBN 9780228028291 (PDF) | ISBN 9780228028406 (ePUB)

Vedettes-matière: RVM: Médecine—Histoire.

Classification: LCC R131 .D8314 2026 | CDD 610.9—dc23

---

Mise en page par Marquis Interscript en 10.5/13 Sabon.
Révision par Amélie Van de Wynckele.

McGill-Queen's University Press
Suite 1720, 1010 Sherbrooke St West, Montréal, QC, H3A 2R7

Représentant de sécurité autorisé dans l'UE: Mare Nostrum Group BV, Doelen 72, 4831 GR Breda, Pays-Bas, gpsr@mare-nostrum.co.uk

FSC www.fsc.org MIX Paper | Supporting responsible forestry FSC® C013604

# Table de matières

# Tableaux et figures

## TABLEAUX

## FIGURES

# Avant-propos : une édition française

J'ai écrit la première édition de ce livre en anglais, *History of Medicine: A Scandalously Short Introduction*, à la fin des années 1990 parce que mes étudiants en médecine m'ont demandé à plusieurs reprises de publier mes cours. J'ai longtemps hésité en raison de mon expertise limitée. Ils ont fait valoir que cet ouvrage pourrait servir de guide aux étudiants, aux enseignants et aux praticiens désireux d'intégrer l'histoire dans l'enseignement des soins de santé. J'espérais qu'il pourrait également démystifier la médecine pour les étudiants d'autres domaines, tels que l'histoire, la philosophie et la sociologie bien que la structure thématique soit inhabituelle pour un cours de sciences humaines. Cependant, dès que j'ai commencé à transformer ces présentations orales confortablement privées en impressions publiques, je me suis heurtée à mon propre manque d'érudition (comme prévu) et aux nombreux pièges décrits au chapitre 17. Sans la sécurité des notes de bas de page et de l'appareil critique, je me suis sentie en terrain étranger – chaque phrase, un champ de mines ; chaque choix de mot, une petite bombe prête à exploser. Ce sentiment ne s'est toujours pas estompé. En même temps, en tant que Canadienne, j'espérais voir une traduction française… mais l'attente fut longue.

Les critiques ont été bienveillantes et mon ouvrage a eu plus de succès que je ne l'avais imaginé. Plusieurs lecteurs m'ont écrit pour me suggérer des ajouts ou corriger des erreurs. Bien que l'ouvrage ait été à l'origine ouvertement destiné aux Canadiens, j'ai été surprise (et peut-être l'éditeur aussi) de découvrir qu'il trouvait des lecteurs et des cours dans le reste de l'Amérique du Nord, en Europe et en Asie. Les deuxième et troisième éditions, parues respectivement en 2010 et 2021, ont ainsi cherché à toucher un public plus vaste. Elles y ont ajouté de nouveaux chapitres sur la santé publique et internationale ainsi que sur l'essor de la médecine centrée sur le patient, soulignant l'influence des mouvements de défense des droits liés à la race, aux peuples autochtones, au handicap et à l'orientation sexuelle. Les exemples canadiens étaient complétés par ceux provenant d'autres pays, en particulier (mais pas uniquement) de France, de Grande-Bretagne et des États-Unis. Les lectures suggérées ont été mises en ligne. Une centaine de nouveaux noms ou sujets sont mentionnés, dont certains sont bien antérieurs au XXIe siècle. Et, bien sûr, la COVID-19 a imposé des changements dans presque tous les chapitres. Vers 2024, le livre avait été traduit en coréen, chinois, espagnol et portugais, mais toujours pas en français. Certains critiques ont néanmoins ironisé en affirmant que l'ouvrage n'était plus « scandaleusement court », même s'il était et demeure plus court que la plupart des histoires complètes. Qu'était devenu « *Scandalous* » si ce n'est court ? Scandaleusement clinique ? Politique ? Personnel ?

Plus qu'une simple traduction, cette édition française intègre à la fois des sources francophones faisant autorité, qu'elles soient originales ou traduites. Sauf indication contraire, toutes les traductions de l'anglais sont de notre propre fait. Cette édition actualise les tableaux et le texte afin d'y inclure davantage de références au Québec et à la France, introduit de nouvelles figures marquantes de l'histoire québécoise et française, et enrichit la bibliographie en ligne d'une page d'accueil en français ainsi que de 280 nouvelles références à des recherches en langue française ou à des ouvrages récents sur la francophonie.

Certains étudiants n'aiment pas ce livre parce qu'il s'agit d'un livre. Les méthodes d'enseignement fondées sur des cours magistraux et des lectures, qui sont à l'origine de mon travail, sont désormais considérées comme « traditionnelles », voire dépassées et, depuis la pandémie, l'apprentissage en ligne est devenu la norme. Les bibliothèques résonnent désormais du vide, leurs étagères autrefois garnies de livres et de revues ont cédé la place à des ordinateurs. Les universitaires et les médecins, dont je fais partie, effectuent leurs recherches grâce à la gratification instantanée du merveilleux Google et des bases de données en plein essor; les informations se présentent sous forme de puces concises et la durée d'attention est de plus en plus courte.

Des versions électroniques de cet ouvrage sont désormais disponibles et les suggestions de lectures complémentaires, mises à jour et largement étoffées, restent en accès libre sur le Web (à l'adresse http://www.histmed.ca). Que ce soit sur papier ou en ligne, ce livre, dont la brièveté n'est pas scandaleuse, n'a jamais été conçu pour être lu en une seule fois ou dans l'ordre. Chaque chapitre (relativement) bref peut être choisi dans n'importe quel ordre et à n'importe quel moment. L'objectif est de susciter des questions, de stimuler la curiosité et d'orienter la recherche au-delà de ces pages. Et si les sujets ou l'organisation des chapitres n'apportent pas satisfaction, peut-être l'index y parviendra-t-il.

En tant qu'historienne et médecin, je suis heureuse d'attirer votre attention sur la technologie remarquable et vénérable de l'impression sur papier. Diversifiés, durables, portables et agréables à tenir, à toucher et à sentir, les livres peuvent vous accompagner en canoë ou dans votre bain, sans électricité ni crainte d'électrocution. En fin de compte, contrairement au flux éphémère d'un site Web, ils fixent un instant dans le temps et l'espace, devenant eux-mêmes des sources historiques. Les livres sont peut-être une espèce en voie de disparition, mais pendant près de 600 ans, ils ont véhiculé tant de sagesse médicale qu'il semble normal qu'un livre soit le véhicule de son passé.

# Remerciements

Les idées historiques, comme les maladies, peuvent être à la fois héréditaires et transmissibles. Mon mentor Mirko Grmek, peu avant sa mort, pouvait voir dans la première édition de ce livre comment il avait transmis son enseignement historique et médical; j'en suis l'héritière reconnaissante. L'enthousiasme contagieux et la patience inébranlable de mes éditeurs (Gerald Hallowell, puis Len Husband qui m'a lancée dans les deuxième et troisième éditions) ainsi que leur confiance dans le résultat, ont été des catalyseurs essentiels pour transformer les idées en livre. Cet ouvrage n'aurait pas non plus vu le jour sans le soutien de l'Université Queen's et les possibilités d'enseignement uniques offertes par la chaire Hannah, généreusement dotée par l'*Associated Medical Services*.

Je suis redevable à de nombreux prédécesseurs, dont les travaux bien plus ambitieux ont résolu bien des problèmes, et à de nombreux praticiens, médicaux et historiques, qui ont été harcelés pour lire des parties de l'ouvrage. Ils ont corrigé la prose, répondu aux questions, offert des suggestions créatives et participé à l'élaboration des illustrations. Le lancement de la première édition n'aurait pas été possible sans le soutien créatif et inspirant des professeurs Hannah, Paul Potter et Charles G. Roland, ainsi que de mon ancien maître en hématologie, Dale Dotten, ces trois derniers étant maintenant disparus. Avec l'aide de mon amie Cherrilyn Yalin, j'ai pu compter sur une quarantaine de collègues qui ont accepté de relire les chapitres correspondant à leurs spécialités. Mes étudiants, quant à eux, demeurent à la fois mes professeurs et mes critiques les plus exigeants. Pour corriger l'écriture des trois éditions, au fil des ans, j'ai bénéficié des contributions des équipes d'au moins soixante-dix étudiants en médecine et en histoire à l'Université Queen's ou à l'Université Western. Leurs noms se trouvent dans les remerciements des éditions en anglais.

Enfin, pour cette nouvelle édition française tant attendue, je remercie mes collègues francophones et francophiles qui ont cru en ce projet et m'ont poussée à aller de l'avant : feu E.A.R. (Peggy) Brown, Joël Coste, Olivier Faure, Kim Girouard, Bert Hansen, Alexandre Klein, Susan Lamb, feu Christian Laboisse, Pierre-Olivier Méthot, Richard Pollard, Mélanie Vermette et Robert David Wolfe (toujours !). J'ai eu la grande chance de collaborer à la traduction avec la merveilleuse Anne-Gaëlle Weber dont le travail était toujours rapide, précis et joyeux ; nous avons commencé en tant qu'étrangères et avons terminé notre travail en amies. Une fois de plus, Associated Medical Services a soutenu ce projet avec l'approbation de leurs lecteurs anonymes ; ma gratitude pour cette faveur et pour de nombreuses autres dans le passé est immense. Finalement, pour avoir abordé ce projet avec gentillesse et attention, je suis redevable à Jonathan Crago, Catherine Bienvenu, Kathleen Fraser, Amélie Van de Wynckele et leurs collègues à McGill-Queen's University Press.

Au-delà des corrections et des commentaires bienvenus, la curiosité sincère des étudiants pour l'histoire de la médecine a été une source d'inspiration en soi. Puissent-ils tous trouver la nouvelle version utile à leurs études et à leur carrière, bien qu'il s'agisse d'un livre ! Je leur dédie cet ouvrage avec ma gratitude.

Certains lecteurs continueront de relever des erreurs ; d'autres se plaindront que j'ignore leurs sujets de prédilection. Je vous remercie par avance de me le faire savoir et de contribuer à l'amélioration de la prochaine édition.

Kingston, Ontario, décembre 2025

HISTOIRE DE LA MÉDECINE

# 1

# Introduction : héros et méchants dans l'histoire de la médecine

Je recommande que le médecin soit, clairement et sans équivoque, un humaniste.

Robertson Davies,
« Can a Doctor Be a Humanist ? » (1984)

## LE JEU DES HÉROS ET DES MÉCHANTS

Durant trente ans, au début de l'automne, les nouveaux étudiants en médecine de l'Université Queen's ont joué à un jeu intitulé « *Heroes and Villains* », le jeu des héros et des méchants. J'ai ouï dire que l'on y joue encore et que sa pratique s'est étendue à d'autres universités et à d'autres pays. Comparable à un brise-glace lors d'une fête, ce jeu présente trois éléments de la formation médicale : la bibliothèque, le cours de maîtrise de l'information et l'histoire de la médecine. En voici les modalités : les élèves se divisent en équipes pour travailler avec un ou deux partenaires de leur choix. Dans une liste, ils choisissent le nom d'un personnage issu du passé de la médecine (voir tableau 1.1). La tâche consiste à trouver un texte rédigé par ce personnage historique (une source primaire) et un texte rédigé à son sujet (une source secondaire), puis à décider si ce personnage est un héros, un méchant, ou les deux. Les élèves présentent ensuite leurs conclusions à leurs camarades en cinq minutes ou moins, en défendant leur opinion. Enfin, ils rédigent un bref rapport accompagné d'une bibliographie. Des prix sont promis.

La liste des héros et des méchants potentiels comprend des personnages de l'Antiquité, des lauréats du prix Nobel, des femmes et des notables locaux. Notre liste n'a rien de spécial ; un nombre infini de possibilités pourrait être

Les objectifs d'apprentissage pour ce chapitre se trouvent à la p. 477.

Tableau 1.1
Les « héros » et les « méchants » dans l'histoire de la médecine – feuille de jeu

Répartissez le travail entre les membres de votre équipe.
Utilisez la ou les bibliothèque(s) pour trouver :
1. au moins un article rédigé par chaque personnage ;
2. un renseignement sur chaque personnage.

Le personnage est-il un « héros », un « méchant », ou les deux ? Pourquoi ?
Réfléchissez aux objectifs (ci-dessous) et remettez de brèves conclusions écrites avec des références. Un rapport par équipe.

OBJECTIFS D'APPRENTISSAGE
1. Distinguer les différents types de monographies (auteur unique, volume édité, collection posthume, traduction, fac-similé, etc.).
2. Effectuer des recherches dans les catalogues des bibliothèques pour une efficacité maximale (auteur, sujet, mot-clé).
3. Connaître les bases des normes lexicales.
4. Comprendre la signification des sources primaires (livres de) et des sources secondaires (livres sur).
5. Reconnaître que toute histoire (même l'histoire de la médecine) est un processus d'interprétation fortement influencé par le présent.

| | | |
|---|---|---|
| Abbott, Maude | Grenfell, Wilfred | Nelles (Pine), Susan |
| Apgar, Virginia | Hahnemann, Samuel | Nightingale, Florence |
| Arétée de Cappadoce | Halsted, William | Olivieri, Nancy |
| Arnaud de Villeneuve | Harvey, William | Osler, William |
| Austin, J.L. 'Blimey' | Hérophile | Paracelse |
| Avicenne (Ibn Sina) | Hildegard de Bingen | Paré, Ambroise |
| Baltimore, David | Hippocrate | Pasteur, Louis |
| Banting, Frederick | Hunter, John | Pauling, Linus |
| Barry, James Miranda | Hunter, William | Pinel, Philippe |
| Beaumont, W.R. | Jackson, Mary Percy | Rhazès (Ibn Zakaria al-Raz) |
| Bernard, Claude | Jenner, Edward | Rush, Benjamin |
| Bethune, Norman | Kelsey, Frances Oldham | Sarrazin, Michel |
| Blackwell, Elizabeth | Koprowski, Hilary | Simpson, James Young |
| Caius, John | Krugman, Saul | Sims, James Marion |
| Carrel, Alexis | Kubler-Ross, Elisabeth | Smith-Shortt, Elizabeth |
| Celse | Laennec, René | Soranos d'Éphèse |
| Chadwick, Edwin | Lexchin, Joel | Stopes, Marie |
| Charcot, Jean-Martin | Mackenzie, James | Stowe, Emily |
| Chisholm, Brock | MacMurchy, Helen | Sydenham, Thomas |
| Domagk, Gerhard | Maïmonide | Trotula de Salerne |
| Egas Moniz, A. C. A. | McBride, William | Trout, Jenny |
| Érasistrate | McKenzie, Robert Tait | Vésale, André |
| Esquirol, J.E. Dominique | Mitchell, Silas Weir | Virchow, Rudolf |
| Freud, Sigmund | Montagnier, Luc | Wagner-Jauregg, J. |
| Gadjusek, D. Carleton | Morgentaler, Henry | Watson, James D. |
| Galien | Müller, P.H. | Withering, William |
| Gallo, Robert | Neisser, Albert | Wright, Almroth |

produit pour correspondre aux ressources d'autres bibliothèques et d'autres lieux. Certains élèves demandent à étudier une personne qui ne figure pas sur la liste ; le nouveau nom ainsi proposé s'ajoute à la liste de façon définitive. La séance avec toute la classe – surnommée « débriefing » – a généralement lieu la semaine suivante, laissant ainsi le temps aux élèves de faire leurs recherches et de se préparer. Pour ces présentations de cinq minutes, la mise en scène avec de la musique, de la poésie, des costumes et du théâtre est toujours bienvenue, voire encouragée. J'avais pour habitude d'interdire les communications électroniques (avec PowerPoint, Prezi ou Keynote) ; cependant, les exigences pandémiques de la distanciation sociale ont généralisé l'emploi de logiciels de communication. Toujours est-il que lorsque le temps le permet, la classe se réunit à l'extérieur, sur la pelouse du campus (voir figure I.1).

Je leur demande alors : « Qui veut parler en premier ? » Les rares volontaires reçoivent immédiatement la parole, mais bien souvent, ma question se heurte à un silence glacial. J'essaie différemment en proposant une nouvelle question : « Qui a choisi Hippocrate ? » Des gémissements et des doigts pointés identifient un couple réticent, mais souriant, qui se présente, puis décrit ce qu'il a appris sur ce médecin grec ayant vécu il y a 2 500 ans. Tandis qu'ils sont en train de conclure, je leur demande : « Alors, est-ce un héros ou un méchant ? »

« Sans aucun doute, un héros », répondent-ils.

« Pourquoi ? » De nombreuses réponses peuvent justifier cette opinion.

Je me fais alors l'avocat du diable : « Hippocrate semblait interdire l'avortement et l'utilisation du couteau ; il n'enseignait la médecine qu'aux hommes. » Le jugement des élèves est sans appel, et nous passons à l'exemple suivant.

Après une ou deux de ces petites présentations obligatoires, les volontaires réclament à cor et à cri de parler du personnage dont ils viennent d'étudier la vie et l'œuvre. Ils veulent peut-être aussi, tout simplement, présenter leurs brillantes compositions théâtrales. Je veille toujours à ce que le célèbre médecin canadien William Osler soit présenté et je m'amuse à citer des exemples bien connus de ses opinions et comportements machistes et racistes. Malgré cela, Osler est lui aussi considéré comme un héros. Le temps ne permet pas de couvrir tous les sujets de la liste. Parfois, je dois interrompre des orateurs prolixes pour donner une chance aux autres. Il est déjà arrivé qu'une classe demande un deuxième débriefing pour accommoder ceux qui n'avaient pas eu l'occasion d'y participer. Il est même arrivé que deux équipes aient aussi spontanément joué le rôle du personnage de leur sujet et offert à la classe le spectacle d'Avicenne et de Paracelse débattant de la nécessité symbolique de brûler les livres.

Au fur et à mesure que l'heure passe, je crains de plus en plus que personne ne remporte le prix et que l'objectif du jeu ne soit pas atteint. Je m'enquiers alors de présentations sur des personnages qui ont provoqué des controverses célèbres. « Y a-t-il des méchants ici ? » Malgré tous mes efforts pour déterrer

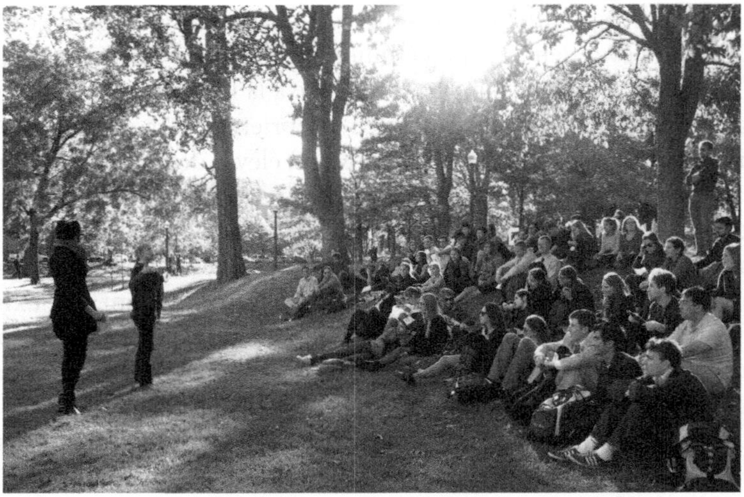

Figure 1.1 Des étudiants en médecine de l'Université Queen's se sont prêtés au jeu des héros et des méchants.

a) Stefania Spano (à gauche) et Ioulia Pronina (à droite) expliquent le cas complexe de J. Marion Sims aux membres de Meds 2016. Automne 2012.

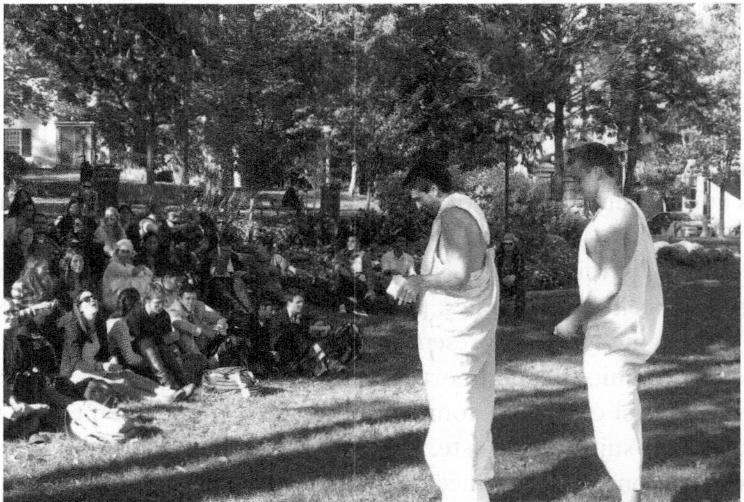

b) Carl Chauvin et Kevin Morash présentent le cas de Galien. Meds 2016. Automne 2012.

les côtés les plus sombres de ces parcours individuels, les élèves résistent à mes attaques. Enfin, une voix anonyme dans la foule répond à la question « héros ou méchant ? » par « cela dépend de la manière dont on l'observe ».

Je réponds : « Qu'avez-vous dit ? Plus fort ! » Puis, je m'adresse à toute la classe : « Qu'a-t-elle dit ? » La classe répète. Au milieu des rires et des applaudissements, l'étudiante embarrassée reçoit ostensiblement le premier prix, une anthologie des écrits de William Osler, et je peux enfin me détendre.

Au fil des ans, j'ai compris que les étudiants en médecine considèrent souvent leurs prédécesseurs avec une vénération indiscutable, proche de la dévotion religieuse. « Oui, Hippocrate a peut-être recommandé de ne jamais utiliser de couteaux, mais c'est un héros parce qu'il a montré que les maladies avaient des causes naturelles. » « Oui, Alexis Carrel était peut-être un sympathisant nazi, mais c'est un héros parce qu'il a rendu possible la transplantation d'organes. » Même après les allusions dramatiques énoncées pendant la séance, la majorité des étudiants concluront leurs devoirs écrits en justifiant avec conviction l'opinion selon laquelle leur sujet est un héros. En trois décennies de jeu, seule une poignée d'élèves ont osé déclarer que leur sujet était un méchant – bien que ce jugement n'ait pas non plus donné lieu à un prix.

Peu d'étudiants remettent ainsi en question le principe de porter des jugements de valeur sur le passé. Mais si l'un d'entre eux demande : « Pourquoi faisons-nous cela ? », il gagne également un prix, à l'instar de celui qui répond : « Cela dépend. » Il est compréhensible que les étudiants de première année désirent trouver des héros parmi les figures du passé. Soulagés d'avoir survécu à la rude compétition pour l'admission, ils anticipent avec optimisme et idéalisme quarante ans de carrière (ou plus) dans la profession qu'ils ont choisie. Le jour de la remise des diplômes, la majorité d'entre eux se souvient encore du personnage historique sur lequel ils ont fait des recherches au cours de leur première semaine de formation. Le jeu fournit un modèle historique, mais il attire également l'attention sur le présent et l'avenir de la médecine.

Ce qui est important

> Il importe peu à l'étudiant de savoir qu'un livre obscur sur un sujet obscur, écrit par un auteur au nom imprononçable, a été publié à une certaine date. En revanche, il est d'une importance considérable pour les étudiants de se familiariser avec… « le climat d'opinion » qui sous-tend les actes intellectuels d'une période donnée.

Cecilia Mettler, *History of Medicine*
(Philadelphia and Toronto : Blakiston, 1947), xii

La prémisse du jeu des héros et des méchants est aussi celle de ce livre. L'histoire de la médecine (à l'instar des autres types d'histoire), comme la pratique médicale et la science médicale, est faite de questions et de réponses, de preuves et d'interprétations. Certaines questions sont meilleures que d'autres; certaines sources sont plus fiables que d'autres; et certaines interprétations sont plus solides que d'autres. Les bons historiens sont conscients du danger de projeter leurs propres désirs et leurs propres valeurs dans des scénarios et des textes historiques. L'histoire invite les élèves à se demander pourquoi les choses sont ce qu'elles sont et comment elles changent. Elle les met au défi d'expliquer comment une chose si mauvaise aujourd'hui a pu sembler bonne autrefois. Elle leur rappelle également la probabilité de devoir renoncer aux idées et aux « faits » qu'ils sont sur le point d'étudier. Par conséquent, l'histoire est un excellent instructeur pour l'apprentissage tout au long de la vie.

## COMMENT UTILISER CE LIVRE

Ce livre a été conçu à l'origine pour répondre aux besoins des étudiants en médecine. Il suit une structure organisée autour d'unités conceptuelles d'enseignement. De nombreux auteurs ont expliqué les raisons pour lesquelles l'histoire devrait être enseignée aux étudiants en médecine, et au moins autant de publications offrent des conseils sur la façon de le faire efficacement. D'un certain point de vue, ce livre ne représente qu'une de ces nombreuses méthodes. À l'Université Queen's, au lieu de former un cours ou un séminaire distinct, l'histoire s'infiltre dans l'ensemble du programme universitaire: elle est enseignée comme une composante intégrale des diverses disciplines médicales et scientifiques.

Cependant, ce livre a pour vocation d'embrasser un public plus large que celui des étudiants en médecine: il cible également celui des lecteurs généraux, des praticiens et des étudiants de toute discipline, y compris des sciences humaines et sociales. Contrairement à un manuel d'histoire plus classique, la structure ne suit pas exclusivement une démarche chronologique. Les chapitres sont établis en fonction des différentes disciplines médicales. Par conséquent, ils peuvent être lus dans n'importe quel ordre. La chronologie se retrouve à l'intérieur de chaque chapitre, ainsi qu'un échantillon des thèmes ou des questions qui préoccupent les historiens et régissent leurs recherches actuelles. Certains événements sont développés en référence à la littérature récente, tandis que d'autres sont ignorés. Pour ceux qui sont engagés dans l'enseignement des sciences humaines, l'index aidera à recenser les thèmes qui traversent tous les chapitres, tels que le genre, l'origine ethnique, la catégorie socio-économique et la période historique.

Les objectifs de notre programme sont les objectifs de ce livre, c'est-à-dire : (1) sensibiliser à l'histoire (et aux sciences humaines dans leur ensemble) en tant que discipline de recherche qui enrichit la compréhension de la médecine contemporaine ; et (2) inculquer le sens du scepticisme à l'égard du « dogme » que représente le reste du cursus.

Ces objectifs ont été critiqués pour leur manque de substance et d'ambition ; à l'occasion, ils ont également été considérés comme pernicieux. Pourtant nous n'avons pas l'intention de transformer les futurs médecins en historiens ; nous leur offrons plutôt un outil conceptuel supplémentaire pour apprendre la médecine. Les étudiants en médecine sont intelligents. Même si leur dernier cours de sciences humaines remonte à l'école secondaire, ils saisissent rapidement l'excitation et l'aventure d'un débat sur des questions contextualisées. En atteignant ces objectifs, les étudiants apprennent effectivement quelque chose sur le passé. Toutefois, ils peuvent sélectionner les événements qui leur semblent les plus pertinents à la fois pour leur vie personnelle et leurs projets de carrière. Les noms, les dates et les anecdotes sont moins importants que les idées. Une bonne histoire repose sur la référence précise à ces détails, mais elle est avant tout une façon de penser, une forme d'analyse.

Ce livre n'a pas la prétention d'être exhaustif. Il tente de donner un aperçu de l'histoire de la médecine occidentale en se référant à la littérature scientifique récente et aux questions d'actualité dans le domaine de la santé, et ce, peu importe le sexe, la religion, l'origine ethnique ou la nationalité des praticiens. Plusieurs autres tomes volumineux fournissent bien plus d'informations et de ressources iconographiques. Les sources plus anciennes sont remarquablement riches et ne doivent pas être négligées, même si elles n'ont pas été numérisées.

La structure du livre, établie en fonction des différents domaines d'études médicales, n'est pas non plus particulièrement originale. Il y a plus de soixante-dix ans, Cecilia Mettler avait organisé son manuel en fonction des sujets médicaux. Dans ma première édition, j'ai souvent utilisé des sujets canadiens, parce que je suis canadienne et que mon pays apparaît rarement dans les autres sources. Leur vertu exemplaire est tout aussi éducative que les cas plus célèbres de France, de Grande-Bretagne, des États-Unis ou d'ailleurs. Pour les éditions suivantes, j'ai ajouté des exemples issus d'autres pays. Les enseignants d'autres nationalités connaîtront des équivalents appropriés dans leur propre histoire et pourront remplacer mes choix par les leurs.

Le dernier chapitre propose des conseils sur la façon de mener une recherche sur une question d'histoire de la médecine. Une fois encore, il n'est ni infaillible ni exhaustif. L'annexe fournit quelques objectifs d'apprentissage pour chaque chapitre – des éléments essentiels pour les programmes d'enseignement de la médecine du XXI^e^ siècle ; cependant, les enseignants trouveront facilement d'autres sujets à mettre en valeur.

Les suggestions de lectures complémentaires en ligne pour chaque chapitre ne sont pas exhaustives, mais elles orienteront le lecteur intéressé. Les étudiants se tournent souvent vers l'historien pour obtenir des informations sur les systèmes médicaux alternatifs, mais ce livre, qui est une histoire de notre propre médecine académique, ne les aborde pas. Pour compenser cette lacune, quelques références fournissent des informations sur la période, le lieu et les idées, y compris les soins de santé alternatifs et la médecine d'autres temps et d'autres lieux. (Voir les suggestions de lectures complémentaires sur le site Internet : http://www.histmed.ca)

Tout au long de cette activité ludique et conformément au message que veut transmettre le jeu des héros et des méchants, j'ai essayé de montrer que de nombreuses interprétations existent pour la plupart des éléments de notre passé et que les sujets intéressants vont bien au-delà des « grands hommes » ou des « grandes découvertes » : ils incluent les idées, les maladies, les patients, les institutions, la politique et les grandes erreurs. Si le lecteur achève ce livre avec quelques interrogations, alors ce dernier aura atteint son but.

## SUGGESTION DE LECTURES COMPLÉMENTAIRES

Sur le site Internet : http://www.histmed.ca

# 2

# Le corps fabriqué : histoire de l'anatomie

L'anatomie est à la médecine, ce que la géographie est à l'histoire ;
elle décrit le théâtre des événements.

Jean Fernel, *De naturali parte medicinæ* (1542),
cité dans C. Sherrington, *The Endeavour of John Fernel*
(Cambridge, 1946), p. 64

L'anatomie est l'étude de la structure du corps. Aujourd'hui, elle semble faire partie intégrante de la médecine, mais les explications structurelles des maladies ont longtemps été considérées comme secondaires par rapport à celles de la fonction (physiologie). Ce chapitre explore l'ascension de l'anatomie, qui est passée de l'indifférence – voire du tabou – à sa place institutionnelle centrale dans l'enseignement médical.

Le mot « anatomie » est dérivé du mot grec *anatomē*, qui signifie dissection. Il implique la coupe, mais aussi la structure (morphologie) – la forme, la taille et les relations entre les parties du corps. C'est aussi une métaphore pour désigner l'analyse d'un problème.

La médecine est l'étude des maladies et de leurs traitements. Pour comprendre la maladie, les médecins se concentrent sur les anomalies de structure et de fonction, qui sont les objets des disciplines complémentaires que sont l'anatomie et la physiologie. Traditionnellement, ces deux domaines se sont disputé le temps alloué aux programmes d'études, l'espace des laboratoires et la place d'honneur dans l'esprit des praticiens. Bien sûr, il existe un chevauchement considérable entre la structure et la fonction : une jambe cassée ne fonctionne pas très bien, pas plus qu'un cœur à la cloison trouée. Cependant, une structure anormale

Les objectifs d'apprentissage pour ce chapitre se trouvent à la p. 477.

n'est pas toujours synonyme de maladie. Par exemple, les malformations congénitales, comme le fait d'avoir six orteils ou une grosse tache de naissance, ne sont pas intrinsèquement associées à la souffrance ou à une vie écourtée. De même, une fonction anormale peut être compatible avec une vie saine; par exemple, les porteurs des maladies héréditaires de la thalassémie ou de la drépanocytose sont détectables, mais ils entraînent peu de conséquences pour les personnes touchées.

Les cultures médicales qui plaçaient l'accent sur l'étude de l'anatomie ont connu leur apogée il y a plusieurs siècles à Alexandrie. Elles ont ensuite décliné pour connaître un nouvel essor à la Renaissance, puis ont décliné à nouveau et ont connu un nouvel essor au siècle dernier. La forme actuelle de l'enseignement médical reflète encore cet apogée le plus récent, mais la perception de la centralité de l'anatomie dans la médecine moderne est peut-être à nouveau sur le déclin.

Trois thèmes reviennent tout au long de l'histoire de l'anatomie:

1. L'ambivalence ou l'« approche-évitement ». La dissection anatomique doit-elle être autorisée ou non ? Le désir d'en savoir plus sur la maladie était souvent en conflit avec les aversions religieuses ou culturelles à l'idée de découper des cadavres.
2. L'héritage que la médecine doit à l'art. L'expression de la connaissance anatomique reposait sur des formes visuelles de communication.
3. La séparation de la recherche anatomique et de la sagesse médicale. La poursuite de l'anatomie dans l'art ou la science n'impliquait pas un statut équivalent en médecine.

## DISSECTION ET IDÉES ANATOMIQUES DANS L'ANTIQUITÉ

Les pratiques funéraires élaborées des anciens Égyptiens offraient de fréquentes occasions d'observer des parties du corps. Les embaumeurs étaient habiles à situer et à extraire des organes à travers de minuscules trous et fentes dans le corps. L'art graphique égyptien a peut-être été stylisé, mais l'art statuaire révèle une appréciation sensible de la surface et des structures sous-jacentes. Contrairement aux embaumeurs et aux artistes, cependant, les médecins ne semblent pas avoir utilisé l'anatomie.

Notre connaissance de la médecine égyptienne ancienne est basée sur quelques papyrus chirurgicaux (voir chapitre 10). Les explications égyptiennes de la maladie semblent avoir mis l'accent sur la physiologie, dans laquelle le souffle constituait l'essence de la vie. Les vaisseaux sanguins étaient hypothétiques et seuls quelques organes étaient considérés comme reliés à des fonctions spécifiques. Certains organes étaient ainsi associés à certaines divinités et utilisés comme hiéroglyphes. Par exemple, un utérus stylisé, ou *sa*, représentait la déesse de l'accouchement. Parce que ce symbole était bicorne (avait deux cornes), les érudits estimaient que le modèle aurait été plutôt animal qu'humain. Quant au cœur, il symbolisait l'âme. Les illustrations du *Livre des Morts* présentent la pesée du cœur du défunt par rapport à la plume de la vérité; lorsque les deux s'équilibrent, l'âme peut passer dans l'autre monde (voir figure 2.1).

La sculpture grecque antique reflète une préoccupation pour la représentation précise de l'anatomie de surface, avec une attention particulière prêtée aux muscles et aux os sous-jacents. Les offrandes votives laissées dans les temples par des malades espérant guérir ont été façonnées à partir d'argile ou de pierre pour ressembler aux parties corporelles affectées – utérus, seins, vessie et membres – parfois avec des dérangements anatomiques tels que des varices. Ces objets ont fourni de nombreuses informations sur la médecine, la société et la culture aux historiens.

Malgré ces influences artistiques et leurs compétences d'observateurs, les médecins grecs ne s'intéressaient pas particulièrement à l'anatomie. La dissection des corps humains était interdite et les pratiques funéraires étaient centrées sur la crémation. La fonction était alors plus importante que la structure. L'explication de la maladie reposait sur les quatre éléments (terre, air, feu et eau) et leurs quatre humeurs apparentées à l'intérieur du corps (voir chapitre 3). Compte tenu des lois et des coutumes funéraires, il y avait peu d'occasions d'examiner les structures internes des humains. Les traités hippocratiques sur les fractures et les luxations contiennent des exceptions en révélant une connaissance approfondie des os et des articulations.

L'illustration est essentielle à l'enseignement de l'anatomie. Or, l'interdiction de la dissection ne s'étendait pas aux animaux. Le philosophe et naturaliste Aristote (IV^e^ siècle avant J.-C.) semble avoir utilisé de grands schémas pour enseigner l'anatomie comparée des animaux. Malheureusement, aucun de ces dessins originaux n'a survécu.

Vers 300 avant J.-C., la ville d'Alexandrie autorise la dissection des corps de criminels, vivants ou morts. Ces manifestations publiques ont été conçues pour susciter l'horreur autant que pour instruire. Le fait que la pratique soit réservée aux criminels indique l'ambivalence sociale concernant la dissection, considérée comme une profanation. Deux Alexandrins, Hérophile et Érasistrate, ont décrit des structures minuscules, comme les capillaires lymphatiques, les méninges et les structures vasculaires telles que le *torcular d'Hérophile* (nommé d'après Hérophile). Tout comme les premières illustrations, aucun de leurs écrits n'a survécu. Les preuves de leur travail sont fondées sur d'autres auteurs, dont Galien, qui a vécu environ quatre cents ans plus tard.

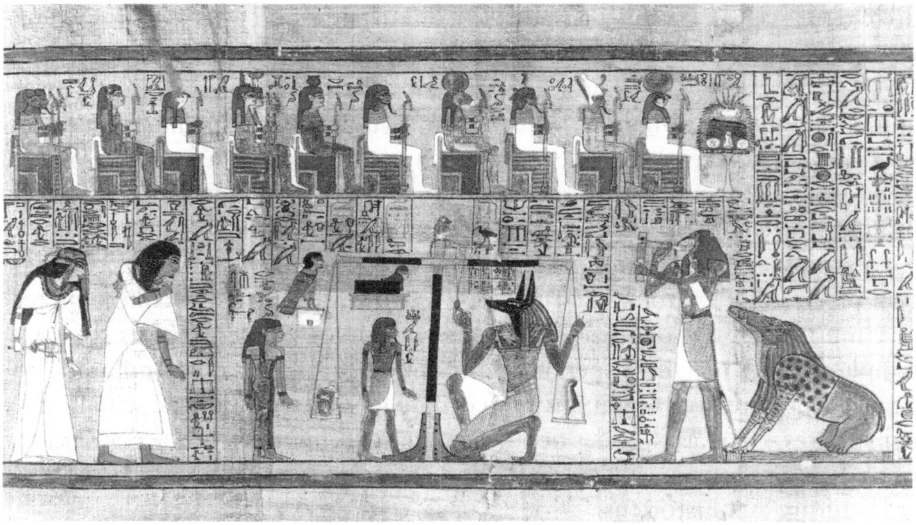

Figure 2.1 Pesée du cœur. Extrait de l'ancien *Livre des Morts* égyptien, papyrus d'Ani, vers 1420 avant J.-C. British Museum, Londres.

Galien à propos de Hérophile

> Hérophile « atteignit » le plus haut degré de précision dans les choses connues par dissection. À la différence de la majorité, il obtint la plus grande partie de ses connaissances non pas d'animaux irrationnels, mais d'êtres humains eux-mêmes.
>
> Galien, IIe siècle après J.-C. ; cité dans H. von Staden, *Herophilus* (Cambridge : Cambridge University Press, 1989), 143

Galien nait en 129 après J.-C. à Pergame, sur la côte égéenne de la Turquie actuelle, mais vit une grande partie de sa vie à Rome. Il déplore les lois qui interdisent la dissection humaine. Au moins trois de ses nombreux traités étaient consacrés à l'anatomie humaine, telle qu'elle était comprise par les Alexandrins. Galien exerça la médecine auprès de gladiateurs et il a peut-être profité des blessures béantes pour observer les structures internes. Grand expérimentateur, il a disséqué des animaux, vivants et morts, ses sujets de prédilection étant le cochon et le singe. Il a extrapolé les données obtenues de son observation des animaux pour les appliquer aux humains et a ainsi conçu des théories élaborées concernant les structures anatomiques, la circulation du sang, l'origine et la préservation de la vie. Certaines observations étaient exactes pour les animaux, mais n'étaient pas applicables aux humains.

Par exemple, Galien attribue cinq lobes au foie et un réseau vasculaire dans le cerveau appelé le *rete mirabile*.

Les écrits de Galien font autorité et répandent la perspective téléologique selon laquelle toutes les structures ont été créées pour servir un but (voir chapitre 3). Cette philosophie confiante correspondait bien aux vues du christianisme. En conséquence, ses écrits ont été les textes médicaux de choix pendant plus de mille ans. Ses successeurs immédiats ont peut-être effectué une certaine dissection humaine, mais les anatomies sont devenues des exercices rares et ritualisés pour approuver l'autorité de Galien, pas pour rechercher la vérité.

Une leçon d'anatomie fait l'objet d'une peinture murale du IVe siècle après J.-C. dans une catacombe romaine (*Via Latina*) découverte en 1957. L'instructeur est assis à une distance considérable du cadavre. Ni lui ni ses étudiants ne touchent le corps alors qu'il repose sur le sol et est poussé par un long bâton, soulignant sa nature de base.

Les plus anciennes illustrations anatomiques existantes datent du début du Moyen Âge et sont l'œuvre d'érudits persans et arabes, qui ont préservé et transmis les auteurs grecs anciens, illuminant les textes avec des diagrammes stylisés. Les figures schématiques s'accroupissent dans une posture de grenouille pour exposer les organes génitaux et les aspects internes des membres. Plusieurs dessins complètent habituellement chaque série de cinq ou six systèmes : vaisseaux, muscles, nerfs, organes et os (voir figure 2.2). La pratique s'est étendue à l'Europe médiévale. L'historien allemand de la médecine Karl Sudhoff a étudié ces dessins et a conclu que leurs précurseurs grecs dans l'œuvre d'Aristote étaient probablement venus dans des séries similaires de cinq ou six.

## TRAITÉS MÉDIÉVAUX SUR LE CORPS

L'Europe médiévale était dominée par l'Église. Dans la tradition chrétienne, le corps était lié au péché et à l'existence temporelle du monde profane. Apprendre son fonctionnement intérieur était non seulement inutile, mais pouvait mettre en péril le salut, car l'interprétation littérale des Écritures anticipait la résurrection de l'âme dans un corps intact. En conséquence, l'Église n'a pas toléré la diss ection. Les images anatomiques de la période médiévale soulignent la barbarie de l'acte. La vénération des parties du corps ou des reliques des personnes saintes et des héros est une caractéristique ancienne de nombreuses religions, y compris l'islam, le bouddhisme et le christianisme. Le pouvoir attribué à ces restes humains a fait des sanctuaires qui les abritaient des lieux de pèlerinage et de prière populaires. Par conséquent, en contradiction apparente, les interdictions absolues sur la dissection ne s'appliquaient pas aux saints potentiels, dont les corps étaient ouverts pour récupérer le cœur, siège présumé de l'âme.

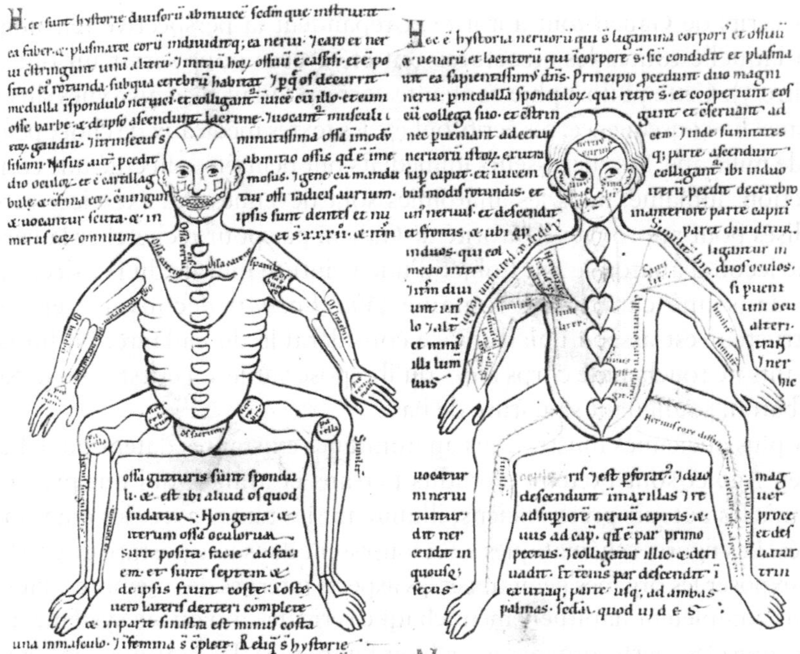

Figure 2.2 Dessins à cinq chiffres, tirés d'un manuscrit bavarois du XII^e siècle. Ils sont typiques de ceux que l'on trouve dans un certain nombre de manuscrits persans et latins du Moyen Âge. Bayerische Staatsbibliothek, CLM 120002, pages 2v–3r.

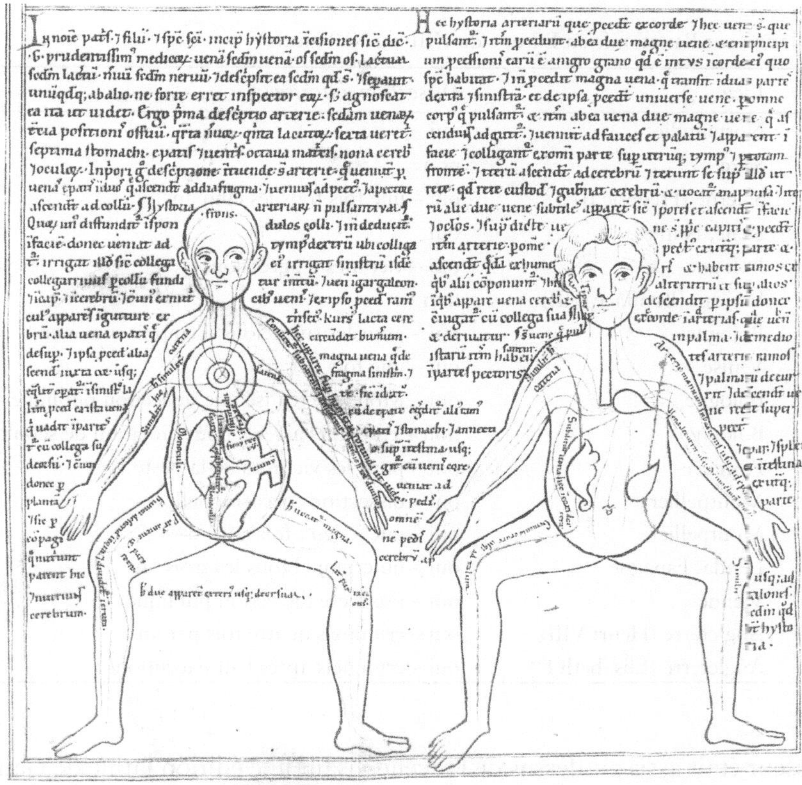

Parfois, le pape accordait des dispenses spéciales pour les autopsies à certaines écoles de médecine, comme Montpellier dans le sud de la France, mais les sujets étaient des criminels exécutés – ou, en de rares occasions, des criminels vivants, qui auraient pu être condamnés à mort par vivisection. La tension grandit à mesure que les écoles aspiraient à pratiquer la dissection et que l'Église refusait ; la désorganisation qui en a résulté reflétait des incohérences dans l'évolution de la structure du pouvoir de la société. Les anatomistes potentiels étaient parfois poursuivis.

Aux XIII^e^ et XIV^e^ siècles, l'art et l'anatomie ont tous deux connu un réveil, favorisé par les changements législatifs, le déclin de l'enseignement religieux et les réactions à la violence criminelle ou aux maladies épidémiques. Les municipalités, en particulier en Italie, ont subi des pressions pour autoriser la dissection afin de déterminer la cause du décès en cas de meurtre ou d'autres situations inhabituelles (voir tableau 2.1). Le succès grandissant des universités laïques a également contribué à celui de la dissection.

Les dissections juridiques étaient ritualisées et peu fréquentes – une ou deux fois par an et, dans certains endroits, seulement une fois tous les cinq ans. Le

Tableau 2.1
La législation sur l'anatomie en Europe du XIII^e^ au XVI^e^ siècle

| *Année* | *Lieu* | *Dissection autorisée ?* |
|---|---|---|
| 1207 | Normandie | oui |
| 1230 | Saxe | non |
| 1231 | Salerne (Frédéric II) | oui – une fois tous les cinq ans |
| 1238 | Sicile, Naples | oui |
| 1258 | Bologne | oui – victimes d'agression |
| 1299 | Vatican (Boniface VIII) | non |
| 1302 | Bologne | oui – pour les suspicions d'empoisonnement |
| 1308 | Venise | oui – une fois par an |
| 1315 | Bologne | oui – Mondino réalise une dissection publique |
| 1319 | Bologne | non – étudiants arrêtés pour violation de sépulture |
| 1348 | Florence | oui – pour les victimes de la peste |
| 1366 | Montpellier | oui – dissections occasionnelles |
| 1374 | Montpellier | oui – une à deux fois par an |
| 1391 | Lérida, Espagne | oui – un criminel tous les trois ans |
| 1404 | Vienne | oui – première dissection publique |
| 1540 | Angleterre (Henri VIII) | oui – criminels quatre fois par an |
| 1565 | Angleterre (Élisabeth I^re^) | oui – criminels après leur exécution |

professeur était assis au-dessus de la scène, lisant une édition latine de Galien. Les participants étaient souvent des barbiers analphabètes, qui disséquaient en écoutant la leçon (sur les chirurgiens barbiers, voir chapitre 10). Les préceptes de Galien persistaient ainsi sans être contestés. Les différences entre le cadavre et l'idéal galénique s'expliquaient par l'imperfection du mortel (généralement un criminel) (voir figure 2.3).

L'anatomiste italien Mondino dei Luzzi (Mondinus) rompt avec la tradition. Il souligne la nécessité pour les anatomistes de pratiquer leur propre dissection. Cependant, ses enseignements différaient peu de ceux de Galien. Son traité de 1316, *l'Anathomia Mondini*, était la référence pour les 150 années suivantes. Ses éditions manuscrites n'étaient pas illustrées, mais les versions ultérieures le furent. Cependant, lorsque son travail fut imprimé pour la première fois en 1478, il était déjà remplacé par de nouveaux traités.

L'éveil artistique de la fin du Moyen Âge s'appliqua à la représentation du corps dans plusieurs traités anatomiques du XIV^e^ siècle. Dans la *Chirurgia* (Chirurgie) d'Henri de Mondeville, l'image du patient/cadavre est verticale et légèrement plus fluide que ses prédécesseurs rigides, comme si elle était capturée en action (voir aussi chapitre 10). Les nombreuses images du traité de Guido de Vigevano de 1345 (qui est en fait une édition illustrée de Mondino)

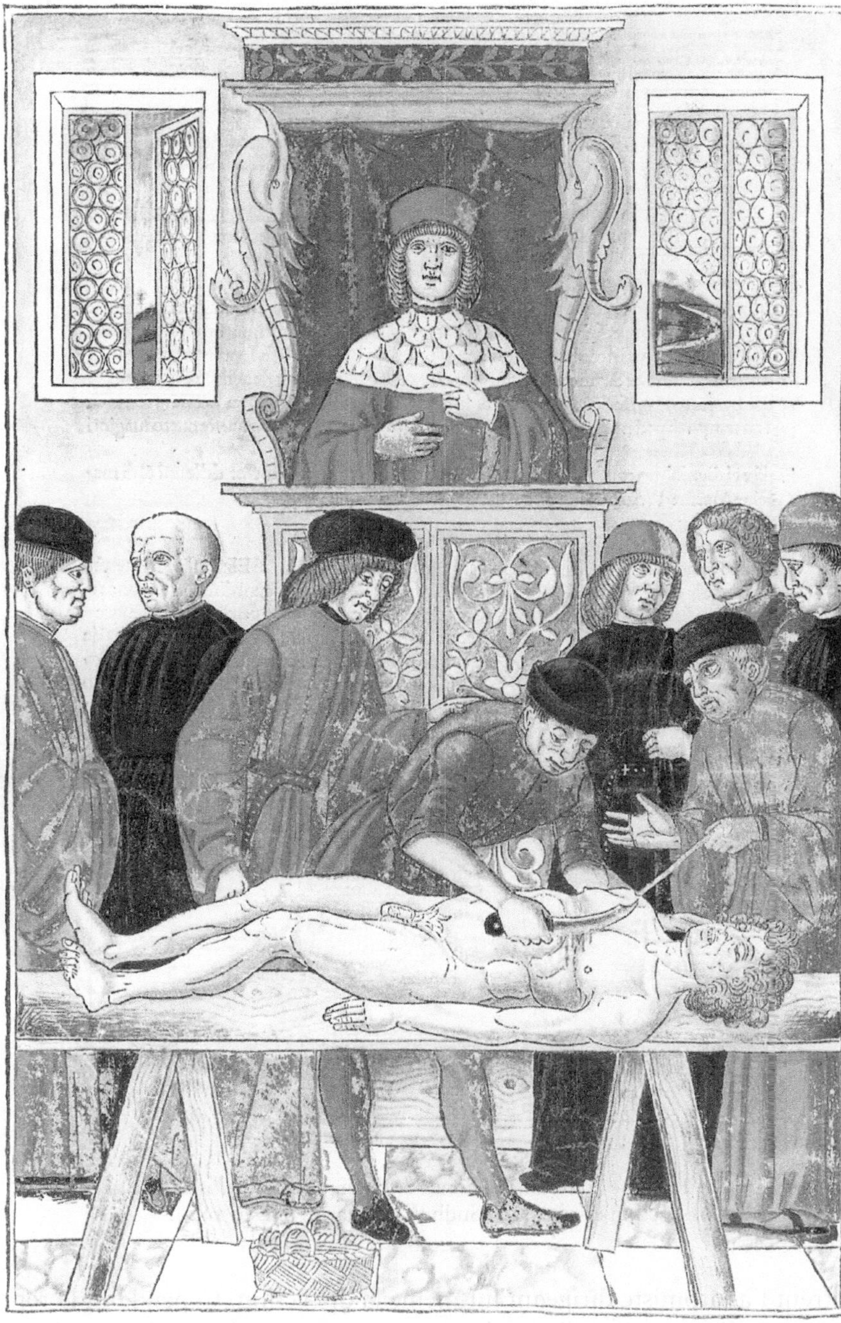

Figure 2.3 Leçon d'anatomie du XV^e^ siècle. Le professeur qui lit Galien est assis au-dessus des dissecteurs. D'après Johannes de Ketham, *Fasciculo di medicina*, 1493. Bibliothèque de l'Université de Yale.

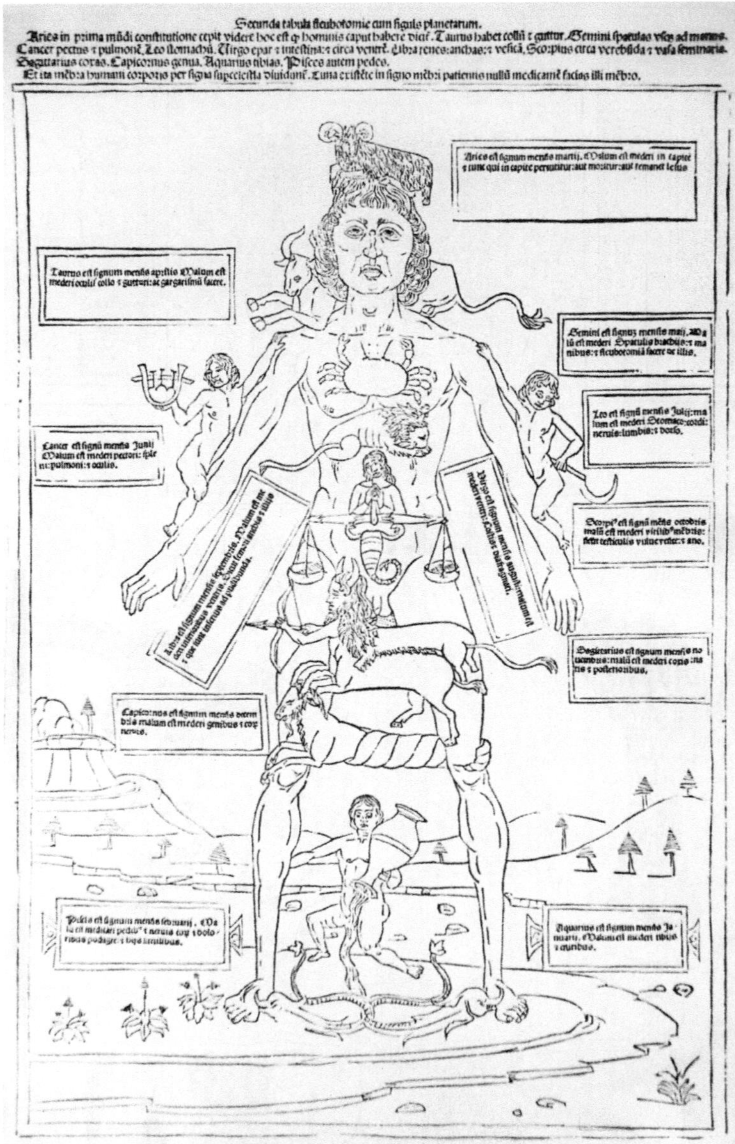

Figure 2.4 Homme zodiacal, Johannes de Ketham, *Fasciculus Medicinae*, 1491, reproduction exacte, Karl Sudhoff et Charles Singer, 1924.

montrent l'anatomiste dirigeant lui-même la dissection. Cependant, la représentation stylistique rappelle les dessins à cinq figures des siècles précédents.

Parfois, l'image d'un « homme zodiacal » était utilisée pour expliquer la relation entre le corps et le monde extérieur ainsi que pour indiquer les moments et les sites à traiter. Ces représentations ont synthétisé une grande

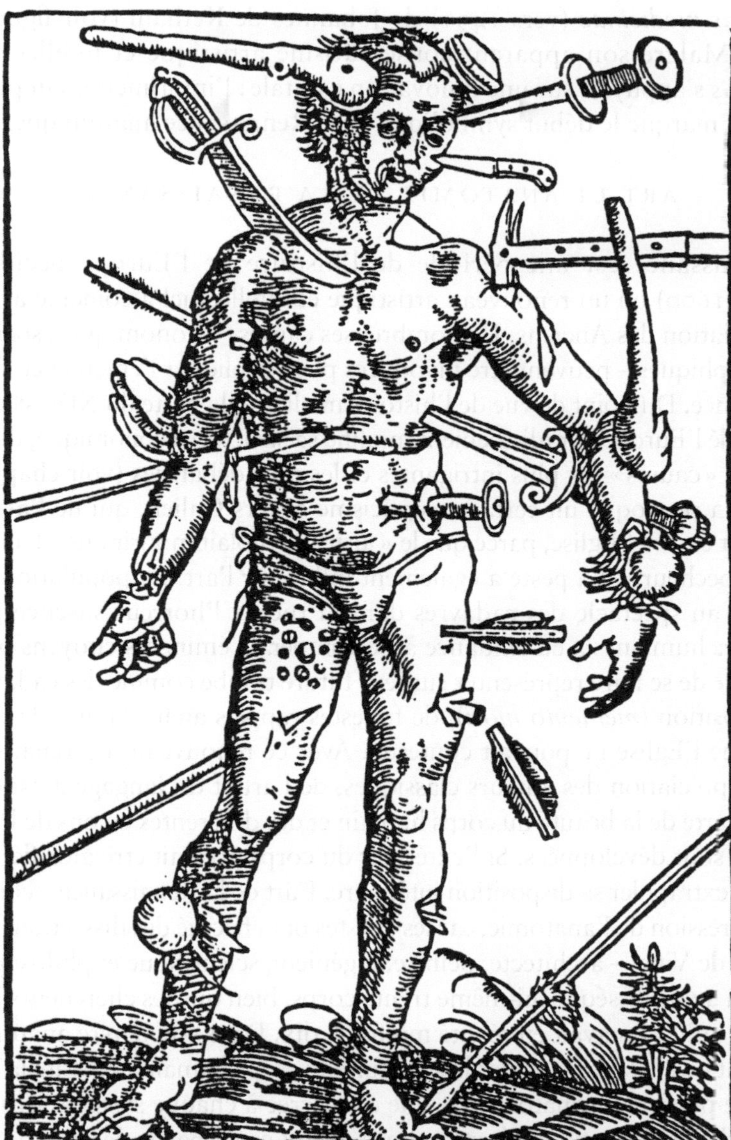

Figure 2.5 Homme blessé, tiré de Hans Gersdorff, *Feldbuch der Wundartznei*, 1517, reproduction exacte, Wissenschaftliche Buchgesellschaft, 1967, xviii verso.

quantité d'informations. Des modifications ont été apportées pour illustrer de nombreuses blessures ou maladies potentielles avec les sites et les méthodes de traitement appropriés: un « homme blessé », un « homme malade » et un « homme saigné ». Des exemples de ces « hommes » se trouvent dans le traité

*Fasciculus medicinae* (vers 1491) de Johannes de Ketham (voir figures 2.4 et 2.5). Malgré son apparent conservatisme artistique et intellectuel, le *Fasciculus* s'appuyait sur une innovation capitale : l'imprimerie. On pourrait dire qu'il marque le début symbolique de la Renaissance anatomique.

## ART ET ANATOMIE DE LA RENAISSANCE

La Renaissance est une période de l'histoire de l'Europe occidentale (v. 1300-1600) où un renouveau artistique et intellectuel a coïncidé avec une réappréciation des Anciens. De nombreuses causes – économiques, sociales et démographiques – peuvent être invoquées pour expliquer l'émergence de cette Renaissance. Du point de vue de l'histoire médicale, la peste du XIV$^{e}$ siècle, qui a dépeuplé l'Europe et radicalement modifié sa structure économique, demeure l'une des « causes » les plus intrigantes et les plus débattues (voir chapitre 7). La peste a provoqué un certain scepticisme envers Galien, qui ne l'avait pas décrite, et envers l'Église, parce que le « juste » semblait mourir aussi facilement que le « pécheur ». La peste a également influé sur l'art. La population s'était habituée au spectacle des cadavres dans la rue, et l'horreur suscitée par les dépouilles humaines a eu tendance à s'estomper. D'éminents citoyens ont pris l'habitude de se faire représenter sur leur future tombe comme des cadavres en décomposition (*memento mori*), de funestes rappels anatomiques de la mort que même l'Église ne pouvait contester. Avec ce renouveau (ou renaissance), une réappréciation des auteurs classiques, de l'art et du langage ainsi qu'une redécouverte de la beauté du corps humain et des différentes façons de le représenter se sont développées. Si l'extérieur du corps pouvait être glorifié, il était simple d'extrapoler sa disposition intérieure. L'art de la Renaissance a contribué à la progression de l'anatomie, car les artistes ont effectué des dissections. Ainsi, Léonard de Vinci – architecte, peintre, ingénieur, scientifique et philosophe – a prétendu avoir disséqué lui-même trente corps, bien que les chercheurs actuels estiment qu'il y en avait en réalité moins de dix. Dans son œuvre anatomique, il soutient que le fait d'élucider la structure du corps humain nécessite la constitution de plusieurs « anatomies », une consacrée à chaque système structurel : os, muscles, vaisseaux, nerfs et organes. Deux cents pages de croquis anatomiques et d'écrits de Léonard sont conservées à la Bibliothèque royale du château de Windsor, en Angleterre. Les chercheurs ont récemment montré que ses dessins minutieux du cœur et du cerveau dépeignent des conditions pathologiques qui ne seront pas décrites cliniquement avant plusieurs siècles. Son célèbre « Homme de Vitruve » a été dessiné la même année que l'impression des représentations plus statiques de Ketham. Le contraste entre eux démontre que les détails anatomiques préoccupaient les artistes davantage que les médecins. Léonard s'intéressait aux subtilités de la structure pour des raisons scientifiques, artistiques et éventuellement religieuses, mais la médecine contemporaine demeurait ignorante ou indifférente, et les médecins continuaient à réciter Galien selon Mondino. Trente ans après les dessins de Léonard, un autre commentaire sur Mondino fut publié par Giacomo Berengario da Carpi. Ce dernier y fournit des gravures sur bois de cadavres appréciables, mais stylistiquement simples, parfois dans l'action très réaliste de l'aide à la dissection.

Pourquoi les médecins s'intéressaient-ils moins à la connaissance anatomique qu'aujourd'hui ? Les médecins traitaient les malades pour des maladies subjectives, des souffrances et des dysfonctionnements. Cependant, à l'exception des fractures et des luxations, la plupart des modifications de la structure étaient impossibles à réparer. Par conséquent, corréler la maladie avec des organes internes morts, qui ne pouvaient être ni visualisés ni modifiés au cours de la vie, semblait être une perte de temps (voir chapitre 4). Les cliniciens n'ont pas rejeté la dissection en tant qu'objet intellectuel tant qu'ils considéraient qu'elle manquait d'application pratique.

## VÉSALE ET LA *FABRICA* (LA STRUCTURE DU CORPS HUMAIN)

Le magnifique *De humani corporis fabrica* d'André Vésale a été publié en 1543, cinquante ans après les dessins de Léonard de Vinci. Né à Bruxelles en 1514 dans une famille de médecins et d'apothicaires, Vésale étudie la médecine à Louvain, dans l'actuelle Belgique, avant de se rendre en France. À Paris, son professeur lisait des extraits de Galien dans le style de la Renaissance, tandis que des prosecteurs disséquaient en contrebas. Vésale prétend plus tard avoir disséqué, bouilli et réassemblé son premier squelette à partir du cadavre d'un criminel exécuté, volé sur une potence. Il se rend ensuite à Padoue, près de Venise, où l'anatomie était davantage intégrée aux études médicales qu'à Paris. Peu après son arrivée, il obtient un doctorat en médecine. Le lendemain, selon la légende, il est nommé « professeur » de chirurgie à l'âge de vingt-trois ans.

Vésale se lance alors sérieusement dans l'enseignement de l'anatomie. Non seulement Vésale réalisait ses propres dissections, mais il s'est lié d'amitié avec des artistes des villes-États voisines, Venise et Florence. Certains chercheurs ont suggéré que ce contact était favorisé par les boutiques d'apothicaires, où les médecins allaient chercher leurs médicaments et où les artistes achetaient leurs pigments. Par conséquent, Vésale obtenait des conseils d'artistes talentueux et c'est là que réside son succès.

En 1538, Vésale publie son premier livre, une sorte de hors-d'œuvre qui précède de cinq ans son chef-d'œuvre. Intitulé *Tabulae sex* (Six Tables), ce petit livre connaît un succès étonnant, car il est illustré par des images d'une grande qualité. Conformément à une longue tradition, il ne contenait que six illustrations principales accompagnées d'un commentaire. Reflétant les idéaux de la Renaissance, trois langues anciennes étaient utilisées : le latin, le grec et l'hébreu. Malgré le soin évident apporté à la préparation artistique, certains traits morphologiques et certaines proportions corporelles ne semblent pas tout à fait justes; la colonne vertébrale est un peu trop droite et les côtes sont raccourcies. Les caractéristiques galéniques résiduelles sont plus surprenantes: un foie à cinq lobes et le *rete mirabile* ! Le jeune Vésale savait sûrement, après toute son expérience personnelle, que ces structures n'existaient pas. Pourquoi les a-t-il laissées là ? Certains historiens pensent qu'il s'agissait d'une tentative délibérée d'adoucir la réaction à ses futurs travaux et de s'épargner l'hostilité de ses collègues plus âgés. Le *Tabulae sex* s'est rapidement vendu et a été « lu jusqu'à la moelle », les étudiants accrochant les grandes images au-dessus de leur table de dissection. Les exemplaires des *Tabulae* sont plus rares que les éditions originales du *De humani corporis fabrica libri septem*, beaucoup plus grand et plus célèbre, appelé la *Fabrica*.

Sur le frontispice de la *Fabrica* de 1543, Vésale se montre entouré d'une foule immense à la faculté de Padoue: il regarde hardiment le lecteur tandis qu'il dissèque le cadavre d'une femme. Le cadavre, nous dit-il, était celui de la maîtresse d'un moine; ses étudiants et lui avaient agi rapidement pour supprimer les signes distinctifs avant que le corps ne puisse être repris par le clerc éploré. Le frontispice est très symbolique. En bas, on aperçoit les barbiers, sous la table et se chamaillant. Sur le côté, des animaux, chiens et singes, sujets de Galien et sources de ses erreurs. Au-dessus, un squelette se trouve à la place traditionnelle réservée à la récitation de Galien. On peut voir dans la foule des étudiants et des collègues de Vésale (dont des savants de l'Antiquité), Realdo Colombo (qui a décrit la circulation pulmonaire) et un jeune homme écrivant ou dessinant et qui pourrait être l'artiste. Malgré l'accent mis sur l'innovation, l'historien Andrew Cunningham a attiré l'attention sur les liens de Vésale avec les anatomistes de l'Antiquité. Il examine de nombreux indices (pas seulement ceux du frontispice) qui indiquent que l'anatomiste était en fait un « émule » de Galien. En effet, malgré sa réfutation d'une partie de l'anatomie galénique ainsi que par sa méthode mettant l'accent sur l'exploration personnelle et la vivisection, Vésale « était tout simplement Galien ramené à la vie ». Ce fut en ce sens un véritable homme de la Renaissance (*The Anatomical Renaissance* [1997], 114). La dissection des débuts de l'ère moderne a continué à revêtir une signification rituelle.

Qui était l'artiste de Vésale ? Des similitudes dans le style maniériste avec le paysage en arrière-plan et les éléments architecturaux ont fait dire qu'il s'agissait du grand Titien. Cependant, le candidat le plus probable, selon une lettre de Vésale, est son compatriote belge, Jan Stefan van Kalkar, qui a travaillé dans les ateliers du Titien. Un autre artisan méticuleux a probablement été engagé pour sculpter les blocs de bois à partir des dessins originaux. Les blocs ont ensuite été transportés à travers les Alpes pour être imprimés par la grande maison de Johannes Oporinus à Bâle, en Suisse.

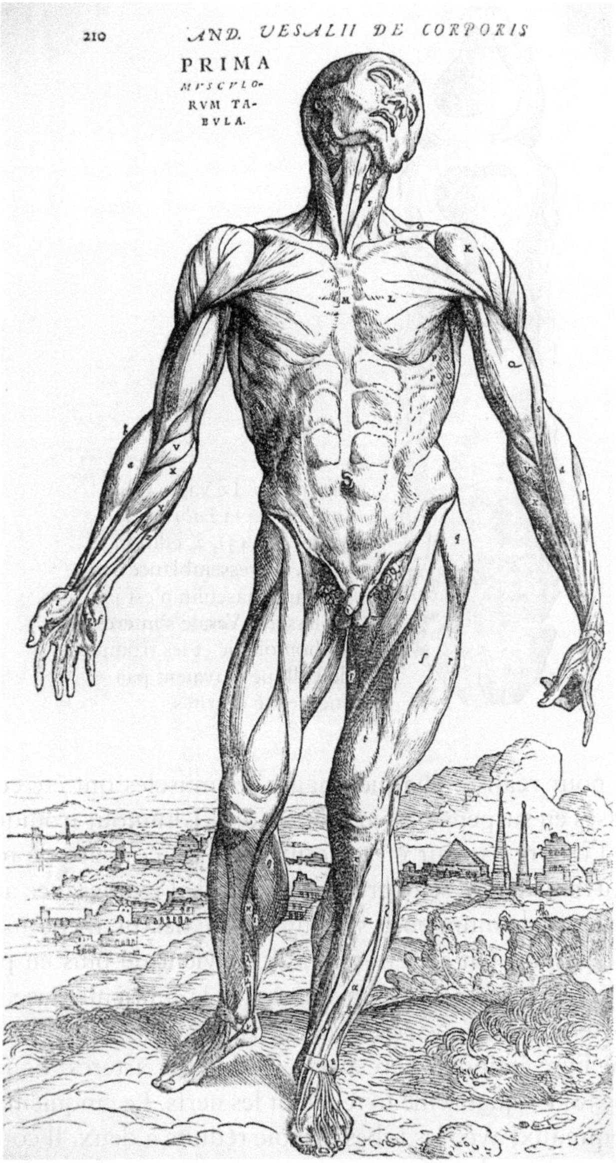


Figure 2.6 L'écorché de la *Fabrica* de Vésale [1543], 2ᵉ édition, 1555.

La *Fabrica* ne contenait pas six dessins, mais sept livres (ou chapitres) comportant chacun de nombreux dessins. Le premier livre était consacré au squelette. Le second traitait de la musculature (la série la plus célèbre du traité) et commençait par huit poses en vue de face, dont celle de l'écorché, un corps dont seule la peau a été retirée (voir figure 2.6). Le commentaire explique ce

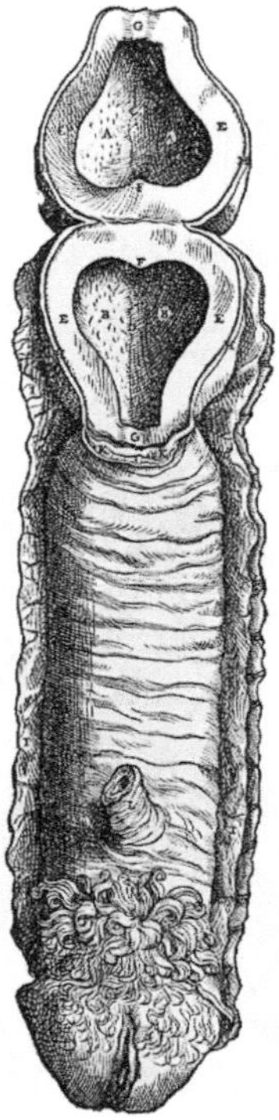

Figure 2.7 Le vagin et la vulve de la *Fabrica* de Vésale (1543), 2e édition, 1555. La ressemblance avec l'organe masculin n'est pas un hasard. Vésale s'intéressait à l'homologie et les trompes de Fallope n'avaient pas encore été décrites.

qui a été fait pour réaliser chaque image : les muscles ont été coupés à leur base, puis laissés en suspension par les tendons. L'humour ironique est omniprésent dans l'œuvre : au fur et à mesure que les couches de muscles sont retirées, le pauvre cadavre se dégrade, passant de l'exubérance athlétique au besoin de cordes et de murs pour se soutenir. Le délabrement anatomique se reflète dans le paysage en arrière-plan, qui devient de plus en plus stérile à mesure que l'été se transforme en hiver. Après la huitième pose, tout le processus est répété pour la vue arrière du corps.

Le troisième livre était consacré aux veines et aux artères : banni fut le *rete mirabile* de 1538. Le quatrième livre décrit les nerfs. Le cinquième explore les organes abdominaux, avec les lobes du foie réduits à deux. Il comprend également des dissections des organes génitaux, qui sont devenus l'objet de la curiosité des savants. La vulve, le vagin et l'utérus de la défunte maîtresse du moine sont représentés sans attaches annexielles ; l'image ressemble à un pénis, ce qui invite à spéculer sur un message d'homologie (voir figure 2.7). Le sixième livre portait sur les organes thoraciques ; le septième, sur le cerveau.

Vésale a supervisé une deuxième édition en 1555. L'érudit Vivian Nutton a récemment montré qu'un exemplaire de cette édition avait été annoté de la main de Vésale lui-même pour une troisième édition qui n'a jamais été publiée.

Certaines inexactitudes anatomiques peuvent être décelées sur ces images ; par exemple, le muscle *rectus abdominis* (muscle grand droit de l'abdomen) s'étend trop loin sur la cage thoracique. Cependant, contrairement à ses prédécesseurs et à bon nombre de ses successeurs, la réalisation de Vésale est inégalée. La *Fabrica* est devenue un objet de vénération ; les premières éditions ont été retrouvées, de nombreux recensements ont été publiés et de nouvelles traductions ont été faites. Terence Cavanagh a montré que le fait de placer les figures musculaires inversées dans une série crée un paysage continu. Certains chercheurs situent le paysage dans les collines Euganéennes, près de Padoue, où des dizaines de médecins ont voyagé à la recherche du site exact.

Vésale abandonne bientôt la vie académique. Il entre successivement au service privé de diverses têtes couronnées : l'empereur du Saint-Empire romain germanique Charles Quint, Philippe II d'Espagne et Henri II de France. Il semble ensuite avoir quitté le service royal pour voyager, avant de mourir lors d'un pèlerinage en Terre sainte. Sa tombe se trouverait sur la petite île méditerranéenne de Zante, mais les circonstances de sa mort sont obscures et ont fait l'objet d'une enquête historique récente. Les blocs de bois sculptés pour les illustrations de la *Fabrica* ont survécu au XX^e^ siècle et ont été utilisés pour une édition des illustrations en 1934. Toutefois, pendant la Seconde Guerre mondiale, les blocs ont été détruits lors du bombardement de Munich.

Après la *Fabrica*, les scientifiques ont commencé à s'intéresser davantage à la structure anatomique. Plusieurs œuvres similaires ont suivi, chacune étant une réussite artistique en soi. Une série de brillantes dissections a permis de découvrir des parties du corps jusqu'alors oubliées ou inconnues. En 1545, Charles Estienne publie un atlas qui accorde une attention particulière aux nerfs et aux vaisseaux. En 1561, Gabriel Fallope (ou Fallopius) décrit l'oreille interne, les nerfs crâniens et les trompes de Fallope qui avaient disparu dans la *Fabrica*. Barthélemy Eustache (ou Eustachius) expose les surrénales, les veines caves, les ganglions sympathiques et l'oreille interne, y compris la trompe qui porte son nom. Girolamo Fabrizi d'Acquapendente (ou Hieronymous Fabricius) décrit les valves des veines en 1603 et, vingt ans plus tard, Gaspare Aselli (Gasparus Asellius) découvre les canaux lymphatiques en disséquant un animal vivant en train de digérer.

À la fin des années 1600, le Danois Nicolas Sténo (ou Niels Steensen), géologue, paléontologue et anatomiste, publie plusieurs ouvrages sur l'anatomie humaine et comparée et définit le canal salivaire qui porte son nom. Il se convertit au catholicisme et devient ensuite évêque. Sans se soucier de ses travaux scientifiques, le pape Jean-Paul II l'a béatifié en 1988. Le contemporain de Steensen, le botaniste et anatomiste d'origine néerlandaise Frederik Ruysch, devint expert dans la mise en scène d'expositions et dans la recherche de méthodes de conservation. Il créa un musée dans sa propre maison, d'où il vendit des spécimens au tsar russe Pierre le Grand pour sa *Kunstkammer*. En 1747, Bernhard Siegfried Weiss (ou Albinus) publie un célèbre atlas qui présente des gravures de squelettes humains avec ou sans muscles dans une forêt luxuriante comprenant d'autres merveilles exotiques, dont un rhinocéros. Des amphithéâtres anatomiques offraient des démonstrations à un public avide et cultivé. Même l'Église des débuts de l'ère moderne envisageait une utilisation de l'anatomie : dans le cadre du processus de canonisation, les médecins étaient souvent appelés à examiner les reliques des saints ou à affirmer si leur corps était ou non incorruptible (c'est-à-dire qu'il n'avait pas pourri).

En dépit de ces réalisations, l'anatomie n'avait toujours pas grand-chose à voir avec la médecine pratiquée au chevet du malade ni dans les écoles. Les anatomistes des XVIe et XVIIe siècles se concentraient principalement sur la découverte et la représentation artistique de la forme humaine normale ou saine. Ils ne faisaient pas le lien entre la structure anatomique et la maladie. Toutefois, au début du XVIIe siècle, les scientifiques ont commencé à appliquer les nouvelles connaissances sur la structure à l'étude de la fonction. La physiologie, non pas la médecine, a été la première à trouver des applications à la nouvelle recherche anatomique. Ainsi, William Harvey a découvert la circulation du sang en s'appuyant fortement (mais pas exclusivement) sur la démonstration des valves des veines faite par son professeur Fabrizio (voir chapitre 3).

À l'exception d'Antonio Benivieni au XVe siècle et de Jean Fernel au XVIe siècle, peu d'auteurs se sont intéressés à l'anatomie anormale jusqu'à près d'un siècle et demi après la *Fabrica*. Théophile Bonet et Giovanni Battista Morgagni ont rédigé d'imposants recueils d'anatomie pathologique, mais leurs ouvrages n'étaient pas illustrés (voir chapitre 4).

Au XVIIIe siècle, la dissection était devenue plus respectable. Une nouvelle philosophie de la connaissance, appelée « sensualisme », reposait sur l'idée que toute connaissance provenait de l'observation par les sens ; l'observation était vénérée, tandis que la théorisation était censée être mise de côté. Les études anatomiques s'inscrivaient dans cette nouvelle tradition. Les artistes ont peint des portraits d'anatomistes distingués entourés de leurs élèves : le célèbre tableau de Rembrandt, La leçon d'anatomie du docteur Tulp, en est un bon exemple. Des références à l'anatomie se trouvent dans d'autres productions artistiques, telles que le théâtre moderne précoce.

La fabrication de modèles anatomiques en cire, en bois, en plâtre ou en papier est devenue un artisanat raffiné, notamment en Italie, où les praticiens les plus habiles (dont certains étaient des femmes) sont devenus riches et célèbres. Les modèles étaient conçus pour être exposés au public, mais ils finirent par être appliqués à l'enseignement médical. Des musées furent fondés pour préserver les dissections élégantes et les modèles en cire pour servir de référence. Les collections du XVIIIe siècle de John et William Hunter à Londres et à Glasgow, d'Honoré Fragonard à Maisons-Alfort près de Paris, de Frederik Ruysch à Saint-Pétersbourg, des Vrolik à Amsterdam, de La Specola à Florence, du musée Mütter à Philadelphie et de plusieurs musées à Strasbourg et à Leyde sont des vestiges spectaculaires. Ces musées, ainsi que la manière dont ils conservent et exposent leurs trésors, constituent aujourd'hui des sources d'information très riches pour les historiens.

En ce début d'époque moderne, les observations classent l'architecture du corps en organes et en plans de plus en plus petits, en se fondant principalement sur des observations menées à l'œil nu. Des examens méticuleux ont jeté les bases de l'embryologie et de l'anatomie comparée. On s'est demandé ce qui pouvait constituer « l'unité » élémentaire des êtres vivants et, pendant de nombreuses années, la fibre a été défendue par des observateurs attentifs, comme Giorgio Baglivi. Une théorie des tissus, plutôt que des organes ou des fibres, a vu le jour à la fin du XVIIIe siècle et s'est poursuivie avec l'avènement de la microscopie, un exemple typique du dialogue entre idées et technologie (voir chapitre 9).

La notion de cellule comme unité fondamentale, souvent attribuée à Robert Hooke, est apparue beaucoup plus tard en tant que théorie, avec les travaux de trois Allemands : le zoologiste Theodor Schwann, le botaniste Matthias Schleiden et le pathologiste Rudolf Virchow. La théorie cellulaire a cependant trouvé des adversaires de taille, comme T. H. Huxley, dont les critiques de 1853 auraient davantage contribué à répandre l'idée en Grande-Bretagne qu'à la faire disparaître. Une fois de plus, les connaissances et la technologie microscopique se renforcent mutuellement. L'utilisation du microscope ne suffisant pas à établir la théorie, les cellules doivent d'abord être imaginées ou « envisagées ».

Malgré ces succès scientifiques, la pertinence de l'anatomie restait mal définie pour la médecine. Pour quelles raisons ? Tout d'abord, l'aversion pour les restes humains persistait (voir figure 2.8). Deuxièmement, même les médecins qui pratiquaient l'anatomie avaient des difficultés à imaginer comment l'appliquer. En effet, le même sensualisme qui célébrait l'anatomie en faisait un objet de suspicion lorsqu'il s'agissait de médecine. Les médecins ne pouvaient pas diagnostiquer les changements internes tant que le patient n'était pas mort. Ils ne pouvaient pas non plus les corriger. Les maladies, leurs diagnostics et leur traitements étaient fondés sur les symptômes (voir chapitre 4).

### La méfiance médicale envers l'anatomie

> D'autres… ont pompeusement et spécieusement poursuivi la promotion de cet art en fouillant dans les entrailles des créatures

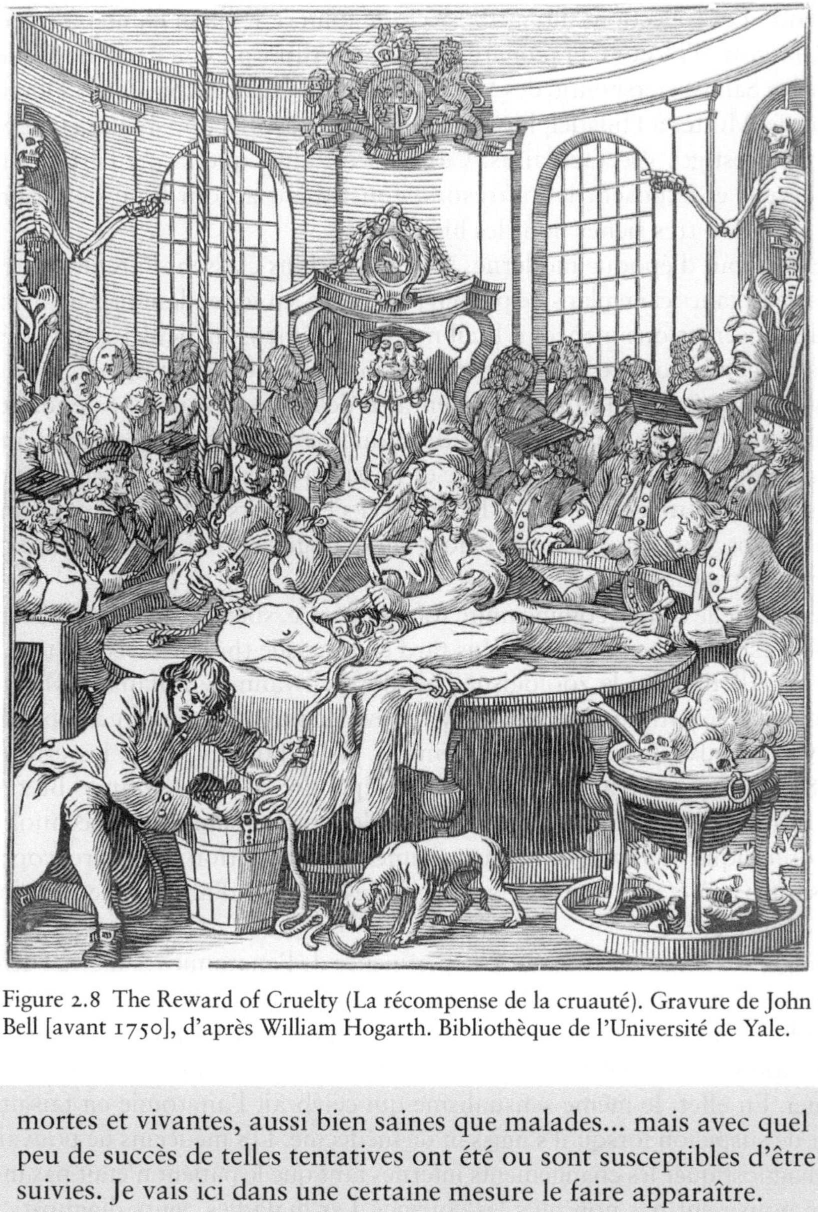

Figure 2.8 The Reward of Cruelty (La récompense de la cruauté). Gravure de John Bell [avant 1750], d'après William Hogarth. Bibliothèque de l'Université de Yale.

mortes et vivantes, aussi bien saines que malades… mais avec quel peu de succès de telles tentatives ont été ou sont susceptibles d'être suivies. Je vais ici dans une certaine mesure le faire apparaître.

Thomas Sydenham (v. 1668) ; cité dans Kenneth Dewhurst, *Medical History* 2 (1958) : 3

Tout ce que l'anatomie peut faire, c'est nous montrer les parties grossières et sensibles du corps, ou des sucs insipides et cadavériques ; tout cela, même après la recherche la plus diligente, n'indiquera pas plus à un médecin comment guérir une maladie que comment fabriquer un homme... Si l'anatomie ne nous montre ni les causes ni les remèdes de la plupart des maladies, je pense qu'elle n'est pas très susceptible de contribuer à la suppression des douleurs et des maux de l'humanité.

John Locke (v. 1668) ; cité dans Kenneth Dewhurst, *Medical History* 2 (1958) : 3-4

*Et plus d'un siècle plus tard...*

L'anatomie, quoique cultivée avec le plus grand soin, n'a peut-être pas encore fourni à la médecine une observation vraiment importante. On a beau interroger le cadavre ; le mécanisme qui entretient la vie échappe... L'anatomie pourra guérir un coup d'épée, & sera impuissante quand la flèche invisible d'un miasme particulier aura pénétré un de nos pores.

Louis Sébastien Mercier, *Tableau de Paris*, 1782-1788, 8 volumes, vol. 8, chapitre DCXXV, Collège de Chirurgie, p. 130-131

## L'ANATOMIE DEVIENT MÉDICALE

Au début du XIXe siècle, la technologie et la reconfiguration des concepts de maladie ont modifié l'attitude de la médecine vis-à-vis de l'anatomie. Les techniques diagnostiques de percussion et d'auscultation ont permis de détecter des changements structurels à l'intérieur de la poitrine. Les noms et les concepts des maladies sont passés de symptômes subjectifs, comme l'hémoptysie et l'essoufflement, à des lésions anatomiques associées, comme l'épanchement pulmonaire, la condensation alvéolaire et l'emphysème (voir chapitres 4 et 9).

Les maladies devenant de plus en plus anatomiques, la médecine a évolué dans la même direction. L'anatomie et la dissection ont soudainement suscité non seulement l'intérêt, mais étaient considérées comme essentielles à la formation médicale. Les chaires d'anatomie, autrefois indépendantes, deviennent une composante incontournable de toute école de médecine digne de ce nom. L'anatomie pathologique ne tarde pas à suivre : la première chaire britannique d'anatomie pathologique est attribuée à Robert Carswell en 1828 et la première chaire française revient à Jean Cruveilhier en 1835. En 1848, vingt-cinq des quelque quarante écoles de médecine des États-Unis proposaient un enseignement de la dissection.

De nouveaux problèmes se posent rapidement en raison de l'offre limitée de corps. La dissection était peut-être devenue acceptable pour les universitaires, mais le grand public ne se réjouissait pas à l'idée de voir les cadavres de ses proches ouverts et exposés à des fins d'enseignement. Seuls les corps des criminels exécutés ne suscitent pas l'ire du public, malgré la profanation de leur corps par dissection. Peu d'endroits disposaient de dispositifs légaux pour obtenir du matériel anatomique. Dans les villes dotées de grands hospices et d'hôpitaux publics, comme le Paris postrévolutionnaire et la Nouvelle-Orléans, les corps non réclamés étaient automatiquement remis aux professeurs de médecine. Ailleurs, les cadavres étaient récupérés dans les cimetières ou achetés secrètement.

Le nouveau métier de trafiquant de cadavres (*les résurrectionnistes*) apparaît pour satisfaire ce besoin. Célébré dans les chansons et les histoires, ce pourvoyeur de cadavres alimente le marché croissant de corps frais avec les cadavres de particuliers fraîchement enterrés. Les historiens ont examiné de près cette pratique en Grande-Bretagne et en Amérique, et des études plus récentes ont recueilli des preuves en Europe du Nord et en Australie. Des cages en fer (*mortsafes*) ont été inventées pour protéger les cadavres des riches individus contre les voleurs de corps. Offensé par cette pratique scandaleuse, le public s'en prend également aux médecins qui sont les clients de ces pilleurs de tombes. Aux États-Unis, les maisons des médecins et les écoles de médecine ont été attaquées et incendiées à plusieurs reprises. Les cimetières étaient surveillés : après un enterrement, les citoyens aisés postaient des sentinelles pour protéger les concessions familiales contre toute violation. Le professeur de médecine canadien John Rolph, temporairement exilé à Rochester, dans l'État de New York, pour son rôle dans la rébellion de 1837, a demandé à un ancien étudiant de Toronto de traverser le lac Ontario avec des sujets anatomiques conservés dans des barils de whisky. Pour éviter les intermédiaires, les étudiants en médecine sont eux-mêmes devenus adeptes du pillage de tombes. Ainsi, ceux de Kingston, en Ontario, étaient des voleurs notoires de parcelles patriciennes. Dans les lieux où les écoles de médecine avoisinaient des cimetières, le trafic de corps humains pouvait être impitoyablement concurrentiel.

L'inévitable s'est produit : le meurtre commis dans le but de vendre des cadavres. Un nombre inconnu de personnes défavorisées ont pu être tuées à cette fin. Les étudiants et les professeurs auraient pu deviner la provenance de cadavres particulièrement frais ou d'apparence saine. Cependant, dans leur empressement à disséquer et à s'approvisionner, ils ne posaient aucune question. Dans la célèbre affaire de 1823, les Écossais William Burke et William Hare ont assassiné au moins seize personnes et vendu les cadavres à Robert Knox, anatomiste dans la très réputée école de médecine d'Édimbourg. Knox prenait soin d'enlever les têtes et autres signes distinctifs des corps dès qu'il les recevait.

D'abord, le duo s'est attaqué aux locataires âgés et pauvres de la maison de Burke. Puis ils ont assassiné une prostituée locale, bien connue des étudiants, mais les jeunes gens ont joyeusement disséqué son cadavre sans faire de commentaires. Ce n'est que lorsque Burke et Hare enlèvent un garçon familier des lieux, souffrant d'une déficience intellectuelle, James Wilson (« Daft Jamie »), que les soupçons s'éveillent. Quelques jours plus tard, le corps de Margery Docherty, une femme en bonne santé qui avait été portée disparue, est retrouvé dans le laboratoire de l'anatomiste. Burke et Hare sont accusés de son meurtre. Hare est relaxé en témoignant contre son complice. Burke est pendu, son corps disséqué en public et ses restes exposés à des centaines de spectateurs. Son destin a montré que la dissection était encore une horrible « récompense pour la cruauté » ; son nom est un synonyme anglais de meurtre. Ni Knox ni ses étudiants ne sont inculpés, mais la carrière du professeur est ruinée.

Peu de temps après, la législation restreint la vente de cadavres et permet aux écoles de médecine d'avoir accès aux cadavres non réclamés dans les hôpitaux, les prisons et les hospices (voir tableau 2.2). La France et l'Allemagne, ainsi que d'autres pays d'Europe, avaient adopté des lois à la fin du XVIII^e^ siècle. En Grande-Bretagne, l'*Anatomy Act* devient une loi neuf ans après l'affaire Burke and Hare. Le Massachusetts agit également très tôt à cet égard, mais la plupart des États américains ont révélé leur ambivalence chronique sur la question en n'adoptant aucune loi avant la fin de la guerre civile. Au Canada, la législation sur l'anatomie a été le projet spécial du médecin pionnier William « Tiger » Dunlop, un personnage haut en couleur. Des études récentes examinent la complexité de l'obtention de cadavres pour l'enseignement de la médecine dans les pays asiatiques, au moment où l'avènement de la médecine occidentale semblait entrer en conflit avec les pratiques culturelles et religieuses locales. Au Japon, ce n'est qu'après l'expansion des écoles de médecine de type occidental dans les années 1970 que le don de corps est devenu acceptable ; une loi est adoptée en 1983.

L'opinion publique a lentement fini par accepter la pratique de la dissection. Les scènes de cours d'anatomie perdent leur caractère macabre au profit d'une aura de solennité, qui symbolise le sérieux de la médecine elle-même. L'amélioration des techniques de préservation augmente la longévité et l'utilité de chaque cadavre. La question du genre s'est posée lorsque les femmes sont entrées en médecine à la fin du XIX^e^ siècle. De nombreuses écoles estimaient que les femmes étaient trop délicates pour être confrontées à des cadavres ou pour observer des corps masculins nus, surtout en présence d'hommes bien en vie. Aussi, certaines écoles exemptaient les femmes de la dissection ou stipulaient qu'elles devaient suivre leurs cours séparément. Les problèmes d'approvisionnement en matériel cadavérique demeurent. Les lois sur l'anatomie s'appliquent le plus souvent aux personnes défavorisées. Les préjugés

Tableau 2.2
La législation sur l'anatomie, XIX^e^ et XX^e^ siècles

| | |
|---|---|
| 1831 | Massachusetts |
| 1832 | Angleterre – Warburton's Anatomy Act |
| 1843 | Canada (révisée en 1859 et 1864) |
| 1844 | Prusse |
| 1854 | New York |
| 1865 | Dans la plupart des États américains |
| 1883 | Pennsylvanie |
| 1983 | Japon |

sociaux, renforcés par la curiosité pour la différence, la difformité et les « monstres » ont encouragé leur application. L'idée de faire don de son corps à la science n'avait pas encore fait son chemin, surtout lorsque les étudiants en médecine aimaient à plaisanter sur les cadavres et les squelettes et se faisaient photographier avec les spécimens dans des poses irrespectueuses (voir figure 2.9). Sous le Troisième Reich, les cadavres de milliers de Juifs assassinés ont été envoyés dans les facultés de médecine pour être exposés et pour satisfaire le besoin de l'enseignement. En 1998, des enquêtes ont révélé qu'au moins 1 377 corps avaient été envoyés des camps de la mort nazis à Vienne, où le professeur Eduard Pernkopf les a utilisés pour préparer son atlas anatomique très sophistiqué et qui a été largement utilisé. Les anatomistes, les historiens, les bibliothécaires et les éthiciens débattent encore des utilisations appropriées et de l'existence de ce traité particulièrement controversé.

Peu à peu, ces stigmates se sont effacés et la population a accepté l'idée de faire don de son corps à la science, comme s'il s'agissait d'une nouvelle forme de charité socialement acceptable. Plusieurs atlas d'anatomie célèbres ont été élaborés et conservés dans de multiples éditions pour être étudiés avec révérence par les futurs médecins, parmi lesquels l'ouvrage du chirurgien anglais Henry Gray, publié pour la première fois en 1858, et presque un siècle plus tard, en 1943, celui du Canadien J. Boileau Grant. À l'aide de dessins et de photographies, et plus récemment de la modélisation par ordinateur, les artistes (souvent des femmes) ont participé au succès de ces projets et sont devenus de véritables chefs de file de cette nouvelle profession d'illustrateur médical.

Dans les dernières décennies du XX^e^ siècle, avec l'avènement de la transplantation d'organes, le don a été activement encouragé par les gouvernements et le grand public. Les historiens ont examiné ce nouvel élan comme un indicateur de l'opinion envers la science, l'éducation et la mort. La plupart des écoles reconnaissent désormais le don par une cérémonie annuelle de remerciement et de respect. Notre école de médecine, comme beaucoup d'autres, entretient une parcelle dédiée à ces corps dans le cimetière local qui était autrefois profané pour obtenir des cadavres frais.

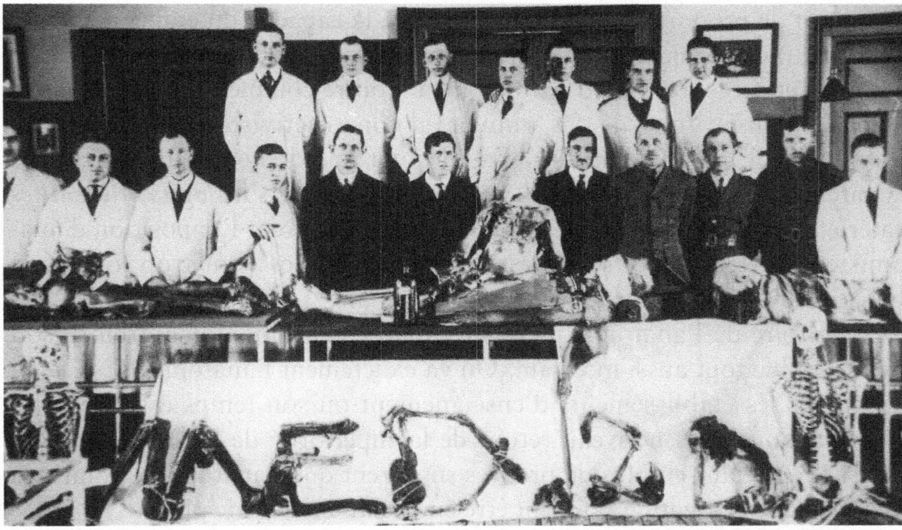

Figure 2.9 La classe de médecine de 1920 de l'Université Queen's posant avec des pièces anatomiques. Les mots « Med 20 » sont épelés avec des membres de cadavres, Université Queen's.

## L'ANATOMIE AUJOURD'HUI : SCIENCE FONDAMENTALE OU RITUEL DE BIZUTAGE ?

Lorsque les professionnels de la santé envisagent le passé qui vient d'être décrit, il leur est difficile de le concevoir autrement que comme une série logique d'étapes menant progressivement à l'ouverture et à la tolérance à l'égard du corps, essence des pratiques et des savoirs médicaux. Pour eux, le corps est un assemblage objectif de « faits » structurels, dont la connaissance devrait être accessible à tous. Récemment, les historiens de la culture ont montré que l'histoire n'est pas aussi simple. Dans une approche appelée « histoire du corps », ils remettent en question l'idée de l'immuabilité de la forme humaine qui attendrait simplement d'être découverte et explorée. Ils ont souligné comment sa « construction » a été influée par les aspects sociaux et culturels du temps et du lieu (voir chapitre 4). Au lieu de retracer une histoire sur le « tissu » du corps, les historiens s'intéressent à la façon dont il a pu être « fabriqué ».

Ainsi, plusieurs historiens ont examiné comment les corps féminins étaient exagérés, exhibés et même brutalisés de manière à mettre l'accent sur les rôles assignés aux genres dans la procréation et la sexualité, exprimant ainsi certaines attitudes politiques et culturelles envers les femmes. D'autres ont montré comment l'antisémitisme contribuait à l'anatomie « normale », mais déviante des Juifs ou des Noirs. Les concepts de normalité sont culturellement contingents. Par exemple, l'excès de poids peut être une manifestation de la santé dans une culture et un signe de maladie dans une autre. D'autres idéaux de taille et de proportion (y compris la taille, la capacité du crâne et la taille du cerveau) ont également été influés par des notions de supériorité raciale, culturelle et de genre. David Armstrong a montré comment l'anatomie elle-même constitue l'une de ces influences constructivistes: elle imprègne profondément la pensée médicale, à tel point que de nombreux problèmes immatériels, tels que les maladies, sont réifiés comme s'il *s'agissait d'entités* matérielles (voir chapitre 4). Ces idées suscitent souvent l'opposition d'anatomistes consternés qui se figurent que les critiques vont trop loin et ne cherchent qu'à discréditer leur science impartiale.

Si l'histoire de l'anatomie n'est plus aussi catégorique qu'autrefois, son avenir semble tout aussi incertain. Où va exactement l'anatomie ? Est-ce un pilier dans les établissements d'enseignement ou son temps est-il révolu ? Assistons-nous à un nouveau retour de la supériorité de la fonction sur la structure ? De plus en plus de preuves suggèrent que l'anatomie en tant que discipline d'investigation pourrait être en déclin une fois de plus.

Après l'héritage durement acquis par Mondino et Vésale, il est surprenant que les étudiants en médecine fassent rarement leur propre dissection. Les démonstrateurs ou les prosecteurs préparent les spécimens. Certains acteurs sont des résidents en chirurgie qui ont besoin d'une remise à niveau parce qu'ils ont oublié leur anatomie au cours de leur formation. Pourquoi ? Parce que l'anatomie détaillée n'est pas soutenue par la pratique générale de la médecine. Reconnaissant cette réalité, les écoles novatrices de l'Université McMaster à Hamilton et de l'Université de Calgary (fondée à la fin des années 1960) n'enseignaient pas par dissections formelles. L'avènement de l'apprentissage assisté par ordinateur a rapidement été appliqué à l'enseignement médical. Sa clarté et son accessibilité sont louées, contrastant avec la difficulté de percevoir les structures dans un cadavre conservé, mais souvent très altéré. La technologie suscite un débat – les cadavres ou les ordinateurs –, qui n'a pas encore été résolu.

L'anatomie conserve son statut départemental dans de nombreuses facultés de sciences de la santé. Cependant, elle peine à être reconnue comme une discipline de recherche distincte. Les questions de morphologie concernent les composants de plus en plus petits de la cellule et de ses molécules, ce qui rend souvent difficile la distinction entre l'anatomie et la physiologie. Les publications des professeurs du département d'anatomie s'occupent rarement de clarifier les structures macroscopiques, encore moins microscopiques. Au mieux, ils explorent l'ultrastructure, la croissance et la fonction d'embryons, de cellules et de gènes. Souvent, leurs recherches sont peu reliées à l'anatomie. Les noms des départements sont modifiés pour inclure des intitulés tels que « biologie cellulaire », tandis que les musées, dont l'appellation est apparemment démodée, sont surnommés « centres d'apprentissage ». Les cadavres sont remplacés par des modèles électroniques, accessibles sur Internet ou par le biais de logiciels. Ainsi, le *Visible Human Project*, parrainé depuis 1986 par la *National Library of Medicine*, comprend des ensembles de données accessibles depuis le milieu des années 1990 à un public agréé dans des dizaines de pays. Depuis 2019, plus aucune licence n'est nécessaire.

Ces observations ne signifient pas que l'étude de la structure corporelle n'est pas pertinente pour la pratique médicale ou qu'elle ne mérite pas une place de choix au début du cursus médical. Au contraire, la maladie est d'abord ressentie et diagnostiquée dans le corps. Cependant, la question se pose : pourquoi l'anatomie continue-t-elle d'être une forme d'organisation académique si elle n'est plus un domaine de recherche active ? La discipline autrefois mise en doute est aujourd'hui établie. Même si les heures consacrées à l'étude de l'anatomie diminuent, le privilège longtemps contesté de la dissection ne s'abandonne pas facilement. Certains enseignants déplorent sa disparition, soulignant les avantages sensoriels et professionnels de la manipulation d'un cadavre. Nos professeurs dissèquent, nous disséquons et nos élèves doivent disséquer aussi.

De plus, et contrairement au passé, *la société attend* maintenant des futurs médecins qu'ils découpent les cadavres, même s'ils ne le font pas. Tout en continuant à tolérer la pratique, les parents et les amis émerveillés trahissent une certaine répulsion lorsqu'ils réclament aux étudiants en médecine des détails sanglants : « Oooooh ! Qu'est-ce que c'est ? » Le même mélange de fascination et d'horreur accueille les expositions *Body Worlds* de cadavres plastinés par Gunther von Hagens. Il prétend s'opposer à l'élitisme dans la santé et la maladie, espérant démystifier les corps (y compris le sien) et éduquer par l'esthétique. Cependant, ses grands spectacles – parfois appelés « ludo-éducatifs » – émergent d'une tradition qui remonte à Vésale et continuent de provoquer des commentaires éthiques, des critiques et des réponses législatives sur la question du consentement et de l'affront aux normes sociales. Les poses sont-elles irrespectueuses ? L'observation des écorchés est-elle réservée aux seuls scientifiques ?

L'anatomie opère une distinction entre les médecins et les autres. Elle circonscrit la médecine moderne, à la fois intellectuellement et socialement. Outre ses nombreux autres mérites intrinsèques, l'étude de l'anatomie est un rite symbolique d'initiation qui inscrit ses membres dans une tradition professionnelle.

## SUGGESTION DE LECTURES COMPLÉMENTAIRES

Sur le site Internet : http://www.histmed.ca

# 3

# Interroger la vie : histoire de la physiologie

Il ne faut jamais faire des expériences pour confirmer ses idées,
mais simplement pour les contrôler.

Claude Bernard,
*Leçons sur les propriétés et les altérations pathologiques des liquides de l'organisme.* Paris, 1859, *1^re^ leçon.*

La physiologie est l'étude de la fonction des êtres vivants. D'un point de vue médical, elle se situe à la fois en relation et en opposition avec l'anatomie qui correspond à l'étude de la structure. Le terme « physiologie » (dérivé du grec) signifie « étude de la nature ». Il n'a que rarement été utilisé dans l'Antiquité, ni par Galien ni par les autres. Cependant, à l'époque moderne, il en est venu à représenter une discipline distincte disposant de méthodes bien définies. Tout au long de l'histoire, la physiologie a tenté de définir et de classer les propriétés fondamentales de la vie. Elle cherche à répondre à la question : qu'est-ce que la vie ?

Dans les disciplines consacrées à l'analyse du vivant, les fonctions des êtres vivants ont toujours été divisées en tâches plus petites, chacune constituant un processus physiologique en soi. Ainsi, la nutrition peut être divisée en alimentation, mastication, déglutition, digestion, absorption, transport, croissance, réparation et excrétion. De même, d'autres fonctions telles que la locomotion et la reproduction peuvent être traitées comme des ensembles de tâches plus petites. Dans diverses permutations et combinaisons, ces fonctions ont toujours été au centre de la physiologie. Parfois, elles ont été nommées différemment ou regroupées selon des modèles différents mais, à chaque époque ou presque, elles ont été « réifiées » jusqu'à devenir des objets concrets ou des êtres en eux-mêmes.

Les objectifs d'apprentissage pour ce chapitre se trouvent à la p. 478.

## QUATRE THÈMES RÉCURRENTS

Ce chapitre traitera de quatre thèmes qui se chevauchent, dont trois sont dualistes. Le premier concerne les concepts de la vie : la relation entre *mécanisme* et *vitalisme*. Le mécanisme désigne la réduction de la vie à des forces physiques et chimiques. Il est parfois lié au matérialisme, qui définit toute existence en termes de matière tangible. Quant au vitalisme, il désigne l'idée que la vie est régie par des forces propres et uniques aux êtres vivants – des forces qui ne peuvent être réduites à des lois physiques. La « force vitale » du vitalisme a souvent été associée à des notions théologiques d'esprit ou d'âme et ses partisans ont parfois été de pieux croyants. Cependant, la force vitale des physiologistes ne doit pas être assimilée à des esprits divins. Ni le mécanisme ni le vitalisme ne satisferont tous les problèmes explicatifs. Lorsqu'un mode de pensée domine, généralement une réaction vers l'autre mode de pensée concurrent s'ensuit.

Le deuxième thème concerne la méthode d'enquête : il évoque la relation entre *téléologie* et *empirisme*. Le mot « téléologie », souvent défini comme « la doctrine des causes premières [ou finales] », fait référence à la connaissance du but : la raison pour laquelle quelque chose existe ou bien se produit. Un tel questionnement explore le sens de la vie et l'existence possible de puissances supérieures. L'empirisme fait référence à la connaissance obtenue par l'observation « pure », sans biais théorique d'objectif supérieur. Les deux méthodes traitent de la cause et de l'effet. Cependant, la téléologie implique la confiance dans la connaissance de la raison ou du but ultime d'une fonction donnée. Elle peut régir les expériences et les conclusions. Les méthodes empiriques, en revanche, sont censées se limiter aux événements observés et à leurs causes immédiates (et également observables). Elles s'efforcent de contrôler les conditions et ignorent les objectifs supérieurs. La téléologie était bien plus influente dans l'Antiquité qu'elle ne l'est aujourd'hui mais, il y a quelques siècles, elle a été dépréciée par les scientifiques qui préféraient les méthodes empiriques et les explications, car ces dernières proposaient des principes d'expérimentation sur le vivant. Pratiquement tous les problèmes de physiologie pourraient être reformulés avec la question : « Pourquoi ? » Cependant, la recherche d'un but n'est plus le but ouvertement déclaré des expériences scientifiques. Au contraire, la méthode scientifique prétend désormais explorer le « comment » et limite les expériences à l'observation d'événements dans des environnements naturels ou manipulés (voir positivisme, ci-dessous).

Le troisième thème est la relation entre *la spéculation* et *l'expérimentation*, qui est directement liée aux deux autres tensions dualistes qui viennent d'être discutées. La spéculation, souvent appelée « physiologie de salon », fait référence au style de physiologie pratiqué jusqu'à l'époque moderne. Il privilégiait le raisonnement et l'observation à l'expérimentation. Bien que des expériences physiologiques aient été menées pendant au moins deux mille ans, la *méthode* expérimentale est relativement moderne. Néanmoins, nous ne devrions pas imaginer que la spéculation n'a aucun rôle dans la recherche scientifique actuelle.

Le quatrième et dernier thème est sociologique : *l'essor de la physiologie* en tant que discipline ou profession distincte. Le désir d'expliquer la vie est une constante chez l'humain. Dans l'Antiquité, cependant, un physiologiste était plus susceptible d'être philosophe. Après le XVI^e^ siècle, le physiologiste était anatomiste ou peut-être médecin. Au XIX^e^ siècle, des chaires séparées et de nouveaux départements de physiologie furent fondés. Actuellement, la physiologie est constituée en une discipline propre et unique dotée d'instituts, de sociétés, de revues, de chaires, de départements et de conférences. Cependant, nous assistons peut-être à un déclin du physiologiste généraliste et polyvalent, à mesure que des surspécialités émergent. Pour clore ce chapitre, je reviendrai sur le premier thème : celui du vitalisme et du mécanisme.

Ces quatre thèmes appartiennent à la philosophie des sciences, appelée « positivisme », qui est apparue à la fin du XVIII^e^ siècle et qui imprègne la recherche scientifique actuelle (voir ci-dessous).

## LES DÉBUTS DE LA PHYSIOLOGIE

Longtemps, la physiologie était bien mieux considérée par la médecine que l'anatomie. La structure avait peu de rapports avec les concepts de maladie et n'était pas essentielle pour expliquer le fonctionnement des corps (voir chapitre 2). Pour expliquer les fonctions vitales, les Grecs avaient adopté la notion d'équilibre dans quatre humeurs : la bile noire, la bile jaune, le flegme et le sang (voir figure 3.1). Les quatre humeurs étaient apparentées et combinaient les caractéristiques des quatre éléments du « tableau périodique » grec : la terre, l'air, le feu et l'eau.

La puissance de cette théorie se retrouve dans les œuvres de nombreux auteurs anciens, y compris Hippocrate et Galien. Ses racines remontent à une tradition encore plus ancienne, puisque les écrits ayurvédiques de l'Inde ancienne se réfèrent à trois humeurs similaires : *vayu* (air), *pitta* (bile) et *kapha* (mucosités). Ces trois éléments se sont combinés à d'autres nutriments pour former sept tissus de base, dont l'un était le sang (*rakta*). Cependant, notre recherche cognatique risque de laisser percevoir des similitudes qui n'existent peut-être pas. L'historien Shigehisa Kuriyama a souligné que les tentatives grecques et chinoises de systématiser le corps humain différaient grandement selon les priorités culturelles, bien que les observations n'aient pas été moins prudentes et la sagesse moins grande.

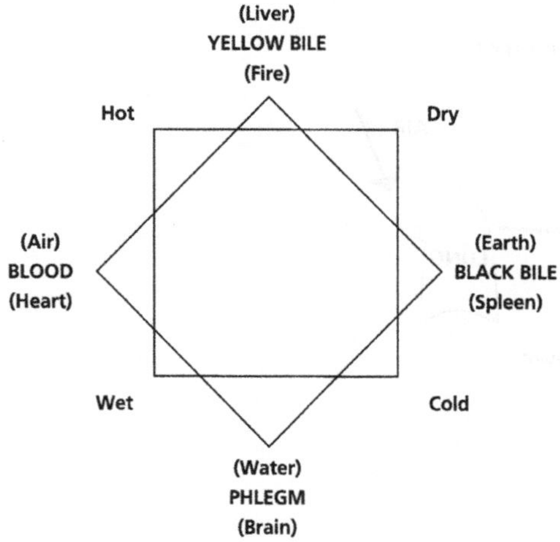


Figure 3.1 Schéma illustrant les propriétés et la relation des quatre humeurs et des quatre éléments de la science grecque. Mark Howes, Université Queen's.

En plus des quatre humeurs, les anciens Grecs concevaient également une force vitale (*enhormonta*, ou *pneuma)* qui imprégnait et soutenait les êtres vivants. Très simplifiée, la compréhension galénique de la nutrition et de la circulation se résume ainsi : tout d'abord, la nourriture est consommée, absorbée et transformée en sang dans le foie où il s'imprègne d'un esprit naturel (*pneuma physicon*). Celui-ci passe ensuite dans le poumon, où il est infusé d'air ou esprit vital (*pneuma zoticon*). Il s'écoule enfin vers l'extérieur, dans les artères et les veines, vers tous les organes, y compris le cerveau, ce qui le pénètre d'esprit animal (*pneuma psychicon*), la source du mouvement. La santé d'un individu dépend de l'équilibre des humeurs et de la force des forces vitales (voir figure 3.2).

Galien imaginait que le sang coulait constamment du cœur, comme de l'eau dans un fossé d'irrigation. Pour faire fonctionner le concept, il émet l'hypothèse de l'existence de pores dans le cœur. Les observateurs incrédules de notre époque se demandent comment Galien a pu confondre l'anatomie du cœur et la direction du flux sanguin, mais les dissections humaines étaient largement interdites à son époque.

Une expérience de pensée

Limitez-vous à ce que Galien savait et aux méthodes d'investigation qui étaient à sa disposition. Ensuite, essayez de réfuter sa théorie.

Galien n'était pas un « physiologiste de salon ». Il effectua de nombreuses expériences sur des animaux pour déterminer l'importance relative du cerveau, du cœur, des poumons et du foie. Ses écrits sont clairement encadrés

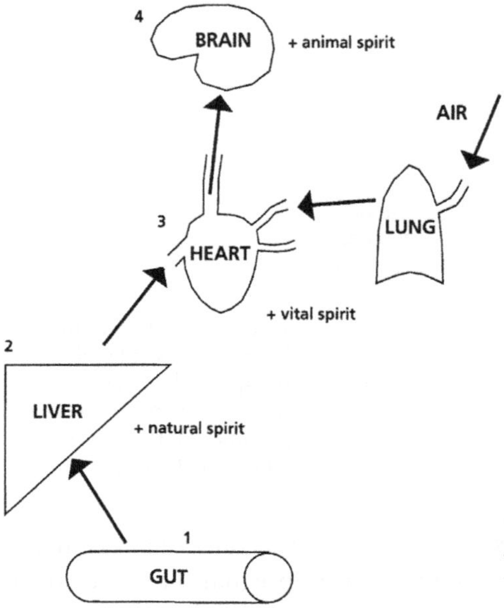


Figure 3.2 Illustration schématique de la physiologie de Galien. Mark Howes, Université Queen's.

par la téléologie, attribuant des facultés d'attraction, de rétention, de dégradation, de répulsion et d'élimination à chaque partie du corps. Le passage suivant, extrait de son traité *Sur les facultés naturelles,* découle de sa description d'une expérience visant à lier les uretères et l'urètre. En ce qui concerne le but et les forces à l'œuvre, il fait preuve à la fois de téléologie et de vitalisme :

> Ainsi donc les serviles disciples de pareilles sectes, non seulement ne possèdent aucune saine doctrine, mais ne daignent même pas s'instruire. En effet, tandis qu'il faudrait s'enquérir de la cause pour laquelle le liquide peut pénétrer par les uretères dans la vessie, mais ne saurait retourner par le même chemin [...], ces sophistes ne veulent rien apprendre, et de plus ils outragent la nature elle-même en prétendant qu'elle n'avait pas de but.
>
> Si nous n'accordons pas aux reins une faculté attractive de l'urine [...], nous ne trouvons aucune cause plausible. En effet, si l'urine ne se porte pas spontanément aux reins, il faut que ceux-ci l'attirent, ou que les veines la charrient, cela est évident pour tout le monde.
>
> Galien, Fac. Nat. I, 13 et 15, *Œuvres anatomiques, physiologiques et médicales de Galien, traduites sur les textes imprimés et manuscrits,* par Ch. Daremberg. 2 vol. Paris, Baillière, 1854-1856, vol. 2 (1856), p. 238 et p. 241

Au Moyen Âge, la physiologie de Galien s'accordait bien avec les préceptes de l'Église chrétienne. Ses références à la force vitale ont été confondues avec « l'âme » et ses formulations dogmatiques rayonnaient d'une aura biblique. En conséquence, les notions galéniques ont été répétées, commentées et copiées pendant des générations avec parfois une véritable fascination pour l'esprit, le cœur et la nature humaine. Si des doutes surgissent, ils ne sont exprimés qu'aux XV^e^ et XVI^e^ siècles (voir chapitre 2).

Le renversement des théories galéniques a été progressif. Certaines furent discréditées à de nombreuses reprises avant d'être rejetées. Par exemple, la circulation pulmonaire a été décrite pour la première fois par l'intellectuel arabe du XIII^e^ siècle Ibn al-Nafis de Syrie et d'Égypte. Il réfuta Galien en déclarant que le sang ne passait pas par les pores du septum interventriculaire, mais passait du cœur droit au cœur gauche par les poumons. Son travail était inconnu en Europe jusqu'à ce qu'il soit traduit. Trois cents ans plus tard, le médecin et clerc espagnol Michel Servet décrit également la circulation pulmonaire dans un traité religieux. Dénoncé comme hérétique pour ses opinions théologiques par les réformateurs, dont Jean Calvin, Servet fut brûlé vif avec ses livres en 1553. L'acceptation générale de la notion de circulation pulmonaire prendrait encore soixante-dix ans.

## L'AVÈNEMENT DU MÉCANISME

Malgré la résilience de l'autorité galénique, les attaques finissent par surgir de toutes parts. Les critiques de Galien affirmèrent qu'il avait ignoré les thérapies efficaces et omis de décrire deux maladies importantes dont l'actualité était brûlante : la peste et la syphilis (voir chapitre 7). En 1628, le médecin anglais William Harvey publia son livre *De motu cordis* [*Sur le mouvement du cœur*], expliquant comment le sang n'était pas constamment renouvelé, mais qu'il circulait dans les poumons et le corps.

La célèbre découverte de Harvey n'était pas un hasard. En plus de ses prédécesseurs Ibn al-Nafis et Servet, plusieurs conditions préalables avaient préparé le terrain : certaines étaient anatomiques, d'autres conceptuelles. Premièrement, pendant ses études à Padoue, Harvey apprit l'existence des valves dans les veines par des professeurs d'anatomie qui connaissaient Vésale. Anatomiquement, il savait donc que le sang veineux ne coulait que vers le cœur. Deuxièmement, en utilisant des calculs mathématiques fondés sur le pouls et le volume systolique, il estima que si le sang *ne* circulait *pas*, le foie devait fabriquer 400 gallons (1 800 litres) de sang par jour – beaucoup plus, semble-t-il, que ce qui pourrait être produit à partir de l'apport alimentaire quotidien moyen. Troisièmement, influencé par les notions philosophiques des cycles dans la nature ainsi que par les nouvelles pompes mécaniques et le matériel de pompiers contemporain, Harvey a montré que le cœur était lui aussi une pompe.

Harvey semble avoir hésité plus d'une décennie avant de publier ce qui serait considéré comme une révision radicale de Galien. Son argumentation reposait sur l'anatomie, les mathématiques et sur l'usage des expériences comme preuve. Il semblait éloigné de la théorisation ou de la spéculation ancienne. En conséquence, beaucoup citent son livre comme le début de la physiologie expérimentale moderne. Pourtant, ses nombreuses expériences sur les animaux n'ont fait que confirmer son raisonnement mathématique antérieur. La spéculation était également importante.

À la suite de Harvey, d'autres eurent l'inspiration de chercher des explications mécanistes pour les fonctions de la vie. La passion des chiffres a afflué en médecine à partir d'autres disciplines préoccupées par la recherche de moyens plus simples de décrire les événements. Illustrant son époque, le contemporain de Harvey, Galileo Galilei, est supposé avoir dit: « Mesurez tout ce qui est mesurable et rendez mesurables les choses qui n'ont pas été mesurées jusqu'à présent. » Dans cette nouvelle tradition, le médecin italien Santorio Santorio de Venise et Padoue inventa une machine à pendule pour compter le pouls. Pour mesurer la chaleur corporelle, il conçut un grand thermomètre lourd, un précurseur élaboré des instruments plus petits qui entreraient dans la pratique clinique deux siècles plus tard. La plus connue des inventions de Santorio fut une chaise d'équilibre métabolique, dans laquelle il passait beaucoup de temps, y mangeant et dormant souvent. En pesant soigneusement ses ingestions et ses excrétions, Santorio calcule une perte moyenne quotidienne de 1,25 kg sous forme de « transpiration insensible ».

René Descartes, philosophe et mathématicien français du XVII^e^ siècle, explique les fonctions corporelles selon des lois mécaniques, sans jamais nier l'existence de Dieu. Pour expliquer la sensation et la réaction, Descartes invoque de petites particules se déplaçant rapidement – des « esprits animaux » – qui voyageaient dans des nerfs creux, des muscles contractés sur des principes hydrauliques, gonflés par l'afflux d'esprits animaux. Descartes connaissait Harvey. Dans sa théorie, cependant, le sang circulait non pas parce qu'il était pompé par le cœur, mais parce qu'il était chauffé dans le cœur avant sa propulsion.

Pour Descartes, la chaleur (et non la force vitale) était la caractéristique majeure de la vie. Il reconnaît l'existence d'une âme divinement créée, qu'il assimile à l'esprit et qu'il situe dans la glande pinéale. Cette âme était distincte des opérations corporelles. Les animaux étaient vivants, mais ils n'avaient pas d'âme. La séparation de l'âme et du corps, exprimée par Descartes (et ses prédécesseurs) est souvent appelée « dualisme corps-esprit » cartésien. Ignorer l'esprit pour se concentrer sur le corps a abouti à un certain nombre de traités scientifiques qui représentaient le corps en termes mécanistes. Ce dualisme corps-esprit a également provoqué un débat sur les relations entre la structure anatomique, l'expérience de vie et la maladie. Les critiques ont rapidement contesté les insuffisances du dualisme. Les passions, les émotions, l'humeur et les pensées relient l'esprit au corps. À bien des égards, cette controverse n'a pas encore été résolue, bien qu'elle soit largement ignorée dans la recherche biomédicale. La médecine sous-tendue par une telle philosophie était appelée « iatromécanisme ».

Descartes compare un homme malade à une horloge mal faite (contrairement à un homme en bonne santé et une horloge bien faite)

> ... parce qu'un homme malade n'est pas moins véritablement la créature de Dieu, qu'un homme qui est en pleine santé ; [...] et comme une horloge, composée de roues et de contrepoids, n'observe pas moins exactement toutes les lois de la nature, lorsqu'elle est mal faite, et qu'elle ne montre pas bien les heures, que lorsqu'elle satisfait entièrement au désir de l'ouvrier ; de même aussi, si je considère le corps de l'homme comme étant une machine tellement bâtie et composée d'os, de nerfs, de muscles, de veines, de sang et de peau, qu'encore bien qu'il n'y eût en lui aucun esprit, il ne laisserait pas de se mouvoir en toutes les mêmes façons qu'il fait à présent, lorsqu'il ne se meut point par la direction de sa volonté, ni par conséquent par l'aide de l'esprit.

Descartes, *Méditations* (1641 ; 1647 pour l'édition française)
(Les éditions du Maquis, 2011), p. 58

Les iatromécaniciens ont défini et décrit la maladie par des analogies physiques impliquant des pompes, des leviers, des ressorts et des poulies. Ces physiologistes ont également remarqué que la chimie pouvait imiter les phénomènes vivants de fermentation, de combustion et de décomposition. Parce que les processus corporels pouvaient être décrits en termes similaires, l'iatrochimie est devenue un sous-ensemble spécialisé de la physiologie moderne. Finalement, les quatre éléments traditionnels ont été rejoints par d'autres : soufre, mercure et phosphore. Tous les éléments, anciens et nouveaux, participaient aux explications de la vie et de la maladie.

L'iatrochimiste anglais du XVIIe siècle John Mayow, s'inspirant de l'adéquation chaleur-vie de Descartes, étudia les êtres vivants en tant qu'unités de combustion – une bougie a besoin d'air pour brûler, tout comme les animaux ont besoin d'air pour vivre. Plaçant une bougie allumée sous un pot inversé dans l'eau, il utilisa le niveau ascendant de l'eau pour mesurer l'air consommé. Il observa que la bougie s'éteignait quand environ un cinquième de l'air avait disparu et conclut que seule une partie (non la totalité) de l'air brûlait ainsi. Il répéta l'expérience en utilisant une souris au lieu d'une bougie et remarqua que la souris mourait lorsque la même proportion d'air avait été consommée (voir figure 3.3). Encore une fois, il conclut que la vie pouvait être maintenue avec une petite quantité d'air. Mais « l'air respirable » était-il la même chose que « l'air combustible » ? Pour répondre à cette question, il plaça une souris et une bougie ensemble dans le bocal. Les deux se sont éteints plus rapidement que s'ils avaient été seuls et seulement un cinquième de l'air fut consommé. Les airs « respirable » et « combustible » étaient donc identiques. Nous savons maintenant qu'il s'agit de l'oxygène, qui représente environ 20 % de l'air. C'est ainsi que Mayow établit un parallèle entre la vie et la combustion d'objets inanimés.

À la fin du XVII^e^ siècle et au début du XVIII^e^ siècle, plusieurs physiologistes réagirent à ce qu'ils considéraient comme un mécanisme exagéré. Parmi eux se trouvaient l'Allemand Georg Stahl et le médecin français Julien Offray de La Mettrie. Stahl, qui était au départ mécanicien, fournit l'étiquette de « phlogistique » pour la partie combustible de l'air. Il avait été intéressant, voire utile, disait-il, de séparer l'âme du corps. Toutefois, il se rendit vite compte que la séparation empêchait d'approfondir l'étude de certains problèmes, tels que le déplacement volontaire. Stahl pensait qu'en mettant l'accent sur la mécanique et la matière, les iatromécaniciens avaient favorisé une tendance à s'éloigner de la vie elle-même. Comment, demandait-il, des analogies attrayantes, mais simplistes – décrivant le cœur comme une pompe, ou la chaleur comme une force motrice – peuvent-elles réfuter l'existence d'une force vitale sous-jacente qui déplace le cœur ou génère de la chaleur ? Les physiologistes mécanistes ignoraient tout simplement ces questions.

Stahl réintroduit l'ancien concept de force vitale en termes *d'anima* gazeux qui ressemblait à la gravité nouvellement découverte, mais invisible d'Isaac Newton. Pour Stahl, un corps sans vie était une soupe chimique qui se décomposerait tout simplement. *L'anima* était la force qui le maintenait en vie, en bon état et en mouvement. L'Europe du XVIII^e^ siècle était divisée en deux camps d'un point de vue physiologique : le camp mécaniste et le camp vitaliste.

Le médecin naturaliste suisse Albrecht von Haller fut peut-être le physiologiste le plus prolifique du XVIII^e^ siècle. Dans ses *Éléments physiologiques du corps humain* (1757-1766), il réexamina deux propriétés bien connues de la vie : la sensibilité (perception) et l'irritabilité (réponse). On disait alors que tous les êtres vivants – plantes et animaux – possédaient les deux. L'étude de ces propriétés, que nous appellerions éventuellement neurophysiologie, devint l'objectif central de la recherche sur la vie pendant au moins un siècle. Von Haller fonda ses conclusions sur des observations anatomiques et mena

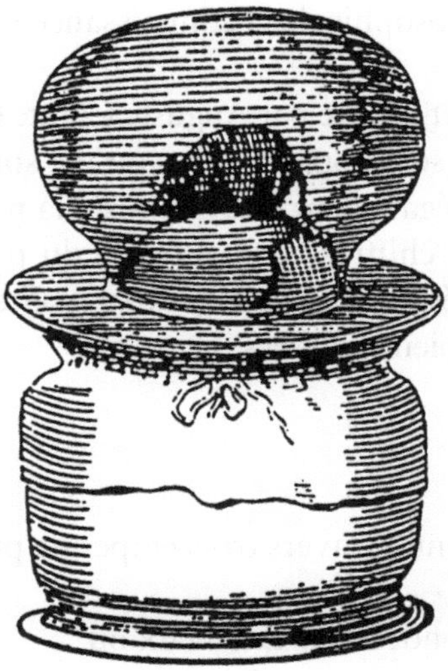

Figure 3.3 Souris dans un bocal. D'après John Mayow, *Tractatus duo quorum*, 1668. L'air consommé est mesuré par déplacement de la membrane.

des expériences sur des animaux. En utilisant des méthodes similaires, son contemporain italien Lazzaro Spallanzani étudia la reproduction, concluant que tous les êtres vivants descendaient d'autres êtres vivants et qu'il n'y avait pas de génération spontanée. Cependant, le débat sur la génération spontanée fit rage pendant tout un autre siècle avant que Louis Pasteur n'y mette fin.

Issu des entités antérieures du phlogistique et de l'air combustible, l'oxygène était le produit de plusieurs découvertes interconnectées et presque simultanées dans les années 1770, effectuées par des scientifiques travaillant dans trois pays différents : Carl Wilhelm Scheele, Joseph Priestley et Antoine-Laurent Lavoisier (voir chapitre 8). Bientôt, il a été généralement admis que toute vie animale avait besoin d'oxygène. Comme une flamme, la vie pourrait être vue comme une combustion de carbone en présence d'oxygène. Cette idée correspondait bien à la notion parallèle de chaleur en tant que vie.

En 1780, l'Italien Luigi Galvani a fait l'observation surprenante que le passage d'un courant électrique à travers la patte d'une grenouille pouvait produire un mouvement réflexe. L'électricité rejoint ainsi la gravité et la force vitale en tant que puissante entité invisible qui produit le mouvement.

## LE POSITIVISME ET L'ESSOR DE LA PHYSIOLOGIE EXPÉRIMENTALE

Au XVIII^e siècle, les physiologistes se préoccupent des causes des fonctions vitales mais, au XIX^e siècle, ils se tournent vers la définition plus élémentaire des « faits », telle qu'elle est définie par des méthodes empiriques. Cette tendance était un produit de la montée du positivisme, une extrapolation rigide de la sensualité plus ancienne, une philosophie de la connaissance préoccupée par l'observation (voir chapitre 2).

La philosophie positive fut nommée et décrite par Auguste Comte en France. Il est souvent appelé « fondateur de la sociologie », parce qu'il a soutenu que les comportements sociaux devraient également être soumis à la mesure et à l'analyse. En mettant l'accent sur les chiffres, les principes du positivisme avaient déjà été des idéaux non articulés pour beaucoup de ses contemporains scientifiques avant que ses leçons ne soient publiées.

Principes du positivisme

1 Toutes les connaissances évoluent à travers trois étapes de plus en plus sophistiquées:
   - *Théologiques*: explications fondées sur des dieux ou des pouvoirs surnaturels;
   - *Métaphysiques*: explications fondées sur des forces immatérielles;
   - *Positives*: explications fondées uniquement sur des observations directes.

2 Les systèmes de connaissances les plus positifs sont les mathématiques et l'astronomie. Les moins positifs, la biologie et les sciences sociales, deviendront toutefois plus positifs avec une plus grande utilisation de chiffres.

3 La recherche de la (ou des) cause(s) des événements est futile, car les causes sont inconnaissables.

4 La connaissance positive découle plutôt d'événements observés ou de « faits ».

5 Les nombres devraient être utilisés pour décrire les observations afin d'éviter les métaphores verbales subjectives qui rapportent la science à la métaphysique ou à la théologie.

6 Le positivisme cherche à établir des lois par la corrélation des faits.

D'après Auguste Comte,
*Cours de philosophie positive* (1830-1842)

Avec ces principes, le positivisme a rejeté la téléologie, la spéculation et, dans une certaine mesure, le vitalisme hors de la méthode scientifique. La philosophie postmoderne critique le positivisme, en particulier sa confiance dans l'existence de « faits » immuables, qui sont maintenant considérés comme des constructions sensibles aux préjugés de l'observateur (voir, par exemple, Ludwik Fleck,

*Genèse et développement d'un fait scientifique* [1935, 2005]). Néanmoins, la physiologie et la médecine sont encore fortement positivistes, même si les médecins et les scientifiques n'ont pas entendu parler de cette philosophie.

La recherche physiologique au début du XIXᵉ siècle a continué à se concentrer sur l'anatomie pour localiser le site des processus biologiques et élucider leur nature. Au moment où l'anatomie est devenue essentielle à l'éducation médicale, les physiologistes étaient bien placés pour en tirer profit. Cependant, l'anatomie a été faite sur des cadavres. Parce qu'un cadavre ne convenait pas à l'étude de la vie, les physiologistes ont effectué leurs observations sur des animaux vivants, et généralement pas dans les écoles de médecine. De plus en plus, ils ont choisi d'enquêter en interférant activement avec la structure ou en la modifiant par la chirurgie sur les animaux. Les historiens ont identifié l'expérimentation comme la marque qui a délimité la physiologie moderne en tant que discipline distincte.

En quelques années de recherches rigoureuses à la suite de la Révolution française, François Xavier Bichat, un jeune génie lyonnais travaillant à Paris, tenta de définir les propriétés de la vie en explorant des aspects de l'existence qui disparaissent avec la mort. Ses méthodes étaient à la fois anatomiques (il adoptait la notion de tissus comme structures anatomiques et utilisait des méthodes chirurgicales) et philosophiques (il classait les fonctions vitales en deux types : animal et organique). Après un hiver d'enquêtes frénétiques – au cours duquel il a disséqué six cents cadavres, donné au moins deux cours et travaillé sur plusieurs livres –, Bichat est mort d'une maladie fébrile soudaine à l'âge de trente ans.

Inspirés par Bichat, les médecins français J. J. C. Legallois et François Magendie ont vivisecté des animaux non anesthésiés pour explorer les propriétés de la vie dans certaines expériences célèbres et cruelles qui reliaient la fonction neurologique à la structure. En décapitant des animaux à différents niveaux du cerveau et de la moelle épinière, Legallois a localisé un centre respiratoire dans la moelle. Magendie a montré que les fibres nerveuses sensorielles et motrices voyageaient de concert dans tout le nerf, sauf près de la moelle épinière, où les fibres sensorielles occupaient la racine dorsale et les fibres motrices, la ventrale. La priorité accordée à cette découverte est contestée, car Charles Bell (en Angleterre) avait également expérimenté la fonction motrice. Bell a ensuite fait d'autres observations, en particulier sur les nerfs crâniens et la paralysie faciale qui porte son nom. Magendie a étendu ses recherches à la circulation, à la digestion et aux effets des drogues et des « poisons », y compris le virus de la rage dans la salive (voir chapitre 5). Il a hésité à tirer des conclusions générales de son travail, mais il a rejeté les forces vitales de ses prédécesseurs comme des hypothèses arbitraires. Pourtant, lui aussi n'a pas pu éviter certains concepts vitalistes dans ses interprétations.

Magendie a fondé l'un des premiers périodiques de physiologie (voir tableau 3.1). Des essais sur la fonction de la vie avaient été publiés depuis le début du journalisme savant, mais la création de périodiques consacrés à la physiologie se développe vraiment au XIXe siècle.

Une vision matérialiste de la vie a séduit de nombreux contemporains de Magendie. En 1828, Friedrich Wöhler, travaillant à Berlin, synthétisa l'urée, une substance que l'on pensait auparavant être un produit de processus vivants uniquement. On disait que le vitalisme était mort : aucune force spéciale n'était nécessaire pour expliquer la vie, car toutes les fonctions vitales, comme l'urée, finiraient par être reproduites en laboratoire. Les recherches du chimiste allemand Justus von Liebig et de ses collègues de Giessen ont été consacrées à des interprétations chimiques similaires des processus de la vie. Liebig synthétisa le chloroforme (1830), étudia la fermentation, découvrit l'acide aminé tyrosine (1846) et écrivit un manuel influent sur ce qu'il appelait la « chimie animale ».

Tout le monde n'acceptait pas l'esprit empirique qui avait guidé les enquêtes de Liebig et Magendie. Un contre-mouvement, la *Naturphilosophie*, mettait l'accent sur l'intuition plutôt que sur l'empirisme et méprisait l'expérimentation. Son défenseur, Friedrich von Schelling, décrit cette *Naturphilosophie* comme une spéculation sur la vie en termes de hiérarchies et d'ordres. Elle se fondait sur le principe que la nature était l'esprit visible et que l'esprit était la nature invisible. Influencé par les idées romantiques de l'écrivain J. W. von Goethe, qui avait étudié la morphologie des plantes, Schelling stimula la recherche des similitudes dans les fonctions vitales afin de découvrir les modèles cosmiques généraux régissant la nature. Le mouvement fournit un bon exemple du dialogue constant entre le langage et les métaphores de la science et d'autres disciplines. La *Naturphilosophie* a séduit de nombreux médecins allemands éminents, dont J. C. Reil, F. Blumenbach et Johannes Müller. L'influent manuel de physiologie de Müller a mélangé ces idées avec des preuves issues de la science expérimentale.

### Caractéristiques de la *Naturphilosophie*

La nature est une hiérarchie, allant des plantes (caractérisées par une préoccupation végétative de reproduction) jusqu'aux humains (caractérisés par leur sensibilité), en passant par les insectes et les animaux (caractérisés par leur irritabilité).

De nombreuses histoires racontent comment la *philosophie de la nature* de Schelling a « retardé » la croissance de la « vraie » science. Nous pourrions nous demander pourquoi elle s'est développée à ce moment-là. Comme

Tableau 3.1
Premiers périodiques nationaux et sociétés en physiologie

| *Année* | *Pays* | *Éditeur* | *Titre/Société* |
|---|---|---|---|
| 1795 | Allemagne | Reil | *Archiv für Physiologie* |
| 1821 | France | Magendie | *Journal de physiologie* |
| 1828 | France | | Société de Biologie |
| 1876 | Royaume-Uni | | The Physiological Society |
| 1878 | Angleterre | Foster | *Journal of Physiology* |
| 1887 | États-Unis | | American Physiological Society |
| 1898 | États-Unis | Porter | *American Journal of Physiology* |
| 1904 | Allemagne | | Deutsche Physiologische Gesellschaft |
| 1926 | France | | L'Association des Physiologistes |
| 1929 | Canada | Collip | *Canadian Journal of Research* |
| 1936 | Canada | | Canadian Physiological Society |
| 1950 | Monde | | 250 titres |
| 1990 | Monde | | Des milliers (ou très peu ?) |

beaucoup avant lui, Schelling était préoccupé par le problème corps-esprit. Même ses critiques semblent avoir considéré l'organisation du corps comme le produit d'une force immatérielle – vitale, spirituelle ou créatrice. La structure et la fonction devaient avoir une cause antécédente. Pourtant, la nouvelle expérimentation positiviste rejeta la recherche de causes en tant que pensée téléologique indésirable. Schelling considérait comme non scientifique le fait d'ignorer les causes et les objectifs pour se concentrer sur des propriétés minuscules simplement parce qu'elles pouvaient être mesurées. Un débat sur ces modes de raisonnement à propos de la vie venait de débuter. À l'époque, peu de gens pouvaient prédire laquelle de ces perspectives sortirait victorieuse. Cependant, la téléologie déclarée serait bientôt bannie de la méthode scientifique.

Les physiologistes les plus célèbres du milieu du XIXe siècle étaient le Français Claude Bernard et l'Allemand Carl Friedrich Wilhelm Ludwig. Leurs travaux ont constitué la base méthodologique de la physiologie expérimentale actuelle. Élève de Magendie, Bernard a fait des études de médecine, mais a passé sa vie dans la recherche animale, faisant de nombreuses découvertes sur la formation du glycogène et d'autres processus vitaux. Sa principale contribution, toutefois, fut l'élaboration d'une approche de l'expérimentation, maintenant connue sous le nom de « méthode scientifique ». Bernard observait un phénomène, le localisait dans une structure anatomique, puis modifiait chirurgicalement cette structure afin d'en étudier les effets. Son *Introduction à l'étude de la médecine expérimentale* (1865) expose les principes philosophiques et méthodologiques de la recherche. Bernard préconisa d'isoler l'événement étudié en contrôlant toutes les conditions de l'expérience. Il souscrivit à l'opinion empirique selon laquelle tout ce qui est nécessaire pour comprendre un événement peut être dérivé de son observation rigoureuse. Sans nier l'existence d'une force vitale, il affirma que seules les conséquences de celle-ci pouvaient être observées. Ses idées sont imprégnées de positivisme et se reflètent dans l'épigraphe de ce chapitre.

Bernard reconnut le fait que l'organisme vivant réagit aux changements de son environnement pour maintenir un *milieu intérieur* constant, ou homéostatique. Son travail sur le glycogène et le diabète était imprégné de cet idéal. À la fin de sa vie, la physiologie expérimentale était grandement admirée, en particulier dans les tests de dépistage des drogues, mais elle était encore périphérique aux études médicales, qui se préoccupaient encore de recherche sur les cadavres. Bernard n'est jamais devenu professeur dans une école de médecine : il a travaillé à la Sorbonne et au Collège de France à Paris.

L'Allemagne investit des sommes particulièrement importantes dans l'éducation et la construction de laboratoires spécialisés pour la recherche scientifique. Bientôt, elle instaura un vaste mouvement de création de revues physiologiques, de chaires, de départements et de laboratoires dans un processus appelé professionnalisation. À Berlin, Müller enseigna à plusieurs scientifiques qui poursuivirent des carrières distinguées, dont l'histologiste suisse R. A. von Kolliker, le neurologue allemand Emil du Bois-Reymond et le pathologiste allemand Rudolf Virchow. Toutefois, la Mecque de la physiologie était l'institut de Carl Ludwig, à Leipzig.

Ludwig était fermement convaincu que la physique et la chimie pouvaient expliquer toutes les fonctions de la vie. Politiquement, c'était un libéral ; spirituellement, un athée. Ses opinions sociales et philosophiques étaient associées à sa science réductionniste, fournissant encore plus de matière à alimenter le débat sur la nature de la vie. Il étudia la physiologie rénale et cardiovasculaire, inventant des dispositifs mécaniques pour mesurer ce qui était auparavant non mesurable – le kymographe (1846) et le *Stromuhr* ou « flux-mètre » (1867), pour surveiller le flux sanguin. Les généalogies des nombreux disciples de Ludwig illustrent sa puissante influence sur la physiologie en Russie, en Italie, en Angleterre, en Scandinavie et aux États-Unis.

Le chirurgien William Beaumont a été le premier Américain à bénéficier d'une renommée internationale pour l'investigation physiologique d'un cas inhabituel. En 1822, il soigne la blessure abdominale par balle d'un Canadien français, Alexis St. Martin. Parce que la plaie guérissait avec une fistule externe (c'est-à-dire un trou) à l'estomac, Beaumont pouvait expérimenter sur St. Martin : il attachait de la ficelle autour de morceaux de viande et d'autres aliments, les insérait à travers la fistule et les récupérait après des durées variables pour mesurer les effets de la digestion. Il était si désireux de poursuivre ses enquêtes au cours de la décennie suivante que St. Martin vivait souvent chez lui, jusqu'à deux ans d'affilée. Alors que le patient se lassait de l'arrangement, il est retourné vivre chez lui à Saint-Thomas, dans le comté de Joliette, au Québec. À l'âge de soixante-dix-huit ans, ce dernier était réputé être encore en bonne santé avec sa fistule toujours ouverte, mais il craignait que son corps ne fasse l'objet d'expérimentations scientifiques. À sa mort en 1880, William Osler reçut un télégramme de la famille de St. Martin l'avertissant de rester à l'écart et l'informant d'un enterrement délibérément retardé et de l'enfouissement exceptionnellement profond du corps dans une tombe anonyme. La famille espérait que la décomposition et la profondeur dissuaderaient les médecins de tenter de le disséquer. En 1962, la Société canadienne de physiologie a placé une plaque de bronze sur le mur de l'église du cimetière pour commémorer les contributions de St. Martin à la science.

### À propos de l'accident dans une découverte

Le hasard ne favorise que les esprits préparés.

Parole attribuée à Louis Pasteur, vers 1854

De nombreux inventeurs et découvreurs attribuent leurs découvertes à un « accident », à un « hasard » ou à la « chance ». Malgré les récits de première main, les historiens et les philosophes des sciences considèrent le hasard comme un acteur marginal plutôt que comme le *magister ludi*. Ce n'est que lorsqu'un observateur sait que quelque chose manque ou est nécessaire qu'il a des chances de le trouver. Une coïncidence inattendue peut faire apparaître une juxtaposition de circonstances à l'attention d'un observateur qui cherche peut-être autre chose. Cependant, la découverte n'aura lieu que si cet observateur dispose d'un aperçu ou d'une connaissance spéciale – un « billet chanceux » – qui permet d'établir une corrélation. L'événement fortuit peut s'être produit plusieurs fois dans le passé sans que la « découverte » soit faite. Par exemple, des « accidents » tels que celui de St. Martin s'étaient probablement produits plus tôt, mais ce sont les connaissances de Beaumont qui lui ont permis de tirer pleinement parti de cet estomac fistuleux en particulier. Les modèles de communication scientifique, le développement conscient d'une méthode et l'existence de laboratoires – et même, dans une certaine mesure, les montants relatifs de financement de la recherche – tendent à diminuer le rôle du hasard.

## LA PHYSIOLOGIE AU XXE SIÈCLE

Une fois que la physiologie devint une discipline distincte définie par son engagement envers l'expérimentation, sa pertinence pour la médecine augmenta. En fait, les deux étaient interdépendantes : les physiologistes avaient besoin de la médecine clinique pour comprendre comment opérer et garder leurs animaux en vie. Les médecins avaient besoin de la physiologie pour étayer leurs prétentions scientifiques. Attribués pour la première fois en 1901, les prix Nobel de médecine étaient également des prix de physiologie. En Europe, les grands physiologistes avaient travaillé dans des instituts scientifiques plutôt que dans des écoles de médecine, même s'ils avaient reçu une formation de médecin. En Amérique du Nord, l'anatomie faisait partie de la formation médicale depuis la fondation des premières écoles de médecine, mais la physiologie a dû y être introduite. William Osler a décrit l'intégration de la physiologie en médecine comme la « croissance de la vérité ». Sa carrière s'est développée sur ce processus.

L'intégration de la physiologie à l'enseignement médical était un projet de la fin du XIXe siècle et du début du XXe siècle. En Grande-Bretagne et en Amérique, elle a nécessité les efforts internationaux d'un certain nombre de médecins chercheurs distingués, dont beaucoup avaient visité d'autres pays pour leurs études ou des réunions de leurs sociétés (voir tableau 3.1). Parmi eux figuraient John Burdon-Sanderson à Oxford, Michael Foster à Cambridge, Charles Brown-Séquard à Paris (et Harvard) et le médecin formé à Harvard John C. Dalton qui, en 1855 à l'âge de trente ans, est devenu le premier professeur de physiologie des États-Unis. La nomination de Dalton au Collège des médecins et chirurgiens de Columbia fut remarquablement précoce. En effet, la plupart des chaires de physiologie et des chaires sont apparues après 1870 dans les écoles de médecine. Par exemple, en 1871, le médecin Henry P. Bowditch, qui avait étudié avec Claude Bernard et Carl Ludwig, devint le premier professeur de physiologie de Harvard, bien qu'il ait eu des prédécesseurs ailleurs. Quatre des cinq fondateurs de l'American Physiological Society, dont Bowditch, avaient séjourné en Europe.

Contrairement à Beaumont, peu de physiologistes pouvaient mener des recherches sur des humains qui avaient survécu à des accidents ou à des maladies intéressantes. Suivant les prémisses d'observation, de manipulation ou même d'enlèvement de parties du corps pour découvrir leur fonction, certains, comme Santorio, ont utilisé leur propre corps ou celui d'étudiants bénévoles. D'autres ont coopté les services de personnes défavorisées achetées ou contraintes de servir : patients, pauvres, criminels condamnés, soldats, prostituées, nourrices et personnes racialement différentes. Les abus des médecins nazis consistaient aussi en de prétendues expériences scientifiques pratiquées sur des personnes sans leur consentement, dans des enquêtes qui se terminaient souvent par des meurtres (voir chapitre 15). La découverte horrifiante de ces pratiques lors du procès des médecins après la Seconde Guerre mondiale a abouti au Code de Nuremberg (1947), qui définit les fondements éthiques de la recherche sur des sujets humains. Une expression plus complète de ces principes est réalisée dans la Déclaration d'Helsinki en 1964.

La plupart du temps, cependant, les physiologistes utilisaient des animaux. Ce choix était influé autant par leur disponibilité et leur coût que par leurs similitudes avec les êtres humains. Les rats, les souris, les lapins, les chats, les chiens, les singes, les bovins, les chevaux, les moutons, les porcs, les furets, les cobayes et divers oiseaux, les poissons, les reptiles et les bactéries avaient été utilisés dans des expériences tout au long du XIXe siècle, avant même la découverte de l'anesthésie au milieu du siècle. Au Canada, une école vétérinaire de courte durée a été créée à Kingston, en Ontario, simplement pour fournir les compétences nécessaires à l'entretien des animaux nécessaires à la recherche physiologique de l'école de médecine locale.

Dans les premières décennies du XXe siècle, la physiologie définit la médecine scientifique. Le besoin perçu de sacrifier la vie et le bien-être des animaux aux exigences de la science rencontre une opposition vigoureuse et voit la formation de groupes antivivisection, souvent issus d'entités établies de longue date consacrées à la prévention de la cruauté envers les animaux. Le concept de droits des animaux est apparu à la fin du XIXe siècle et a été largement promu dans les années 1960 par un groupe d'intellectuels de l'Université d'Oxford et par le philosophe australien Peter Singer, auteur d'*Animal Liberation* (1973). Des extrémistes ont mené de violentes attaques contre des laboratoires. La pression continue exercée par ce mouvement a donné lieu à des normes nationales pour les soins aux animaux de laboratoire et à des systèmes d'inspection et de révision. Elle a contribué à l'essor de la bioéthique en tant que discipline (voir chapitre 16) et a déclenché la création d'organisations de défense des droits des animaux, telles que People for the Ethical Treatment of Animals (« Pour une éthique dans le traitement des animaux », PETA, 1980). Une contre-réaction parmi les chercheurs, les médecins et les patients qui voulaient expliquer les avantages de la recherche animale et apaiser les menaces des activistes a créé de nouvelles organisations telles que La Fondation Droit Animal (France, 1977), Partners in Research (Canada, 1988), Americans for Medical Progress (États-Unis, 1991) et la Coalition for Medical Progress (Royaume-Uni, 2003). Ce sujet est toujours d'un grand intérêt pour les historiens et les éthiciens. Un collectif international de chercheurs en philosophie morale et politique a signé, en 2022, la Déclaration de Montréal sur l'exploitation animale.

De nombreux prix Nobel de médecine ont été décernés pour la réduction des processus de la vie en termes physico-chimiques : ceux-ci affichent le triomphe du mécanisme. La contraction cardiaque et la circulation étaient maintenant électriques et musculaires. La respiration n'était plus un phénomène des poumons seuls, mais un événement chimique opérant au niveau des cellules, des organites subcellulaires et des molécules (voir chapitre 8). Au début du XX^e^ siècle, les hormones et les vitamines furent identifiées comme les enzymes des processus vivants : les premières, intrinsèques à l'organisme, et les secondes, extrinsèques et synthétisés par d'autres organismes (voir chapitre 13). En 1944, l'acide nucléique a été reconnu comme la substance chimique de l'hérédité par le Néo-Écossais Oswald T. Avery, plaçant le nouveau domaine de la génétique sur une base moléculaire (voir chapitre 4). À partir des années 1950, la psychologie et la psychiatrie sont devenues de plus en plus physiologiques à mesure que la perception et le mouvement étaient décrits en termes mécaniques pouvant être mesurés et manipulés. Les lauréats du prix Nobel sont maintenant vénérés comme des génies et des héros, et leurs idées sur la politique ainsi que sur la philosophie sont très recherchées.

L'essor rapide de la physiologie en tant que discipline a été retracé par l'historien Karl Rothschuh grâce aux données de participation à des conférences internationales : celle-ci passe de 124 délégués représentant 18 pays lors de la première réunion en 1889 à 4300 délégués de 51 pays en 1968. Toutefois, les réunions de physiologie générale sont maintenant moins fréquentées, proportionnellement. Aujourd'hui, les physiologistes se spécialisent d'une manière inconnue de leurs prédécesseurs. Des groupes de chercheurs – anatomistes, physiologistes et médecins qui s'intéressent à la structure, à la fonction et à leurs problèmes (maladie) – forment des communautés épistémiques autour de systèmes fonctionnels : circulatoire, respiratoire, reproducteur, digestif et surtout neurologique. Ils se regroupent également autour de certaines activités ou certains contextes tels que l'environnement, l'altitude, l'exercice et la fatigue.

## LES NEUROSCIENCES, COMME EXEMPLE DE SPÉCIALISATION CROISSANTE

Les histoires des neurosciences racontent comment la recherche sur l'esprit, le cerveau et les nerfs a une longue tradition qui remonte à l'aube de l'écriture. Galien et de nombreux successeurs ont mené des expériences sur le cerveau. Quant aux chercheurs du XIX^e^ siècle et du début du XX^e^ siècle, ils se sont penchés sur le cœur, l'estomac, les poumons et les muscles aussi souvent qu'ils ont examiné le cerveau. Par exemple, Ivan Pavlov, un autre étudiant de Ludwig, célèbre pour sa découverte du réflexe conditionné, a remporté le prix Nobel en 1904 pour diverses expériences impliquant la digestion.

La recherche sur la physiologie du cerveau s'est appuyée sur des travaux qui pouvaient également être classés comme anatomiques (localisation), pharmacologiques (neurotransmetteurs) et psychologiques (émotions et comportements). Paul Broca avait décelé la zone de la parole, publiant son étude post-mortem du cerveau d'une poignée de personnes qui avaient souffert d'aphasie en 1865. Santiago Ramón y Cajal a reçu le prix Nobel en 1906 pour avoir utilisé la coloration de Golgi afin d'élucider la microstructure des cellules cérébrales (neurones) et les espaces entre elles. Les chirurgiens Harvey Cushing et Wilder Penfield ont déterminé les centres cérébraux qui provoquaient des crises. Ce dernier a cartographié les fonctions sensorielles et motrices des surfaces adjacentes du cerveau et a conçu un homoncule pour illustrer chacune d'elle. Malgré ces grandes réalisations anatomiques, de nombreuses activités cérébrales telles que la musique et la maladie mentale n'ont pas encore été localisées ou réduites à des équations chimiques.

La découverte de l'acétylcholine en 1914 par Henry H. Dale et la détermination de son rôle en tant que neurotransmetteur par Otto Loewi en 1921 ont permis de comprendre comment les messages étaient transmis entre les neurones (autrement dit comment était comblé le fossé de la synapse). D'autres neurotransmetteurs et leurs systèmes apparentés ont été identifiés, parfois dans des molécules déjà connues et même synthétisées : histamine, noradrénaline (1945), sérotonine (1953), dopamine (1958). Les scientifiques se sont ensuite tournés vers l'élaboration de médicaments pour interférer avec ces systèmes, réduisant davantage la physiologie du cerveau de l'anatomie à la chimie complexe et à la pharmacologie. L'avènement des antipsychotiques (neuroleptiques) qui aident les personnes atteintes de schizophrénie à gérer leurs symptômes semblait confirmer davantage une théorie chimique de l'esprit, tout comme l'avènement du lithium pour les troubles bipolaires (voir chapitre 12). Beaucoup de ces découvreurs ont reçu le prix Nobel.

Le mot « neuroscience » pour désigner un champ de recherche spécifique combinant ces innombrables aspects de la physiologie du cerveau est apparu au début des années 1960. D'après une recherche dans la littérature médicale, le premier article indexé utilisant le mot « neuroscience » dans son titre date de 1967 (voir figure 3.4). Diverses sociétés de neurosciences se sont formées et ont commencé à tenir des réunions annuelles dans les années 1970 (États-Unis, 1971 ; Europe, 1977 ; Japon, 1978). Les revues utilisant le mot « neuroscience » dans leurs titres datent également des années 1970.

Les neurosciences sont maintenant si bien établies en tant que domaine que leur histoire a également été institutionnalisée avec une revue distinguée (fondée en 1991) et une Société internationale d'histoire des neurosciences, fondée à Montréal en 1995. La dernière décennie a été témoin d'un flot de publications savantes sur l'histoire des neurosciences. Les histoires critiques ont peut-être suscité le même modèle pour son *éthique* : le mot « neuroéthique » est apparu

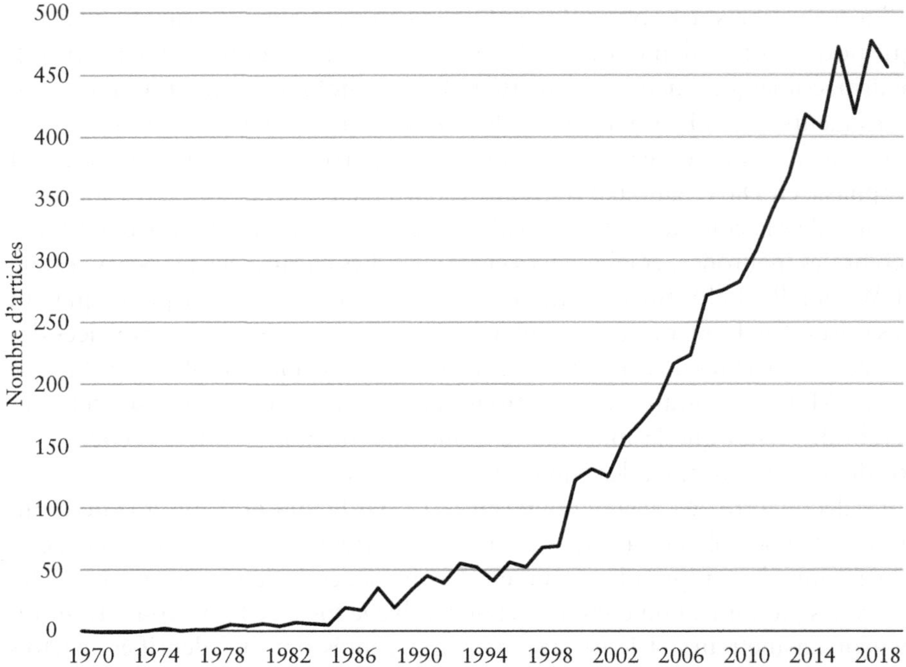


Figure 3.4 La fréquence croissante du mot « neuroscience(s) » dans les titres d'articles, 1967-2019. *Source*: *Medline*, 6677 résultats de la recherche de titres, 22 mai 2020.

pour la première fois dans la littérature médicale en 1993 et dans un titre de revue en 2008. En d'autres termes, le vaste domaine interdisciplinaire des neurosciences, avec les sciences humaines qui l'accompagnent, a émergé de la redéfinition et de la sous-spécialisation de la physiologie au sens large.

On pourrait en dire autant de nombreuses autres formes d'enquête fondées sur les systèmes: circulatoire, respiratoire, digestif, etc.

## QUESTIONS EN MARGE

La domination continue du positivisme signifie que nos méthodes exigent des chiffres, même pour les aspects de la vie qui semblent entièrement qualitatifs et non quantitatifs. Personne ne doute de la pertinence de la qualité de vie et de l'importance du bien-être spirituel et mental dans le fonctionnement global du corps humain. Les praticiens souhaitent tenir compte de ces éléments dans leurs recherches et leur pratique. Parce qu'il est presque impossible de traiter scientifiquement un problème sans le reformuler en termes mesurables, des méthodes ont été conçues pour exprimer cette information qualitative sous forme de quantité. Par exemple, de nouveaux « outils » (le plus souvent des questionnaires) ont été inventés pour mesurer la qualité de vie liée à la santé, comme le *Sickness Impact Profile* (1975), le *Quality of Life Index* (1981), le *McMaster Health Index Questionnaire* (1982), le *Quality of Well-Being Scale* (1984), EuroQo (1987), SF-36 (1991) et l'*Edmonton Symptom Assessment Scale* (1991). Dans plusieurs pays, l'attention se porte sur la traduction et le contexte culturel. Une revue de recherche sur la qualité de vie a vu également le jour au début des années 1990. Ces outils sont largement utilisés dans les essais cliniques, qui s'efforcent d'inclure les effets des traitements physiques sur l'esprit, la pensée, les émotions, la personnalité, la spiritualité et le comportement (sur les essais, voir chapitre 5). Le positivisme définit le domaine : en 2019, pour la 26e conférence annuelle de *l'International Society for Quality of Life Research* avec ses 600 délégués, les mots anglais « *measure* », « *measuring* » ou « *measurement* » sont apparus plus de 1 000 fois dans les résumés collectés. Sans ces outils quantitatifs, la discussion des questions qualitatives semblerait vitaliste, spéculative, voire téléologique et, par conséquent, non scientifique.

Voici le même problème corps-esprit qui perturba Stahl, Schelling et d'autres, aujourd'hui connus (et parfois méprisés) comme vitalistes. En nous appuyant sur des indices quantitatifs pour exprimer la qualité, nous ferions bien de nous rappeler l'idée de Claude Bernard selon laquelle la majeure partie de la vie est qualitative : les chiffres en facilitent simplement notre compréhension ; ils ne la définissent pas.

Le vitalisme n'est pas sans importance pour la science contemporaine. Les hormones, en particulier, offrent un pont intéressant entre les points de vue vitalistes et mécanistes. Le mot « hormone », dérivé du mot grec « *hormáein* (ὁρμάω) » (qui signifie « j'éveille » ou « j'excite ») fut utilisé par Hippocrate et par d'autres écrivains médicaux durant deux millénaires pour décrire la force vitale. « Hormone », en tant que mot scientifique moderne, fut inventé en 1902 par les physiologistes britanniques W. M. Bayliss et E. H. Starling lorsqu'ils annoncèrent leur découverte de la sécrétine. En d'autres termes, lorsque les hormones modernes furent reconnues pour la première fois, elles furent délibérément identifiées comme une traduction chimique de la force vitale. Walter Cannon, un étudiant de Bowditch, étudia les réponses hormonales à la faim, à la peur, à la douleur et à la rage, inventant les termes de « réponse combat-fuite » et « homéostasie interne ». Découvertes au milieu des années 1970, les endorphines sont sécrétées en réponse à des événements agréables. Curieusement, leur existence fut supposée peu de temps avant leur identification lorsqu'un récepteur cérébral des opioïdes fut reconnu en 1973. Pourquoi les humains auraient-ils un récepteur pour les stupéfiants ? Plus que toute autre substance, les endorphines semblent s'inscrire dans une conception mécanique du lien corps-esprit. Une excitation similaire a accueilli les concepts de vitamines parce qu'ils semblaient résoudre des mystères impénétrables de la chimie vivante. La ferveur intellectuelle pour chaque découverte endocrinienne ou vitaminique s'est reflétée dans de multiples prix Nobel. (Sur l'insuline, voir chapitre 5 ; sur les hormones sexuelles, chapitre 11 ; sur l'endocrinologie et le stress, chapitre 12 ; et sur les vitamines, chapitre 13.)

La société occidentale célèbre les explications du mouvement, de la volonté et de la pensée en termes de chimie et de physique comme les réalisations les plus importantes en médecine et en physiologie. On peut se demander pourquoi les découvertes physico-chimiques attirent la gloire et la récompense alors que d'autres observations moins réductionnistes ne sont pas célébrées. Par exemple, pourquoi le scientifique Linus Pauling et des fondateurs d'International Physicians for the Prevention of Nuclear War (voir chapitre 6) ont-ils reçu le prix Nobel de la paix, et non de médecine, alors que leurs actions ont pu empêcher des millions de morts, sinon l'anéantissement mondial ? L'identification étroite de la médecine avec la physiologie expérimentale (et le positivisme qui l'accompagne) explique-t-elle ses difficultés avec les déterminants sociaux, culturels, environnementaux et économiques moins facilement mesurables de la santé (voir chapitres 15 et 16) ? L'accent mis par la médecine sur la guérison plutôt que sur la prévention est-il le produit de son lien avec la physiologie expérimentale ? Ce lien explique-t-il la préférence médicale pour les thérapies biologiques et mécaniques par rapport aux autres ?

Plusieurs historiens ont tenté de relier les attitudes philosophiques en science biologique aux opinions politiques et religieuses des scientifiques. Certaines corrélations ont été trouvées, mais aucun consensus généralisé ne peut être atteint. En effet, des arguments convaincants suggèrent que toute science participe à la fois du vitalisme et du mécanisme, ainsi que de la spéculation et de l'expérimentation. Ce qui diffère, c'est la mesure dans laquelle les scientifiques sont prêts à l'admettre. Reconnaissant les connotations péjoratives du « vitalisme », le médecin et philosophe Georges Canguilhem a caractérisé le débat entre vitalistes et mécanistes comme un combat entre le « modeste » et l'« arrogant ». Ceux qui essaient d'aborder des aspects de la vie sans pouvoir les exprimer en termes prétendument « scientifiques » sont appelés vitalistes, généralement par d'autres et non par eux-mêmes. Les vitalistes irritent les mécaniciens réductionnistes en étant perçus comme trop humbles et possédés par une modestie fatale, la *sophrosyne*, contraire de l'orgueil. En revanche, les réductionnistes offensent les vitalistes, non seulement par leur arrogance (bien que cela en fasse partie), mais aussi par les limites qu'ils imposent nécessairement aux enquêtes, car certaines conditions – attitude, personnalité, plaisir, valeur, etc. – ne peuvent être ni contrôlées ni mesurées. Le lauréat du prix Nobel Peter Medawar, dans son dictionnaire philosophique, *Aristotle to Zoos* (1983), a écrit que les biologistes n'ont plus besoin d'invoquer des forces vitales ; les idées vitalistes tombent dans les « limbes de ce qui est ignoré » (277). Cependant, les soi-disant vitalistes refusent de négliger les phénomènes encore non mesurables qui pourraient bien constituer les aspects les plus significatifs de la vie.

Vignette : Que pense Carlson du vitalisme ? De la religion ?

> Francis Crick et James Watson [lauréats du prix Nobel, 1962] avaient été influencés par *What Is Life ?* d'Erwin Schrödinger, une vulgarisation de la génétique du point de vue d'un physicien. L'approche de Crick à la biologie était très différente de celle de Schrödinger, parce que Crick était athée et que la perception de la vie de Schrödinger était vitaliste. Ce que Crick a trouvé utile, cependant, était la reconnaissance par Schrödinger que de nombreuses propriétés biologiques uniques, telles que l'hérédité, se prêtaient à une analyse que les physiciens avaient utilisée avec succès pour la structure de la matière inanimée.
>
> Elof Axel Carlson, « Francis Crick », in *Nobel Laureates in Medicine or Physiology*, ed. Daniel M. Fox, Marcia Meldrum, and Ira Rezak (New York : Garland, 1990), 111-112

La téléologie peut être inacceptable comme cadre d'exploration scientifique de la vie, mais « Pourquoi ? » est la question la plus séduisante que nous puissions poser à la science (et à l'histoire !). La spéculation continuera de prospérer dans l'esprit des scientifiques créatifs et, par conséquent, la pensée étiquetée comme « vitaliste » ne peut pas être tout simplement balayée d'un revers de la main. Le concept de processus complexes irréductibles s'avère toujours utile – même pour ceux qui prétendent répudier le vitalisme –, ne serait-ce que pour fournir un langage afin d'aborder l'inexpliqué : qu'est-ce qui fait qu'une molécule d'ADN se déroule ? Pourquoi certains d'entre nous sont-ils sains d'esprit et d'autres fous ? Qu'est-ce qui nous empêche de nous décomposer au cours de la vie ? Pourquoi certains mélanges physico-chimiques sont-ils vivants et d'autres morts ? Il est fascinant de constater combien de fois les scientifiques qui remportent le prix Nobel finissent par écrire des essais philosophiques dans lesquels ils reconnaissent des questions qui ne se prêtent pas (encore) à des recherches en laboratoire comme un stimulant pour poursuivre la recherche. (En lisant ce chapitre, mon collègue physiologiste Steve Iscoe a observé à quel point les humanistes primés font rarement l'inverse !)

## SUGGESTION DE LECTURES COMPLÉMENTAIRES

Sur le site Internet : http://www.histmed.ca

# 4

# Science de la souffrance : histoire de la pathologie

La vie est courte, l'art est long, l'occasion fugitive,
l'expérience trompeuse, le jugement difficile.

Hippocrate, *Aphorismes* I, 1,
trad. Emil Littré (Paris : Baillière, 1844), p. 81

## LA PATHOLOGIE EN TANT QUE SYSTÈME DE CONNAISSANCES MÉDICALES

La médecine n'est pas une science. Il s'agit plutôt d'une technologie appliquée ou d'un art qui fait un usage intensif de la science. Les prétentions de la médecine à être scientifique sont ancrées dans la pathologie en tant qu'étude de la maladie. La pathologie (terme issu des mots grecs pour « souffrance » et « théorie sur ») est littéralement l'étude de la souffrance, mais sa signification s'est réduite à la connaissance matérielle de la maladie.

Les humains ont toujours essayé de comprendre la maladie, les blessures et la mort. En d'autres termes, la pathologie a toujours été pratiquée, même si elle n'était pas explicitement nommée. La pathologie est un système de connaissances utilisé pour tirer des conclusions sur la maladie. Les pathologies du passé ne ressemblent peut-être pas aux nôtres, mais elles ont toujours tenu compte de la vision contemporaine de ce qui est « scientifique ».

Les objectifs d'apprentissage de ce chapitre se trouvent à la page 479.

## FONCTIONS DE LA PATHOLOGIE

Malgré les différences de contenu, les fonctions de la pathologie sont universelles. Premièrement, elle est utilisée pour élucider le mystère de la souffrance, pour *expliquer* pourquoi et comment les humains sont sujets à la douleur et à la mort. « Pourquoi moi ? », demandent les malades. La maladie exige une explication « logique », enracinée soit dans les idées culturelles et spirituelles du péché et du blâme, soit dans les idées plus matérielles et « scientifiques » de structure, de fonction, d'hérédité, de contagion et de risque.

Deuxièmement, la pathologie est utilisée pour *identifier* ou étiqueter la maladie dont souffre une personne : c'est le processus de diagnostic. Les médecins utilisent des signes qui indiquent – tout comme les panneaux sur l'autoroute – le diagnostic ou le pronostic. De bonnes compétences cliniques convertissent les symptômes en signes. Un examen physique donne plus de signes. Les signes ne sont pas simplement le produit de l'observation : ils renferment également des connaissances. Par exemple, le symptôme subjectif de la douleur de serrement thoracique associé à des connaissances médicales devient un signe objectif de maladie cardiaque.

Cette fonction diagnostique de la pathologie a un corollaire important : en déterminant ce qui est « anormal » ou malade, la pathologie définit également ce qui est « normal ». La limite entre normal et anormal est conditionnée par la culture, la religion, l'économie, la race, la classe, le sexe et d'autres facteurs sociaux et biologiques. Les phénomènes autrefois considérés comme « anormaux » ou « malades » sont maintenant considérés comme des variantes de la normale. Les exemples incluent la viscéroptose (le syndrome de l'intestin tombant) et l'homosexualité (voir chapitres 10 et 12). Inversement, certaines maladies nouvellement reconnues étaient inconcevables comme problèmes de santé il y a encore peu de temps. Les exemples incluent les problèmes psychiatriques, l'hypertension, le carcinome in situ, l'apnée du sommeil, le syndrome d'alcoolisation fœtale, la fatigue chronique, le syndrome de Gilles de la Tourette et le sida. Toutes ces conditions ont leur propre histoire.

Troisièmement, la pathologie est utilisée pour *prédire* l'issue d'une maladie. Dans certaines cultures, en particulier dans l'Antiquité, un pronostic précis était au moins aussi important que la capacité de diagnostiquer ou de guérir. Fondée sur quelques signes fiables relatifs à un individu, la prédiction médicale ressemblait à la divination sacerdotale : « Tu mourras le septième jour. » Aujourd'hui, le pronostic est toujours une fonction importante de la pathologie, mais il est maintenant formulé en statistiques, dérivées de l'expérience d'une cohorte, définie par l'âge, le sexe, le diagnostic et l'étendue de la lésion. Par exemple, on parle de taux de survie à cinq ans, d'indice de mortalité de 50 % et de facteurs de risque.

Quatrièmement, la pathologie est utilisée pour *justifier les* traitements. Comme nous le verrons au chapitre 5, la plupart des traitements ont été découverts par l'observation plutôt que par le raisonnement (c'est-à-dire empiriquement). Les justifications thérapeutiques ont souvent été appliquées a posteriori. Dans certains cas, elles le sont encore. Elles relient un traitement apparemment efficace à la formulation scientifique d'un problème. Parfois, un remède de choix persiste alors que l'explication de son fonctionnement a considérablement changé.

Enfin, la pathologie a été utilisée pour *prouver* ou *réfuter* le caractère raisonnable d'une explication, d'un diagnostic ou d'une ligne de conduite. L'autopsie est la forme la plus évidente de cette fonction. En Europe, les registres d'autopsies occasionnellement remplis pour diagnostic rétrospectif remontent à la fin du XIII^e^ siècle. L'autopsie reste le défi ultime de notre système de connaissances. Le diagnostic était-il correct ? Aurait-on pu faire autre chose ? L'utilisation généralisée de la médecine légale en médecine et en droit s'est fortement développée après 1800, lorsque les maladies étaient reliées à des changements organiques et que le nombre de poursuites pour faute professionnelle a commencé à augmenter. À la fin du XIX^e^ siècle, la médecine légale devient une discipline organisée, suscitée par son utilité dans les enquêtes médico-légales sur les décès et la naissance du système des médecins légistes.

## MALADIE VERSUS SOUFFRANCE

Les humains souffrent toujours des mêmes symptômes qui ont affligé nos ancêtres préhistoriques et simiens. Les aspects subjectifs de la maladie ne changent pas – douleur, fièvre, gonflement, vomissements, diarrhée, déformation, blessure, perte de poids, perte de sang, perte de fonction, perte de vie. Pourtant, les idées médicales sur la souffrance changent.

Nous avons tendance à penser que la maladie et la souffrance sont identiques. Par ailleurs, les termes équivalents anglais de « *disease* » et « *illness* » sont souvent utilisés de manière interchangeable. Cependant, selon les philosophes anglophones, le mot « *illness* » désigne une souffrance individuelle tandis que le mot « *disease* » se rapporte à une idée de la souffrance. La souffrance existe en tant que réalité pour une personne. La maladie diagnostiquée n'existe qu'en tant que théorie construite pour expliquer la souffrance, sa cause présumée et sa cible : c'est l'objet d'étude de cet aspect de la médecine que l'on nomme pathologie. Plus que sémantique, la distinction est utile dans la philosophie de la connaissance médicale, que l'on appelle aussi épistémologie médicale, c'est-à-dire l'étude de la façon dont nous savons ce que nous pensons savoir.

Une expérience de pensée sur la « maladie » et la « souffrance »

« La variole existe-t-elle ? »
« Non », répond l'étudiant, au courant de l'éradication de la variole par l'OMS en 1979.
« Oui », répond l'étudiant, qui est au courant du débat sur la rétention du virus dans les laboratoires et du fait que la destruction prévue des flacons contenant le virus de la variole a été reportée une fois de plus.
« Mais », répond la philosophie, « les flacons contiennent-ils la "variole" ou contiennent-ils le virus qui, lorsqu'il est introduit dans un être humain, produit la souffrance que nous appelons la maladie de la "variole" ? »

La variole existe-t-elle ? Est-ce un symptôme ? Une entité ? Une maladie ? Une idée ?

La connaissance médicale est la capacité de reconnaître une maladie et d'y répondre. Par conséquent, construire, reconnaître et traiter une maladie en est son cœur. Les concepts de maladie sont « construits » à partir de l'observation de nombreuses souffrances individuelles de nature similaire. Ils prennent en compte le patient, ses symptômes et la cause présumée, mais ils sont également influés par l'observateur/médecin, ce qu'on appelle le triangle d'Hippocrate. Les maladies se voient donner des caractéristiques qui intègrent une compréhension de la souffrance, mais qui vont bien au-delà : symptômes potentiels, noms (diagnostics), espérance de vie (évolution), résultats attendus (pronostics) et traitements recommandés. En outre, une cause est implicite dans le concept construit pour chaque pathologie, même lorsque la cause est inconnue. Une multitude d'histoires sur des pathologies ont été écrites : quelques exemples apparaissent dans la bibliographie en ligne (sur le site : http://www.histmed.ca).

Le triangle d'Hippocrate

L'art [médical] se compose de trois termes : la maladie, le malade et le médecin. Le médecin est le desservant de l'art ; il faut que le malade aide le médecin à combattre la maladie.

Hippocrate, *Épidémies*, I, 5

Pour illustrer la notion de concepts de maladie, à l'Université Queen's, nous jouons depuis longtemps au « jeu de la maladie », un exercice d'association de mots. Plusieurs mots de « maladies » différentes sont présentés dans l'ordre aux élèves. Ils doivent noter le premier mot (ou la première phrase) qui leur vient à l'esprit pour chaque maladie. Ensuite, ils partagent leurs réponses, autrefois au tableau, maintenant en créant un nuage de mots. Certains mots reviennent inévitablement, incorporant souvent les symptômes, le patient anticipé et la cause. Les élèves n'ont peut-être jamais vu un cas de lèpre, de peste ou de variole, mais ils ont des idées communes à leur sujet – des idées qui convergent vers une maladie – et pourtant divergent d'une maladie à l'autre. En outre, plus les élèves sont familiers avec une maladie plus les réponses deviennent variées et subjectives : le cancer évoque des noms propres. Le mal de tête évoque la « douleur ». Si nous devions rassembler tous les mots générés pour chaque maladie et les utiliser dans une petite composition, nous trouverions probablement une très bonne approximation collective du concept de cette maladie, du point de vue de ces observateurs particuliers que sont des étudiants en médecine inscrits dans un contexte spatio-temporel précis. Les réponses suscitées pour le mot sida ont énormément varié au cours des trente dernières années, au contraire de celles suscitées par la lèpre et la peste qui n'ont pas changé du tout (voir figure 4. 1).

La pathologie opère à l'échelle de l'observateur. Au fur et à mesure que la science évolue, les idées qu'un observateur apporte aux concepts de maladie changent également. Différents observateurs situés à d'autres moments et lieux fourniront des résultats différents.

Si les maladies sont des pensées intangibles – ou des théories – à propos de diverses formes de souffrance, alors quelles théorie ou définition générale peut-on trouver pour caractériser *toutes* les maladies ? En d'autres termes, qu'est-ce que toutes les maladies ont en commun ? Jusqu'à présent, aucune explication unique ne s'applique avec succès à l'ensemble des explications concernant la maladie. Cependant, une théorie domine la pratique médicale – la théorie de la maladie organismique ou individuelle.

La théorie organismique soutient que les maladies sont mauvaises, momentanées et affectent les individus. Du point de vue d'un organisme (ou individu), cette théorie est difficile à réfuter. Par son nom même, la médecine souscrit à cet idéal : la maladie doit être mauvaise parce que les individus se tournent vers la médecine (les traitements) pour s'en débarrasser. L'éducation médicale vise à reconnaître, guérir et prévenir la maladie. La plupart des comptes rendus médicaux de maladie se sont conformés à ce point de vue, même si les auteurs n'avaient jamais entendu parler de la théorie.

Connue sous le nom de « modèle médical », la théorie organismique considère le patient comme le lieu de la maladie, mais elle n'offre que peu d'explications sur ses causes. Tout au long de l'histoire, deux autres points de vue sur les causes se sont disputé la prédominance. La première est la théorie

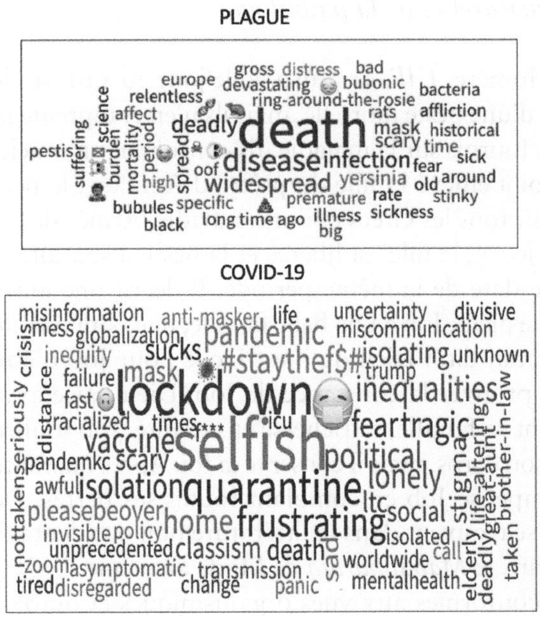


Figure 4.1 Réponses du jeu de la maladie pour « Peste » et « COVID-19 » générées sous forme de nuages de mots par la classe de médecine de Queen's, via *Poll Everywhere*, 13 janvier 2021. Avec l'aimable autorisation de la Dre Jenna Healey.

ontologique, qui soutient que les causes viennent de l'extérieur du patient, que les maladies varient et qu'elles existent indépendamment du patient. Le mot « ontologie » provient de substantifs dérivés du verbe grec « être » : il souligne l'idée de la maladie comme un « être » distinct, ou une entité. La deuxième théorie sur la cause de la pathologie est la théorie physiologique, soutenant que les causes émergent de l'intérieur du patient, que les patients varient et que les maladies n'existent pas séparément des patients. Ces théories peuvent être utilisées pour analyser tout compte rendu de la maladie ou la souffrance. Un médecin qui aborde la maladie par le biais de la théorie ontologique se préoccupe de ce que le patient a ; une perspective physiologique, à l'inverse, met l'accent sur qui est, ou ce qu'est, le patient. Ces deux théories fondées sur les causes ont cours dans la médecine moderne et certaines descriptions de maladie utilisent une combinaison des deux. À la fin de ce chapitre, nous examinerons certaines critiques du raisonnement médical ainsi qu'une autre théorie de la maladie qui remet en question ce modèle médical.

## APERÇU HISTORIQUE DE LA PATHOLOGIE

La construction des concepts de maladie est passée des récits spiritualistes de la nature à des descriptions minutieuses des symptômes au chevet du patient, en passant par la recherche de laboratoire qui nous est familière aujourd'hui. Les pages suivantes résument brièvement ces changements.

### *Causes surnaturelles de la pathologie*

Au début du poème épique d'Homère, *L'Iliade* (qui a vu le jour au VIII^e^ siècle avant J.-C.), les Grecs souffrent d'une peste mortelle, mais ils n'en comprennent pas la cause. Peu de détails sont fournis sur la maladie. Ils consultent un oracle, qui en proclame la cause : le roi a enlevé la fille du prêtre d'Apollon ; le père démuni supplie son dieu de punir tous les Grecs par une maladie. Armée de ces informations, la foule affronte le roi, la fille est libérée et la peste disparaît.

Le livre de Job dans la Bible date de la même période. Il décrit une autre maladie de cause surnaturelle. Le pieux Job a une belle famille, une bonne santé et une grande richesse, mais Satan dit à Dieu qu'il est facile pour Job d'être pieux parce qu'il a tout. Pour prouver la constance de Job, Dieu parie avec Satan, qui teste Job en détruisant sa famille, sa richesse et sa santé. Job souffre de furoncles purulents sur tout son corps, mais il conserve la foi. Après quarante chapitres d'agonie, Dieu récompense Job en comblant toutes ses pertes. De nombreux exemples similaires se trouvent dans la littérature non occidentale, comme l'infertilité de Pandu dans le *Mahabharata* de l'Inde ancienne.

Ces récits de maladies sont conformes aux vues organismiques et ontologiques. La maladie est mauvaise et les malades veulent qu'elle cesse. Elle est envoyée par des puissances lointaines pour les punir ou les tester. La terreur et la misère associées sont apparentes, mais les caractéristiques de la maladie semblent sans importance, car peu de détails sont donnés. Le guérisseur professionnel ou le prêtre ne se concentre pas sur les symptômes, mais recherche plus largement les signes afin de déterminer la raison pour laquelle la divinité a envoyé l'affliction. Dans ce contexte, l'opinion subjective du patient sur les causes de la maladie est sérieusement prise en considération, y compris la possibilité que cette dernière peut avoir des fonctions morales, spirituelles ou pédagogiques. Le traitement consiste à maintenir ou rétablir de l'intégrité – redresser les torts, garder la foi.

La religion joue encore aujourd'hui un rôle de premier plan dans les sociétés, en particulier pour réconforter et consoler ceux qui souffrent. Bien que les récits surnaturels de maladie n'aient que peu d'actualité dans la science moderne de la pathologie, ils continuent d'influencer les patients et les décideurs. Les maladies parfois interprétées comme des punitions comprennent le sida et les effets des drogues, du tabagisme et de l'alcool. Ce point de vue considère que certaines personnes ont mérité leur maladie, tandis que d'autres se sentent outrées d'être malades alors qu'elles n'ont commis aucun « péché ». Les personnes en bonne santé peuvent accepter leur bonne fortune comme un gage de leur supériorité. De même, les maladies chroniques telles que l'arthrite et la sclérose en plaques sont parfois appelées « épreuves » – des tests de caractère – et les personnes qui souffrent sans se plaindre sont réputées avoir « la patience de Job ».

## *Pathologie au chevet du patient*

### ANTIQUITÉ GRÉCO-ROMAINE : MALADIE = DÉSÉQUILIBRE NATUREL

En Occident, les écrits médicaux commencèrent à réfuter consciemment les origines surnaturelles de la maladie vers le Ve siècle avant J.-C. Le monde gréco-romain disposait d'un panthéon de dieux et d'une mythologie étendue, mais il reconnaissait également un monde naturel de quatre éléments et un équilibre sain dans le corps humain de quatre humeurs (voir chapitre 3).

Les soixante-dix traités qui composent le corpus hippocratique contiennent des écrits sur la philosophie et les devoirs médicaux, par exemple *Le Serment*. Certaines descriptions de maladies de cette période sont des illustrations classiques d'observation clinique, car il est possible d'y reconnaître des maladies diagnostiquées aujourd'hui. Cependant, la pathologie occupe également une place importante dans les présentations de cas, les descriptions de maladies et de blessures ainsi que les aphorismes (phrases résumant les connaissances) généralement pour l'élaboration de la sémiologie médicale. Par exemple, « chez les athlètes, un état de santé porté à l'extrême est dangereux » (*Aphorismes*, I, 3) ; « les vieillards supportent très bien l'abstinence ; les personnes dans l'âge mûr, moins bien ; les jeunes gens très mal ; les enfants moins que tous les autres, surtout ceux d'entre eux qui sont très vifs » (*Aphorismes*, I, 13) ; et « les douleurs aiguës de l'oreille, avec une fièvre continue et violente, sont redoutables ; il est à craindre que le délire ne survienne et que le malade ne succombe… Les jeunes gens succombent […] le septième jour ou plus tôt ; les vieillards meurent beaucoup plus tard » (*Le Pronostic*, XXII).

La pathologie hippocratique suit les cinq fonctions décrites ci-dessus : elle a expliqué, décrit, prédit, interprété et justifié les maladies ainsi que leurs traitements, de concert avec les connaissances scientifiques les plus avancées de l'époque : l'observation clinique et le raisonnement. Le célèbre texte *La maladie sacrée*, une description magistrale de ce que nous appelons maintenant l'épilepsie, en est l'un des meilleurs exemples. Cette dénomination est dérivée d'une vision encore plus ancienne selon laquelle la victime était possédée par des démons ou élue des dieux. Toutefois, l'auteur commence par une déclaration claire : « Elle ne me paraît avoir rien de plus divin ni de plus sacré que les autres, mais la nature et la source en sont les mêmes que pour les autres maladies. Sans doute est-ce grâce à l'inexpérience et au merveilleux qu'on en a regardé la nature et la cause comme quelque chose de divin. En effet, elle ne ressemble en rien aux autres affections » (*Maladie sacrée*, I). Les symptômes cliniques ont été décrits en détail : chute, tremblements, perte de conscience, incontinence. Les enfants affectés sentant le début d'une attaque (« aura ») couraient vers leur mère pour se réconforter. Cet essai était fondé sur l'observation de nombreux cas de maladie. En expliquant la cause, l'auteur fait appel à la science actuelle et attribue la maladie à l'obstruction de flegme dans le cerveau.

Beaucoup d'autres maladies étaient associées à un déséquilibre des humeurs : trop ou trop peu de sang, trop ou trop peu de flegme. Certaines étaient situées dans des parties précises du corps. Les traitements par saignements, bains, fumigations et régimes étaient destinés à rétablir l'équilibre perturbé. Les causes externes, telles que les traumatismes, l'air nocif et les endroits malsains, étaient réputées exercer leur influence néfaste sur les structures physiques du corps. Comme la plupart des autres écrits médicaux, ces récits sont conformes à la théorie organismique (la maladie affecte les individus, est mauvaise et momentanée). Contrairement aux textes antérieurs, la cause de la maladie dépend de la théorie du déséquilibre dans les humeurs internes, ce qui tend vers une interprétation physiologique de celles-ci. Des concepts similaires à ce déséquilibre, tels que la disharmonie ou le conflit dans les composants naturels du corps, se trouvent dans les systèmes médicaux de l'Inde et de la Chine anciennes.

Arétée de Cappadoce, qui vécut vers 130 après J.-C. est un autre écrivain célèbre pour ses descriptions classiques. Ses récits saisissants des symptômes du diabète, des troubles du foie, des reins et de l'intestin agrémentent parfois les textes modernes. Les vastes travaux de Galien, un peu plus tard au IIe siècle après J.-C., contiennent également des histoires de cas, ainsi que des essais sur la pathologie, le diagnostic et la thérapeutique et des commentaires sur des auteurs antérieurs. La pathologie de Galien était éclectique, mais encore une fois, les cinq fonctions décrites dans l'introduction de ce chapitre sont faciles à retrouver. Sa pathologie a été fréquemment utilisée pour justifier son succès en tant que praticien. Peu d'exemples d'échec thérapeutique imprévu sont décrits. Galien ancra certaines explications dans l'anatomie, bien qu'il n'ait pas disséqué de sujets humains (voir chapitre 2). Néanmoins, il fit également référence aux quatre humeurs et à la force vitale. Sauf en cas de traumatisme ou d'air nocif, ses concepts de maladie, tout comme ceux d'Hippocrate, avaient tendance à être organismiques et physiologiques.

Les idées de Galien ont dominé la pathologie en Europe, tout comme elles ont dominé la physiologie, jusqu'au début des temps modernes (voir chapitre 3). La philosophie médiévale préconisait une soumission complète à la volonté de Dieu. Des remèdes galéniques pouvaient être tentés contre la maladie, mais la guérison était le produit de la volonté divine. Seul un arrogant tenterait d'affiner le diagnostic en distinguant les maladies ou en améliorant Galien. Certains historiens, à l'instar de Fielding H. Garrison, ont accusé le galénisme « d'empêcher l'avancement de la science médicale » en raison de son raisonnement vitaliste, de sa théorie du flux sanguin et de sa thérapeutique (*An Introduction to the History of Medicine*, 4e éd. [1929], p. 106). Il est pourtant injuste de blâmer Galien pour le manque d'imagination de ses successeurs. La longévité de son influence n'était ni son idée ni sa faute ; il s'agissait plutôt d'une manifestation des attitudes et des pratiques dominantes.

### PATHOLOGIE = SCHÉMAS DE SOUFFRANCE (NOSOLOGIE)

Peu à peu, les auteurs médicaux commencèrent à distinguer les maladies en fonction de leurs symptômes grâce à une pratique appelée nosologie (terme dérivé des mots grecs pour « maladie » et « théorie sur »). Hippocrate, Galien et d'autres auteurs anciens avaient décrit des fièvres avec ou sans éruption cutanée et des fièvres avec variations diurnes. Au IX^e^ siècle de notre ère, le médecin encyclopédiste persan Rhazès (Abu Bakr Muhammad Ibn Zakariya Al-Razi) établit une distinction clinique spécifique entre les deux maladies fébriles avec éruptions cutanées que sont la rougeole et la variole. Le compendium en vingt volumes, *Contenant de Rhazès*, a été traduit de l'arabe en latin en 1280. À la fin du XIV^e^ siècle, après que l'Europe a été ravagée par la peste bubonique – une maladie introuvable chez Galien –, les chercheurs redécouvrirent Rhazès en cherchant de nouvelles façons d'identifier celle-ci. En 1476, son *Contenant* est résumé à Padoue et, douze ans plus tard, son traité sur la peste est traduit en latin.

À la Renaissance, les explications spiritualistes et vitalistes du monde naturel perdent de leur crédibilité. L'observation hippocratique est glorifiée, tandis que le galénisme rigide perd en prestige et que les interdictions sur la dissection humaine sont progressivement levées. Une philosophie de la connaissance, appelée sensualisme, valorisait l'observation avec les cinq sens comme le meilleur moyen d'acquérir la sagesse. L'expérimentation physiologique est relancée avec l'iatromécanisme et l'iatrochimie (voir chapitre 3). Les médecins développent des techniques pour intégrer les nouvelles sciences de la chimie. Ainsi, l'examen de l'urine (uroscopie) devient un nouvel outil de diagnostic, en plus de l'examen du pouls. Des tableaux ont été construits pour permettre aux médecins d'associer la couleur, l'odeur, la turbidité, la sucrosité et d'autres propriétés chimiques de l'urine à un diagnostic spécifique.

Toutefois, lier l'acidité de l'urine acide à une maladie a rarement été productif. Les médecins étaient pris dans les réalités du chevet du patient : les gens souffraient de symptômes, tels que la douleur et l'essoufflement et non d'urine acide. Les nouveaux efforts scientifiques ne pouvaient pas encore être cartographiés sur l'analyse d'une personne malade, et leurs effets sur la pathologie étaient modestes. Néanmoins, avec le déclin du galénisme et la montée de l'observation sensualiste, les médecins hésitent à invoquer des causes inconnues de maladie. Ils préfèrent construire un nouveau système de diagnostic, délibérément étiqueté nosologie et fondé sur l'observation attentive des symptômes. C'était un effort conscient pour éviter de théoriser. Une rafale de descriptions de maladies classiques s'en est suivie.

Le médecin anglais Thomas Sydenham publia ses observations cliniques sur les maladies (en latin), notamment à propos des fièvres et de leur traitement. Dans la tradition de Rhazès, il sépare la scarlatine de la rougeole (1676) et il décrit la chorée (1686), le trouble du mouvement qui suit la scarlatine et qui porte maintenant son nom. Avec son ami, le médecin philosophe John Locke, il souligne l'importance de l'observation et les dangers de la théorie. Le traité de Sydenham sur la podagre, ou goutte (1683), est devenu un classique pour sa riche description des manifestations de cette maladie, dont il a lui-même souffert. Sydenham se référait aux humeurs mais, pour lui, le diagnostic reposait sur les caractéristiques de souffrance ou des symptômes et les maladies existaient indépendamment du patient en tant que « tyrans » ou « amis ».

Dans le siècle qui a suivi Sydenham, la nosologie devient une forme établie de pathologie. Les rédacteurs médicaux, qui s'appelaient eux-mêmes « nosologistes », classaient les maladies en arbres conceptuels avec des branches pour les classes, les ordres, les genres et les espèces (voir tableau 4.1). Les symptômes et leur séquence furent utilisés pour catégoriser les maladies comme s'il s'agissait d'entités ou « d'êtres », à la manière des animaux et des plantes. Les auteurs médicaux conçurent des systèmes originaux, chacun espérant trouver le reflet parfait de l'ordre naturel. Certains reconnurent plusieurs milliers de types de maladies – ceux que nous appellerions maintenant les « séparateurs », par opposition aux « rassembleurs » qui recherchaient une cohérence. Parmi ces nosologistes figuraient François Boissier de Sauvages et Philippe Pinel en France, William Cullen en Écosse et Carl von Linné (Carolus Linnaeus) en Suède (plus connu pour sa classification des animaux et des plantes). Travaillant principalement à partir de livres et rarement au chevet du patient, les étudiants en médecine étaient obligés de mémoriser la classification et les caractéristiques « convenables » de chaque pathologie, en fonction de leur lieu d'étude. Les théories de la pathologie qui s'appliquent le mieux à la rougeole de Rhazès, à la goutte de Sydenham et aux classifications nosologiques sont la théorie organismique (comme d'habitude) et la théorie ontologique.

Les classifications nosologiques sont encore utilisées aujourd'hui en pathologie et en médecine clinique. D'une manière qui rappelle l'épigraphe hippocratique de ce chapitre, elles simplifient la masse d'informations glanées à partir d'une accumulation d'opportunités fugaces dans l'expérience clinique en lui donnant ordre et structure pour servir à porter un jugement dans le diagnostic et le pronostic. Contrairement à la nosologie du XVIII$^{e}$ siècle, la plupart des systèmes nosologiques se réfèrent aujourd'hui à des changements anatomiques ou chimiques. En effet, les nouvelles classifications de types de maladies spécifiques (telles que les cardiomyopathies, les problèmes neurologiques ou les tumeurs malignes) sont souvent les articles les plus cités dans n'importe quel domaine. Le vocabulaire contrôlé des *Medical Subject Headings* (MeSH) a été créé en 1954 par la National Library of Medicine à Bethesda, dans le Maryland. Il est maintenant utilisé dans le monde entier pour classer

Tableau 4.1
Classifications nosologiques de pathologies établies par six écrivains médicaux du XVIII^e^ siècle

| *François Boissier de Sauvages (1731)* | *Carl von Linné (1763)* | *Rudolph A. Vogel (1764)* | *David MacBride (1772)* | *J.B.M. Sagar (1776)* | *William Cullen (1785)* |
|---|---|---|---|---|---|
| Vitia | Exanthematici | Febres | Maladies universelles (9 ordres) | Vitia | Pyrexiae (5 ordres) |
| Febres | Critici | Profluvia | | Plagae | |
| Plegmasiae | Phlogistici | Epischeses | Maladies locales (8 ordres) | Cachexiae | Neuroses (4 ordres) |
| Spasmi | Dolorosi | Dolores | | Dolores | |
| Anhlationes | Mentales | Spasmi | Maladies sexuelles (4 ordres) | Fluxus | Cachexiae (3 ordres) |
| Dolores | Quietales | Adynamiae | | Suppressiones | |
| Vesaniae | Motorii | Hyeraestheses | Maladies infantiles (2 ordres) | Spasmi | Locales (7 ordres) |
| Fluxus | Suppressorii | Cachexiae | | Anhelationes | |
| Cachexia | Evacuatorii | Paranoiae | | Debilitates | |
| | Defomres | Vitia Cutanei | | Exhanthematia | |
| | Vitia | Deformitates | | Phlegmasiae | |
| | | | | Febres | |
| | | | | Vesaniae | |
| Genera 315 | Genera 325 | Genera 560 | Genera 180 | Genera 351 Espèces 2500 | Genera 150 |

*Source*: D'après William Cullen, *Synopsis nosologiae methodicae* (Edinburgh: Creech, 1780) et David Hossack, *A System of Practical Nosology* (New York: Van Winkle, 1818).

## Des maladies avec une personnalité

Si [le saignement] se poursuit… La goutte prendra ses quartiers même chez un jeune sujet, et son empire ne sera pas un gouvernement, mais une tyrannie.

Thomas Sydenham à propos de la goutte (1683), dans *The Works of Thomas Sydenham*, trad. en anglais par R. G. Latham (London: New Sydenham Society, 1848), 2:131

La pneumonie peut bien être appelée l'amie des personnes âgées. Pris dans l'étreinte d'une maladie aiguë, courte et souvent indolore, le vieil homme échappe à ces « gradations froides de la décomposition » si pénibles pour lui-même et pour ses amis.

William Osler, *The Principles and Practice of Medicine* (1892; 3^e^ éd., Edinburgh: Young J. Pentland, 1893), 109 la littérature médicale et aider les lecteurs à localiser l'information. Il comprend nécessairement une classification de maladies composée d'arbres et de branches qui évolue constamment pour intégrer de nouvelles découvertes. On peut dire qu'une nouvelle maladie est officiellement reconnue lorsque son nom se voit attribuer une entrée dans le MeSH. C'est surtout vrai pour la psychiatrie, où les lésions physiques sont généralement absentes et où nous continuons de trouver un ordre et une révision similaires des connaissances, fondées sur l'observation des symptômes et des comportements : le *Diagnostic and Statistical Manual* (DSM ; voir chapitre 12).

## *La pathologie se déplace à la morgue*

### MALADIE = ANATOMIE ALTÉRÉE

Notre conception actuelle de la pathologie est inséparable du changement anatomique. Il y a deux siècles, cependant, la pertinence de l'anatomie pour la médecine de chevet était obscure, et ce, pour trois raisons : (1) les changements à l'intérieur du corps étaient cachés jusqu'à la mort du patient ; (2) les altérations visibles à l'autopsie pouvaient résulter de la mort et non de la maladie ; et (3) les changements internes ne peuvent pas être réparés. Néanmoins, les anatomistes ont continué à disséquer et à établir les limites de ce qui est une structure normale et anormale (voir chapitre 2).

Certains anatomistes compilèrent les anomalies trouvées dans les cadavres : c'est l'essence de l'anatomie pathologique. Le livre du médecin italien Antonio Benivieni fut ainsi publié à titre posthume en 1507, près de quarante ans avant la *Fabrica* de Vésale. Le titre latin, *De abditis nonnulis ac mirandis morborum et sanationum causis* (Sur quelques causes surprenantes et cachées de maladies et de leur guérison), faisait référence aux causes « cachées » et « merveilleuses » de maladies révélées par les autopsies dans les histoires des 111 cas relatées. Benivieni fut parmi les premiers à relier les maladies aux changements organiques. Au cours des XVI$^{e}$ et XVII$^{e}$ siècles, certains cliniciens italiens entreprirent d'utiliser la « nouvelle » technique de dissection post-mortem de leurs patients décédés pour des raisons médico-légales dans des cas présumés de meurtre ou pour explorer des maladies mortelles. Les historiens ont examiné les expériences révolutionnaires de ces premiers médecins modernes, parmi lesquels Girolamo Cardano (Jérôme Cardan), Fortunato Fedele et le médecin et avocat Paolo Zacchia, qui fut au service du pape.

En 1679, le médecin suisse Théophile Bonet (voir figure 4.2) publia un autre recueil d'anatomie anormale, qui contenait plus de 3 000 observations issues de sa propre pratique et de celles d'autres écrivains depuis l'Antiquité. Il divisa le travail en quatre sections : tête, thorax, abdomen et conditions systémiques telles que fièvres et plaies. Soulignant la nature quelque peu paramédicale de

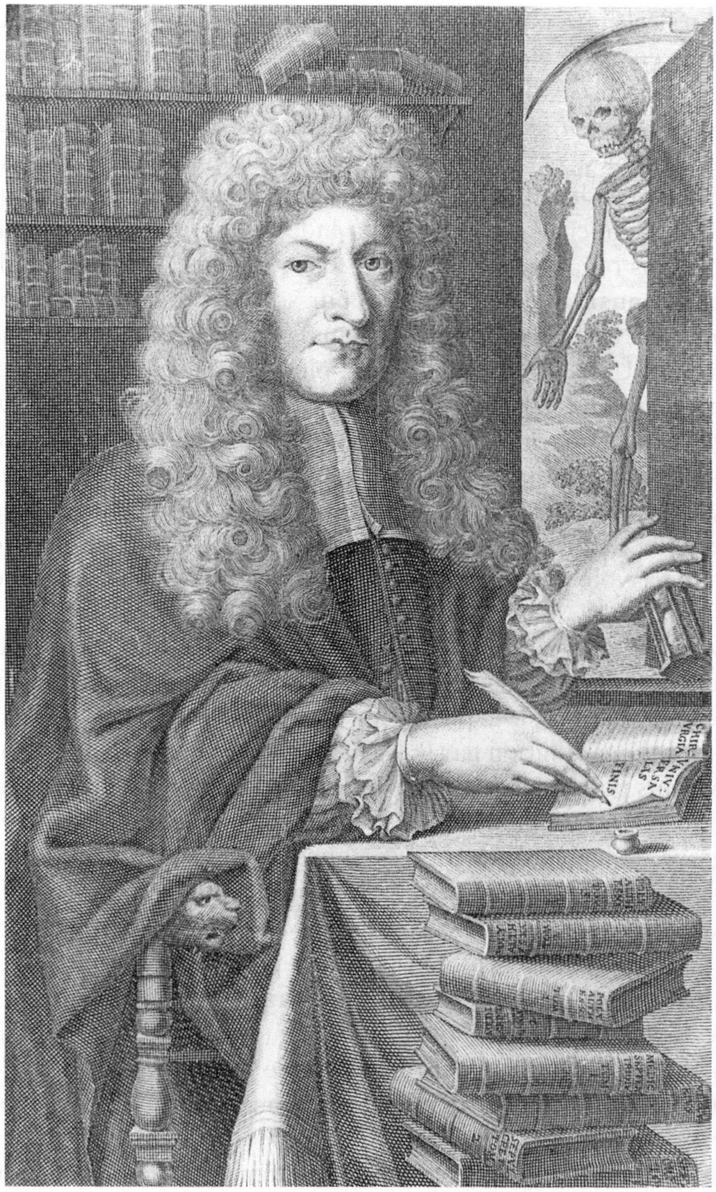

Figure 4.2 Théophile Bonet, portrait post-mortem. Remarquez la sinistre faucheuse qui jette un coup d'œil à travers la porte. *Sepulchretum anatomicum*, 1700, frontispice.

son entreprise, il intitula son traité *Sepulchretum anatomicum* (Cimetière anatomique). Le livre de Bonet est plus long et plus développé que celui de Benivieni, mais son titre reflète le statut marginal de l'anatomie en médecine.

Près d'un siècle plus tard, Giovanni Battista Morgagni de Padoue publia un traité prolixe en trois volumes, enrichissant le travail de son prédécesseur avec sa propre expérience. Contrairement au titre de Bonet, *Sedibus et causis morborum per anatomen indagatis* (Recherches anatomiques sur le siège et les causes des maladies, 1761), Morgagni soulignait l'importance des autopsies pour la médecine clinique. Il tenta de rendre l'anatomie pathologique plus accessible aux cliniciens en incluant un index pour les maladies et un autre pour les lésions organiques ; la connaissance de l'une pourrait conduire un lecteur à la connaissance de l'autre. Pour son accent sur les autopsies, de nombreux historiens citent Morgagni comme l'un des fondateurs de la pathologie moderne. Un ouvrage plus court et plus accessible a été publié en 1793 par Matthew Baillie, intitulé *The Morbid Anatomy of Some of the Most Important Parts of the Human Body*. De nombreux médecins se sont intéressés à l'anatomie pathologique, mais ont été déconcertés par sa pertinence pour la pratique, car le diagnostic et la thérapeutique étaient fondés sur les symptômes. Les méthodes d'examen avant la mort ont révélé peu de choses sur les organes internes. Pour avoir une « pathologie » au XVIII^e^ siècle, une personne devait se sentir malade.

Une synthèse entre anatomie et médecine clinique apparut au début du XIX^e^ siècle avec l'avènement du diagnostic physique – une approche qui a incorporé les inventions de la percussion thoracique par Leopold Auenbrugger à Vienne et de l'auscultation par R.-T.-H. Laennec à Paris. Les symptômes des patients vivants pouvaient désormais être liés à des changements anatomiques. En 1830, Jean Cruveilhier publie le premier volume de son traité d'anatomie pathologique, richement illustré. Les nouvelles tendances dans les concepts de pathologie avaient favorisé cette technologie : si une maladie était d'origine anatomique, elle pouvait être illustrée. Une fois établie, l'anatomopathologie a généré un autre changement dans les concepts de maladie : alors qu'il était centré sur la façon dont le patient se sentait, l'intérêt se déplaça vers la recherche du lieu où la lésion pouvait se situer (voir chapitre 9). Les noms des maladies évoluèrent pour refléter le succès de l'anatomie en pathologie : le changement de la dénomination « phtisie » (ou « consomption ») pour celle de « tuberculose » en est un parfait exemple.

Au début du XIX^e^ siècle, les médecins se rendirent compte que tous les patients ne présentaient pas tous les symptômes pour une maladie donnée : certains pouvaient en avoir quelques-uns ; d'autres pouvaient tous les présenter. En 1825, P. C. A. Louis, à Paris, analysa 2 000 cas de tuberculose en corrélant la mortalité avec la fréquence de différents symptômes, l'âge et le sexe des malades. On le considère comme le fondateur de la « médecine numérique », bien avant que les outils mathématiques des probabilités et des statistiques aient été entièrement élaborés. La technique a été systématisée par son élève

L. D. J. Gavarret. La médecine numérique était la réponse de la pathologie au positivisme qui avait imprégné la physiologie expérimentale (voir chapitre 3). Ses nombreux successeurs incluent la médecine « fondée sur des preuves » de la fin du XXe siècle. Comme John Harley Warner l'a démontré, le mot « naturel », qui signifie santé, a été progressivement remplacé par le mot mathématiquement connoté : « normal ».

Au cours de cette période, plusieurs autres descriptions « classiques » de maladies sont apparues, chacune reflétant la nouvelle préoccupation scientifique pour l'anatomie. Nommées d'après leurs découvreurs, elles étaient liées au changement organique spécifique qui constituait leur diagnostic, par exemple : la maladie du rein de Bright (1827), la maladie de Hodgkin (1832 ; voir figure 4.3), la maladie de Graves (1835) et la maladie d'Addison (1855). L'ancrage des pathologies à des formes anatomiques tridimensionnelles, pouvant faire l'objet d'illustrations, a peut-être déclenché le succès actuel des images dans la communication médicale.

En général, l'anatomopathologie a été réalisée à l'œil nu jusque dans les années 1830, au moment où les microscopes ont été améliorés. L'idée des tissus, en tant que couches organiques, avait vu le jour trois décennies plus tôt dans les observations macroscopiques de J. C. Smyth, P. Pinel et Xavier Bichat. Toutefois, les améliorations des microscopes l'ont réifié. Les maladies pouvaient être identifiées et classées en fonction des changements qu'elles induisaient dans les tissus. Par exemple, l'ancien concept d'inflammation, caractérisé par cinq choses – une rougeur, un gonflement, une chaleur, une douleur et une perte de fonction –, revêtit de nouvelles caractéristiques dérivées de la microscopie. À Vienne, le Tchèque Karl Rokitansky rédige un texte d'anatomie pathologique en allemand (1842-1846) et aurait pratiqué plus de 30 000 autopsies au cours de sa carrière, mais il était réticent à utiliser le microscope. Rudolf Virchow était quant à lui convaincu de sa valeur : il décrit la leucémie (1846), fonde un journal d'anatomie pathologique (1847) et écrit un traité de pathologie cellulaire (1858), souvent reconnu comme la « pierre angulaire » de la discipline (voir aussi chapitre 8). Son étude des tumeurs a permis à Virchow d'apporter la théorie des cellules anatomiques à la pathologie. Il conclut que l'anatomie et la physiologie d'une seule cellule étaient transmises à toutes ses cellules « filles ». Il fut aussi un homme politique de tendance libérale (voir chapitre 15). Les chercheurs se sont concentrés sur les métaphores contenues dans le langage employé pour décrire ces nouvelles découvertes.

Des innovations technologiques élégantes ont permis de lier les changements microscopiques et submicroscopiques de structure à la maladie. Cette méthode prévaut encore dans notre système actuel de connaissances médicales. Pour déterminer la maladie dont souffre un patient, les médecins recherchent des changements, qu'ils soient anatomiques, chimiques (comme une glycémie

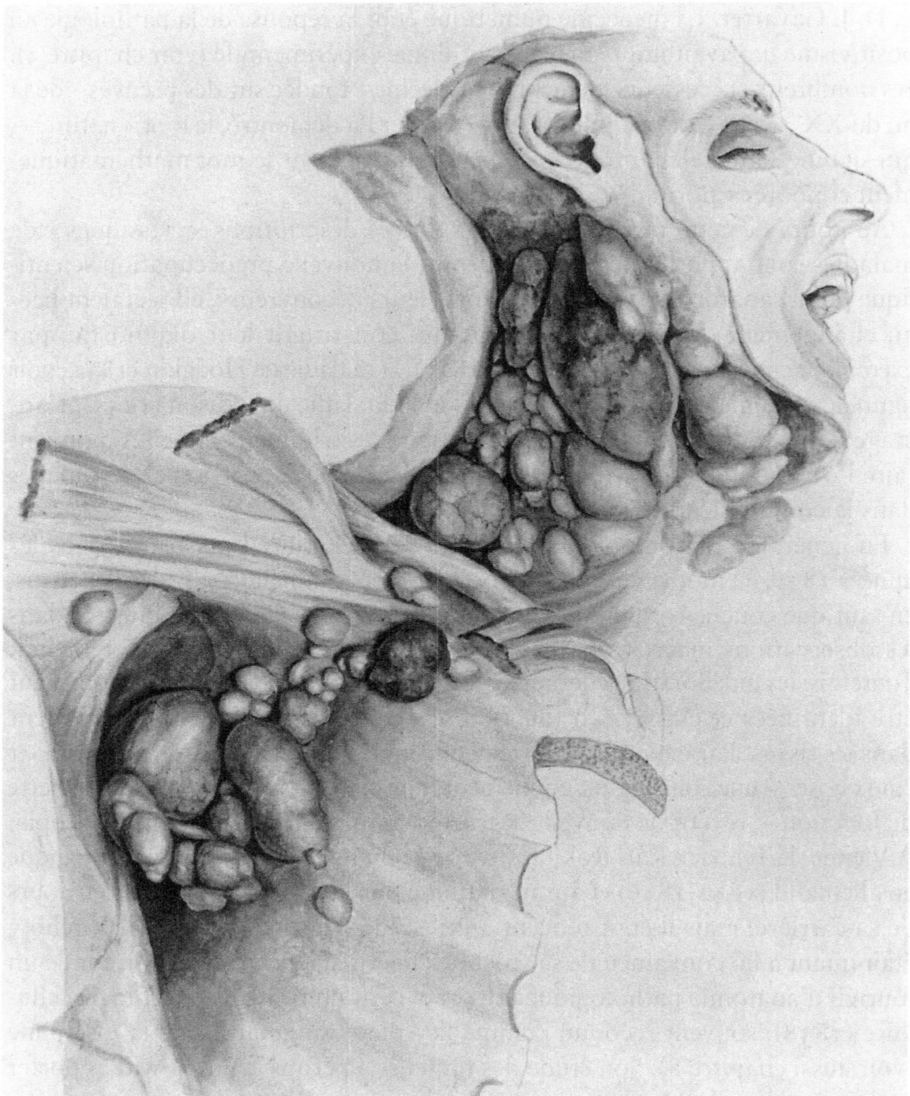

Figure 4.3 Maladie de Hodgkin. Aquarelle de Robert Carswell, utilisée pour illustrer la lecture de l'article original de Thomas Hodgkin, 1832. Les ganglions lymphatiques élargis définissaient anatomiquement cette pathologie. Bibliothèque de la faculté de médecine, University College, Londres.

élevée) ou physiques (comme une pression artérielle élevée). Contrairement au XVIII^e siècle, une personne n'a plus besoin de se sentir malade pour être malade. Le diagnostic ne concerne pas ce que ressent le patient, mais ce que le médecin trouve (voir chapitre 9).

Les méthodes anatomiques de description et d'identification de la pathologie correspondent à la théorie organismique : les causes peuvent être à la fois externes (ontologiques) et internes (physiologiques). Le fait que la lésion physique – une entité tridimensionnelle – soit assimilée à la pathologie favorise la vision ontologique. Inversement, et en favorisant la vision physiologique, les lésions semblaient émerger de l'intérieur du patient et pouvaient en quelque sorte dépendre de qui était le patient. À la fin du XIX^e siècle, la théorie des germes remet cette idée en question et engage la pathologie sur une nouvelle voie.

Maladie = organes endommagés

> Les symptômes ne sont enfin désormais que le cri des organes souffrants
>
> J. M. Charcot, *Leçons cliniques sur les maladies des vieillards et les maladies chroniques* (Paris, Adrien Delahaye, 1874, deuxième édition revue et augmentée), X

> La chirurgie fait la chose idéale – elle sépare le patient de sa maladie. Elle remet le patient au lit et la maladie dans une bouteille.
>
> Logan Clendening, *Modern Methods of Treatment* (St. Louis : Mosby, 1925), 17

### MALADIE = INVASION PAR DES ORGANISMES VIVANTS

Une vision ontologique de la maladie se consolide dans les années 1880 avec le triomphe de la théorie des germes, résultant des travaux d'un chimiste français, d'un chirurgien britannique et d'un médecin allemand. Ces derniers ont abordé le problème simultanément, chacun sous un angle différent. Malgré leurs nombreux prédécesseurs, la médecine a longtemps hésité à accepter l'idée que les maladies étaient causées par des germes (voir chapitre 7).

Le chimiste Louis Pasteur étudia la fermentation pour explorer (et réfuter) la notion de génération spontanée d'organismes vivants. Il a démontré le lien entre bactéries et maladies. Dans des démonstrations publiques impressionnantes, il prouva que l'inoculation pouvait conférer une immunité aux animaux domestiques. Les médecins étaient sceptiques quant à son travail pour diverses raisons : les germes pouvaient être trouvés partout, même chez les personnes en bonne santé. De plus, Pasteur n'était pas médecin.

Le chirurgien Joseph Lister appliqua la théorie des germes de Pasteur à la pratique du pansement, en utilisant de l'acide carbolique pour délibérément « tuer les germes » et sceller les plaies. Son succès de 1865 sur une fracture ouverte de la jambe d'un jeune garçon a été publié dans *The Lancet* en 1867. L'acceptation de cette technique antiseptique varie, mais la nouvelle se répand rapidement, faisant connaître les conséquences pratiques de la théorie des germes (voir aussi chapitre 10).

En 1882, Robert Koch identifia *Mycobacterium tuberculosis* comme la cause de la tuberculose pulmonaire, en s'appuyant sur le développement de techniques de coloration et de culture. La tuberculose était une importante cause de décès au XIX$^{e}$ siècle. La découverte de Koch a donc eu un énorme écho auprès des scientifiques et du grand public. Il établit également des règles pour déterminer le fait qu'une bactérie spécifique est la cause d'une maladie. Pour chaque cas, trouver l'organisme était une condition préalable nécessaire, disait-il, mais ce n'était pas une preuve suffisante pour affirmer que l'organisme en question était la cause de la maladie. Ce n'était là que le premier des quatre critères, connus sous le nom de « postulats de Koch ». Pour être la cause avérée d'une maladie, l'organisme doit (1) être trouvé dans tous les cas ; 2) être isolé et cultivé en culture pure ; 3) entraîner la même maladie lorsqu'il est injecté aux animaux ; et (4) être retrouvé dans tous les cas expérimentaux. La satisfaction des « postulats de Koch » est encore aujourd'hui une norme de l'investigation étiologique. Koch a reçu le prix Nobel en 1905, bien que son œuvre la plus célèbre ait été achevée plus de vingt ans plus tôt.

Le triomphe de la théorie des germes comme explication des maladies a immédiatement entraîné la recherche de vaccins efficaces pour transmettre l'immunité et de médicaments pour tuer les organismes invasifs. Les recherches initiales se sont concentrées sur les vaccins.

L'expérience la plus célèbre de Pasteur concernait la création d'un vaccin contre la rage. Depuis l'Antiquité, la rage était connue pour être une maladie mortelle transmise par la morsure d'un animal infecté. Pasteur découvrit que la virulence des tissus nerveux infectés diminuait avec une longue exposition à l'air. Pendant plusieurs jours et dans l'espoir de développer un vaccin atténué, il injecta à des chiens du matériel de plus en plus virulent prélevé sur du tissu nerveux de lapin infecté par la rage. Le soir du 4 juillet 1885, trois personnes apparurent à sa porte : Joseph Meister, neuf ans, qui avait été violemment attaqué par un chien enragé, la mère indemne du garçon et le propriétaire du chien, qui avait lui-même été mordu en sauvant l'enfant et en tuant son animal. Des bâtons, des pierres et de la paille dans l'estomac du chien étaient le signe diagnostique de la rage. On pensait que le propriétaire était hors de danger (sa peau n'avait pas été entamée), mais les médecins consultés par Pasteur conclurent que le garçon allait mourir. Le vaccin devrait être administré, pensaient-ils, même s'il n'offrait qu'une faible chance de guérison. Dans une série d'injections rappelant l'expérience de Jenner (voir chapitre 7), Pasteur donna à l'enfant une gamme de solutions préparées à partir de tissus de lapin infectés par la rage, qui avaient été incubés pendant des durées décroissantes. La dernière injection contenait du matériel frais. L'enfant vécut, devint adulte et termina ses jours comme gardien à l'Institut Pasteur à Paris. En utilisant les carnets de Pasteur, l'historien Gerald Geison a montré qu'au moins deux autres patients anonymes avaient reçu un vaccin antirabique avant le jeune Meister; l'un d'eux en est décédé.

La théorie des germes déplace la cause de la maladie des organes internes vers les envahisseurs externes. Les mouvements de promotion d'hygiène sociale, longtemps décevants, pouvaient à présent demander le soutien de la science pour nettoyer le monde de cet « ennemi » vivant commun (voir chapitre 5). De plus, la théorie des germes a engendré une nouvelle science: la bactériologie qui, plus que toute autre forme d'enquête, a mis la pathologie sous les projecteurs médicaux. La bactériologie couronne le microscope comme outil destiné aux médecins et aux scientifiques. Les techniques de coloration nécessaires pour visualiser les germes peuvent également être appliquées aux tissus, ce qui améliore la pertinence de l'anatomie pour la clinique.

La médecine de laboratoire a contribué à transformer les hôpitaux: de lieux à éviter, ils sont devenus des lieux de science et de guérison (voir chapitre 9). Bientôt, chaque hôpital a besoin de son laboratoire, avec quelqu'un pour le diriger – généralement un médecin spécialisé en pathologie. L'essor de la pathologie en tant que spécialité distincte est intimement lié à ce changement, qui correspond aux débuts d'une spécialisation généralisée dans tous les domaines de la médecine. Les chirurgiens se sont faits les champions de ce changement. Au tournant du XX^e^ siècle, les pathologistes travaillaient dans des hôpitaux et des écoles de médecine en Europe et en Amérique. Ils étaient des vedettes de la science médicale. Ils avaient suivi des parcours professionnels remarquablement similaires, car ils récoltèrent les honneurs pour avoir apporté de nouvelles sciences à la médecine clinique.

À partir de 1878, William Henry Welch enseigne la pathologie à New York. En 1885 – trois ans seulement après la découverte de Koch –, il est appelé à Baltimore pour devenir directeur de la pathologie dans le futur hôpital Johns Hopkins (qui sera ouvert en 1889). Reflétant les nouvelles priorités de la science en médecine, ce pathologiste de premier plan fut choisi, sans surprise, comme premier doyen de la jeune école de médecine en 1893. Huit ans plus tard, Welch devient le premier président du conseil d'administration de l'Institut Rockefeller pour la recherche médicale, un poste qui propulsa

« le pathologiste corpulent de 51 ans dans un domaine encore plus élevé – le monde raréfié de la philanthropie, de la tutelle et du service de fondation » (A. B. Swingle, *Hopkins Medical News*, automne 2002). Le mélange de science et de médecine clinique à l'école de médecine Johns Hopkins fut largement copié par les éducateurs médicaux pendant plus d'un demi-siècle. La pathologie était devenue essentielle à la médecine.

En Grande-Bretagne, le médecin Almroth Wright devint bactériologiste lorsqu'il fut nommé professeur de pathologie à l'école de médecine de l'armée en 1892. Dix ans plus tard, il fonda un département de recherche à la St Mary's Hospital Medical School de Londres, où il étudia la vaccination. Quatre ans plus tard, il est fait chevalier.

En Allemagne, Emil von Behring commença par des études de médecine, servit comme médecin militaire et, à partir de 1888, travailla avec Koch dans son institut de recherche à Berlin, où il développa des antitoxines contre le tétanos et la diphtérie. Plus tard, il déménagea à Marburg pour devenir professeur d'hygiène à l'école de médecine. En 1901, von Behring devint le premier lauréat du prix Nobel de médecine pour ses travaux sur la diphtérie. Toujours en Allemagne, le jeune médecin juif Paul Ehrlich expérimenta des colorations pour sa thèse de doctorat de 1878. Comme von Behring, il travailla avec Koch pour concevoir une méthode de coloration du bacille de la tuberculose. En 1882, il occupa un poste académique à l'école de médecine de Berlin et, en 1908, il reçut également le prix Nobel.

En France, Émile Roux utilisa ses travaux sur le vaccin antirabique de Pasteur comme base de sa thèse de doctorat de 1881. Deux ans plus tard, il participa à la fondation de l'Institut Pasteur, où il passa la majeure partie de sa carrière dans l'administration et la recherche sur les pathologies infectieuses. Entre 1901 et 1932, Roux fut 119 fois sélectionné pour le prix Nobel, en vingt-quatre années différentes, faisant de lui l'un des scientifiques les plus admirés à ne pas obtenir cet honneur. Son jeune collègue, Charles Nicolle, retourna comme professeur à la faculté de médecine de Rouen; en 1896, trois ans seulement après avoir obtenu son diplôme de médecine, il devient directeur du laboratoire bactériologique. Plus tard, il s'installe à Tunis pour diriger une division de l'Institut Pasteur, où il fait sa découverte en 1909 du rôle des poux dans la propagation du typhus. Pour cette réalisation, deux décennies plus tard, il est lauréat du prix Nobel.

Le médecin canadien William Osler était fasciné par le potentiel de la science de laboratoire dans le diagnostic. Sa première nomination fut celle de pathologiste à l'Université McGill, en 1874. Après un séjour à Philadelphie, Osler rejoint Welch en tant que professeur fondateur de médecine clinique à l'influente école de médecine Johns Hopkins de Baltimore. Ses *Principles and Practice of Medicine* (1892) mêlent pathologie et brillantes descriptions de cas, ce qui en fait le manuel le plus durable et le plus influent de son temps. Il termine sa carrière en tant que *Regius Professor of Medicine* à Oxford. Il est encore vénéré dans de nombreux milieux, y compris l'American Osler Society, qui continue de se réunir chaque année en son honneur. La protégée d'Osler, Maude Abbott, organisa le superbe musée des spécimens pathologiques de McGill, et sa classification des anomalies congénitales du cœur fut un prérequis essentiel à la chirurgie à cœur ouvert. Dans la même tradition, le pathologiste canado-écossais William Boyd publia le premier de ses nombreux écrits de pathologie en 1925. Admiré pour sa science, il est également salué pour sa prose fascinante.

Manuel de William Boyd de 1925
*Sur la bronchectasie :*

> Des flaques puantes de pus s'accumulent pour causer une haleine extrêmement nauséabonde qui fait de la malheureuse victime un paria, de sorte que celle-ci a tendance à vivre une vie solitaire, isolée, impuissante et sans espoir.

*Sur le papillome villeux de la vessie vu avec le cystoscope :*

> La croissance délicate à plusieurs doigts [...] déploie ses processus fragiles lorsque la vessie est remplie d'eau jusqu'à ce qu'elle ressemble à un morceau d'algue flottant dans une piscine marine.

William Boyd, *A Textbook of Pathology*
(1925 ; 8e éd., Philadelphie : Lea and Febiger, 1970), 698, 945

La carrière de Félix d'Hérelle est typique de la portée internationale de ces types de contributions. Originaire de Montréal, il étudie les bactériophages, les virus dont l'acide nucléique est devenu le prototype de la génétique moléculaire. Cet intérêt le conduit sur cinq des continents. Comme Roux, il fut nommé vingt-huit fois entre 1926 et 1937 sans jamais remporter de Nobel.

La plupart des personnes qui travaillent dans les laboratoires hospitaliers ou dans l'enseignement ne jouissaient pas d'une telle renommée. Parfois, elles étaient surchargées de travail et sous-estimées. Une fois l'importance de la pathologie pour la médecine clinique fermement acceptée, elles ont organisé des normes de formation et de pratique, puis ont œuvré pour la reconnaissance de la pathologie en tant que spécialité distincte. Comme la physiologie (voir chapitre 3), bien qu'un peu plus tardif, ce processus de professionnalisation impliqua des sociétés, des revues, des départements et des conférences. Étant donné que la pathologie était une spécialité médicale, elle finit par donner lieu à des examens de certification distincts (voir tableau 4.2).

La brillante promesse de la médecine de laboratoire pour sauver des vies et résoudre des crimes captiva l'imagination du public. À l'aide de caricatures populaires, l'historien Bert Hansen a montré comment l'image du médecin est passée de la redingote à la blouse de scientifique de laboratoire. Il a relié ce changement à la sensation suscitée par un événement particulier. En décembre 1885, moins d'un an après le cas du jeune Meister, les Américains furent rivés aux articles de journaux évoquant les quatre petits garçons de Newark mordus par un chien et envoyés à Paris pour y être vaccinés par Pasteur. Les histoires « vraies » dramatiques des chercheurs furent célébrées par le bactériologiste Paul de Kruif dans son livre populaire de 1926 : *Microbe Hunters*. Cet ouvrage inspira plusieurs générations de futurs scientifiques et Paul de Kruif, qui avait travaillé à l'Institut Rockefeller, devient lui-même l'objet des études historiques.

La science de la pathologie et de la bactériologie a également émergé dans la fiction, où elle a été (et reste) chaleureusement accueillie par le public. Sherlock Holmes, la création en 1887 du médecin et auteur Arthur Conan Doyle, était fondé sur le vrai chirurgien Joseph Bell. Son répertoire comprenait les dernières découvertes scientifiques. L'immensément populaire *Arrowsmith* (1925) narre les difficultés et les triomphes d'un médecin scientifique. Son auteur, Sinclair Lewis, avait dédié le livre à son ami et co-auteur secret, de Kruif. Il reçut le prix Pulitzer (refusé) et le prix Nobel. L'écrivain et médecin écossais A. J. Cronin et le français Gaston Leroux ont créé des héros similaires. Beaucoup d'autres auteurs de romans policiers à succès avaient également travaillé dans les soins de santé ou en médecine légale, y compris Agatha Christie et P. D. James. Les pathologistes continuent de jouer à la fois des rôles de soutien et de premier plan dans les romans policiers, les films et à la télévision. Parmi les exemples récents, mentionnons les femmes : Kay Scarpetta créée par Patricia Cornwell, Samantha Ryan de *Silent Witness* sur la BBC, Julia Ogden de *Murdoch Mysteries* de CBC et Temperance Brennan qui, comme sa créatrice Kathy Reichs, est anthropologue judiciaire et inspiratrice de la série télévisée *Bones*.

La pathologie n'a pas connu ce succès sans affronter un certain nombre d'adversaires, même au début du XX^e^ siècle. En 1906, la théorie des germes était devenue si populaire que George Bernard Shaw s'en moqua. Les critiques ont fait valoir que les germes ne pouvaient pas tout expliquer : certaines personnes étaient plus sensibles à l'infection que d'autres. Par conséquent, l'infection par des germes doit avoir un rapport avec l'hôte ainsi qu'avec l'envahisseur, ce que les méthodes anatomiques n'avaient pas encore démontré.

Tableau 4.2
Organisations formées par des pathologistes

| *Année* | *Pays* | *Organisation* |
|---|---|---|
| 1906 | Royaume-Uni | Pathological Society of Great Britain and Ireland |
| 1916 | Allemagne | Deutsche Gesellschaft für Pathologie |
| 1922 | États-Unis | American Society of Clinical Pathologists |
| 1927 | Royaume-Uni | Association of Clinical Pathologists |
| 1936 | États-Unis | American Board of Pathology |
| 1942 | France | Société Française de Biologie Médicale |
| 1947 | États-Unis | College of American Pathologists |
| 1947 | Monde | International Society of Clinical Pathology (devenue World Association en 1972) |
| 1949 | Canada | Canadian Association of Pathologists |
| 1952 | Japon | Japan Society of Clinical Pathology |

Le germe surmené du surmenage

RIDGEON : C'est rien. J'étais un peu étourdi tout à l'heure. Surménage je suppose…

B.B. [Sir Ralph Bloomfield Bonington] : Surménage ! Cela n'existe pas. Je fais le travail de dix hommes. Suis-je étourdi ? Non. Non. Si vous n'êtes pas bien, vous avez une maladie. C'est peut-être léger, mais c'est une maladie. Et qu'est-ce qu'une maladie ? L'emplacement dans le système d'un germe pathogène, et la multiplication de ce germe. Quel est le remède ? C'est très simple. Trouvez le germe et tuez-le.

SIR PATRICK : Supposons qu'il n'y ait pas de germe.

B. B. : Impossible… Il doit y avoir un germe : sinon comment le patient pourrait-il être malade ?… [sévèrement] Il n'y a rien qui ne puisse être expliqué par la science.

G.B. Shaw, *The Doctor's Dilemma*
(1906 ; réepr., Harmondsworth : Penguin, 1957), 102, 112
[Ridgeon était une version à peine voilée d'Almroth Wright.]

## *L'hérédité contre-attaque*

### MALADIE = MOLÉCULES

Le concept d'hérédité est ancien. Le fait que certaines personnes aient des traits physiques et psychologiques distincts avait été exprimé par des mots comme « tempérament ». De même, on a longtemps pensé que certaines maladies « couraient dans les familles ». Toutefois, les explications héréditaires ont commencé à sembler archaïques après l'arrivée de la théorie des germes. Alors que la bactériologie entraînait la pathologie dans les hôpitaux et les écoles de médecine, les travaux sur l'hérédité se poursuivaient entre les mains d'autres scientifiques en botanique, en entomologie et en agriculture.

Une controverse internationale de premier plan en 1900 conduit à la redécouverte des lois de l'hérédité, qui avaient été publiées plus de trente ans avant par le botaniste et clerc autrichien Gregor Mendel. Le travail de Mendel avec les pois était si parfait que certains historiens croient maintenant qu'il a truqué ses résultats. Néanmoins, le tri et l'héritage des traits le long des lignes dominantes et récessives avaient du sens. Deux ans plus tard, en 1902, en Angleterre, Archibald Edward Garrod établit le mode de transmission de l'alcaptonurie, ce qui en fait la première maladie humaine à suivre les lois mendéliennes. Soudain, cette observation holistique donne corps aux vues physiologiques de la pathologie qui avaient été éclipsées par la théorie ontologique des germes : il est important de savoir qui vous êtes pour expliquer ce que vous avez.

Le succès de la bactériologie permit d'améliorer encore les microscopes : les tissus et les cellules pouvaient désormais être vus encore plus clairement. À la fin du XIX^e^ siècle, les scientifiques avaient observé des chromosomes. L'effet de la colchicine sur la mitose a été signalé en 1889, rendant les expériences possibles. Les débuts de l'histoire de la génétique se sont joués aux États-Unis et sont nés aux marges de l'anatomie descriptive et de la biologie cellulaire. L'embryologiste Thomas Hunt Morgan n'était pas médecin : son doctorat de 1890 traitait de zoologie comparée. Nommé professeur de zoologie expérimentale à l'Université Columbia en 1904, il commence à travailler sur la mouche des fruits (*Drosophila melanogaster*). Avec la colchicine, les caryotypes chromosomiques pouvaient être étudiés au microscope optique. Bientôt, Morgan émet l'hypothèse que les unités héréditaires résident sur les chromosomes. Ils furent appelés « gènes », un mot inventé en 1909. En 1910, Morgan met en place les principes de la transmission liée au sexe et poursuit l'analyse du croisement dans la division cellulaire. Le concept de pathologie liée au chromosome X a été appliqué à certaines affections dont on savait depuis longtemps qu'elles ne se produisaient que chez les garçons, comme la dystrophie musculaire et l'hémophilie. Cependant, comme personne ne comprenait encore ce qu'était exactement un gène et comment il pouvait fonctionner, peu de choses pouvaient être effectuées avec cette nouvelle façon d'exprimer l'évidence. Les nombreuses réalisations de Morgan furent reconnues par un prix Nobel en 1933, sans doute retardé en raison de l'excitation suscitée par la bactériologie.

Une fois qu'il fut possible de visualiser, de mesurer et d'expérimenter les chromosomes, l'hérédité a semblé rattraper son retard pour devenir un domaine scientifique spécifique. Pourtant, les recherches dans ce domaine ont été menées en dehors des centres médicaux, s'appuyant souvent sur des méthodes de physique et de chimie. Les découvertes, toujours américaines, se rapprochaient de plus en plus de la pertinence clinique. Par exemple, en 1927, Hermann J. Muller a montré que les chromosomes de la mouche des fruits pouvaient être endommagés par les rayons X, une découverte qui exacerba la forte rivalité entre les causes internes et externes. À peu près à la même époque, Barbara McClintock étudie avec le maïs la manière dont les chromosomes changent dans la reproduction. Dans les années 1940, elle découvre que certains gènes ne se comportent pas de la manière attendue en sautant d'un endroit chromosomique à un autre dans un processus appelé transposition. Ses conclusions furent longtemps considérées comme hérétiques. Toujours dans les années 1940, George Beadle et Edward Tatum ont rapproché la génétique de la pertinence clinique avec leur hypothèse « un gène, une enzyme ». Contrairement aux bactériologistes, aucun de ces chercheurs n'était médecin. Tous finiront par remporter le prix Nobel de médecine, même si certains durent attendre de nombreuses années.

Entre-temps, le populaire mouvement eugénique récupéra la science de la génétique (voir chapitre 13). La plupart des généticiens, cependant, à commencer par Morgan, finirent par soupçonner les applications pernicieuses de leur domaine pour justifier des mesures discriminatoires sur la base de la race, de la classe et de la philosophie politique.

C'est la découverte de la structure de l'ADN en 1952 qui mit la génétique sous les projecteurs, lui donnant cette attention de premier plan dont la bactériologie avait bénéficié un demi-siècle plus tôt. Les chercheurs s'attendaient à ce que les gènes se révèlent être des protéines. Oswald Avery, né au Canada, attira l'attention sur les acides nucléiques de l'ADN en 1944. Comment cette molécule pouvait-elle transmettre les informations complexes nécessaires à la construction d'un organisme entier ? En 1950, à New York, le biochimiste Erwin Chargaff, un immigrant juif autrichien, fit des observations qui se révèleront cruciales pour percer le mystère : dans les quatre acides aminés de l'ADN, le nombre d'unités de guanine est égal au nombre d'unités de cytosine ; de même, l'adénine est égale à la thymine. Travaillant à Cambridge, James Watson et Francis Crick découvrent la structure en double hélice, en utilisant les informations de Chargaff et les photographies de cristallographie aux rayons X prises par la brillante Rosalind Franklin (sans lui demander ni lui dire). La structure moléculaire établit leur renommée et conduit la génétique aux portes de la médecine clinique. En 1962, quand ils partagent le prix Nobel, Franklin était déjà morte d'un cancer. Six ans plus tard, dans son récit de la découverte (*The Double Helix*), Watson se moqua de Franklin.

Les constellations de symptômes pouvaient désormais être réduites à une anomalie chromosomique ou même à une seule substitution moléculaire dans l'ADN, détectée par des enzymes manquantes ou altérées. En 1959, les personnes qui présentaient des différences dès la naissance reçurent une attention plus étroite, regroupées en modèles cliniques qui ont été rapidement connectés à des changements chromosomiques ou enzymatiques. Certaines de ces maladies étaient connues depuis des décennies. D'autres formes plus rares ont été activement recherchées. En effet, la description chromosomique a parfois révélé la pathologie clinique. Jérôme Lejeune, qui a décrit la trisomie 21 en 1959, a souligné les implications racistes du terme « mongolisme » choisi par son prédécesseur J. Langdon Down, dont la description est venue deux décennies après celle d'Édouard Séguin. Trop souvent, comme dans ce cas, l'éponyme n'identifie pas le découvreur original ou la personne dont les opinions ne sont plus respectées. Les noms des découvreurs cliniques s'en tenaient aux syndromes décrits précédemment (voir tableau 4.3). Dans les années 1960, les éponymes ont décliné au profit des noms de villes et des modèles chromosomiques. Ainsi, aucune maladie ne porte le nom de Lejeune qui, avec son équipe, a pourtant également décrit les syndromes du cri du chat et de l'X fragile. En 2009, Marthe Gautier, cardiologue pédiatrique et scientifique vivant à Paris, a affirmé, preuves à l'appui, avoir joué un rôle important dans la découverte de la trisomie 21. Toutefois, sa contribution a été ignorée et ses efforts à la décrire réduits à néant. Certains la considèrent comme une héroïne méconnue, une autre Rosalind Franklin. La Fondation Lejeune, cependant, réfute ces affirmations et accuse les soutiens de Gautier d'être motivés par des raisons politiques et hostiles à Lejeune en raison de son militantisme anti-avortement. Certains des partisans de Lejeune ont même appelé à sa béatification au sein de l'Église catholique.

Les altérations de nombreux troubles héréditaires et acquis sont maintenant définies par le phénotype, le chromosome et l'acide nucléique – par exemple, la maladie de Tay-Sachs (dosage de l'hexosaminidase A, 1970), l'anémie falciforme (locus sur le bras court du chromosome 11 de la synthèse de la chaîne bêta-globine, 1980), la dystrophie musculaire (cartographie génétique, 1987) et la fibrose kystique (cartographie génétique, 1989). La découverte au milieu des années 1950 du complexe humain d'histocompatibilité (antigènes HLA) a aidé à expliquer la prédisposition héréditaire à certaines pathologies et a contribué au typage tissulaire pour le don d'organes entre donneurs apparentés et non apparentés. En effet, le typage HLA peut être considéré comme la version moderne de l'ancien concept de « tempérament » individuel. Parfois, les méthodes de génétique servaient à justifier des réalités cliniques contestées : la forme de dystrophie musculaire congénitale reconnue par Yokio Fukuyama du Japon en est un bon exemple. Tout comme la bactériologie a dominé les premiers prix Nobel, c'est la génétique qui les domine un siècle plus tard.

Tableau 4.3
Exemples de problèmes cliniques liés à des anomalies chromosomiques

| *Nom du syndrome* | *Anormalité* | *Description clinique* | *Description chromosomique ou enzymatique* |
|---|---|---|---|
| Down | Chr. 21 supplémentaire | 1844 | 1959 |
| Leucémie MC | Chr. Philadelphie | 1845 | 1960* |
| Hurler | Gène récessif | 1919 | 1959 |
| Turner | 0X (féminin) | 1930-1938 | 1959 |
| Klinefelter | XXY (masculin) | 1942 | 1956 |
| X fragile | Mutation du chr. X | 1943 | 1968 |
| Cri du chat | Gènes supprimés chr. 5 | 1963 | 1964 |

* La translocation des chromosomes 9 à 22 a été décrite en 1973.

Entraînée par la génétique, la pathologie moléculaire s'est étendue à de nombreux autres domaines dans une tendance appelée « médecine moléculaire » ou « nanomédecine ». Ainsi, des marqueurs sur les cellules tumorales ont été utilisés pour distinguer différents types de cancer et devenir des cibles pour de nouveaux traitements. La découverte de signaux moléculaires, tels que l'effet du monoxyde d'azote dérivé de l'endothélium sur les muscles lisses cardiaques, a expliqué les anciens traitements et a conduit à de nouveaux. Les produits moléculaires, les comportements et les troubles des cellules individuelles – monocytes, astrocytes, cellules gliales, myocytes cardiaques – ont modifié la perception de nombreuses maladies. Dans certains cas, les similitudes dans les découvertes moléculaires révèlent des parallèles remarquables entre des maladies qui n'avaient jamais été liées auparavant au niveau organique.

Avec la précision de l'identification moléculaire, la pathologie s'est développée au-delà de la médecine et du droit pour devenir un instrument très respecté pour l'étude du passé. Le réexamen des momies égyptiennes est devenu une nouvelle spécialité, tandis que les découvertes de restes osseux et de cadavres congelés suscitent l'engouement populaire et scientifique. Il suffit de prendre la popularité de découvertes récentes en exemple : les corps de l'expédition Franklin (à partir de 1981), Ötzi l'homme des glaces alpin âgé de 5 000 ans (1991), l'ouverture de tombes de victimes de la grippe espagnole de 1918 dans le pergélisol du Spitzberg (1998) et les restes du roi anglais Richard III (2012). Non seulement la paléopathologie peut expliquer les caractéristiques, les pathologies et la mort des individus des temps reculés, mais elle peut aussi démontrer les liens et les origines de tous les peuples d'aujourd'hui. La pathologie a également été appliquée à l'identification des victimes de la violence de masse et de génocide, comme celles du Rwanda et des attentats terroristes de 2001 à New York.

## LE MODÈLE MÉDICAL ACTUEL ET SES PROBLÈMES

Pour en revenir aux vues causales de la maladie, il est à présent possible de trouver des éléments de causes externes (ontologiques) et internes (physiologiques) dans le modèle médical actuel. Les premiers s'observent dans les pathologies causées par des virus ou des bactéries, modifiées physiologiquement par le statut immunitaire de l'hôte. Les derniers s'observent dans les maladies génétiques ou auto-immunes, modifiées ontologiquement par des concepts tels que l'auto-immunité postvirale pour des conditions telles que le diabète et la sclérose en plaques. L'avènement de l'épigénétique, qui est devenue une rubrique MeSH en 2011, relie les états internes à l'environnement et fournit un véhicule moins réductionniste pour discuter de l'expression des gènes, de l'hérédité et de la pathologie sans impliquer d'altération de l'ADN : il mêle des causes internes et externes. Néanmoins, les descriptions de maladie dans les manuels médicaux se conforment massivement à une vision organismique de celle-ci : c'est-à-dire quelque chose d'indésirable et, espérons-le, de momentané qui affecte les individus.

Les extrapolations de ces perspectives théoriques peuvent cependant être dangereuses. L'adhésion rigide à la vision ontologique de la maladie comme le produit d'envahisseurs externes diabolisés a parfois conduit la société à reculer devant les personnes qui semblaient les plus à risque. Au Canada au XIX^e^ siècle, les immigrants que l'on croyait vulnérables au choléra étaient confinés de force dans des hangars insalubres, où ceux qui n'avaient pas été infectés auparavant tombaient rapidement malades et mouraient. Plus récemment, les homosexuels et les Haïtiens ont été associés au sida, de même les Asiatiques l'ont été au SRAS et à la COVID-19. Les contrôles sont appliqués aux groupes à risque comme si leurs membres étaient équivalents à la maladie ou à sa cause (voir chapitre 7).

De même, l'extrapolation des vues physiologiques de la maladie permet aux observateurs de blâmer les patients pour leurs maladies. Par exemple, certaines descriptions de pathologies incorporaient des notions préjudiciables de race, de sexe et de classe : les maladies « juives », les maladies « nègres », les maladies des femmes et les maladies de la pauvreté. L'historien Robert Aronowitz suggère que le concept de facteurs de risque développé depuis les années 1960 a contribué à atténuer les différences et les inconvénients évidents de ces deux points de vue de causalité : les facteurs de risque prédisposant à une maladie sont exprimés statistiquement, combinés les uns avec les autres, plutôt que comme des conséquences intrinsèques à certains traits de l'existence.

En tant qu'idées, les maladies sont faites de mots et de métaphores. Parfois délibérément, parfois involontairement, les métaphores véhiculent des attitudes

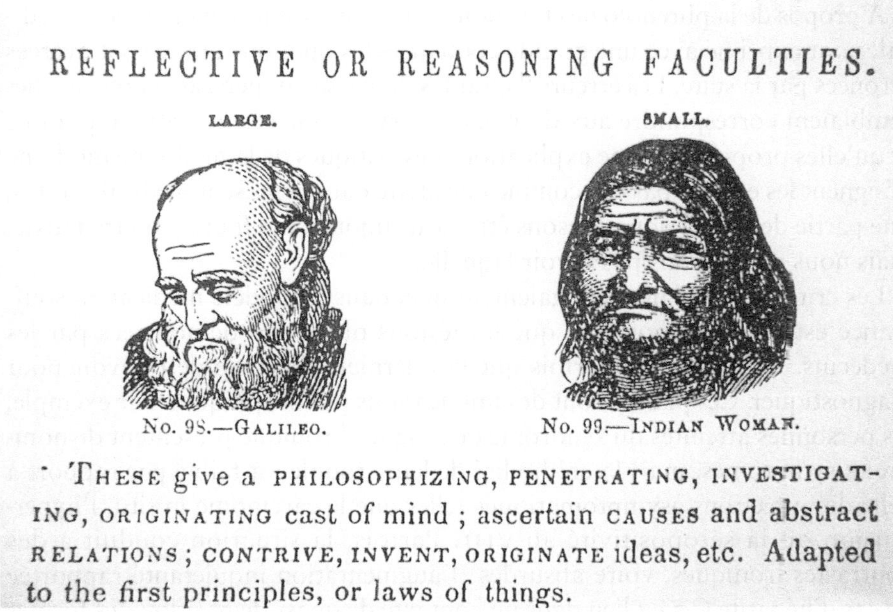
REFLECTIVE OR REASONING FACULTIES.
LARGE.
SMALL.
No. 98.—GALILEO.
No. 99.—INDIAN WOMAN.
THESE give a PHILOSOPHIZING, PENETRATING, INVESTIGATING, ORIGINATING cast of mind ; ascertain CAUSES and abstract RELATIONS ; CONTRIVE, INVENT, ORIGINATE ideas, etc. Adapted to the first principles, or laws of things.

Figure 4.4 Comparaison phrénologique illustrant le pouvoir de raisonnement relatif (et la forme de la tête) de Galilée et d'une femme autochtone. D'après O. S. et L N. Fowler, *The Self-Instructor in Phrenology and Physiology*, 1859, 159.

sociales alors qu'elles tentent d'exprimer une science impartiale. Par conséquent, la maladie, tout comme les corps, peut être « socialement construite » (voir aussi chapitres 2 et 7). La critique littéraire Susan Sontag montre que les stéréotypes peuvent ainsi être déclenchés par la présence de la maladie elle-même dans un groupe donné. Elle a déploré ces métaphores attachées à la maladie, ayant elle-même eu recours à la métaphore médicale lorsqu'elle a écrit « la race blanche est le cancer de l'histoire humaine » (*Partisan Review* 34, n°1 [1967] : 57-58). Dans cette tradition, les écrivains de fiction exposent les présupposés intégrés par les personnes privilégiées sur la race, la classe et le sexe dans les récits de maladies.

Non seulement les attitudes sociales changent, mais la science peut aussi se révéler « fausse ». La pathologie est vulnérable à ses distorsions, aux abus et aux erreurs. Prenons l'exemple de la phrénologie qui était l'étude du caractère, de l'intelligence et de la maladie à travers la lecture de la forme de la tête (voir figure 4.4). Trop facilement discréditée maintenant, la phrénologie était en effet scientifique lorsque l'anatomie clinique gagnait en notoriété et que les médecins étaient déterminés à trouver des indices externes sur les changements cachés des organes internes. De nombreux médecins distingués avaient étudié la phrénologie et ont réfléchi à ses usages.

À propos de la phrénologie et de nombreux autres sujets, les autorités médicales ont exprimé avec une grande confiance des opinions qui se sont avérées erronées par la suite. Les erreurs flagrantes du passé ont persisté, parce qu'elles semblaient correspondre aux données observées, à la science contemporaine et qu'elles proposaient une explication. Les critiques de la médecine moderne désignent les erreurs passées comme une alerte dans le présent médical. Certes, une partie de ce que nous pensons être juste aujourd'hui finira par être fausse, mais nous ne pouvons pas savoir laquelle.

Les critiques se plaignent également que, dans le modèle médical, la souffrance est moins importante que les lésions objectives démontrées par les médecins. On considère parfois que ces derniers ont trop de pouvoir pour diagnostiquer. Ces plaintes ont des implications philosophiques. Par exemple, les personnes atteintes du syndrome de fatigue chronique présentent de nombreux symptômes, mais la crédibilité de leur trouble est faible par rapport à celle des affections asymptomatiques telles que le carcinome in situ, l'hypertension ou la séropositivité au VIH. Parfois, la situation conduit à des contrastes ironiques, voire absurdes : l'augmentation inquiétante rapportée de cas d'hépatite C a eu lieu dans un contexte de quasi-disparition des formes cliniques d'hépatite transfusionnelle. Avec l'augmentation des facteurs de risque traitables, certaines des dépenses en médicaments les plus importantes concernent des « pathologies » complètement asymptomatiques : hypertension, hyperlipidémie et diabète léger (voir chapitre 5).

Ceux qui se tournent vers les médecines alternatives ou complémentaires aspirent à une intégration holistique du corps et de l'esprit, à un retour à la subjectivité. Toutefois, l'holisme se situe bien en dehors des moyens d'une médecine fondée sur la démonstration réductionniste du plus petit changement matériel. Le populaire neurologue écrivain Oliver Sacks en a appelé à une réévaluation des connaissances médicales. Citant les insuffisances des définitions des pathologies qui se limitent à la physique ou à la chimie, il a décrit les aspects métaphysiques de la maladie et la force de l'adaptation humaine en termes d'organisation et de conception. « Presque tous mes patients », écrit-il, « quels que soient leurs problèmes, tendent la main à la vie – et pas seulement en dépit de leurs maladies, mais souvent à cause d'elles, et même avec leur aide. » (*An Anthropologist on Mars*, 1995, xviii.) En d'autres termes, la subjectivité devrait faire partie du concept de maladie, tout comme elle fait partie de la souffrance, et tout comme elle l'était dans un passé lointain. Si nous trouvons un moyen d'inclure la subjectivité dans nos concepts de maladie, peut-être oserons-nous aussi découvrir le but et le sens de la maladie – un retour à une téléologie qui serait scientifique.

La médecine narrative, ou *storytelling*, est une réponse à ce besoin de réintégrer la souffrance personnelle dans la pathologie. Elle corrige les lacunes du diagnostic et des soins centrés sur le médecin, bien que la plupart de ses praticiens n'imaginent guère qu'il s'agit d'une forme de pathologie (voir chapitre 16).

Enfin, l'acceptation incontestée du modèle médical – la vision organismique de la pathologie chez l'individu – peut contredire les valeurs politiques de notre temps; elle pose des difficultés tant pour les pathologies chroniques que pour la santé publique (voir chapitres 15 et 16). Si, pour les besoins de l'argumentation, nous envisageons le contraire, à savoir une vision de la pathologie fondée sur la population et non l'individu, nous découvrons un monde dans lequel la pathologie est constante et ne peut pas être éradiquée (qui ne devrait probablement pas être éradiquée en fait), un monde dans lequel une certaine pathologie pourrait effectivement être bénéfique. Cette théorie « non organismique », ou fondée sur la population, a également été appelée la théorie écologique de la maladie. Des traces de celle-ci ont fait surface dans le passé, mais ne se trouvent que rarement dans les textes médicaux. Les récits médiévaux à propos de la maladie rédigés par des auteurs tels qu'Hildegarde de Bingen ont souligné la force morale qui ressort d'une période de souffrance. Plus près de notre époque, le darwinisme social ou les concepts malthusiens de « survie du plus apte » correspondent également à ces idéaux (dont on abuse souvent) de descendants plus forts. On peut en trouver des exemples dans la protection supposée fournie par la drépanocytose contre le paludisme ou dans le bénéfice d'un taux élevé de fer contre la peste, deux phénomènes qui pourraient favoriser l'évolution induite par les pathogènes et la persistance des allèles pathologiques dans diverses populations.

Cependant, nul n'est besoin d'examiner le passé pour trouver des exemples d'une vision non organismique. Les enjeux actuels du financement des soins de santé juxtaposent les dures réalités financières aux idéaux médicaux et aux droits des individus à chercher un remède. Les gouvernements peuvent décider que les aînés au-delà d'un certain âge n'ont pas droit à des procédures coûteuses telles que la dialyse et le pontage coronarien, ou que les prématurés en dessous d'un certain âge gestationnel ne justifient pas de soins intensifs. Les gouvernements peuvent également décider où et comment les médecins doivent exercer, ou quels groupes doivent être desservis par les hôpitaux. Ce point de vue rejoint celui d'Oliver Sacks selon lequel la maladie n'est effectivement pas une « bonne » chose, mais qu'en recherchant le plus grand bien pour le plus grand nombre, une certaine maladie, au moins, serait « tolérable ».

La pathologie est une science sophistiquée qui définit un changement matériel de manière fiable. Elle est cependant passée du statut d'étude holistique de la souffrance à une enquête de laboratoire sur ce qui ne va pas. Malgré nos efforts pour intégrer la qualité, la culture et l'identité dans notre compréhension de la maladie, la réponse à la question « Qu'est-ce qui ne va pas ? » – à savoir le diagnostic – réside presque toujours dans la plus petite lésion identifiable dans le corps, le moindre changement matériel.

## SUGGESTION DE LECTURES COMPLÉMENTAIRES

Sur le site Internet : http://www.histmed.ca

# 5

# D'abord, ne pas nuire : histoire du traitement, de la pharmacologie et des produits pharmaceutiques

Si toute la matière médicale, telle qu'elle est utilisée aujourd'hui,
pouvait être coulée au fond de la mer, ce serait tant mieux pour l'humanité
et tant pis pour les poissons.

Oliver Wendell Holmes, *Currents and Counter-Currents in Medical Science* (Boston : Ticknor and Fields, 1860), 39

En juin 1991, le corps du président américain Zachary Taylor fut exhumé pour un examen médico-légal. Il était mort depuis 1850 – officiellement de diarrhée –, mais une hypothèse d'empoisonnement avait été soulevée. Le président n'a peut-être pas été assassiné, selon les journaux, il aurait été tué par ses médecins.

Des histoires comme celle-ci m'irritent. Les auteurs supposent que le patient n'était atteint d'aucune grave maladie jusqu'à ce qu'il accepte le traitement et que la maladie n'aurait donc pas contribué à sa mort. Sans nier les dangers des anciennes thérapies, en tant qu'hématologue, je trouve ces histoires troublantes parce qu'elles me concernent directement. La chimiothérapie fait vomir et fait perdre les cheveux. Elle réduit également l'immunité mais, accessoirement, elle réduit aussi les tumeurs. Un de mes professeurs avait l'habitude de l'appeler « poison avec des effets secondaires anticancéreux ». Nous espérons que des traitements plus sûrs et plus efficaces seront trouvés à l'avenir. Pourtant, en attendant mieux, nous donnons ces médicaments potentiellement mortels – non pas pour tuer nos patients, mais pour les aider à vivre plus longtemps et mieux. Se berce-t-on d'illusions ?

Les objectifs d'apprentissage pour ce chapitre se trouvent à la p. 479.

## LA DERNIÈRE FRONTIÈRE

L'histoire de la thérapeutique est toujours la dernière frontière de l'histoire médicale, en partie parce qu'elle est embarrassante. Pendant longtemps, l'objectif de certains écrits était de ridiculiser les médicaments du passé, ce qui génère une pléthore d'œuvres à succès. Dans ces dernières, les pratiques actuelles sont supposées être rationnelles et scientifiques, tandis que celles des prédécesseurs ne l'étaient pas et n'auraient dans les faits jamais eu d'efficacité. Des exemples récents de cette littérature abondent; seuls quelques-uns apparaissent dans la bibliographie de ce chapitre avec des titres aussi titillants que *Quackery: A Brief History of the Worst Ways to Cure Everything*. L'histoire observée à travers un prisme aussi préjudiciable est appelée « présentisme » par les historiens (voir chapitre 17). Ce serait limité et insensé, même si c'est vivant et bien écrit. Ce n'est que récemment que les historiens ont commencé à examiner les raisons pour lesquelles certains médicaments considérés comme dangereux aujourd'hui étaient autrefois approuvés par la médecine orthodoxe. D'autres étudient les médecines populaires parallèles de l'auto-médication – une tâche beaucoup plus difficile, car elle manque de sources facilement définissables.

La plupart des thérapies furent découvertes empiriquement (observations, accidents, essais et erreurs); si ingérer quelque chose ou faire quelque chose était suivi d'une amélioration, cela impliquait un bénéfice. Toutefois, les méthodes empiriques n'empêchent pas le « raisonnement » de transformer l'observation en dogme médical. Celles-ci s'appuient sur au moins deux conditions préalables: un accord sur ce qui constitue la maladie (c'est-à-dire le besoin) et une occasion d'observer. En ce qui concerne la pharmacologie, ces conditions comprennent la « préparation de l'esprit » pasteurienne préalable à la découverte d'un traitement (voir chapitre 3). La justification de l'efficacité présumée du traitement aura toujours été appliquée après le constat des avantages du médicament, et elle sera soumise aux idées scientifiques en vogue à ce moment-là.

Un changement dans le concept de maladie peut modifier le raisonnement sans nécessairement transformer le traitement. De la même manière, le mécanisme d'action présumé d'un médicament peut changer sans que ses avantages soient remis en cause. Par exemple, dans les années 1970, on pensait que l'hydrochlorothiazide abaissait la tension artérielle grâce à son effet diurétique et saliurétique; on croit maintenant qu'il a un effet supplémentaire sur le muscle lisse des vaisseaux sanguins. Une révision similaire peut être appliquée à la digitaline, comme nous le verrons plus loin.

Les effets secondaires indésirables peuvent également conduire à de nouvelles applications. Par exemple, le minoxidil fut introduit au milieu des années 1970 comme un puissant antihypertenseur, avec l'effet secondaire déplorable de l'hirsutisme; aujourd'hui, il est prescrit en usage externe comme traitement de la calvitie. De même, le méthylphénidate (Ritalin), un médicament adrénergique, était à l'origine utilisé comme stimulant, mais son effet secondaire paradoxalement calmant sur les enfants hyperactifs (aujourd'hui appelé « trouble déficitaire de l'attention avec hyperactivité ») est devenu sa principale application.

Les pratiques médicales obsolètes n'étaient ni irrationnelles ni dénuées de fondement scientifique à l'époque où elles étaient en vigueur; leur raison d'être s'accordait avec la science dominante et les concepts de la maladie. Par exemple, lorsque la médecine recherchait des acides ou des bases dans l'urine, les remèdes étaient choisis pour modifier l'acidité urinaire et la rendre plus saine. Lorsque les fièvres étaient associées à un excès de sang, la saignée était logique. Lorsque la syphilis est apparue comme une importation du Nouveau Monde, on pensait que le produit du bois, le gaïac, était efficace pour deux raisons: premièrement, comme la maladie, il venait d'Amérique; deuxièmement, les rémissions naturelles et spontanées de la maladie pouvaient être attribuées à l'intervention qui les avait précédées. De même, la couleur rouge était une thérapie contre la variole depuis au moins le X^e^ siècle au Japon et en Europe: vêtements rouges, chambres rouges, nourriture rouge et lumière rouge (érythrothérapie). Cette idée a perduré au XX^e^ siècle avec les travaux du lauréat du prix Nobel de 1903, Niels R. Finsen. Pour ce qui est de la justification, Finsen s'est appuyé sur une théorie physique de la nocivité chimique de l'ensemble du spectre lumineux; toutefois, les raisons pour lesquelles les auteurs antérieurs ont adopté la thérapie par la lumière rouge font encore l'objet de spéculations. Certains citent aujourd'hui l'effet antimitotique bénéfique du laser de faible intensité; d'autres ont remarqué qu'avec la lumière rouge, les lésions cutanées semblent simplement moins agressives.

Le raisonnement thérapeutique dépend de l'époque et du lieu. Tous les systèmes médicaux font appel au raisonnement, y compris le passé de la médecine orthodoxe et le présent de la médecine « non orthodoxe » ou « alternative ». L'hypothèse dominante de l'homéopathie, inventée à la fin du XVIII^e^ siècle par Samuel Hahnemann, est que « ce qui est semblable soigne ce qui est semblable », plus connu sous sa forme latine de *similia similibus curantur*. Le meilleur remède est celui qui, pris à fortes doses, produit des symptômes similaires à ceux de la maladie; le traitement consiste alors à administrer ce remède en petites doses, dites « doses homéopathiques ».

Le raisonnement thérapeutique change également en fonction de la perception de la maladie. Par exemple, lorsque l'ulcère gastro-duodénal était associé à la personnalité, au stress, à l'hyperacidité et à une motilité désordonnée, les traitements appropriés s'attaquaient à ces problèmes. À la fin des années 1970, les anti-histaminiques de type 2 ont radicalement modifié les pratiques de prescription de l'ulcère pour contrôler l'acidité de l'estomac. Au début des années 1990, une explication microbienne a été mise en avant et la gestion de cette affection désormais infectieuse a changé en conséquence.

Le raisonnement thérapeutique peut varier selon les patients tout comme les perceptions des personnes peuvent évoluer. Dans les revues médicales des années 1950 et 1960, les tranquillisants promettaient d'aider les femmes à faire face à la pression des tâches ménagères. L'idée que des opportunités accrues d'emploi à l'extérieur de la sphère domestique pourraient offrir une meilleure solution ne faisait pas partie des considérations thérapeutiques. Les tranquillisants n'ont pas été abandonnés depuis, mais leur population cible a changé en même temps que les normes culturelles de santé et de comportement.

Enfin, certains traitements autorisés par la médecine, autrefois salués comme des remèdes miracles, se sont révélés inutiles ou nocifs. Au siècle dernier, la prise de conscience de cette possibilité a débouché sur une législation visant à protéger les professionnels et leurs patients des allégations injustifiées et des effets secondaires imprévus. La littérature pharmaceutique a évolué en conséquence et les « petits caractères » se sont multipliés avec le temps. Les publicités d'il y a un siècle contiennent peu d'avertissements sur la composition, les effets secondaires, les interactions médicamenteuses et les contre-indications. Ce passé thérapeutique peu glorieux est lui-même devenu un moteur de l'histoire de la pharmacologie. Il n'en reste pas moins que les traitements acceptables subissent encore des variations brutales. Depuis la première édition de ce livre, plusieurs remèdes phares ont disparu, comme nous le verrons plus loin. Il est apparu que leurs effets secondaires sur le cœur et d'autres organes étaient inacceptables. Les autres ont été mis ou remis sur le marché. Au début de l'année 2020, le fait que le président Donald Trump ait vanté l'hydroxychloroquine comme un traitement (discutable) de la COVID-19 a entraîné une vague d'achats de panique et provoqué des pénuries pour les personnes qui comptaient sur ce produit pour soigner le paludisme et le lupus. La prise de conscience des dangers a entraîné l'arrivée des vaccins contre les coronavirus, qui ont été accompagnés de demandes d'indemnisation automatique des fabricants en cas d'effets secondaires.

## MYSTICISME, RELIGION ET MAGIE : FONCTIONNENT-ILS ?

Depuis la préhistoire, les médecins émettent des recommandations thérapeutiques. Les anciens remèdes « fonctionnaient » et certains ont toujours cours, notamment la magie, la prière et la supplication divine. Les malades font partie des pèlerins qui affluent vers des sanctuaires tels que Lourdes en France, Fatima au Portugal, Saint-Jacques-de-Compostelle en Espagne, et l'Oratoire St-Joseph, le Cap-de-la-Madeleine et Sainte-Anne-de-Beaupré au Québec. Les sites de guérison divine jouissent d'un charisme comparable à celui des hauts lieux de la médecine comme la Clinique Mayo. À notre époque, cependant, les médecins laissent à d'autres professionnels le soin de prescrire des pèlerinages.

L'aspect spiritualiste ou vitaliste du traitement a été réifié dans le concept de « placebo » (du latin « je plairai »). Le terme « placebo » a longtemps signifié l'administration de composés inoffensifs, mais inertes. Cependant, au milieu du XX^e^ siècle, on a constaté que le placebo était efficace dans pratiquement toutes les formes d'intervention et pour tout type de maladie. Les deux dernières décennies ont vu une explosion de l'intérêt pour sa nature, ses utilisations et son histoire : en 2025, presque de 15 000 articles ont abordé le sujet (*Web of Science*, 23 février 2026).

Une expérience : l'évolution des allégations thérapeutiques

Allez à la bibliothèque (pas sur le Web !) et examinez les publicités pour les médicaments dans les copies papier des journaux médicaux d'autrefois (les archives en ligne omettent souvent la publicité). Vous y trouverez :

- des médicaments qui ne sont plus utilisés, car ils sont désormais considérés comme dangereux ;
- des médicaments qui ont été remplacés par d'autres ayant des actions complètement différentes, parce que notre conception de la maladie a changé (par exemple, les anxiolytiques et les antispasmodiques pour les ulcères) ;
- des médicaments pour des problèmes qui ne sont plus considérés comme des maladies (par exemple, les agents favorisant la prise de poids) ;
- des médicaments destinés à aider les femmes à faire face aux tâches ménagères et aux réunions scolaires ;
- des publicités qui semblent de mauvais goût, sans humour ou ringardes, parce que les normes esthétiques ont également changé.

Plus la revue est ancienne, plus on rencontrera de curiosités ; cependant, même les publications récentes contiennent des publicités pour des produits qui sont maintenant considérés comme inefficaces ou nocifs.

Enfin, imaginez comment les publicités pour les thérapies actuelles pourraient apparaître aux observateurs dans cinquante ou cent ans.

## TRAITEMENTS GRÉCO-ROMAINS ET BOTANIQUE MÉDICALE

Les maladies gréco-romaines résultaient d'un déséquilibre des humeurs (voir chapitres 3 et 4). Le traitement tentait donc de rétablir l'équilibre. Le changement du régime alimentaire et du mode de vie avait pour but de modifier les proportions relatives des substances élémentaires. Après les thérapies spirituelles, elles sont probablement les plus anciennes formes de médecine.

Les traités hippocratiques du V^e^ siècle avant J.-C. se réfèrent à de nombreux remèdes non médicamenteux, tels que la saignée, les régimes spéciaux, les bains, l'exercice ou le repos, et les applications de chaleur ou de froid. En outre, plus de 300 médicaments sont cités, la plupart d'origine végétale. Ils peuvent être administrés à l'extérieur ou à l'intérieur par la bouche, le rectum, le vagin et d'autres orifices. Les médecins hippocratiques avaient tendance à être conservateurs dans leur philosophie de traitement. Ils croyaient que le pouvoir de guérison de la nature (*vis medicatrix naturae*) régissait la réponse du corps à la maladie. La médecine devait aider le corps à se guérir lui-même ; ce n'était pas censé faire mal, mais les médecins hippocratiques ont volontiers reconnu que, parfois, c'était possible. « Aider, ou du moins ne pas nuire » (*Épidémies* I, 11) est un dicton souvent écrit en latin comme *primum non nocere* (d'abord, ne pas nuire).

Le traitement « expectatif », c'est-à-dire l'attente patiente d'un remède naturel, a connu des hauts et des bas depuis le V^e^ siècle avant J.-C. Dans leur empressement à glorifier Hippocrate, certains historiens ont peut-être projeté sur leurs prédécesseurs grecs plus de prudence que ne le justifient les textes. Le mot grec pour médicament, *pharmakon* (*φάρμακον*), dont la pharmacologie est dérivée, signifie drogue, remède et poison. Dans les premières classifications, les drogues étaient soit des toxines, soit des antidotes ; les antidotes étaient médicinaux. Au I^er^ siècle avant J.-C., le roi Mithridate VI du Pont en Asie Mineure craignait d'être assassiné par ses ennemis romains. On pense qu'il s'est immunisé expérimentalement contre les poisons en buvant le sang de canards nourris de substances toxiques. Un antidote universel porta son nom. Ironiquement, le roi n'a pas pu se suicider avec du poison et a dû demander à un serviteur de l'achever avec une épée.

La thériaque était un autre antidote ancien, mis au point pour contrer les poisons d'origine animale. Le mot « thériaque », dérivé du mot grec *therion* (*θηρίον* : bête sauvage), reflète la composition du remède ainsi que son objectif. Selon la recette suivie, la thériaque contenait jusqu'à soixante-dix ingrédients, dont la chair de vipère. La thériaque et le mithridate étaient tous deux utilisés pour traiter les maladies infectieuses, considérées comme des « parasites » ou des poisons. Ces remèdes ont joui d'une stature presque mystique jusqu'au XIX$^{e}$ siècle, et les musées médicaux exposent de magnifiques pots en faïence pour les conserver. Le physiologiste du XIX$^{e}$ siècle Claude Bernard a travaillé dans une pharmacie dans sa jeunesse, où il a vu de la thériaque fabriquée en mélangeant les restes de toutes les autres préparations dans une cuve.

Galien, au II$^{e}$ siècle de notre ère, était un thérapeute accompli. Parmi ses nombreux médicaments, on trouve des dérivés végétaux, connus sous le nom de galéniques, ou simples. Ses traitements pouvaient être agressifs, mais il connaissait le placebo et savait que la confiance de ses patients en sa réputation pouvait l'aider à obtenir des guérisons. Il était prêt à s'attribuer le mérite de la guérison accomplie par la nature ou à la dérobée.

Une stratégie thérapeutique galénique : gagner en confiance

> Pour moi, quand je vins à Rome pour la première fois, je fus grandement admiré par le philosophe Glaucon, à l'occasion d'un semblable diagnostic. Me rencontrant sur le chemin, il me dit que j'arrivais à propos [car nous étions proches] d'un malade [qui était un] médecin sicilien… Voyant placé sur la fenêtre un pot contenant de l'hyssope préparée avec de l'eau miellée, je réfléchis que le médecin se croyait atteint de pleurésie… Je portai la main aux fausses côtes du côté droit du patient et, indiquant le lieu, je dis qu'il souffrait en cet endroit… À ces mots, le malade lui-même ne put se contenir ; plein d'admiration, il joignit ses exclamations à celles de Glaucon.

Galien, *De locis affectis* V, ix, trad. Daremberg (1854), 657-659

La pharmacopée de Galien reprend les thérapies de son prédécesseur, Dioscoride, un chirurgien grec du I$^{er}$ siècle qui servait dans l'armée de l'empereur romain Néron. Sa botanique médicale décrivait plus de six cents plantes, animaux et leurs dérivés. Dioscoride classait ses remèdes selon leurs qualités physiques : huiles, animaux, céréales, herbes, racines et vins. Le vin à base de mandragore (racine de mandragore) était un philtre d'amour et une esthétique (voir figure 5.1). L'apparence anthropoïde de la mandragore n'est peut-être pas étrangère à ses pouvoirs légendaires. Les humains qui osaient l'arracher du sol étaient tués par ses cris ; un chien devait être attaché à la racine et être incité à la « récolter » avec un plat de viande à proximité.

Dioscoride est resté l'auteur le plus influent en matière de *materia medica* (substances médicales) pendant 1400 ans. La plupart des autres études

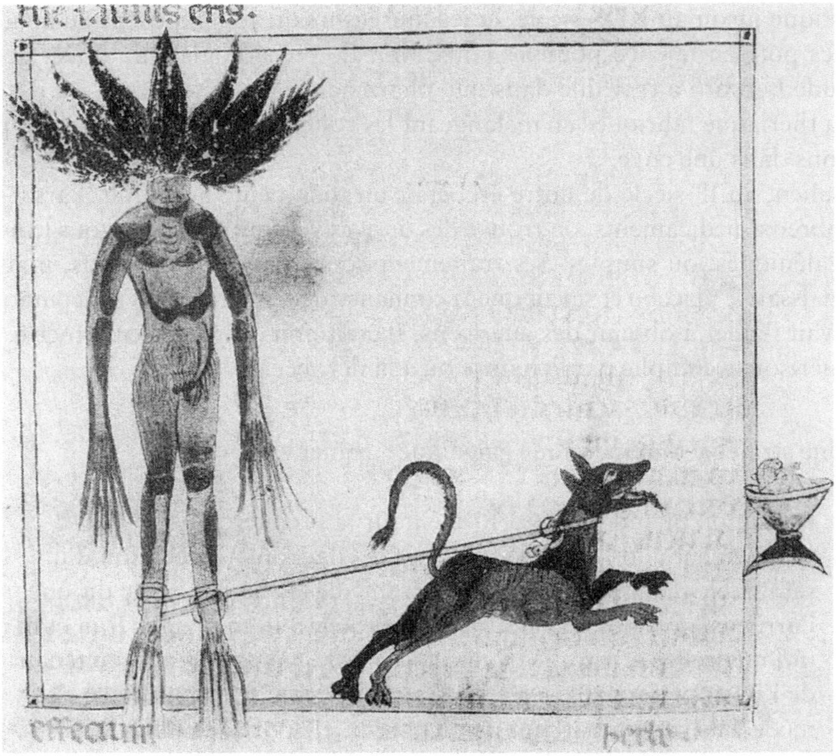

Figure 5.1 *Mandragora* (racine de mandragore) d'après une copie manuscrite du milieu du XIIIe siècle d'une plante d'Apulée. Wellcome Institute Library, Londres, WMS 573.

botaniques médicales n'étaient que des commentaires de ses travaux. Les auteurs médiévaux, tels que Hildegarde de Bingen et Jean de Gaddesden, s'y sont fiés, recommandant souvent des prières et des incantations supplémentaires.

Le premier livre médical imprimé par l'inventeur allemand Johannes Gutenberg est le *Laxierkalender* de 1457, un recueil de remèdes laxatifs. Certains herbiers ont d'abord été rédigés en grec, puis traduits en arabe, en latin et enfin dans une langue moderne. Les textes sont souvent confus et des passages manquent. Aucune des illustrations grecques originales n'a survécu. Les illustrations des manuscrits ou des livres plus tardifs sont très stylisées ou mal assorties. Elles décrivent parfois des plantes difficiles à identifier ou qui n'existent plus, comme dans le commentaire illustré de Pietro Andrea Matthioli de 1554. Les recherches sur les anciens écrits de Dioscoride et d'autres botanistes se poursuivent; leur succès repose sur une traduction précise et une connaissance des sources manuscrites ainsi que des plantes.

## L'AVÈNEMENT DES MÉTAUX

Le cuivre avait été mentionné dans les traités d'Hippocrate, mais ce n'est qu'à la fin du XVe siècle que les métaux furent largement utilisés comme thérapie médicale. À cette époque, l'élément gréco-romain « terre » s'était élargi pour inclure trois nouveaux éléments : le mercure, le sel et le soufre. Parmi les partisans des métaux médicaux figurait Theophrastus Bombastus von Hohenheim, qui se faisait appeler Paracelse. Né en 1493 dans la ville minière suisse germanophone d'Einsiedeln, il déplorait que les minéraux ne soient pas utilisés en pharmacie. Influencé par les alchimistes, il pensait que les plantes et les minéraux contenaient des propriétés curatives spécifiques appelées arcanes. Pour chaque maladie, affirmait-il, il doit exister un remède spécifique. Il proposait donc de classer les maladies en fonction des médicaments qui les guérissaient, une notion qui se retrouve aujourd'hui dans le concept d'essai thérapeutique. Paracelse expose ses idées au moyen de démonstrations élaborées, y compris en brûlant publiquement les œuvres de Galien et d'Avicenne. Ce comportement ne l'a guère aidé à trouver et à conserver un emploi : il a erré à travers l'Europe pendant une grande partie de sa carrière.

Pour les étudiants d'aujourd'hui et de nombreux observateurs antérieurs, les écrits de Paracelse semblent confus et incohérents. En raison de son style grandiloquent, il fut dépeint comme un personnage ridicule et méchant dont l'héritage peut facilement être écarté. Récemment, cependant, des spécialistes de l'histoire, de la médecine et même de l'administration publique ont réexaminé son œuvre et découvert que son impact a peut-être été plus important qu'on ne le pensait, ne serait-ce que parce qu'il était un iconoclaste qui osait défier l'autorité établie.

De nouvelles substances, dont le mercure, le soufre et l'antimoine sont devenus les médicaments miracles de la fin de la Renaissance. Au début du XVIe siècle, Girolamo Fracastoro recommande le mercure pour traiter la « nouvelle » épidémie européenne de syphilis. Le mercure provoque des troubles gastro-intestinaux, le gonflement des gencives, la salivation et une toxicité neurologique, mais il était probablement efficace contre la syphilis.

De la même façon, les composés de l'antimoine provoquent des nausées, des vomissements, des purges et des troubles cardiovasculaires. Cette toxicité entraîna l'interdiction de l'antimoine dans plusieurs facultés de médecine, notamment à Heidelberg et à Paris. Sous la forme de tartre émétique, le médicament était censé guérir presque tout et son interdiction fut levée à la demande populaire après qu'il a été crédité d'avoir sauvé le roi de France, Louis XIV, de la fièvre typhoïde en 1657. Au XIXe siècle, le tartre émétique à haute dose était utilisé pour soigner la pneumonie. Les statistiques cliniques témoignaient de son efficacité, mais sa toxicité entraîna à nouveau sa disparition. Un de mes propres projets de recherche, avec le Dr Pierre René de Montréal, a démontré que, malgré sa toxicité, le tartre émétique possède des propriétés bactéricides.

Entre 1500 et 1700, des particuliers, des municipalités et diverses régions s'efforcèrent d'instaurer l'ordre et la sécurité en publiant des pharmacopées recensant les médicaments à utiliser, qu'ils soient d'origine végétale ou chimique, simples ou composés. Régulièrement mises à jour, ces publications constituent une source précieuse pour l'étude des thérapies anciennes.

## LES APOTHICAIRES ET LA PERSISTANCE DES PLANTES

La botanique était une matière classique de l'enseignement médical jusqu'en 1900 environ. Les écoles de médecine et les hôpitaux entretenaient des jardins botaniques, non seulement pour l'enseignement, mais aussi pour disposer d'un approvisionnement fiable en remèdes. Quelques-uns de ces jardins subsistent, comme le *Chelsea Physic Garden* à Londres, l'Orto Botanico de Padoue et le Jardin des Plantes de Montpellier; beaucoup d'autres ont été recréés. Toutefois, les médecins n'étaient pas les seuls experts; en Europe, la tradition apothicaire était bien établie et constituait une guilde distincte. La formation se faisait par apprentissage, et une grande variété de normes et de formes de pratique ont vu le jour – une situation appelée « pluralisme ». Le fait d'hériter d'un cabinet d'apothicaire a été l'une des premières opportunités professionnelles pour les femmes. Progressivement, le rôle de l'apothicaire anglais a évolué pour devenir la pierre angulaire de la pratique générale (voir chapitre 14). Les racines de la *Worshipful Society of Apothecaries of London* remontent au XIIe siècle. Toujours en activité, elle gère un excellent site Web et propose de nombreux cours passionnants, notamment de prestigieux cours d'histoire de la médecine, d'éthique et de médecine de catastrophe.

Reflétant la relation intime entre la médecine et la culture des plantes, les premiers Européens à cultiver des terres en Nouvelle-France auraient été la famille de l'apothicaire-colonisateur Louis Hébert, arrivé de Paris en 1617. Quelque quatre-vingts ans plus tard, le premier herbier de plantes nord-américaines a été constitué par le médecin et chirurgien français Michel Sarrazin, également originaire du Québec. Celui-ci correspondait avec des scientifiques en France et aurait recueilli plus de huit cents spécimens de la flore indigène nord-américaine, dont la sarracénie pourpre (*Sarracenia purpurea*). L'identité des premiers apothicaires de l'Amérique coloniale est inconnue. Les guérisseuses et les autodidactes remplissaient cette fonction, tout comme les politiciens et les prédicateurs. Beaucoup de ces premiers médecins, surtout ceux des régions rurales, étaient obligés de préparer leurs propres remèdes. Les premières boutiques d'apothicaires étaient rattachées aux cabinets médicaux en tant que dispensaires: le livre de comptes de 1698 de Bartholomew

Browne de Salem, Massachusetts, témoigne de cette activité. En 1721, Boston aurait compté quatorze apothicaires, et l'immigrant irlandais Christopher Marshall a ouvert sa boutique à Philadelphie en 1729. Pendant la guerre d'Indépendance, le poste militaire d'apothicaire général des rebelles était occupé par l'Écossais Andrew Craigie, âgé de vingt et un ans. Des jardins botaniques contenant des plantes médicinales sont apparus à Philadelphie et à New York à la fin du XVIIIe siècle, et le premier collège de pharmacie des États-Unis a été créé à Philadelphie en 1821.

De nombreux médicaments encore utilisés aujourd'hui étaient à l'origine dérivés de plantes, même si la plupart sont aujourd'hui synthétisés en laboratoire pour être commercialisés. Certains existent depuis longtemps : le séné est connu comme laxatif depuis au moins 1550 avant J.-C. ; l'huile de ricin provient de la plante potagère ricinus, qui était également connue des Égyptiens ; la digitale est utilisée depuis au moins le XVIIIe siècle et une substance semblable à l'aspirine se trouve dans l'écorce des saules et des bouleaux jaunes. Les bienfaits de certains remèdes végétaux sont redécouverts avec beaucoup d'enthousiasme, comme ce fut le cas pour les effets gastro-intestinaux du son, mis en avant par Denis P. Burkitt en 1973. De même, la valeur hypocholestérolémiante du son d'avoine a été largement diffusée dans les années 1980. Parmi les traitements modernes d'origine végétale, citons l'antileucémique vincristine, présente dans la pervenche de Madagascar ; les podophyllotoxines (VP-16 et étopiside), dérivées de la racine de la pomme de mai ; les taxanes contre le cancer du sein, d'abord extraits des ifs anciens du Japon et du Pacifique Nord-Ouest ; et l'antiviral oseltamivir (Tamiflu) provenant de l'anis étoilé chinois.

Les remèdes efficaces extraits de plantes complexes mettent les scientifiques au défi d'imaginer d'autres remèdes miracles se cachant dans les buissons. Au début du XXe siècle, Parke-Davis a été l'une des premières entreprises pharmaceutiques à parrainer une recherche systématique de nouveaux remèdes dans la jungle. La fascination des années 1960 pour les plantes psychédéliques connues des peuples indigènes a également attiré l'attention des scientifiques sur l'ethnobotanique. Plus récemment, la destruction de la forêt tropicale a suscité une certaine panique face à l'extinction possible des trois quarts des espèces végétales de la planète, avec la perte présumée de milliers de remèdes potentiels, dont certains sont peut-être connus des peuples indigènes. Le *Journal of Ethnopharmacology*, fondé en 1979, offre un forum aux chercheurs. Plusieurs projets, tant botaniques qu'anthropologiques, sont en cours pour recenser et analyser le potentiel médical des plantes, dont certaines sont utilisées par les peuples d'Amazonie et d'Afrique.

Le botaniste John Thor Arnason, de l'Université d'Ottawa, a défini et examiné les propriétés pharmacologiques de produits végétaux connus des peuples indigènes d'Amérique du Nord. Comme ceux qui étudient l'Antiquité et les herbiers médiévaux, les ethnobotanistes doivent posséder des compétences linguistiques pour interpréter une myriade de dialectes et de traditions orales; beaucoup d'informations ont déjà été perdues. Par exemple, les premiers récits de la colonisation européenne racontent que le campement hivernal de Jacques Cartier à Stadaconé (Québec), en 1535-1536, a été guéri d'une « grande maladie », probablement le scorbut, par un thé de cèdre blanc (ou d'épinette) donné par les Autochtones. À l'hiver 1605-1606, lorsque Samuel de Champlain fonda l'habitation de Port-Royal (Annapolis Royal, Nouvelle-Écosse), le remède ne pouvait plus être identifié, même si Champlain connaissait l'expérience de Cartier. Les aiguilles des plantes à feuilles persistantes contiennent de la vitamine C, mais les divergences dialectales sur le nom précis de la plante font que les scientifiques n'ont pas pu retrouver le remède exact.

## CLASSIFICATION ET CHANGEMENT THÉRAPEUTIQUE

Les premières classifications répartissaient les médicaments en poisons et antidotes. D'autres classifications étaient fondées sur leurs propriétés physiques (Dioscoride) et, plus tard, sur leurs effets physiologiques. Par exemple, le jus de pavot (contenant de l'opium) et la morelle (contenant de l'atropine) étaient tous deux classés comme des narcotiques somnifères, bien que la seconde ne soit plus considérée de la sorte. L'écorce de saule, qui contient de l'acide salicylique, est un « astringent » qui assèche les sécrétions, ce qui explique son effet sur la goutte. Les substances qui provoquaient des vomissements étaient des émétiques. Celles qui provoquaient des diarrhées étaient des laxatifs, des cathartiques ou des purges, selon leur férocité. Les sudorifiques font transpirer les patients. Les stimulants les réveillent. Les diurétiques les font uriner. La classification suivait les effets physiologiques, que ces effets soient ou non la raison de l'administration du médicament. Dans une certaine mesure, nous considérons toujours les médicaments de cette façon, mais nous avons maintenant tendance à expliquer les effets secondaires par un raisonnement chimique.

Par exemple, la digitaline a d'abord été considérée comme un diurétique parce qu'elle réduisait l'œdème périphérique et augmentait le débit urinaire. C'est maintenant un médicament qui renforce le cœur ou un cardiotonique, mais il réduit toujours l'œdème et augmente le débit urinaire. En d'autres termes, la raison d'être du médicament a changé, mais ses avantages sont constants. Dans son traité de 1785, William Withering fait entrer la digitale dans l'orthodoxie médicale, décrit ses effets nocifs et rapporte ses expériences sur des patients vivant dans la pauvreté. Il avait appris l'existence de la feuille de digitale grâce à un remède secret appartenant à « une vieille femme du Shropshire, qui faisait parfois des guérisons après l'échec des praticiens les plus conventionnels ». Malheureusement, l'identité de cette femme n'est pas connue, bien que certains prétendent qu'elle s'appelait Hutton, après avoir été convaincus par une histoire fictive créée par une publicité d'une société pharmaceutique en 1928. L'histoire de la médecine recèle bien d'autres inexactitudes et géniteurs inconnus, tandis que les expériences menées sur des personnes défavorisées sans leur consentement se sont poursuivies jusqu'au XX^e siècle (voir les chapitres 6, 7, 11 et 13).

Au XIX^e siècle, les pharmacopées d'Europe et d'Amérique du Nord contenaient des médicaments qui sont aujourd'hui considérés comme des poisons : le mercure sous forme de calomel ; l'antimoine sous forme de tartre émétique ; le jalap, un puissant cathartique ; la strychnine pour stimuler l'appétit et le transit intestinal ; l'opium et le laudanum pour la douleur et le sommeil ; l'alcool comme stimulant. Associé à des régimes alimentaires restrictifs, à des lavements ou clystères brutaux et à diverses méthodes de saignée – comme la phlébotomie, les sangsues et les ventouses –, ce style de thérapie interventionniste a été qualifié de drastique, voire d'héroïque. Tout le monde ne l'a pas pris à la légère, d'où les célèbres railleries artistiques et littéraires de Molière, Thomas Rowlandson, James Gilray, Honoré Daumier et George Bernard Shaw. Le mot « héroïque », qui signifie normalement l'admiration, est devenu un terme péjoratif en médecine. Issu des vigoureuses tentatives de sauver des vies, il implique désormais surmédication, surdosage et surréaction.

Médicament miracle, 1665

Sganarelle : Comment, monsieur, vous êtes aussi impie en médecine ?
Don Juan : C'est une des grandes erreurs qui soient parmi les hommes.
Sganarelle : Quoi ? vous ne croyez pas au séné, ni à la casse, ni au vin émétique ?
Don Juan : Et pourquoi veux-tu que j'y croie ?
Sganarelle : Vous avez l'âme bien mécréante. Cependant vous voyez, depuis un temps, que le vin émétique fait bruire ses fuseaux. Ses miracles ont converti les plus incrédules esprits ; et il n'y a pas trois semaines que j'en ai vu, moi qui vous parle, un effet merveilleux.
Don Juan : Et quel ?
Sganarelle : Il y avait un homme qui, depuis six jours, était à l'agonie, on ne savait plus que lui ordonner, et tous les remèdes ne faisaient rien ; on s'avisa à la fin de lui donner de l'émétique.
Don Juan : Il réchappa, n'est-ce pas ?
Sganarelle : Non, il mourut.
Don Juan : L'effet est admirable.

> Sganarelle : Comment ! Il y avait six jours entiers qu'il ne pouvait mourir, et cela le fit mourir tout d'un coup. Voulez-vous rien de plus efficace ?
>
> Molière, *Don Juan ou le Festin de pierre*, Acte 3 (1665), Texte établi par Charles Louandre, *Œuvres complètes*, tome II (Charpentier, 1910), 92-93

La thérapie médicale a connu plus de changements au cours des deux cents dernières années qu'au cours des deux millénaires précédents. Pourquoi ? On peut avancer un certain nombre de raisons. Sans doute, la mode de l'époque et du lieu a-t-elle eu une influence. Par exemple, dans la France post-révolutionnaire, les éléments associés à l'ordre ancien étaient rejetés parce qu'ils étaient dépassés. Reflétant cet idéal, le physiologiste François Magendie espérait que les médecins abandonneraient les remèdes complexes du passé en faveur de nouveaux médicaments chimiquement purs. Il recommande les produits chimiques purifiés plutôt que les anciens « simples » (les précurseurs galéniques à base de plantes), la morphine plutôt que l'opium, la quinine plutôt que l'écorce de quinquina, dans huit éditions du formulaire de l'Hôtel-Dieu de Paris entre 1821 et 1834. Il fait référence à ses essais sur les animaux de nouveaux alcaloïdes, comme la codéine et le bromure. Certains scientifiques étaient partisans du nihilisme thérapeutique (ne donner aucun médicament), mais il est difficile de déterminer dans quelle mesure cette pratique était réelle.

Trois autres raisons peuvent expliquer le déclin des remèdes radicaux. La première est l'essor de la chirurgie après l'avènement de l'anesthésie et de l'antisepsie. Pourquoi donner une pilule désagréable à vie si une opération peut résoudre le problème en un instant ? Ensuite, l'acceptation généralisée de la théorie des germes dans les années 1880 (voir chapitre 4) et la découverte des hormones, peu après, ont conduit les médecins à se détourner de la modification des symptômes de la maladie pour trouver un ensemble de « remèdes miracles » permettant d'éliminer les causes de la maladie. Troisièmement, les pressions exercées par l'homéopathie et d'autres concurrents médicaux peuvent avoir poussé la médecine vers une thérapie moins radicale. En utilisant une analyse assistée par ordinateur des dossiers de prescription de deux hôpitaux urbains, l'historien John Harley Warner a découvert un changement dans les prescriptions des médecins américains entre 1820 et 1885 : les « traitements héroïques » aux effets secondaires ont été remplacés par des thérapies plus douces. Entre autres facteurs, Warner a lié ce changement à des questions d'identité professionnelle entre les médecins (allopathes) et les praticiens non orthodoxes dont les remèdes étaient moins nocifs et plus attrayants pour les patients. D'autres historiens suggèrent que la résistance à l'homéopathie a incité l'organisation professionnelle des médecins à protéger leur autorité et leur part de marché (voir chapitre 6).

## REMÈDES MIRACLES : ANTIBIOTIQUES, HORMONES ET OPTIMISME DU XX^E SIÈCLE

Lorsque les micro-organismes furent reconnus comme une cause de maladie, la recherche se concentra d'abord sur la production de vaccins pour renforcer l'immunité naturelle (voir chapitre 4); ce n'est que dans un second temps que l'on chercha des agents pour attaquer les bactéries. Le quinquina (ou herbe des jésuites) était utilisé pour prévenir et traiter le paludisme depuis le XVII^e siècle, bien avant que l'organisme Plasmodium ne soit identifié; sa « raison d'être » était d'être un « tonique » qui augmentait la résistance aux atmosphères nocives censées être à l'origine du paludisme. Son ingrédient actif, la quinine, a été extrait et purifié en 1820. La découverte du parasite en 1880 par le futur lauréat du prix Nobel Charles Laveran a fourni une toute nouvelle justification de son action. La quête consciente d'agents qui tuent les envahisseurs de germes tout en laissant un patient vivant et en bonne santé a été appelée « la recherche de la balle magique ».

Les deux premiers remèdes miracles ont été mis au point par Paul Ehrlich : le colorant rouge trypan, pour la trypanosomiase expérimentale (1903), et le Salvarsan, contenant de l'arsenic, pour la syphilis humaine (1910). Ehrlich a travaillé avec des colorants et des teintures qui avaient une affinité particulière avec les bactéries, dans l'espoir qu'ils transportent sélectivement une toxine dans la cellule envahissante. Son prix Nobel de 1908 lui a été décerné pour ses travaux théoriques sur l'immunité, mais ses travaux sur les médicaments sont plus connus.

Les sulfamides font également partie du programme de la solution miracle. Gerhard Domagk, qui travaillait pour les laboratoires Bayer à Elberfeld, en Allemagne, a mis au point le premier sulfamide, le Prontosil. Après avoir prouvé qu'il était efficace contre les infections à streptocoques chez les rats, le premier essai de Domagk sur les humains a été mené sur sa propre fille, qui a soudainement développé une septicémie en décembre 1933. Elle s'est rétablie. Domagk a été nommé au prix Nobel en 1939, mais il a été arrêté et emprisonné par la Gestapo pour avoir attiré indûment l'approbation étrangère. Il n'a reçu son prix qu'en 1947, lorsque l'argent du prix n'était plus disponible. Peu de médecins d'aujourd'hui ont entendu parler de Domagk, peut-être en raison des hostilités avec l'Allemagne en temps de guerre et peut-être parce qu'il travaillait pour une grande entreprise pharmaceutique.

La balle magique la plus célèbre est la pénicilline. On raconte aux écoliers l'histoire d'Alexander Fleming qui, en cultivant des bactéries, a rejeté des plaques infectées par des moisissures, jusqu'à ce qu'il soit frappé par leur signification. Toutefois, les historiens ont montré que la « découverte » de Fleming en 1928, selon laquelle la moisissure Penicillium tue les bactéries, avait été publiée plus tôt par d'autres personnes (notamment Bartolomeo Gosio de Rome en 1896 et E. Duchesnes de Lyon en 1897). Le mycologue montréalais Jules Brunel a également signalé que les Québécois âgés utilisaient depuis longtemps des moisissures sur de la confiture comme thérapie pour les affections respiratoires. Fleming a reconnu le potentiel de ses découvertes, mais n'a pas poursuivi les applications, et n'a pas cité ses prédécesseurs dans son article de 1929. Les chercheurs d'Oxford Howard W. Florey et Ernst Chain ont extrait, purifié et fabriqué la pénicilline, qui a été mise sur le marché en 1939, une décennie après l'observation de Fleming. Fleming, Florey et Chain ont partagé le prix Nobel en 1945.

Dérivée d'un organisme vivant, la pénicilline est un médicament « biologique ». D'autres cellules vivantes, y compris les bactéries du sol, se sont avérées produire des agents antibactériens utiles : par exemple, la streptomycine, isolée pour la première fois à partir de streptomyces en 1943 dans le laboratoire de Selman Waksman (Nobel 1952) et la rapamycine, trouvée dans un organisme ramené au Canada de l'expédition de l'île de Pâques en 1964-1965.

De nombreux autres agents ont été découverts pour aider à gérer les infections, bien qu'il soit rapidement devenu évident que les virus, contrairement aux bactéries, n'étaient pas si faciles à gérer (voir ci-dessous). L'interféron, un autre agent biologique, est une cytokine qui apparaît naturellement en réponse à des protéines étrangères. Il est donc utilisé pour le traitement des infections virales, du cancer et des maladies auto-immunes, car il encourage l'organisme à détruire ou à contrôler les invasions de virus, de cellules malignes ou d'anticorps irrationnels qui attaquent leur propre organisme. Découvert par des scientifiques japonais dans les années 1950, l'interféron était rare jusqu'en 1980, lorsque les techniques de l'ADN recombinant ont permis sa fabrication à grande échelle, ce qui en fait l'un des premiers médicaments issus du génie génétique. Les nombreux types disponibles aujourd'hui sont appliqués à des maladies infectieuses et non infectieuses, notamment l'hépatite C et la sclérose en plaques.

Les hormones et les vitamines ne tuent pas les organismes envahisseurs, mais elles agissent aussi comme des formules magiques quand elles comblent de manière ciblée les carences. (Sur les vitamines, voir chapitre 13.) L'isolement et l'élaboration de plusieurs hormones au début du XX^e^ siècle ont contribué à un optimisme médical croissant (voir chapitre 3). Frederick G. Banting, un praticien de London (Ontario), a été convaincu par ses lectures que la cause du diabète sucré se trouvait dans le pancréas. Au cours de l'été 1921, il a emprunté des locaux de laboratoire à J. J. R. Macleod à l'Université de Toronto pour travailler avec l'étudiant en médecine Charles Best sur le diabète induit expérimentalement chez les chiens. L'isolement et la purification rapides de l'hormone sont l'œuvre du biochimiste J. B. Collip. En peu de temps, l'insuline a été la première hormone à être développée en tant que thérapie de remplacement spécifique pour cette maladie répandue et auparavant mortelle. Le comité Nobel de 1923 a négligé Best et Collip et a attribué le prix à Banting et Macleod, qui l'ont partagé avec les deux autres.

Les hormones ont rapidement été appliquées au traitement des tumeurs, alimentant la quête croissante de substances capables non seulement de remplacer les carences, mais aussi de guérir toutes les maladies. Plusieurs découvertes et traitements hormonaux s'en sont suivis. P. S. Hench et E. C. Kendall, de la clinique Mayo, ont étudié les hormones de la corticosurrénale à la fin des années 1940. Conformément à l'esprit de l'époque, ils se sont vu décerner le prix Nobel l'année suivante. Peu après l'annonce de leur réussite, un clinicien stupéfait s'est précipité vers l'historien Erwin H. Ackerknecht pour lui dire qu'il avait de la chance : toutes les maladies seraient bientôt éradiquées et le seul professeur restant à la faculté de médecine serait l'historien. L'un des sous-produits de cet enthousiasme débordant serait un effet sur l'histoire elle-même – vers une plus grande dérision à l'égard du passé.

## ESSAIS CLINIQUES

Des comparaisons historiques avec des groupes humains non traités ont été faites depuis longtemps pour introduire de nouveaux traitements. Parmi les premiers exemples souvent cités, notons les expériences ou les recommandations du Daniel biblique, d'Avicenne, d'Ambroise Paré (voir chapitre 10) et, surtout, du médecin de marine écossais James Lind, qui fit un essai avec du jus d'agrumes contre le scorbut en 1747 (voir chapitre 13).

### Un essai clinique précoce

> Daniel dit alors au garde [...] : « Je t'en prie, mets tes serviteurs à l'épreuve pendant dix jours : qu'on nous donne des légumes à manger et de l'eau à boire. Tu verras notre mine et la mine des enfants qui mangent des mets du roi, et tu feras de tes serviteurs selon ce que tu auras vu. » Il consentit à ce qu'ils lui demandaient et les mit à l'épreuve pendant dix jours. Au bout de dix jours, ils avaient bonne mine et ils avaient grossi plus que tous les enfants qui mangeaient des mets du roi.

Daniel 1:11-15 (trad. Bible de Jérusalem)

Les essais cliniques délibérés se sont formalisés au début du XIX^e^ siècle parallèlement au développement des méthodes statistiques (voir chapitre 4). Par exemple, P. C. A. Louis a appliqué sa médecine numérique pour jeter le doute sur la valeur du saignement. Les essais sur les animaux, très utilisés par Magendie et Bernard, ont précédé les essais sur l'homme.

En réponse aux nombreuses découvertes pharmacologiques du début du XX^e^ siècle, des comités ont été formés pour élaborer des normes garantissant la fiabilité des résultats, afin que ceux-ci puissent être attribués uniquement au médicament et non à d'autres facteurs externes (par exemple, le Therapeutic Trials Committee of the British Medical Research Council (MRC), 1931). Le recrutement actif de « témoins » concomitants et non traités a commencé avec des contrôles personnels ou alternatifs (vers 1900); les contrôles aléatoires sont apparus plus tard (vers 1940). Après 1940, la pratique de masquer les observateurs et les sujets s'est répandue comme un moyen de gérer le puissant effet placebo. La normalisation signifiait que les médicaments étaient soigneusement testés sur « l'homme de 70 kilos » ; les effets sur les femmes, les femmes enceintes, les enfants et les différentes ethnies étaient souvent ignorés. Le zèle à enquêter empiétait sur les droits des patients, avec parfois des résultats désastreux. Le Code de Nuremberg d'après-guerre fut conçu pour remédier à ces abus et clarifier le processus de consentement éclairé (voir chapitres 15 et 16). Néanmoins, des médecins zélés continuèrent à mener des essais sans consentement sur des populations d'Afrique et d'autres pays en développement, parfois par la force et avec des résultats néfastes, comme ce fut le cas avec la Lomidine (pentamidine) destinée à éradiquer la maladie du sommeil dans les années 1950.

On dit souvent que le premier essai contrôlé randomisé (ECR) fut l'étude du MRC du Royaume-Uni sur la streptomycine dans la lutte contre la tuberculose, publiée en 1948. Cependant, d'autres prétendants à cet honneur ont été identifiés, y compris un essai financé par le MRC en 1944 sur la patuline pour le rhume. Tout au long des années 1950, de nombreux essais cliniques ont été utilisés en médecine du cancer.

Les essais contrôlés randomisés et la médecine fondée sur les preuves sont associés de manière indélébile à l'épidémiologiste écossais Archie L. Cochrane. Il a affirmé que son « premier, pire et plus grand succès » était une étude de 1941 sur la valeur nutritionnelle de la levure et des vitamines, menée sur lui-même et vingt autres prisonniers de guerre affamés. Après la guerre, il a effectué des recherches de terrain au pays de Galles pour le MRC. Dans son livre très influent de 1972, *Effectiveness and Efficiency* (trad. *L'inflation médicale : réflexions sur l'efficacité de la médecine*, 1977), il se plaint du fait que, malgré de nombreuses années d'essais contrôlés randomisés, la plupart des traitements sont prescrits sans qu'il soit possible d'en démontrer les avantages. En son nom, un programme international a été fondé en 1993 : la Collaboration Cochrane s'efforce de rassembler toutes les informations disponibles sur les ECR dans divers domaines de pratique par le biais d'examens systématiques et de méta-analyses pour développer des « directives de pratique clinique » en évaluant la qualité des essais, la force de leurs résultats et le degré d'influence de l'industrie.

L'*evidence-based medicine* (EBM) est un terme inventé en 1991 par Gordon Guyatt de l'Université McMaster, au Canada. Guyatt a été le pionnier de ce mouvement avec son collègue David Sackett ; ils ont mené des recherches pour améliorer les méthodologies. Sackett a ensuite dirigé un centre spécial à l'Université d'Oxford. Un autre chef de file dans ce domaine est Iain Chalmers, qui a dirigé l'unité d'épidémiologie périnatale du Royaume-Uni à partir de 1978, en examinant les soins fondés sur des données probantes en matière de procréation (voir chapitre 11). Chalmers est devenu le directeur fondateur de la Cochrane Collaboration et fut fait chevalier en 2000.

Les arguments convaincants des partisans de l'EBM ont abouti à une acceptation généralisée de ces principes pour faire progresser et modifier la pratique thérapeutique ainsi que l'enseignement médical. Selon Keating et Cambrosio, elle est à l'origine d'une nouvelle forme de pratique. Son histoire n'a pas encore été écrite. Toutefois, la plupart des historiens de la médecine se méfient vaguement de ce terme : il repose sur des catégories diagnostiques statiques et tend à laisser entendre (bien qu'involontairement) que nos prédécesseurs ne tenaient pas du tout compte des preuves. Medline regorge aujourd'hui d'articles montrant que le grand, mais oublié « untel » a appliqué les principes de l'EBM en premier et il y a longtemps. Comme le dit si bien P. K. Rangachari, l'EBM est « un vieux vin français avec une nouvelle étiquette canadienne » (*Journal of the Royal Society of Medicine* 90, n° 5 [1997] : 280-284). Les critiques sociaux de la médecine, comme Ariane Hanemaayer, affirment que le passage à la médecine fondée sur l'expérience clinique oblige les individus à se conformer aux normes du groupe. Ils accusent la médecine fondée sur l'expérience clinique d'utiliser la dynamique libérale du pouvoir pour générer une médecine de type « livre de recettes », davantage axée sur les règles et les économies que sur les préoccupations des patients. D'autres prétendent qu'elle traite tous les patients sur un pied d'égalité, ignorant leurs expériences et celles de leurs médecins. Les partisans de la médecine fondée sur les preuves protestent en disant que ces critiques ne tiennent pas compte des conséquences involontaires ou des applications irréalistes, voire extrêmes, de la méthode. Guyatt lui-même reconnaît depuis longtemps que le gain secondaire offert par la publication est une forme de conflit d'intérêts intellectuel plutôt que financier.

## SCEPTICISME RÉCENT : N'Y A-T-IL PAS DE BALLE MAGIQUE ?

L'optimisme du milieu du XXe siècle était prématuré, bien que compréhensible. Outre leurs nombreux effets secondaires, les balles magiques ont créé des microbes magiques. Il existe à présent des paludismes et des gonorrhées résistants aux médicaments, ainsi que des organismes qui traquent la littérature et les services, colonisant les patients sans méfiance, en particulier dans les établissements de soins chroniques. Et nous nous inquiétons de la syphilis résistante à la pénicilline. De terribles infections nosocomiales se cachent dans le ferment empli d'antibiotiques des hôpitaux, où les souches résistantes peuvent survivre. Dans son *Medical Nemesis* (1975), Ivan Illich a suggéré que l'établissement médical était devenu une menace sérieuse pour la santé. Le titre brutal de l'histoire des maladies vénériennes d'Allan Brandt, *No Magic Bullet*, exprimait la désillusion postmoderne face à l'objectif de l'éradication universelle de la maladie.

Les antibiotiques ont certainement sauvé des vies à titre individuel, mais ont-ils vraiment prolongé l'espérance de vie ? Peu d'historiens étaient prêts à évaluer la possibilité que les nouveaux médicaments, si efficaces dans les cas individuels, ne soient pas bons pour la collectivité. Les gens vivent plus longtemps aujourd'hui qu'il y a deux cents ans, mais quelle part de cette longévité accrue est réellement due à la médecine ? Par exemple, nous savons maintenant que la mortalité due à la principale cause de décès, la tuberculose, a commencé à diminuer *avant* l'arrivée de la vaccination et des médicaments antituberculeux. En d'autres termes, les déterminants sociaux – l'hygiène, l'alimentation, la richesse et le mode de vie – ont probablement contribué autant, sinon plus, à ce déclin. La recrudescence de la tuberculose dans certaines régions d'Amérique du Nord au cours des années 1990 a coïncidé avec un déclin de la richesse, des conditions de vie et de la nutrition. Une série de nouvelles infections à partir de la fin des années 1980 n'a fait que renforcer ce scepticisme, même si elle a incité les scientifiques à trouver de nouveaux remèdes (voir chapitre 7).

## THALIDOMIDE

L'histoire de la thalidomide illustre parfaitement l'innovation qui a mal tourné et qui a ébranlé la confiance dans la médecine à l'échelle mondiale. Sédatif très efficace mis au point à la fin des années 1950, la thalidomide a été employée pour traiter les nausées matinales de la grossesse. Utilisée en Allemagne à partir de 1957 et en Angleterre à partir de 1958, elle fut associée à des malformations congénitales à la fin de 1961 par l'Australien William McBride et le généticien allemand Widukind Lenz après avoir étudié pendant près d'un an ce qui semblait être une augmentation épidémique des anomalies grossières des membres chez les nourrissons (phocomélie). Son retrait au Canada est intervenu cinq mois plus tard, en avril 1962 ; les premiers Canadiens touchés sont nés à Saskatoon en février et en juin 1962. Le médicament étant tératogène dès les premières semaines de la grossesse, l'ampleur de la tragédie ne sera connue que neuf mois plus tard. Au total, 10 000 enfants ont été touchés dans au moins 25 pays : 5000 en Allemagne, 540 en Grande-Bretagne, 300 au Japon, 125 au Canada, 107 en Suède. Il est probable que de nombreuses autres grossesses se sont terminées par une fausse couche. La France fut peut-être épargnée à cause de la lenteur de son administration et de l'hésitation qui fit suite à un autre scandale pharmaceutique en 1957. La tragédie a également été évitée aux États-Unis parce que le médicament n'avait pas encore été entièrement homologué, en raison de l'hésitation du médecin-scientifique Frances Oldham Kelsey de la *Food and Drug Administration* (FDA). En 1962, le président Kennedy lui a remis le prix du service civil fédéral distingué. En 2005, elle a pris sa retraite à l'âge de quatre-vingt-dix ans de la FDA, en tant qu'héroïne nationale très appréciée.

Les personnes touchées étaient d'une intelligence normale et désireuses de travailler en dépit de leurs membres manquants et d'autres handicaps. La société pharmaceutique allemande Grünenthal a été poursuivie en justice, mais un règlement à l'amiable a permis à la société de verser 100 millions de deutschemarks, avec une contrepartie du gouvernement, dans un fonds en fiducie pour les pensions. Une fiducie similaire a vu le jour en Grande-Bretagne en 1973. Au Canada, les personnes touchées n'ont reçu aucune compensation jusqu'en septembre 1992, alors qu'elles avaient trente ans. Comme le médicament avait été dûment homologué, c'est le gouvernement qui a été tenu responsable, et non l'industrie pharmaceutique ni les médecins qui l'avaient prescrit. Ironiquement (certains diraient de façon inappropriée), la thalidomide a aujourd'hui été réintroduite pour le traitement de diverses affections cutanées, y compris la maladie du greffon contre l'hôte, un trouble iatrogène. Le souvenir de la tragédie a fait que ces nouvelles utilisations ont rencontré une vigoureuse opposition.

La thalidomide est un exemple extrême de désastre thérapeutique ; même ses victimes comprennent que leurs difformités n'étaient pas intentionnelles. Toutefois, il ne faut pas l'oublier. La thalidomide nous rappelle que les bonnes intentions n'empêchent pas la médecine d'être nocive ; elle aide à expliquer les procédures d'autorisation compliquées qui sont si souvent critiquées comme entravant l'innovation. Les défenseurs des droits des animaux soulignent que les tests sur les animaux ont considérablement augmenté depuis cette tragédie. Cependant, ils soutiennent qu'il s'agit souvent d'un outil futile pour étudier les humains : à titre d'exemple, les premiers tests de la thalidomide sur des animaux en gestation avaient été négatifs. L'histoire de la thalidomide renouvelle et explique également la méfiance continue du public à l'égard du corps médical. L'image négative garantit un marché pour la littérature dissidente et pour les produits de l'industrie de la médecine populaire et de la phytothérapie, largement non réglementée, dont le marché mondial, en croissance rapide, devrait dépasser 400 milliards de dollars par an.

## DÉRIVÉS RATIONNELS

Les remèdes miracles étaient autrefois limités aux produits biologiques, extraits à l'origine des tissus vivants d'animaux, de plantes et de moisissures, et ils pouvaient également être synthétisés en laboratoire. Ils étaient destinés à soigner les infections et à remplacer les carences. Toutefois, au début du XX^e^ siècle, de nombreuses autres maladies ont été définies dans un sens chimique ou moléculaire. Les tentatives de « conception » de remèdes rationnels sont basées sur la compréhension de l'erreur biochimique précise qui produit la maladie. Par exemple, dans le cas de la maladie de Parkinson, les produits chimiques qui semblent être déficients dans le cerveau deviennent les médicaments administrés par les médecins. D'autres exemples abondent : les antagonistes de l'histamine pour réduire la sécrétion d'acide gastrique ; les bêtabloquants pour empêcher la transmission de certaines impulsions nerveuses ; les inhibiteurs calciques pour les cardiopathies ischémiques. Dans la majorité de ces cas, le « médicament de synthèse » est apparu au terme d'essais comme le plus efficace et le moins toxique d'une série de composés apparentés créés en laboratoire pour résoudre un problème chimique.

Le prix Nobel 1988 a été décerné à James Black, Gertrude B. Elion et George H. Hitchings pour le développement de « méthodes rationnelles de conception » de traitements. La plupart des médicaments qu'ils ont « découverts » ou développés sont encore largement utilisés : cimétidine, propranolol, 6-mercapto-purine, 6-thioguanine, allopurinol et triméthoprime. Dans chaque cas, le médicament était un dispositif chimique inventé pour résoudre un problème chimique.

La génomique a permis de mieux comprendre les virus et le cancer. Les virus avaient défié les thérapies médicamenteuses et avaient été gérés principalement par la technologie de la vaccination (voir chapitre 7). Une fois qu'il a été possible de caractériser les virus chimiquement (et génétiquement), le monde a été confronté à un nouveau rétrovirus, le virus de l'immunodéficience humaine (VIH), cause du syndrome d'immunodéficience acquise (SIDA) – créant un besoin urgent de meilleurs antiviraux. Le premier antirétroviral efficace, la zidovudine (AZT), résulte de travaux antérieurs sur les virus cancérigènes dans le laboratoire de Hitchings et Elion. Il a été mis sur le marché en 1987. Depuis lors, de nombreux agents antiviraux ont été mis au point pour inhiber des enzymes virales spécifiques dans le cycle de vie : par exemple, l'AZT, un analogue de la thymidine, inhibe la transcriptase inverse virale ; les inhibiteurs de la neuraminidase, tels que l'oseltamivir (Tamiflu), bloquent la libération de nouveaux virus par les cellules infectées ; les inhibiteurs de protéase bloquent la propagation des particules infectieuses ; le remdésivir inhibe la production d'ARN dans les coronavirus. Les combinaisons d'antiviraux se sont avérées efficaces pour guérir l'hépatite C à un coût énorme.

En ce qui concerne le cancer, les cibles chromosomiques et génétiques ont incité l'industrie à créer des médicaments spécifiques ciblant des anomalies chimiques particulières caractérisant certains cancers. Les produits médicamenteux comprennent les « mAb » (pour *monoclonal antibodies*), anticorps monoclonaux ciblant directement les enzymes et les antigènes tumoraux. Par exemple, l'imatinib (Gleevec) a été développé à partir de 1990 pour le traitement de la leucémie chronique à chromosome Philadelphie positif ; le trastuzumab (Herceptin), approuvé en 1998, ciblait le récepteur HER2 sur les cellules d'un type de cancer du sein relativement courant et particulièrement agressif. D'autres mAb sont arrivés : rituximab pour le lymphome ; lecanemab pour la maladie d'Alzheimer et des dizaines d'autres encore en préparation. Ces médicaments miracles offrent de l'espoir à des millions de personnes, mais ils sont très coûteux à fabriquer et à utiliser. (Sur la biotechnologie, voir chapitre 9.)

En 2000, le projet du génome humain a montré que de nombreuses autres maladies pouvaient également être définies par des molécules, appelées biomarqueurs ; par conséquent, pratiquement tout problème défini génétiquement pouvait devenir un appel à un dérivé rationnel. En s'appuyant sur la technologie de la recherche sur les hybridomes, récompensée par le prix Nobel, le génie génétique a finalement commencé à faire ses preuves. Utilisé pour la première fois en 1976, le terme « médicamentable » (« druggable ») reflète un style de recherche qui met l'accent sur le potentiel pharmaceutique de la découverte moléculaire d'un biomarqueur (voir figure 5.2).

## L'INDUSTRIE PHARMACEUTIQUE, LES MÉDICAMENTS ESSENTIELS, LES PÉNURIES DE MÉDICAMENTS ET LE PRIX NOBEL 2015

Depuis la fin des années 1800, lorsque des agents chimiques spécifiques ont été isolés et caractérisés, le besoin de normalisation et de synthèse des substances naturelles a favorisé le développement d'une industrie pharmaceutique. Depuis plus d'un siècle, les entreprises pharmaceutiques se sont engagées dans la recherche et l'ont soutenue par des fonds et des laboratoires. Non seulement l'industrie détient le contrôle de la vente et de la distribution des remèdes, mais elle maîtrise également plus de 70 % des fonds consacrés à la recherche sur les

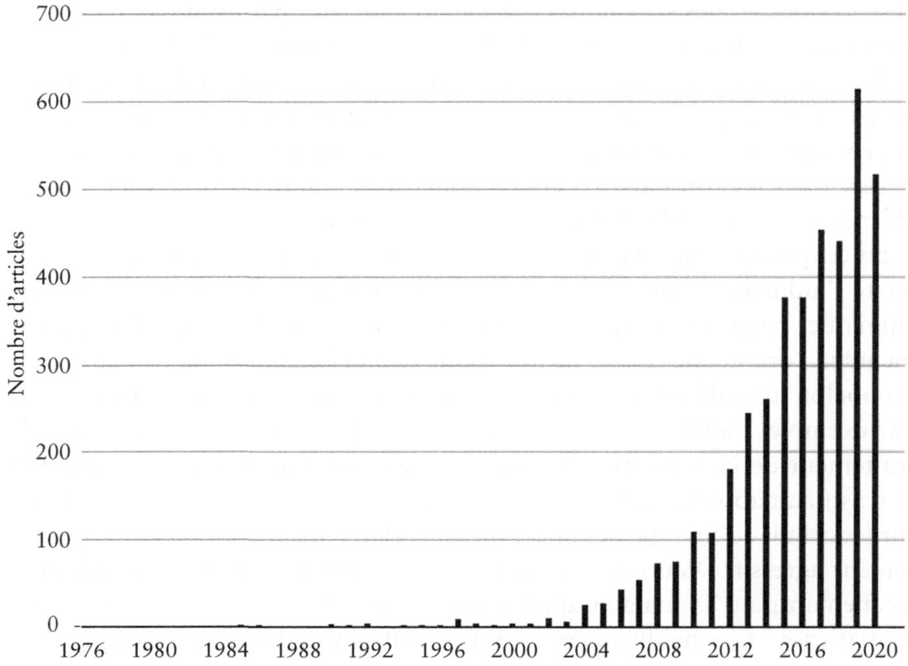


Figure 5.2 Le terme « drugable » (aussi « drug-able » et « druggable ») dans la littérature médicale, 1977-2020 (N = 3 786). Recherche par mot-clé sur Medline, juin 2020.

médicaments, même lorsque cette recherche est effectuée dans les universités. La recherche financée par le secteur privé est souvent extrêmement productive. Comme Domagk, célèbre pour ses sulfamides, les trois lauréats du prix Nobel de 1988 étaient tous employés par de grandes entreprises pharmaceutiques.

La réaction de la médecine et du public à l'égard des entreprises pharmaceutiques est ambivalente. Leurs découvertes sont les bienvenues et, pour les nouveaux traitements coûteux, leur apport financier est essentiel. Toutefois, leurs gros bénéfices et leurs subventions de recherche sont des sources de malaise. Les critiques s'inquiètent du fait que la recherche financée par l'industrie est compromise sur le plan éthique ou que le fait d'accepter le parrainage d'une entreprise pharmaceutique est une forme de publicité ; les chercheurs montrent que cela fausse les publications. Ils soulignent également le gain financier que représente la vente de médicaments, affirmant que l'industrie n'est pas motivée par la guérison de la maladie, mais par l'appât du gain. Les maladies chroniques sont bonnes pour les affaires. Dans certains cas, l'existence d'un remède peut inciter à faire progresser, voire à créer, une maladie : le sildénafil a fait l'objet d'une promotion avide, transformant les faibles connotations « d'impuissance » en l'anodin « dysfonctionnement érectile ».

Ces inquiétudes sont renforcées par des cas comme celui de la Dre Nancy Olivieri, de Toronto, dont l'inquiétude exprimée en 1996 au sujet des effets secondaires d'un médicament expérimental a entraîné le retrait du soutien de l'industrie pour l'essai ainsi que des années de harcèlement personnel et professionnel grave de la part de ses collègues universitaires.

Les brevets de médicaments ont une longue histoire, qui remonte au début de la période moderne où ils attestaient de l'approbation royale. Depuis la fin du XVIIIe siècle, la protection par brevet signifie que le contenu des remèdes peut rester secret pendant un certain temps, généralement dix-sept ans. Historiquement, l'expression « médicament breveté » était souvent utilisée pour désigner les narcotiques et les remèdes de « charlatans » ; cependant, tous les médicaments pouvaient faire l'objet d'un brevet, et tous les médicaments nouvellement mis au point en font encore l'objet. L'histoire complexe des brevets est écrite dans les précédents de la jurisprudence et de la législation de divers pays, où les oscillations entre la protection privée des investissements et la méfiance publique à l'égard des monopoles entraînent des modifications et des changements. En outre, il existe de grandes différences culturelles dans les différents pays développés quant à l'opportunité de prendre des pilules : le Japon et la France sont en tête des pays qui prennent des médicaments. Dans son étude de 2019 sur le Vietnam, *The Colonial Life of Pharmaceuticals*, Laurence Monnais a montré que l'industrie s'est appuyée sur le colonialisme pour faire avancer son programme de mondialisation, ce qui a conduit à des réponses changeantes et à une dépendance excessive vis-à-vis des produits pharmaceutiques.

Une fois qu'un médicament n'est plus breveté, n'importe qui peut essayer de le fabriquer parce qu'il a accès à la composition, à la méthode de production, ou aux deux. La concurrence a généralement entraîné une baisse des prix. L'Inde est devenue un leader dans le domaine des génériques, suivie par la Chine. Dans les années 1970, diverses procédures ont été mises en œuvre pour permettre aux pharmaciens canadiens de remplacer les médicaments d'origine coûteux par le substitut le moins cher, souvent une copie de la même composition fabriquée par une société « générique » qui s'était préparée à fabriquer et à vendre le médicament sans avoir investi dans son développement. Ces politiques étaient impopulaires auprès de l'industrie de la recherche, car elles ne tenaient pas compte de ses lourds investissements dans le développement de produits. L'industrie prétendait que cela étoufferait l'innovation et que les médicaments génériques n'étaient pas aussi bons que les originaux. En fait, la fabrication de médicaments identiques avait été assez simple pour les petites molécules. En revanche, pour les produits biologiques, de plus en plus populaires, c'était plus difficile ; depuis 2004 environ, ces produits génériques sont appelés « biosimilaires ».

La tendance à favoriser les médicaments génériques a engendré des problèmes avec les partenaires commerciaux internationaux. Par exemple, en 1987 puis en 1993, les lois canadiennes sur les brevets ont été modifiées pour satisfaire aux exigences des accords généraux sur les tarifs douaniers et le commerce (GATT). Des changements similaires ont eu lieu dans d'autres pays. Les nouvelles lois garantissent aux titulaires de brevets jusqu'à vingt ans de vente exclusive de leur produit (dix-sept ans aux États-Unis). En contrepartie, les fabricants de produits pharmaceutiques étaient tenus d'augmenter leurs dépenses en matière de recherche et de développement (RD). L'industrie a obtempéré et le financement privé de la recherche universitaire a augmenté, mais elle continue à faire pression sur les politiques de substitution des médicaments en tant que mesures de contrôle des coûts.

Toutefois, à cause ou en dépit de ces changements, les prix des médicaments ont augmenté. Dans les pays dotés d'une assurance maladie universelle, l'augmentation des coûts représente une part plus importante de l'argent des contribuables, puisque les dépenses en médicaments des personnes âgées, des bénéficiaires de l'aide sociale et des personnes hospitalisées sont des prestations couvertes. Ces gouvernements ont été amenés à réglementer les coûts.

Dans le but d'aider les nations à se procurer des remèdes efficaces et abordables, l'Organisation mondiale de la santé (OMS) a commencé à recommander en 1977 que les pays adoptent des listes des médicaments essentiels (LME). L'OMS a fourni une « liste modèle » que les pays pouvaient modifier selon leurs besoins et a révisé cette liste tous les deux ans jusqu'à aujourd'hui. En 2001, le facteur de faible coût a été éliminé pour reconnaître que les médicaments qui sauvent des vies peuvent être coûteux. Au moment de la rédaction de ce chapitre, au moins 117 pays ont adopté de telles listes, mais peu sont des nations riches. Étant donné que les listes favorisent les médicaments génériques lorsqu'ils sont disponibles, l'industrie pharmaceutique de marque s'est toujours opposée aux LME, affirmant qu'elles réduisent le choix et ne reconnaissent pas son rôle dans l'innovation de nombreux médicaments inscrits. Le fait qu'un pays dispose ou non d'une LME pourrait être le reflet de la puissance du lobby des grandes entreprises pharmaceutiques dans ce pays.

Au milieu des années 1990, alors que les lois changeaient pour offrir une protection plus longue des brevets, des organismes nationaux de réglementation pour contrôler les prix des médicaments brevetés ont été créés au Canada, en France, en Allemagne, en Italie, en Suède, au Royaume-Uni et ailleurs. Leurs méthodes varient. Au Canada, l'organisme peut intervenir pour faire en sorte que les prix n'augmentent pas plus que l'indice des prix à la consommation (inflation). Les États-Unis, en revanche, ne réglementent pas les prix des médicaments. Toujours vers 1993, certains pays, la Grande-Bretagne en tête, ont créé des organismes chargés d'établir et de contrôler des « codes de pratique » concernant l'éthique et la sécurité dans la promotion et la vente des médicaments. Dans les pays en développement, les médicaments protégés par un brevet sont si chers et inabordables que des efforts internationaux se concentrent sur de nouvelles réglementations pour permettre des substituts génériques ou des dons de charité.

Sans réglementation, les prix aux États-Unis ont augmenté beaucoup plus que dans les autres pays. Les détracteurs ont fait valoir que les malades étaient contraints de payer pour une publicité plus importante dans le cadre de pratiques de vente directe aux consommateurs qui sont illégales ailleurs. Les malades doivent également supporter la charge financière plus élevée, imposée par l'industrie de l'assurance maladie à but lucratif, et une culture litigieuse qui engendre des procès coûteux entre les fabricants de médicaments génériques et les fabricants de médicaments de marque. Certains suggèrent même que les Américains paient le prix pour avoir permis à des nations moins privilégiées d'acquérir les médicaments à des prix inférieurs. Plus récemment, des journalistes d'investigation se sont inquiétés de la qualité des médicaments génériques ou des matières premières fabriquées en Chine et en Inde, ainsi que du manque de sécurité que représente le fait d'avoir une industrie en déclin chez soi.

Néanmoins, depuis 2003, des mouvements populaires d'Américains se sont organisés pour agir : ils se sont rendus au Canada par bus entiers, ou ont commandé des médicaments par courrier. Les fournisseurs Internet se sont multipliés et les médecins canadiens ont été poussés à prescrire des médicaments à des personnes qu'ils n'avaient jamais rencontrées. La légalité de la chose et la qualité des médicaments dits « canadiens » ont été remises en question, bien que la plupart des produits soient identiques à ceux vendus (et approuvés) aux États-Unis, parfois fabriqués dans les mêmes usines. En 2007, la législation a permis aux pharmacies américaines d'importer des médicaments ; cependant, les interprétations variaient. La question a de nouveau explosé en 2019 lorsque divers États américains ont décidé d'autoriser l'importation de médicaments en provenance du Canada ; en septembre 2020, le président Trump a étendu l'autorisation au niveau fédéral. Ces mesures étaient vouées à l'échec : les médicaments « canadiens » étaient souvent produits aux États-Unis ; les stocks étaient insuffisants pour le vaste marché américain ; et les lois empêchaient l'exportation en vrac.

Les fabricants de produits pharmaceutiques, sensibles au reproche de faire de l'argent en période de restrictions budgétaires et se sentant injustement responsables du coût élevé des innovations, ont commencé à se défendre. Grâce à des campagnes agressives d'information du public, lancées dans les années 1990, leurs associations professionnelles ont fait valoir que la recherche de nouveaux et meilleurs médicaments pour le traitement des maladies contribue à la maîtrise des coûts des soins de santé en évitant les hospitalisations, en soutenant la recherche universitaire et en créant des emplois. Les contributions à la recherche ont fait qu'en 2003, au moins un quart des scientifiques médicaux en Amérique du Nord avaient des affiliations financières avec l'industrie et deux tiers des universités détenaient des participations dans des entreprises – un problème croissant de conflit d'intérêts. Au moment de la rédaction de ce chapitre, de nombreux autres rapports suggèrent que ces chiffres ont augmenté.

Dans cette optique, l'industrie pharmaceutique a fait des dons ostensibles à des organismes de bienfaisance et à la recherche. Les quarante entreprises membres de l'organisation pharmaceutique canadienne ont fait don de 86 millions de dollars à des œuvres caritatives en 2005 et ont investi près de 1,2 milliard de dollars dans la recherche. En 2006, le groupe équivalent en Grande-Bretagne a donné 3,9 milliards de livres sterling à la recherche et développement, tandis qu'aux États-Unis, le chiffre était de 43 milliards de dollars. Avec les modifications apportées en 2003 à l'accord régissant la propriété intellectuelle (Accord sur les aspects des droits de propriété intellectuelle qui touchent au commerce ou ADPIC), l'Organisation mondiale du commerce a tenté de mettre des remèdes coûteux à la disposition des pays pauvres, en délivrant des « licences obligatoires » pour contourner les brevets tout en continuant à assurer la protection des brevets dans les pays riches. Grâce à ce mécanisme, la première livraison de médicaments génériques anti-VIH du Canada (Apotex) a été envoyée au Rwanda en septembre 2008. Plus de dix ans plus tard, cependant, aucune autre entreprise n'a tenté d'utiliser cette politique (bien qu'elle soit en train d'être réexaminée au moment de la rédaction de ce chapitre en raison de la pandémie de COVID-19). Néanmoins, les prix des nouveaux médicaments varient d'un pays à l'autre – élevés dans les pays développés, plus bas ailleurs. Des chercheurs des cinq continents, y compris les inventeurs de médicaments miracles, ont protesté contre les coûts élevés fixés par les fabricants alors que le chiffre d'affaires annuel de chacune des dix premières sociétés pharmaceutiques dépasse 25 milliards de dollars.

La plupart des pays développés dotés d'un régime d'assurance maladie couvrent également le coût des médicaments pour leurs citoyens. Le Canada est la seule exception. Le régime national d'assurance médicaments était un élément important du programme du gouvernement Trudeau et évolue toujours. Cependant, une LME (liste des médicaments essentiels) est une première étape et l'industrie pharmaceutique de marque considère cette proposition avec scepticisme, craignant la perte d'innovation, d'emplois et de choix des patients.

Le point de vue de l'industrie

L'industrie soutient l'idée d'une couverture universelle pour tous les Canadiens afin de rendre les médicaments sur ordonnance plus abordables et plus accessibles à tous, peu importe le revenu,

> l'âge ou le code postal. Cependant, nous croyons que la pérennité du marché privé est essentielle pour faire en sorte qu'aucun Canadien n'ait à accepter un niveau de couverture inférieur à celui qu'il a actuellement dans le cadre d'un futur régime d'assurance-médicaments. Nous reconnaissons également que les Canadiens qui souffrent de maladies rares font face à des défis uniques et nous avons exploré des solutions stratégiques potentielles pour rendre ces médicaments plus abordables et accessibles.
>
> Innovative Medicines Canada, *Annual Report*, 2019, 7

L'industrie pharmaceutique exerce un contrôle considérable, mais non exclusif, sur l'information relative aux médicaments. Elle est souvent rejointe par des groupes de soutien aux patients qui font pression pour obtenir l'accès à de nouveaux remèdes pour des « maladies orphelines » (voir chapitre 16). Les médecins sont généralement incapables ou mal équipés pour examiner la documentation de recherche. Par conséquent, ils ont tendance à s'informer sur les nouveaux médicaments par le biais de représentants itinérants, de publicités dans les journaux médicaux et de conférences présentant les résultats d'essais cliniques, tous vulnérables à l'influence de l'industrie. Les initiatives de formation médicale continue des facultés de médecine et des organismes professionnels s'efforcent d'améliorer la situation en maintenant la responsabilité de la diffusion des informations sur les innovations et les dangers entre les mains de praticiens supposés impartiaux. De rares chercheurs, tels que Joel Lexchin, Joseph Gabriel et Jeremy Greene, tentent de démêler les relations complexes entre les médecins et l'industrie, aujourd'hui et par le passé. Actuellement, la condamnation ne porte pas tant sur les médicaments eux-mêmes que sur les frasques de l'industrie pharmaceutique (voir, par exemple, les ouvrages des éminents médecins Marcia Angell ou Ben Goldacre).

En pleine période d'abondance, vers 2010, de nouvelles pénuries de médicaments – en particulier, mais pas exclusivement, de remèdes anciens et fiables – ont commencé à apparaître dans le monde entier, même dans les pays riches. Sauf dans le cas évident de pénuries provoquées par une augmentation soudaine de la demande, comme on l'a vu lors de la COVID-19, les causes sont obscures ; elles découlent de la chute des prix des génériques, de l'abandon des fabricants et des failles du système international d'échanges de produits pharmaceutiques. Ce problème n'a cessé de croître au cours de la dernière décennie, provoquant des maux de tête et des dépenses considérables. Jusqu'à présent, la plupart des nations ont traité chaque crise médicamenteuse au fur et à mesure qu'elle se présentait, faisant preuve de peu de volonté pour mener une enquête approfondie ou internationale. L'utilisation d'une LME n'empêcherait pas les pénuries, mais elle pourrait aider à les gérer. Ironiquement, pendant la pandémie de COVID-19, même les nations qui n'ont pas de LME, comme le Canada et les États-Unis, ont eu recours à la préparation de listes de médicaments considérés comme essentiels pour gérer la pandémie et vulnérables à la pénurie.

Le prix Nobel 2015 a surpris l'industrie pharmaceutique lorsque la moitié est allée à Tu Youyou, la première lauréate chinoise basée dans une école de médecine traditionnelle. L'autre moitié est partagée entre William C. Campbell des États-Unis et Satoshi Ōmura du Japon. Les trois scientifiques universitaires avaient mis au point des médicaments – l'ivermectine et l'artémisinine – qui avaient réduit la mortalité et la morbidité dues aux anciens fléaux de l'éléphantiasis, de la cécité des rivières et du paludisme. La science impliquée dans le développement de l'ivermectine à partir de bactéries streptomyces était une extrapolation de celle déjà accordée à Waksman en 1952. La science impliquée dans le développement de l'artémisinine par Tu reposait sur l'octroi de crédibilité à un remède traditionnel à base de plantes. C'était opportun. L'artémisinine est arrivée juste au moment où les parasites du paludisme commençaient à développer une résistance à l'ancien traitement de secours, la chloroquine. Le prix a certainement été motivé par les succès épidémiologiques. Toutefois, nous pouvons nous demander si le comité Nobel a également fait l'éloge de *l'accès* aux traitements et a fait une déclaration sur les normes de recherche approuvées en 1988 : ces médicaments provenaient de l'extérieur de l'industrie et n'avaient pas de brevets actifs ; Merck distribuait gratuitement de l'ivermectine.

Dans l'enseignement médical contemporain, le principe de l'attente vigilante (médecine expectative) et les remèdes naturels peuvent être mentionnés, mais ne sont pas mis en avant, malgré un lobby public énergique. Les médecines populaires et les produits à base d'herbes médicinales rivalisent aujourd'hui pour les parts de marché avec les fournisseurs de capsules brillantes. La pratique ayant tendance à suivre la demande, l'orthodoxie médicale pourrait finir par s'orienter vers la médecine douce. Certains médecins étendent leur pratique à ces domaines, mais la plupart des écoles de médecine ne dispensent pas d'enseignement à ce sujet. Il est certain que, depuis l'an 2000, les pharmacies ont adopté la tendance dite « naturelle » en développant rapidement les rayons de ces remèdes en vente libre qui ne seraient pas recommandés par les médecins, principalement parce que ces derniers ne les connaissent pas ou peu.

## LE CYCLE DE VIE DES INNOVATIONS DANS LE TRAITEMENT

En 1954, Ernest Jawetz a démontré que l'approbation médicale suit un modèle. Au début, l'utilisation d'un nouveau remède augmente rapidement au cours d'une période d'optimisme ; puis, un effet secondaire indésirable est constaté

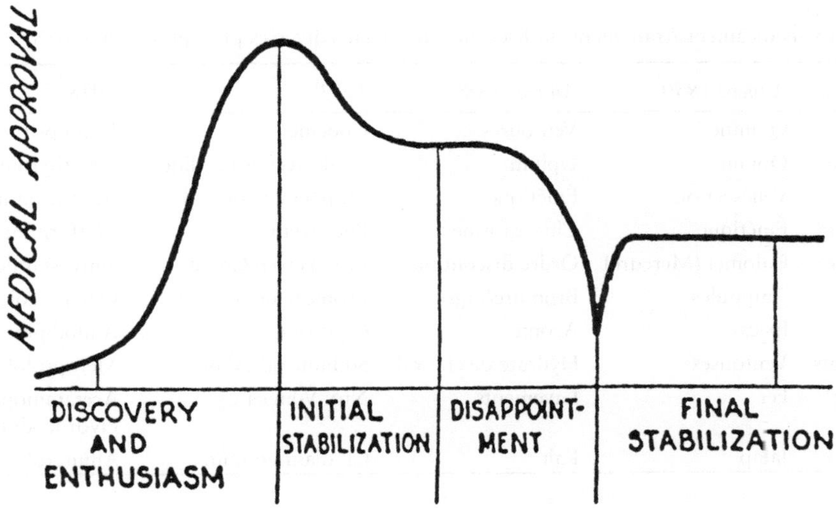


Figure 5.3 Graphique illustrant les phases de la consommation d'une drogue. D'après Ernest Jawetz, *Annual Review of Medicine* 5 (1954), 2.

et l'approbation tombe rapidement à un niveau bas, fondé sur la méfiance et la peur ; enfin, l'utilisation se stabilise à un niveau modéré – des oscillations que l'on a appelé « de la panacée au poison au piéton » (voir figure 5.3). Le modèle de Jawetz correspond certainement au cycle de vie du chloramphénicol, qui a été développé en 1948 comme un antibiotique efficace. En 1967, on a découvert qu'il provoquait une anémie aplasique chez 1 patient sur 30000. Les ventes ont chuté de façon spectaculaire et son fabricant, Parke-Davis, a été contraint de fusionner avec Warner-Lambert. Depuis lors, l'utilisation du chloramphénicol a lentement augmenté pour atteindre un niveau stable, mais plus faible.

La courbe de Jawetz a été appliquée à l'histoire naturelle d'autres remèdes, y compris la thalidomide et la digitaline. Ce dernier a souffert d'une longue période d'impopularité. Pour la digitaline, la marge entre la dose thérapeutique et la dose toxique est étroite. Les niveaux suffisamment élevés pour être bénéfiques sont proches de ceux qui causent des effets secondaires. Ce n'est que lorsque la posologie a pu être stabilisée que l'approbation médicale a également été stabilisée.

La législation et les tests de dépistage des drogues sont censés niveler les pics et les creux, mais il est peu probable que la courbe de Jawetz devienne un jour une ligne droite. Des tests de dépistage de plus en plus minutieux peuvent éliminer les chutes abruptes dues à des effets secondaires inattendus, mais une baisse progressive de l'utilisation d'un médicament se produira toujours lorsqu'un remède est remplacé par des produits plus sûrs et plus

Tableau 5.1
Principaux médicaments/traitements utilisés ou vendus dans diverses pratiques, 1795-2018

| *1795*[a] | *Années 1850*[b] | *Années 1880*[b] | *1931*[c] | *2018*[d] |
|---|---|---|---|---|
| Opium | Quinine | Ventouses | Codéine | Lisinopril |
| Ampoules | Opium | Opium | Acide acétylsalicylique | Lévothyroxine |
| Senna | Vénésection | Émétique | Bicarbonate de sod. | Atorvastatine |
| Aloès | Émétique | Chloroforme | Phénacétine | Metformine |
| Émétique | Calomel (Mercure) | Ordre discontinu | Elix. Pepsin Comp. | Simvastatine |
| Cinchona | Ampoules | Bromure/Ergot | Bromure de sodium | Oméprazole |
| Réglisse | Ipecac | Aconit | Glycérine | Amlodipine |
| Lavements | Ventouses | Hydrate de chloral | Sodium Salicylate | Metoprolol |
| Mercure | Fer | Lavements | Nux Vomica | Acétaminophène/ Hydrocodone |
| Jalap | Jalap | Lait | Cl. d'ammonium | Albutérol |

*Sources* :

[a] D'après les prescriptions d'un praticien : J.W. Estes, 'Drug Use at the Infirmary, the Example of Dr. Andrew Duncan, Sr.,' in Guenter B. Risse, *Hospital Life in Enlightenment Scotland* (Cambridge : Cambridge University Press, 1986), 351-384.

[b] D'après les prescriptions d'un praticien : J. Duffin, *Langstaff : A Nineteenth-Century Medical Life* (Toronto : University of Toronto Press, 1993), 75.

[c] D'après une enquête portant sur plus de 120 000 ordonnances de pharmacie dans quatre États : E.N. Gathercoal, *The Prescription Ingredient Survey* (American Pharmaceutical Association, 1933), 22.

[d] D'après A.V. Fuentes et al., « Comprehension of the Top 200 Prescribed Drugs in the US…, » *Pharmacy* 6, n° 2 (2018) : 43.

efficaces, ou lorsque la maladie en question devient autre chose (voir chapitre 4). Les creux de la courbe sont générés non seulement par les effets secondaires reconnus, mais aussi par la maladie qui est à la mode et par la population ciblée.

Les drogues les plus utilisées ou les plus vendues ont beaucoup changé au cours des deux derniers siècles (voir tableau 5.1). Cependant, les informations concernant les années récentes sont difficiles à rassembler, et il est encore plus difficile d'établir des comparaisons significatives dans le temps et l'espace : les sources comprennent les ventes au détail et la fréquence d'utilisation. Un médicament qui se vend le mieux signifie qu'il génère le plus d'argent ; cela ne signifie pas qu'il est prescrit le plus souvent. Lorsqu'un brevet expire, les fabricants de médicaments génériques peuvent commencer à vendre des versions moins chères du même médicament. Par conséquent, les entreprises pharmaceutiques de recherche et développement sont constamment à la recherche de nouveaux médicaments « de suivi » pour traiter les mêmes problèmes. Parfois, elles modifient la molécule pour pouvoir demander un nouveau brevet dans un processus appelé « evergreening » (mise à jour en continu). Les critiques font valoir que les nouveaux produits ne présentent que de légères différences par rapport aux substances qu'ils remplacent et qu'ils ne sont peut-être pas meilleurs…

Au moment de la rédaction de ce chapitre, la liste des médicaments les plus vendus au Canada, en Grande-Bretagne, en France et aux États-Unis est dominée par des agents destinés au traitement de l'hypothyroïdie, de l'asthme, des brûlures d'estomac, des troubles mentaux, de l'arthrite et des facteurs de risque (plutôt que des symptômes) des maladies cardiaques, à savoir l'hypertension et l'hypercholestérolémie – tous des problèmes chroniques, dont beaucoup sont le résultat de l'alimentation et du mode de vie, et qui peuvent être traités jusqu'à la mort. Cette liste est un autre signe d'une société vieillissante dans laquelle ni les patients ni les praticiens ne sont particulièrement enthousiasmés par le concept de prévention des maladies. Les maladies ciblées dépendent du lieu : par exemple, les produits contre l'asthme sont comparativement plus nombreux à se vendre en Grande-Bretagne ; les remèdes contre les brûlures d'estomac sont plus nombreux à se vendre aux États-Unis. Cette constatation est-elle due à des différences dans l'incidence de la maladie, ou à des différences géographiques dans les taux de diagnostic et la volonté de prendre des médicaments ?

Les remèdes en vente libre ne sont pas toujours inclus dans ces rapports, bien que les enquêtes auprès des utilisateurs suggèrent qu'ils sont probablement les médicaments les plus utilisés de tous. De même, parce qu'elles génèrent moins de revenus, les versions génériques de remèdes plus anciens et hors brevet occupent des places moins importantes sur les listes des meilleures ventes ; mais cette liste ne reflète pas la fréquence d'utilisation ni l'efficacité.

L'industrie pharmaceutique participe également à la création de maladies afin de créer des marchés plus importants pour ses produits. Le lancement du sildénafil (Viagra) a été accompagné d'une campagne publicitaire présentée comme une « sensibilisation ». Cependant, comme nous l'avons vu plus haut, elle a également rehaussé le statut de la maladie, en changeant son nom de « impuissance » en « dysfonctionnement érectile » et en laissant entendre qu'il n'était pas nécessaire d'avoir une vraie maladie pour bénéficier de la pilule. La dysfonction érectile est « plus fréquente que vous ne le pensez ». De même, le lancement en 1986 de la fluoxétine (Prozac), brevetée en 1977, s'est accompagné d'une campagne vigoureuse, toujours présentée comme une « sensibilisation » qui, à son apogée, a fait que le médicament était pris pour la timidité et la nervosité et a rapporté à la société 3 milliards de dollars en l'an 2000 ; l'existence se réduisait à l'état de carence chronique en Prozac. En 2009, sur son site officiel, Eli Lilly se vantait que le Prozac était « l'antidépresseur le plus prescrit de l'histoire », soit à « plus de 54 millions de personnes dans le monde ». Toutefois, cette déclaration ne reflétait pas les graves problèmes que la société a connus au début de 2002, lorsqu'elle a finalement perdu son combat pour prolonger le brevet. (Pour en savoir plus sur les médicaments ISRS comme le Prozac, voir chapitre 12.)

L'horloge tourne pour un brevet dès qu'il est déposé ; le développement d'un médicament peut prendre encore dix ans avant qu'il puisse être vendu. La version générique de la fluoxétine s'est vendue à environ 10 % du prix du Prozac. Eli Lilly a perdu 90 % de son marché du Prozac en un an et sa valeur nette s'est effondrée de 35 milliards de dollars en un seul jour. Bien que la fluoxétine ne figure pas parmi les médicaments les plus vendus en termes de chiffre d'affaires, ses versions génériques sont utilisées par des millions de personnes chaque jour. Cet exemple montre comment une entreprise prospère utilise la courbe de Jawetz et la durée des brevets. Elle doit prévoir le remplacement de ses nouveaux médicaments dès leur lancement, ce qui signifie que la recherche de quelque chose de meilleur est également motivée par une recherche parallèle de quelque chose de différent – une recherche qui préoccupe les ressources économiques et intellectuelles pour trouver une autre version de la même chose au détriment de la recherche de solutions aux maladies rares ou de la mise à disposition de remèdes utiles pour les personnes et les pays pauvres.

D'autres changements spectaculaires dans la popularité des médicaments étaient à venir. En juillet 2002, la Women's Health Initiative a publié un essai clinique qui montrait que l'hormonothérapie substitutive était associée à un risque plus élevé de maladie cardiaque et de cancer. La pratique répandue consistant à administrer des œstrogènes à titre prophylactique à toutes les femmes ménopausées a été brusquement abandonnée, avec les conséquences économiques que l'on sait. En septembre 2004, un autre essai clinique a mis en cause un médicament « coxib », conçu pour traiter l'arthrite, comme cause de maladie cardiaque. Merck, la société qui fabriquait un médicament coxib apparenté (mais pas celui qui avait été étudié), a retiré son produit (Vioxx) du marché et, du jour au lendemain, ses actions se sont effondrées. Les poursuites pour dommages corporels se sont multipliées, ont duré au moins jusqu'en 2008 et ont coûté à la société près d'un milliard de dollars. De nombreux essais antérieurs avaient attesté des bienfaits de ces remèdes.

Les fluctuations du succès des médicaments peuvent aller dans l'autre sens. Lorsqu'un essai clinique réalisé en 2005 a montré que le trastuzumab (Herceptin) était bénéfique au stade précoce du cancer du sein, les femmes sont descendues dans la rue, ont lancé des pétitions, ont fait pression sur les gouvernements et ont exigé que le médicament soit mis à la disposition de toutes les personnes admissibles, malgré son coût de 50 000 dollars par patient. La question de savoir si et combien d'Herceptin adjuvant est « la bonne chose à faire » dépend toujours de la nationalité, de l'assurance privée ou de la richesse personnelle.

Alors que la pharmacologie devient de plus en plus précise, les fluctuations sauvages de la fortune et de la pratique ne semblent pas moins extrêmes. La réalisation de la promesse des essais cliniques doit se situer dans le futur, car elle n'a pas été trouvée dans le passé.

## SUGGESTION DE LECTURES COMPLÉMENTAIRES

Sur le site Internet : http://www.histmed.ca

# 6

# Devenir et être médecin : éducation, autorisation d'exercer et rémunération

> Le fait qu'une nation saine d'esprit, après avoir observé que les boulangers avaient un intérêt pécuniaire à vous fournir du pain, puisse donner à un chirurgien un intérêt pécuniaire à vous couper la jambe, suffit à désespérer de la politique humaine.
>
> G.B. Shaw, *The Doctor's Dilemma* (1911), 1

## LE CONTRAT MÉDECIN-PATIENT

Les médecins ne peuvent être médecins que lorsque d'autres les reconnaissent comme tels. Ce type de contrat a toujours existé entre le médecin et le patient, bien qu'il n'ait pas toujours été consigné par écrit. Ce contrat suppose que les connaissances spécialisées des médecins répondront aux attentes des patients. Lorsque ces attentes sont satisfaites, les patients accordent aux médecins les privilèges de l'autorité et du contrôle professionnel : autonomie en matière d'examen, de délivrance de permis et de discipline. Les privilèges se poursuivent tant que le contrat est rempli de façon à satisfaire les deux parties. Lorsque les médecins ne répondent pas aux attentes, des problèmes surgissent et les solutions sont déterminées par des règles.

L'histoire de la profession est une histoire de ce contrat et de la façon dont celui-ci a été négocié, puis modifié. Le simple fait d'en respecter les conditions ne garantit pas nécessairement l'adulation ou le respect pour le médecin. La profession a traversé des périodes d'ascendance et de déclin. Devenir et être médecin est intimement lié à ces changements. En somme, cela représente le lien socialement partagé avec le patient.

Les objectifs d'apprentissage pour ce chapitre se trouvent à la p. 480.

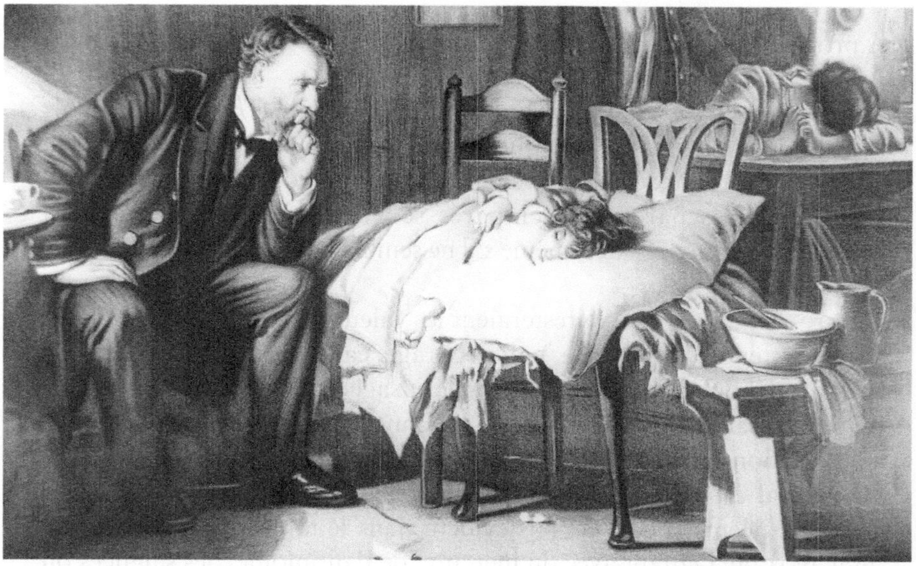

Figure 6.1 *The Doctor*, par Luke Fildes, 1891 (détail). Gravure couleur d'après l'original de la Tate Gallery, Londres. Don du Dr J. W. Kerr, Université Queen's.

## UNE HISTOIRE FUGACE DE L'ÉDUCATION MÉDICALE

La première étape du contrat consiste à obtenir le statut d'expert à devenir médecin. L'éducation des médecins a commencé par des apprentissages en groupes autour de médecins compétents, que les observateurs modernes appellent plus ou moins des « écoles ». Des parchemins égyptiens datant d'environ 3000 avant J.-C. et des tablettes mésopotamiennes du VII^e^ siècle avant J.-C. attestent de la communication des connaissances médicales. L'île égéenne de Kos aurait été la demeure légendaire d'Hippocrate. Les anciennes « écoles » de médecine de la Méditerranée se trouvaient également à Cnide et à Alexandrie. Depuis au moins le V^e^ siècle de notre ère, les écoles de Perse étaient centrées sur les hôpitaux, comme celui de Gundeshapur (Jondishapour) dans l'actuel sud-ouest de l'Iran. Elles combinaient leurs propres traditions avec la sagesse grecque et romaine – un processus qui s'est poursuivi après les invasions arabes et la domination islamique. La plupart des textes médicaux grecs et latins anciens ont été conservés par des érudits du Moyen-Orient, d'Afrique du Nord et d'Espagne.

Ces textes ont été retrouvés à l'époque des universités médiévales. La plus ancienne école de médecine européenne a été fondée au IX^e^ siècle sur des bases monastiques dans la ville de Salerne, dans le sud de l'Italie. Cette région, dit-on, a bénéficié de quatre traditions : grecque, romaine, islamique et juive. En dépit de nombreux aléas, l'école de Salerne a survécu jusqu'en 1800 environ, date

À propos du docteur de Fildes: une image

Le tableau de 1891 de Sir Luke Fildes, intitulé *The Doctor* (voir figure 6.1), est un magnifique exemple de la force du pathos du XIX^e siècle. Le médecin bienveillant est assis à côté d'un enfant souffrant, dont les parents désemparés se tiennent à l'arrière-plan. Il réconforte par sa présence, même s'il ne semble pas apporter grand-chose sur le plan médical.

Rares sont ceux qui contesteraient les valeurs symbolisées par Fildes: patience, tendresse, sagesse, voire courage, car le médecin s'expose à la maladie. L'homme barbu est distingué et sage. Il s'est rendu au domicile du patient sans équipement spécial et donne tout le temps dont la famille a besoin. Son autorité conduit les parents à lui céder volontiers leur place. Un accord est implicite dans la culture commune de la famille et du médecin. Même si ce n'est pas évident dans le tableau, il est probable qu'il ait traité l'enfant avec du mercure, de l'antimoine, des saignées ou d'autres mesures considérées comme dangereuses aujourd'hui. Qu'elle vive ou qu'elle meure, les parents lui devront de l'argent – qu'il accepte ou non leur paiement est une autre question –, mais il a certainement le solde dans son livre de comptes à la maison. Si l'on ne parvient pas à sauver la vie de l'enfant, la famille sera triste, mais il est peu probable que le médecin reçoive une assignation pour faute professionnelle.

à laquelle elle a été fermée par le conquérant Napoléon Bonaparte. En 2006, une nouvelle faculté a été relancée. Montpellier, dans le sud de la France, possède la plus ancienne école de médecine en activité continue du monde occidental; ses fondateurs étaient probablement des médecins juifs qui ont émigré d'Espagne au XII^e siècle. Son jardin botanique date de la fin du XVI^e siècle.

Jusqu'au XVIII^e siècle, l'enseignement médical formel, associé aux universités, était distinct de celui des chirurgiens, qui avaient leurs propres guildes dans lesquelles l'apprentissage et la formation pratique avaient la préséance sur les livres (voir chapitre 10). Les hôpitaux pourraient être un lieu logique pour trouver des étudiants en médecine, mais ils étaient gérés comme des hospices par des soignants religieux (voir figure 6.2). L'intrusion des éducateurs était malvenue et, en grande partie, inimaginable (voir chapitre 9). Jusqu'à ce qu'ils choisissent d'exercer, les médecins se formaient en tant qu'érudits, philosophes et spécialistes des sciences naturelles. En Grande-Bretagne, quatre écoles de médecine revendiquent des origines précoces: Oxford (XIII^e siècle), Aberdeen (1495), Cambridge (1540) et Glasgow (1637).

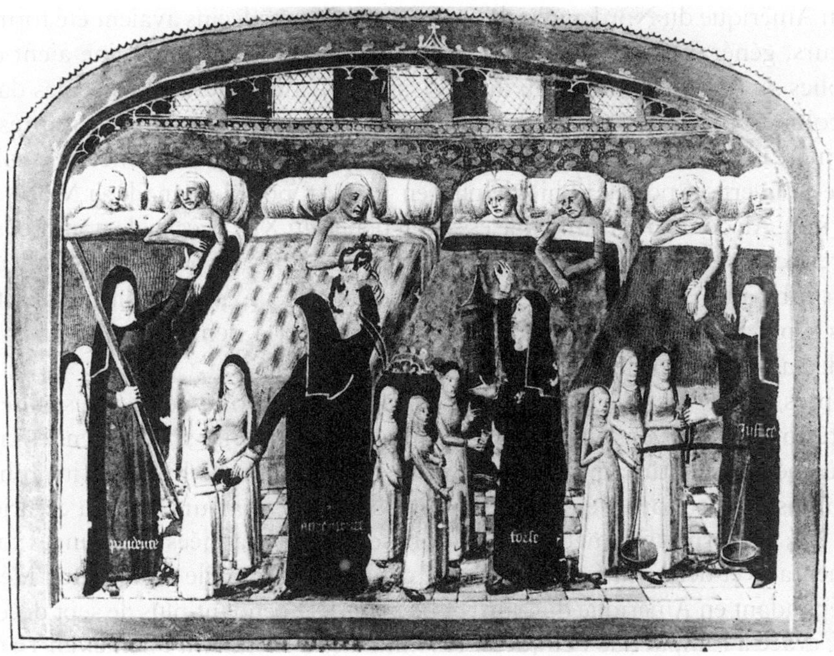

Figure 6.2 Une scène d'hôpital médiéval. Les soins étaient la vocation des lieux religieux de guérison; guérir, un don de Dieu. Extrait du manuscrit français du XVe siècle de Jehan Henry, « Livre de vie active ». Musée de l'Assistance Publique, Paris.

À la fin du XVIIIe siècle, les changements politiques et sociaux font que les hôpitaux appartiennent de plus en plus aux municipalités plutôt qu'aux ordres religieux. Le succès croissant de l'anatomie et de l'examen physique signifiait également que l'apprentissage « pratique » était apprécié à la fois des médecins et des chirurgiens; leurs traditions pouvaient fusionner avec profit (voir chapitre 2). Ces changements se sont répandus en Europe et dans ses colonies. Les écoles plus anciennes sont réorganisées, notamment à la recherche de plus d'espace – Montpellier reprend un monastère bénédictin qu'elle occupe toujours –, et de nouvelles écoles naissent autour des cliniques et des hôpitaux de Leyde, Iéna, Vienne, Édimbourg, Londres, Berlin, Rome et de nombreuses autres villes. Pendant la Révolution française, les écoles médicales furent abolies. Cependant, en 1795, trois écoles sont rouvertes à Paris, Montpellier et Strasbourg, et bientôt les hôpitaux militaires commencent à former des officiers de santé qui travaillent uniquement dans leur département. Certaines de ces écoles étaient des institutions indépendantes, d'autres étaient associées à des collèges et des universités, mais toutes se tournaient vers les hôpitaux pour offrir des possibilités d'enseignement. Les écoles de médecine britanniques, en particulier, étaient associées à des hôpitaux et le sont toujours; cependant, depuis 1990, un certain nombre ont fusionné entre elles et avec des universités.

En Amérique du Nord anglophone, les premiers médecins avaient été formés ailleurs, généralement en Europe, bien que des écoles de médecine aient été établies au Mexique au milieu du XVI<sup>e</sup> siècle. L'idée de créer des écoles dans les colonies britanniques ne s'est concrétisée que près de deux siècles après la première colonisation. La première école de médecine pour l'Amérique coloniale a ouvert ses portes à Philadelphie en 1765 et, pour le Canada, à Montréal en 1822. Au cours du formidable essor du début du XIX<sup>e</sup> siècle, de nombreuses autres écoles ont vu le jour, certaines privées, d'autres associées à des collèges (voir tableau 6.1). Les normes étaient variables et un grand nombre d'entre elles n'ont pas survécu. La figure 6.3 montre que la demande de nouveaux médecins varie dans le temps.

Après l'avènement, à la fin du XIX<sup>e</sup> siècle, de la théorie des germes et de la bactériologie (voir chapitre 4), les sciences de laboratoire sont devenues cruciales pour les futurs médecins. L'école de médecine de l'Université Johns Hopkins à Baltimore a été fondée pour illustrer ces valeurs. Dès sa création en 1893, la formation médicale était divisée en deux années de sciences fondamentales et deux années de médecine clinique. Ce modèle est devenu l'idéal, se répandant en Amérique du Nord et bien au-delà pendant plus de sept décennies, grâce à l'impact de l'enquête très influente d'Abraham Flexner en 1910. Les écoles semblables à celle de Johns Hopkins s'en sortaient le mieux selon son jugement; certaines ont été contraintes de fermer, notamment celles destinées aux femmes et aux minorités raciales.

Entre 1920 et 1960, peu de nouvelles écoles de médecine apparaissent dans le monde anglophone. Par conséquent, le ratio de diplômés par habitant a lentement diminué. Les enquêtes montrèrent à nouveau qu'il fallait plus de médecins. Un nouvel essor dans la création d'écoles de médecine se produit donc à partir de la fin des années 1960 au Canada, aux États-Unis, en Grande-Bretagne, en France, et dans de nombreux autres pays d'Europe. Suivant l'exemple de l'Université McMaster au Canada, l'apprentissage par problèmes et par d'autres méthodes en petits groupes (au lieu des cours magistraux) devint une pratique d'enseignement courante. En outre, une formation clinique plus précoce et plus importante fut introduite. Le temps consacré à la science fondamentale et aux laboratoires diminua en conséquence. Cependant, la plupart des écoles commencèrent à exiger un diplôme d'études collégiales avant l'admission. Les matières scientifiques sont ainsi devenues des conditions préalables. La durée de la formation en fut donc raccourcie.

Au cours des deux dernières décennies, les écoles ont tissé des liens avec des centres satellites isolés, voire avec d'autres pays pour offrir une expérience en médecine à distance – ce qui constituait un retour à l'apprentissage. Les Caraïbes ont récemment connu une explosion du nombre d'écoles de médecine accréditées. Un tiers de ses plus de quatre-vingts écoles ont été créées entre 1975

Tableau 6.1
Fondation des facultés de médecine canadiennes et de leurs prédécesseurs

| | | |
|---|---|---|
| 1822-1829 | Montreal Medical Institution (devenue l'U McGill) | Montréal |
| 1824-1826 | Rolph and Duncombe | Saint Thomas, ON |
| 1829 | *U McGill | Montréal |
| 1843-1891 | Toronto School (fusionnée avec l'U de Toronto) | Toronto |
| 1843-1853 | King's College (à l'U de Toronto) | Toronto |
| 1843-1890 | École de Montréal (fusionnée avec Laval) | Montréal |
| 1850-? | Upper Canada/Trinity College | Toronto |
| 1852 | *U Laval | Ville de Québec |
| 1854 | *U Queen's | Kingston, ON |
| 1854-1874 | U Victoria, Cobourg | Toronto |
| 1866-1890 | U Victoria, Cobourg (fusionnée avec l'École) | Montréal |
| 1868 | *U Dalhousie | Halifax |
| 1870-1903 | Trinity (fusionnée avec l'U de Toronto) | Toronto |
| 1871-1905 | Bishop's (fusionnée avec McGill) | Montréal/Lennoxville, QC |
| 1878-1920 | Succursale de l'U Laval (devenue UdeM) | Montréal |
| 1882 | *U Western Ontario (renommée Schulich, 2004) | London, ON |
| 1883 | *U du Manitoba | Winnipeg |
| 1883-1895 | Women's Medical College | Kingston, ON |
| 1883-1906 | Woman's Medical College | Toronto |
| 1891 | *U de Toronto (renommée Temerty, 2020) | Toronto |
| 1913 | *U d'Alberta | Edmonton |
| 1920 | *U de Montréal | Montréal |
| 1926-1944 | U de la Saskatchewan (pré-médecine seulement) | Saskatoon |
| 1944 | *U de la Saskatchewan (programme complet) | Saskatoon |
| 1945 | *U d'Ottawa | Ottawa |
| 1950 | * U de la Colombie-Britannique | Vancouver |
| 1966 | *U de Sherbrooke | Sherbrooke, QC |
| 1967 | *U de Calgary | Calgary |
| 1969 | *U McMaster (renommée DeGroote, 2004) | Hamilton, ON |
| 1969 | * U Memorial de Terre-Neuve | St John's, NL |
| 2005 | *École de médecine du Nord de l'Ontario à l'U Lakehead et à l'U Laurentienne | Thunder Bay, ON et Sudbury, ON |
| 2025 | *Toronto Metropolitan University | Brampton, ON |

U = Université
* Toujours en activité en 2022

et 1999, soit plus de la moitié depuis 2000. La majorité est constituée de campus extra-territoriaux. Parmi ces écoles régionales, quatorze se situent à Cuba, toutes furent créées entre 1962 et 2000. Leurs diplômés sont connus pour servir les communautés vulnérables à travers le monde.

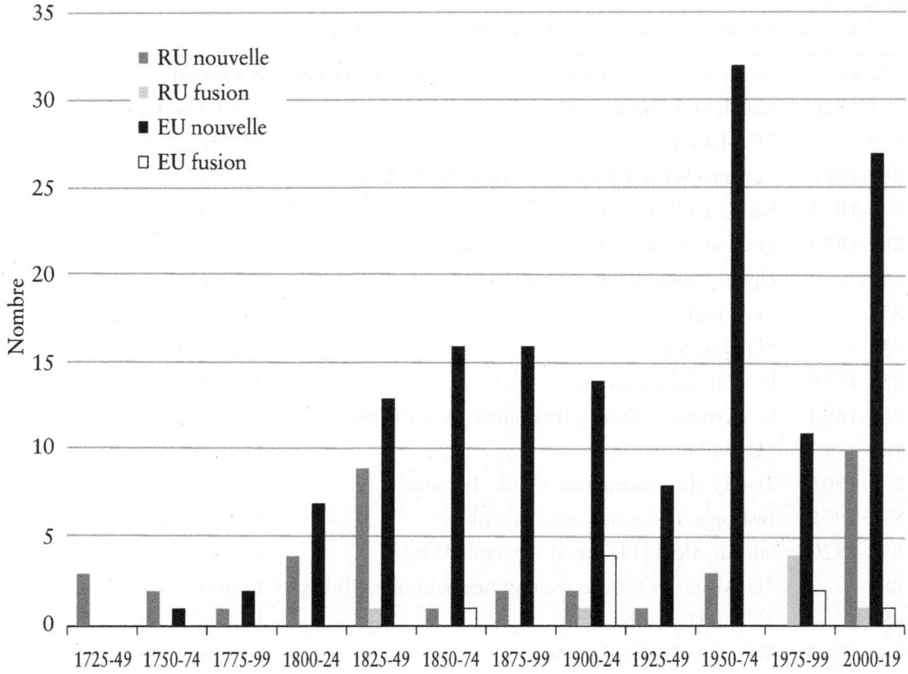


Figure 6.3 Fondation des écoles de médecine britanniques et américaines par quart de siècle, 1725-2019. À l'exclusion des quatre écoles britanniques d'origine antérieure (Oxford, Aberdeen, Cambridge et Glasgow) et les écoles disparues sans successeurs. Les dates de fondation des écoles impliquées dans les fusions sont conservées. Une fusion crée une nouvelle école, mais en diminue le nombre total. Source : Informations historiques sur les 33 écoles existantes au Royaume-Uni et 154 écoles aux États-Unis, 2008-2019.

L'accès à l'enseignement médical pour les minorités et les femmes fut restreint jusqu'au milieu du XX^e^ siècle. La médecine est conservatrice et les directeurs des écoles prospères épousaient leurs propres traditions culturelles, ce qui signifiait exclure ceux qui ne les partageaient pas. De nombreux livres ont été écrits sur l'histoire de ces restrictions d'accès. Après leur émancipation, les Afro-Américains reçurent un enseignement dans des écoles ségréguées ouvertes par des missionnaires, notamment l'Université Howard, le Meharry College et l'Université Shaw. À la fin des années 1880, certains de ces diplômés fondent leur propre école privée, parce que les Noirs sont encore exclus de nombreuses écoles du Nord. Les femmes aussi ont trouvé des opportunités dans les écoles ségréguées, après une poignée de succès individuels dans les écoles réservées aux hommes (voir chapitre 11). Une fois l'admission devenue possible, la discrimination persiste pourtant : les minorités raciales et religieuses, y compris les Juifs et les femmes, sont soumises à des quotas qui fluctuent en fonction de la pression sociale. Ces restrictions ont prévalu au moins jusqu'aux années 70. Les programmes d'action positive visant à améliorer l'accès des Autochtones et des personnes racialisées ont eu un rôle limité dans les écoles de médecine. Comme les candidats ne manquent pas, les forces conservatrices préfèrent s'appuyer sur les résultats élevés obtenus dans les grandes écoles, comme si les notes du premier cycle devaient être en corrélation avec la qualité de médecin. Les initiatives des étudiants en médecine de plusieurs écoles plaident en faveur d'une plus grande diversité et d'une plus grande équité dans le processus d'admission, soulignant qu'une meilleure représentation des minorités parmi les médecins entraînera de meilleurs résultats en matière de santé pour les minorités dans la population (voir chapitre 16). Au moment de la rédaction de ce chapitre, le principal obstacle aux études de médecine pour les étudiants intellectuellement doués et motivés est d'ordre financier.

Devenir médecin n'est qu'une étape parmi plusieurs éléments socialement déterminés du contrat médecin-patient. Le diplôme n'accorde pas de permis d'exercice. (Pour en savoir plus sur l'éducation médicale, voir chapitre 16.)

## CONTRÔLE DE LA PRATIQUE : GUILDES, ORGANISMES PROFESSIONNELS ET PERMIS

Il ne suffit pas de prétendre être médecin. Les médecins ont toujours été soumis à des sanctions lorsqu'ils ne répondaient pas aux attentes. Dans l'Antiquité, les sanctions prévues par les lois de l'État pour les échecs médicaux pouvaient être sévères, allant de l'amputation des deux mains (Code d'Hammurabi, vers 1700 avant J.-C.) à la crucifixion, comme Alexandre le Grand l'aurait recommandé (Plutarque, *Vie d'Alexandre*, ch. 72 ; Arrien, *Anabase*, 7, 14). Les sanctions les moins sévères de notre époque comprennent des amendes, la révocation du permis d'exercer, l'humiliation publique et la prison. L'autorité professionnelle est toujours un privilège et non un droit.

### *Habilitation*

Pendant longtemps, les médecins et les chirurgiens barbiers étaient en concurrence avec une grande variété d'autres guérisseurs comme les sorcières, les charlatans et les adeptes de théories alternatives. L'histoire de la professionnalisation de la médecine est celle du passage d'un système de santé pluraliste au monopole d'une puissante orthodoxie.

La tendance au monopole a été favorisée par la revendication du pouvoir de la connaissance médicale. Sous la prédominance du christianisme, le praticien parfait était celui qui combinait la connaissance de la maladie avec le respect de la volonté de Dieu. Néanmoins, au milieu du XIVe siècle, la plupart des législations européennes exigeaient un permis, qui devait être obtenu après examen auprès d'une guilde, d'une autorité publique ou d'une université (voir tableau 6.2).

À partir du XVIe siècle, avec ce que l'on appelle la révolution scientifique, la religion et la médecine furent formellement séparées et l'indépendance des médecins commença à croître. Les médecins européens appliquèrent les principes scientifiques à la maladie de manière nouvelle et vantèrent leurs capacités supérieures en tant que guérisseurs. Ils étaient conscients que certains collègues pouvaient ne pas être fiables et que d'autres pouvaient limiter leurs revenus. Pour minimiser les dommages causés aux patients et aux réputations par des médecins indignes, ils ont exigé le droit de s'autoréguler et de décider qui était acceptable et qui ne l'était pas. En Italie, les comités « Protomedicato » accordèrent ainsi des permis d'exercice à partir du milieu du XVIe siècle. Après de nombreuses pétitions, des chartes d'autonomie ont été accordées aux médecins et aux guildes de barbiers-chirurgiens, d'abord par les villes, puis par les nations. La profession ne se résume pas à l'éducation et aux diplômes universitaires ; elle se définit par l'appartenance à un corps de praticiens qui ont le privilège d'examiner, d'autoriser et de discipliner leurs propres membres, indépendamment du gouvernement.

Au Canada, la pratique médicale est réglementée par des organismes régionaux de réglementation professionnelle depuis le XVIIe siècle. Avant la fondation des facultés de médecine canadiennes, un diplôme obtenu dans un établissement d'élite en Europe était suffisant pour obtenir un permis, tandis que d'autres étaient soumis à des examens. Au début du XIXe siècle, avec la fondation des premières facultés de médecine canadiennes, l'examen est devenu obligatoire pour tous. Les licences sont accordées par les États américains et les provinces canadiennes. Toutefois, un certain nombre de modifications apportées au XXe siècle rendent les titres de compétence transférables à l'échelle nationale. Par exemple, depuis 1911, le permis d'exercice de la médecine obtenu auprès du Conseil médical du Canada (fondé en 1906) est transférable dans toutes les provinces. Des examens spéciaux sont exigés des diplômés étrangers en médecine qui viennent aux États-Unis ou au Canada (pour la première fois en 1958, administrés par la Educational Commission for Foreign Medical Graduates [ECFMG]).

Le pouvoir et le prestige de la médecine se sont encore accrus avec l'apparition des spécialités à la fin du XIXe siècle. En Grande-Bretagne, où les collèges royaux de chirurgie et de médecine remontaient déjà à des centaines d'années, chaque nouvelle spécialité a développé son propre « collège ». Finalement, une vague fusion a eu lieu en 1974 pour former l'Academy of Medical Royal Colleges, mais chaque collège de spécialité conserve ses propres bureaux et son propre personnel. Le système australien est similaire. Le premier conseil

Tableau 6.2
Les premiers jalons de la professionnalisation médicale de l'Europe

| *Date* | *Autorité* | *Exigence ou limitation du permis* |
|---|---|---|
| Vers 1250 | Roger II de Sicile | Examens publics des praticiens |
| 1215 | Quatrième concile du Latran | Interdiction pour le clergé de cautériser ou d'inciser |
| 1219 | Bologne | Examen de l'archidiacre |
| 1231 | Frédéric II de Sicile | Les maîtres de Salerne ont le droit d'examiner |
| 13e s. | Montpellier | Guilde des barbiers-chirurgiens |
| 1260 | Collège St Côme | Guilde des barbiers-chirurgiens |
| 1418 | Montpellier | Examens de la guilde des barbiers-chirurgiens |
| 1423 | Londres | Brève fusion des chirurgiens et des médecins |
| 1505 | Édimbourg | Guilde des barbiers-chirurgiens |
| 1518 | Londres | Collège royal des médecins |
| 1540 | Angleterre | Compagnie des chirurgiens barbiers |
| 1599 | Glasgow | Collège royal des médecins et chirurgiens |
| 1617 | Londres | Les apothicaires sont distingués des médecins |
| 1654 | Dublin | Collège royal des médecins |
| 1681 | Édimbourg | Collège des médecins |
| 1699 | Louis XIV de France | Les dentistes sont examinés par des chirurgiens |

de spécialité autonome est apparu aux États-Unis en 1924. En 1933, on envisageait de partager les installations de plusieurs spécialités et d'appliquer les normes à l'échelle nationale. Vingt-quatre conseils, représentant de nombreuses autres sous-spécialités, fonctionnent au sein de l'American Board of Medical Specialties. De même, le Collège royal des médecins et chirurgiens du Canada a été fondé en 1929 pour former, examiner et agréer des spécialistes en médecine, en chirurgie et en sciences de laboratoire. Environ soixante-dix spécialités sont maintenant certifiées par des bureaux centralisés à Ottawa. Les médecins généralistes ont été exclus. Finalement, ils ont formé leur propre collège dans les années 1970 (voir chapitre 14). Ces organisations nord-américaines se sont tournées vers l'Europe, en particulier vers l'Angleterre, la France et le Danemark dans leurs premières années.

La masse cérémonielle du Collège royal des médecins et chirurgiens du Canada

Offerte par le Royal College of Surgeons of England en 1964, la masse cérémonielle symbolise le « pouvoir corporatif » du collège et est portée par le membre exécutif au sens large lors des processions académiques. L'original a été volé en 1992, mais un modèle de remplacement fut rapidement commandé et achevé en 1993. L'original légèrement abîmé a été rendu en septembre 2019 par un bon citoyen qui l'avait découvert dans l'armoire à fusils de son père décédé. Les spécialistes canadiens prennent très au sérieux son pouvoir et ses symboles.

### *Associations professionnelles*

Au-delà des titres de compétence que sont le permis d'exercer et la certification, l'adhésion à des associations professionnelles permettait aux praticiens de participer à la négociation des règles qui les régissaient. Les objectifs des sociétés professionnelles étaient et sont toujours de protéger et de faire progresser les normes du savoir médical par le biais de réunions, de publications et d'octroi de permis. Elles devaient également faire pression pour défendre les intérêts des médecins. Ce n'est pas un hasard si elles ont été formées au moment où de nouvelles écoles de médecine étaient créées en Europe et en Amérique du Nord.

La British Medical Association fut fondée en juillet 1832 par cinquante médecins réunis à Worcester. Son rôle a toujours été de promouvoir la science médicale et de servir les intérêts et l'honneur de la profession. Dans l'Amérique du XIX^e^ siècle, les médecins n'appréciaient pas la menace financière et la réussite personnelle (autant qu'ils se méfiaient de la connaissance) de leurs collègues « non orthodoxes » : les homéopathes, les éclectiques, les Thomsoniens et les sages-femmes. L'American Medical Association (AMA) a été fondée en 1847 en partie comme un lobby professionnel pour protéger la part de marché des médecins contre les homéopathes. L'Association médicale canadienne est issue d'une variété de précurseurs provinciaux et municipaux, dont certains existent encore, dans le but de diffuser les connaissances et de protéger les intérêts des médecins. Sa constitution a été ratifiée en 1907. Les trois associations publient des revues influentes fondées peu après leur création : le *British Medical Journal* (*BMJ*, 1840), le *Journal of the American Medical Association* (*JAMA*, 1883, qui remplace *Transactions*, 1848-1882) et le *Canadian Medical Association Journal* (*CMAJ*, 1911). Cette dernière a peut-être été fondée en réponse aux attaques de Flexner contre les facultés de médecine canadiennes. Non seulement ces publications apportent aux médecins des informations scientifiques et des nouvelles pertinentes, mais elles sont aussi une fabuleuse source d'opinions professionnelles pour les historiens. En France, après de nombreuses tentatives à partir de 1845, le Conseil de l'Ordre des médecins fut finalement créé en 1940, sous le régime de Vichy, au moment où une grande partie de la France était occupée par l'Allemagne nazie. Ayant la fonction d'un organisme de délivrance de permis et défendant à la fois les patients et les médecins, ce conseil a adopté des positions fortement antisémites, qui ont été activement désavouées lors de sa réorganisation d'après-guerre.

## LES ATTENTES DES PATIENTS : AUGMENTATION, DIMINUTION ET DOUBLE CONTRAINTE

Du côté du patient, les attentes ont radicalement changé depuis que l'écriture médicale a commencé il y a environ 3500 ans, et la plupart des changements sont récents. Dans l'Antiquité, être un bon médecin signifiait être capable de prédire l'issue d'une maladie. Le soulagement de la souffrance était également important, mais la connaissance de la maladie et de son pronostic de mort ou de guérison constituait le triomphe médical. La plupart des patients acceptaient les limites potentielles du traitement et le médecin n'était qu'un conseiller parmi d'autres, y compris les devins, les oracles et les prêtres.

Au début de la période moderne, la société a peut-être reconnu les avantages du nouveau savoir scientifique, mais les attentes quant à ce qu'un médecin pouvait réellement accomplir n'ont guère changé. Certains se sont amusés de ce manque de crédibilité. Des dramaturges comme Shakespeare et Molière ainsi que des caricaturistes comme Rowlandson, Cruikshank et Daumier se sont moqués des médecins pompeux : des pourvoyeurs de remèdes coûteux, inefficaces et incompréhensibles qui tuaient aussi facilement qu'ils guérissaient (voir figures 6.4 et 6.5).

Les attentes des patients à l'égard de la médecine ont commencé à augmenter au milieu du XIX^e^ siècle avec les découvertes majeures de l'anesthésie et de l'antisepsie. L'anesthésie est considérée comme la technologie la plus importante dans la formation du contrat moderne : des maladies autrefois acceptées comme fatales ou chroniques pouvaient soudainement être réparées sans douleur (voir chapitre 10). Comme l'a fait remarquer l'historien Martin Pernick, les patients ont commencé à imaginer un remède pour chaque problème mais, en acceptant l'expertise médicale, ils ont perdu leur autonomie sur leur propre bien-être. L'arrivée des antibiotiques dans les années 1930 et 1940 a eu un effet similaire, comme chaque découverte majeure de la science médicale (voir chapitre 5). Maintenant que la guérison est parfois possible, elle devient rapidement un impératif. Le fait que tout le monde doive mourir a fini par disparaître du paysage médical et culturel.

Entre 1850 et 1950, la profession médicale a pu compter sur une succession de géants de la chirurgie et de la médecine, salués comme des monuments nationaux dans leur pays d'origine. Les ouvrages de ces grands hommes ont nourri le médecin de campagne de Fildes dans ses veilles au chevet des malades, année après année. Le savoir était statique et fiable. Au début du XX^e^ siècle, le simple fait d'être médecin suscitait automatiquement l'admiration et le respect.

L'augmentation sensible des attentes des patients a transformé l'espoir de santé en demande. Les gens ont commencé à vouloir et à attendre d'être guéris. Ils ont exigé ce qu'il y avait de mieux, même si cela impliquait une chirurgie

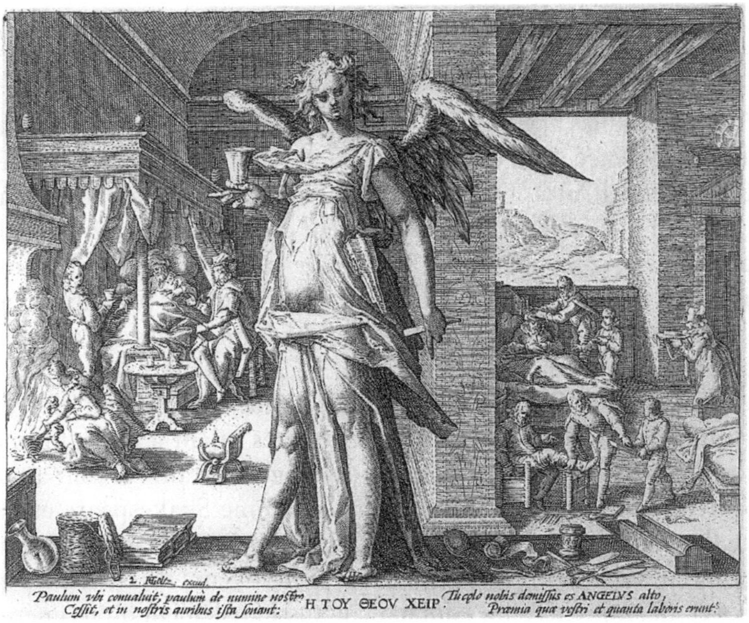
Paulum ubi conualuit; paulum de numine nostro
Cessit, et in nostris auribus ista sonant:
H TOY ΘEOV XEIP.
Tu cœlo nobis demissus es ANGELVS alto,
Præmia quæ vestri et quanta laboris erunt.

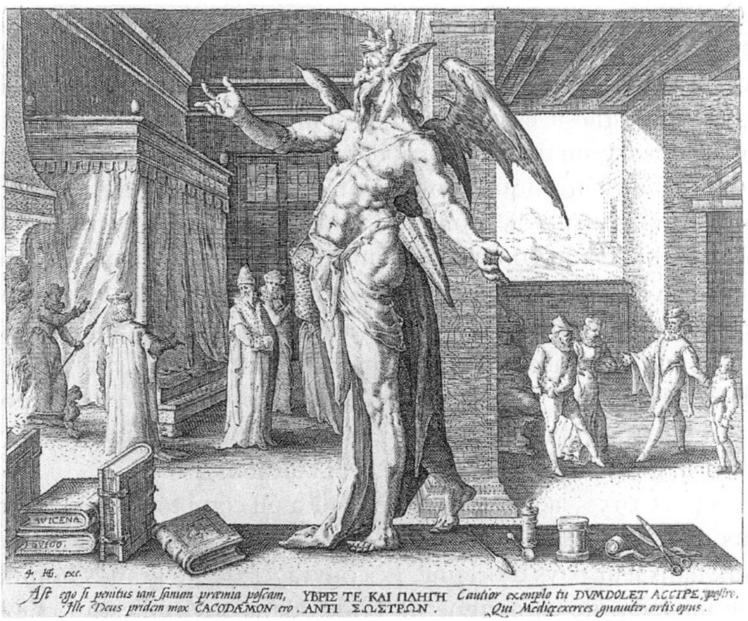
Ast ego si penitus iam sanum præmia poscam,
Ille Deus pridem mox CACODÆMON ero.
YBPIΣ TE KAI ΠΛΗΓΗ
ANTI ΣΩΣTPΩN.
Cautior exemplo tu DVMDOLET ACCIPE, vestro.
Qui Medicæ exerces gnauiter artis opus.

Figures 6.4 et 6.5 Le médecin en tant qu'ange et en tant que diable. Tous deux anonymes néerlandais, 1587, d'après Hendrik Goltzius. Ce sont les deuxième et quatrième images d'une allégorie de la profession médicale du point de vue du patient. Le médecin passe du dieu entendant une prière, à l'ange dispensant des médicaments, à l'homme ordinaire qui fait mal en essayant d'apporter son aide et enfin au diable exigeant un paiement. Musée d'art de Philadelphie.

cardiaque immédiate ou la correction intra-utérine de malformations fœtales. La colère s'empare des médecins dont les patients meurent en attendant une intervention, comme si personne ne mourait jamais sur la table d'opération et que toutes les procédures étaient sûres.

À la fin du XX$^{e}$ siècle, les attentes des patients avaient encore changé. Sans renoncer à l'espoir de guérison, une grande partie de la population commença à douter de la capacité de la médecine à la fournir. Certes, certains continuent à vénérer la profession médicale, mais ce n'est plus une évidence. Les praticiens ne sont pas nécessairement dignes de confiance et ne possèdent pas le même contrôle sur la pratique qu'autrefois. Si l'on continue d'attendre des guérisons miraculeuses, les attentes parallèles à l'égard des professionnels de la santé se sont radicalement abaissées : on dit parfois que les médecins sont dangereux, antipathiques et cruels. Il en résulte une double contrainte qui remet en cause le contrat médecin-patient.

De nombreuses raisons ont contribué au déclin du respect et à la montée du scepticisme. Tout d'abord, il est désormais largement admis que les connaissances médicales ont parfois été « erronées ». Les erreurs du siècle dernier ne sont peut-être pas plus fréquentes ni plus dommageables que celles des époques précédentes, mais elles sont désormais plus visibles. Des procédures présentées comme des panacées ont diminué ou ont été abandonnées, par exemple l'amygdalectomie et la chirurgie de la viscéroptose (voir chapitre 10). Certaines pratiques sont tombées dans le charlatanisme : la procédure Brinkley, autrefois respectable et lancée dans les années 1890, prétendait rajeunir en « transplantant » des gonades de singe ou de chèvre. En 1930, le rédacteur en chef du *JAMA* a porté plainte contre John R. Brinkley, du Kansas, malgré les témoignages de patients en sa faveur. La plupart des médicaments ont des effets secondaires indésirables, mais certains ont entraîné des dommages graves largement médiatisés tels que la thalidomide, le chloramphénicol, la phénacétine, les remèdes contre l'arthrite, les hormones de substitution et les inhibiteurs de la COX-2 (voir chapitre 5). Il en va de même pour des objets tels que le dispositif intra-utérin Dalkon Shield et certains implants mammaires. Les fausses allégations peuvent avoir des effets d'une grande portée. Par exemple, l'étude frauduleuse d'Andrew Wakefield en 1998, qui attribuait l'autisme aux vaccins pour nourrissons, a été discréditée et rétractée en 2010. Toutefois, elle a suscité une hésitation persistante et généralisée à l'égard des vaccins et a engendré des soupçons quant à la fiabilité de la littérature médicale dominante. À l'instar de la médecine, la science a également commis des erreurs. La science a apporté la bombe atomique, Love Canal, l'amincissement de la couche d'ozone, Tchernobyl, la pollution atmosphérique, les pesticides, les organismes génétiquement modifiés et le changement climatique qui provoque des catastrophes « naturelles » telles que des inondations, des sécheresses et des avalanches. Inspirés par l'éthique environnementale, les patients disent ne pas vouloir empoisonner leur système avec des médicaments. Les médecins qui administrent des traitements dangereux ont généralement été protégés de tout blâme. Dans la plupart des cas, ce sont les compagnies pharmaceutiques, les fabricants et, parfois les gouvernements, qui portent la responsabilité légale. Les médecins continueront-ils à prendre des décisions malheureuses ? Oui. Jouiront-ils toujours d'une relative protection contre le blâme ? Reconnaîtront-ils volontiers leurs erreurs ? Nous ne le savons pas. Toutefois, le public informé se méfie des médecins, car ils sont les gardiens des produits scientifiques.

Deuxièmement, la nature des connaissances médicales change autant que leur contenu. Certains prétendent que « les connaissances augmentent », mais l'augmentation concerne l'information et non les connaissances. Medline ou PubMed fournissent des références à la littérature médicale ; leur précurseur, l'Index Medicus, apparaissait dans des livres imprimés. En 1879, il s'agissait d'un seul volume de cinq centimètres d'épaisseur. Cette taille apparait encore plus mince en comparaison de la multiplication par plus de trente pour contenir les dix-neuf gros volumes de l'édition de 1997. Avec le passage aux ressources numériques, l'explosion de l'information est difficile à « voir » de la même manière, mais la quantité relative continue d'exploser. Comment un médecin peut-il prétendre « connaître » les dizaines de milliers de périodiques médicaux remplis de soi-disant nouvelles connaissances ? Les idées qui sont vraies au début d'une formation médicale sont parfois fausses à la fin. Face à un labyrinthe d'informations contradictoires, comment les médecins peuvent-ils savoir quand rejeter ce qu'on leur a appris en faveur de quelque chose de nouveau ? En disposant de tant d'informations sur différentes sujets, les médecins d'aujourd'hui en savent-ils vraiment plus que l'homme peint par Fildes ? S'agit-il d'une meilleure connaissance ? Et cela n'a-t-il pas un coût ? Un citoyen informé s'inquiète du fait que son médecin ne peut pas tout savoir.

Troisièmement, les héros de la médecine continuent à faire autorité dans certains pays, mais ils ne sont plus à la mode en Amérique du Nord. En France, une campagne des années 1990 a mis en scène les visages des célèbres oncologues du pays sur des panneaux d'affichage, exhortant les citoyens à donner généreusement. Ce projet n'aurait pas de succès là où les médecins sont relativement peu connus et dont on se méfie ; les plaidoyers des patients sont plus efficaces. La méfiance à l'égard des héros ne se limite pas à la médecine. Notre époque est devenue méfiante à l'égard des distinctions de classe, de l'autorité et de tout ce qui est qualifié de scientifique. Plusieurs dirigeants éminents au Canada et aux États-Unis ont ostensiblement dénigré tous les « experts ». Peut-être qu'après la pandémie de COVID-19, nous verrons la réputation des médecins restaurée.

Les médecins du côté obscur

La méfiance à l'égard de l'autorité se reflète également dans les écrits des historiens actuels, dont les travaux sur les « grands médecins » manquent rarement d'aborder des défauts qui, auparavant, auraient pu être considérés comme des vertus ou des bizarreries. Galien, nous dit-on, a fui Rome pendant une épidémie. De même, Thomas Sydenham a fui Londres pendant une épidémie. William Withering a été le premier à tester la digitaline sur les pauvres. La courageuse démonstration de vaccination d'Edward Jenner ne répondrait pas aux normes d'éthique actuelles, pas plus que celle de Louis Pasteur. William Osler faisait des blagues et tenait des propos racistes. William Halsted consommait de la cocaïne. Alexander Fleming reçut plus de crédit pour la pénicilline qu'il ne le méritait. Norman Bethune buvait et fréquentait les femmes. Frederick Banting frappait sa femme. D. Carleton Gadjusek abusait des enfants.

Si l'on regarde aussi du côté obscur, les historiens, les journalistes et le public peuvent trouver beaucoup de raisons de se plaindre du passé médical. Étant humains, les médecins commettent parfois des erreurs coûteuses ou des crimes et ont utilisé leurs connaissances pour nuire délibérément au service d'une idéologie politique et culturelle. Dans le cadre d'expériences, les droits des personnes défavorisées ont souvent été bafoués. Aujourd'hui, le public est bien plus conscient des accidents et des crimes du passé. Par exemple, l'étude de Tuskegee sur la syphilis non traitée chez les hommes afro-américains s'est poursuivie jusque dans les années 1970, bien après que des traitements efficaces sont connus. Les participants pensaient recevoir de bons soins et contribuer aux connaissances scientifiques. Ce n'est qu'en mai 1997, après que plusieurs historiens ont révélé la tragédie, que les survivants reçurent des excuses officielles du président Bill Clinton pour le rôle joué par le gouvernement américain dans ce projet. En 2010, l'historienne Susan Reverby a mis au jour l'inoculation délibérée de la syphilis à 700 citoyens du Guatemala dans les années 1940 par des scientifiques américains désireux de tester la pénicilline.

Nombreux sont ceux qui associent la prise de conscience de ces abus flagrants à la méfiance actuelle envers la médecine. Des histoires qui donnent à réfléchir dissèquent les actions des médecins nazis, qui ont réussi à concilier l'extermination raciale avec leur serment d'Hippocrate de « ne pas nuire » (voir chapitre 15). Récemment, les médecins ont été sévèrement critiqués pour avoir accepté les avantages fournis par l'industrie pharmaceutique, et des licenciements très médiatisés renforcent la méfiance à leur égard. Par exemple, Charles Nemeroff a quitté l'Université Emory en 2008 en raison des profits considérables et non déclarés qu'il tirait de l'industrie pharmaceutique. Avec l'instantanéité d'Internet, les patients n'hésitent pas à révéler aux autres les erreurs médicales dont ils ont souffert.

La culture occidentale cautionne désormais le blâme. Les professionnels de la santé vivent sous la menace de poursuites pour faute professionnelle résultant de la double contrainte des attentes contradictoires des patients. Lorsque chacun s'attend à une guérison, une société qui se méfie tout autant de la science et de l'autorité médicales ne manquera jamais de personnes à blâmer en cas de défaillance. Des médecins ont été poursuivis pour n'avoir pas réussi à guérir une maladie incurable, comme si quelqu'un devait être tenu pour responsable du déclin naturel.

Aux États-Unis, les frais d'assurance en cas de faute professionnelle ont atteint des niveaux sans précédent. Une forme de protection coopérative fonctionne au Canada (Association canadienne de protection médicale, ACPM). Ce service unique permet aux historiens d'en saisir rapidement les effets à l'échelle nationale. Au Canada, les honoraires conditionnels sont techniquement illégaux et les poursuites pour faute professionnelle moins fréquentes; néanmoins, l'effet d'une société procédurière est visible. Les primes n'ont cessé d'augmenter parallèlement à la spirale des coûts. Par exemple, en 1976, les dépenses de l'ACPM en dommages-intérêts et en frais juridiques avoisinaient 4,5 millions de dollars; en 2007, ils étaient de 393 millions de dollars, soit 97 fois plus en 30 ans. Au cours de la même période, l'indice canadien des prix à la consommation a été multiplié par quatre environ.

Les difficultés à payer les médecins aisés et à les défendre contre des plaintes justifiées ne renforcent pas la sympathie du public, notamment lorsque les riches médecins se mettent en grève (voir ci-dessous). La reconnaissance de ces problèmes a suscité l'essor de la bioéthique et a permis d'axer la formation médicale sur le patient (voir chapitre 16).

## PAYER LE MÉDECIN : LES SYSTÈMES DE SANTÉ

La maladie peut facilement ruiner les patients et leur famille. Le problème de la rémunération du médecin a trouvé diverses solutions au fil des ans, chacune reflétant les idéaux politiques et culturels du lieu et du temps. Dans de nombreux pays, une tierce partie est entrée dans le contrat médecin-patient. Parfois, c'est le gouvernement, parfois le secteur privé. L'ancien duo contractuel est devenu un trio.

À partir des années 1700, les cliniques de bienfaisance étaient (et sont toujours) desservies par d'éminents médecins, tandis que les patients aisés payaient selon des barèmes d'honoraires approuvés, modifiés en fonction de la réputation du médecin. Des sociétés de bienfaisance furent organisées pour soigner les malades, parfois dans des maisons de travail qui ressemblaient beaucoup à des

Tableau 6.3
Création de systèmes de santé

| *Année* | *Pays* | *Législation* |
|---|---|---|
| 1883 | Allemagne | Assurance obligatoire pour certains travailleurs |
| 1888 | Autriche | Assurance obligatoire pour certains travailleurs |
| 1891 | Hongrie | Assurance obligatoire pour certains travailleurs |
| 1893 | France | Soins médicaux gratuits pour les pauvres |
| 1911 | Grande-Bretagne | Loi sur l'assurance maladie nationale |
| 1916 | Canada (Saskatchewan) | Régime des médecins municipaux (salaires) |
| 1945 | France | Sécurité sociale |
| 1947 | Canada (Saskatchewan) | Assurance des services hospitaliers |
| 1948 | Grande-Bretagne | National Health Service |
| 1962 | Canada (Saskatchewan) | Assurance des services médicaux |
| 1968 | Canada | Lancement du programme national d'assurance-maladie |
| 1984 | Canada | Loi canadienne sur la santé |

prisons. De nombreuses personnes se passent tout simplement de soins médicaux. Avec l'essor de la technologie et les attentes en matière de réussite, le « besoin » de services médicaux était d'autant plus pressant. Les philanthropes ont cherché des moyens de subvenir aux besoins des pauvres et les entrepreneurs ont perçu une fenêtre d'opportunité. Les régimes d'assurance maladie se sont multipliés à la fin du XIX^e^ siècle et au début du XX^e^ siècle, souvent gérés par des médecins. Leur objectif est de rembourser les dépenses et de rémunérer le personnel soignant grâce aux revenus provenant des cotisations.

La maladie impose également des contraintes aux employeurs et aux gouvernements. Finalement, les inégalités d'accès aux soins médicaux sont devenues un problème pour les gouvernements plutôt que pour les organisations caritatives privées, en conséquence de quoi divers programmes nationaux de santé ont vu le jour (voir tableau 6.3). Certains couvraient tous les coûts, tandis que d'autres ne couvraient que les soins hospitaliers ou médicaux et excluaient la dentisterie, les médicaments, la physiothérapie et d'autres formes de soins. Habituellement, les frais hospitaliers sont les premiers à être couverts. Au début, une attention particulière était accordée aux personnes atteintes de certaines maladies dévastatrices, comme la tuberculose ou le cancer. Les défenseurs de cette cause étaient généralement issus de la gauche politique et des syndicats, plus souvent que du milieu des médecins qui s'inquiétaient constamment de leurs revenus. Par la suite, les systèmes ont été étendus à tous les citoyens d'un pays, en bonne santé ou non.

L'objectif de ces systèmes – qu'ils soient privés ou publics – est triple : premièrement, retirer le fardeau du paiement aux malades ou aux pauvres ; deuxièmement, garantir la rémunération des services ; et troisièmement, prévenir les maladies. Les deux premiers objectifs sont souvent atteints ; le troisième, en revanche, ne l'est pas. Le « système de santé » est un euphémisme pour désigner la gestion de la maladie. Les systèmes vont des programmes d'assurance maladie (dans lesquels le citoyen paie une prime, le médecin reçoit une rémunération pour ses services et le gouvernement est le courtier) aux programmes de médecine d'État (dans lesquels le médecin est salarié et les soins sont financés par les impôts et fournis « gratuitement »).

Le premier régime national d'assurance maladie obligatoire est apparu en Allemagne en 1883 sous la direction de l'homme d'État Otto von Bismarck. Les travailleurs dont les revenus se situaient dans une fourchette déterminée étaient tenus de payer des primes pour la couverture des services de santé, y compris les soins dentaires, hospitaliers et médicaux. Ceux dont les salaires étaient inférieurs à cette fourchette n'étaient pas couverts et devaient faire appel à la charité. Il était recommandé aux personnes dont le salaire était supérieur à la fourchette de bénéficier d'une couverture privée.

Les plans de santé nationalisés ont été diabolisés comme étant le produit d'une menace communiste. Cependant, l'objectif de Bismarck était exactement à l'opposé : il pensait que fournir des soins aux travailleurs dans un système capitaliste contrecarrerait le succès du mouvement ouvrier en éliminant l'une de ses principales plaintes. Le système allemand a fait l'objet d'une grande attention internationale, car les laboratoires bien financés du pays étaient une destination de choix pour les médecins (voir chapitre 3).

La loi britannique sur l'assurance maladie nationale a été adoptée en 1911 sous la direction du futur premier ministre David Lloyd George. Elle ne couvrait pas les frais d'hospitalisation, sauf pour les tuberculeux, et obligeait les employeurs à payer des primes pour les travailleurs ; les chômeurs en étaient exclus. La Révolution russe a créé un système décentralisé de cliniques dans lequel des professionnels paramédicaux, appelés *feldshers*, jouaient un rôle prépondérant et les frais de service étaient abolis. La France promulgua la gratuité des soins médicaux pour les pauvres en 1893 ; les compagnies d'assurance et les prestations versées par les employeurs ont couvert diverses situations pour les autres jusqu'après la Seconde Guerre mondiale. Ensuite, sous l'influence de la Grande-Bretagne, la France a étendu lentement mais sûrement la couverture aux personnes âgées, aux femmes enceintes, aux enfants et, finalement, à l'ensemble de la population en 1999. En France, l'historien et chirurgien Jean-Charles Sournia était l'un rare défenseur médical d'une plus grande protection de la santé publique. Aux États-Unis, la méfiance politique fut renforcée par le constat de ces changements dans le financement des médecins à l'étranger.

En 1948, de nouvelles réformes ont été mises en œuvre en Grande-Bretagne à la suite du rapport de 1943 de l'éminent économiste William Henry

La peur des soins : le débat radiophonique sur la médecine d'État, 12 novembre 1935

> Un service médical financé par l'État « socialiserait, sinon communiserait, une partie de la vie américaine… Nous deviendrions une nation d'automates, bougeant, respirant, vivant, souffrant et mourant selon la volonté des politiciens et des maîtres politiques ».

Morris Fishbein, editor of JAMA, *American Medical Association Bulletin*, Novembre 1935, réimpr., 7

Beveridge. Les soins ne devaient être qu'un élément d'un programme global de protection sociale « du berceau à la tombe ». Beveridge souhaitait que les services de l'État complètent, mais n'étouffent pas, l'initiative individuelle. Les médecins britanniques qui participent au programme reçoivent un salaire et sont limités à certains lieux d'exercice. Les négociations aboutissent à des compromis, et un système privé parallèle devient rapidement le sanctuaire de l'élite des médecins au service des riches : le « Harley Street set ».

La plupart des pays européens, ainsi que l'Australie, la Nouvelle-Zélande, le Canada et d'autres nations développées, ont désormais des systèmes de santé administrés par l'État. Ces pays jouissent d'une meilleure santé et d'une plus grande longévité. Les pays riches qui ne disposent pas d'un système de santé national doivent faire face à des statistiques déprimantes. À la suite de sa propre révolution en 1959, Cuba a également adopté un système de médecins salariés et de capitation, en leur confiant des responsabilités en matière de maintien de la santé et de rapports. Les revenus des médecins cubains sont faibles, mais ses statistiques de santé sont admirables : l'espérance de vie et la mortalité infantile sont égales à celles des Américains, alors que ses dépenses de santé par habitant sont quatre ou cinq fois moins élevées et que son produit intérieur brut (PIB) représente 0,5 pour cent du PIB américain.

Aux États-Unis, les programmes sociaux couvraient les plus pauvres et les personnes âgées. De nombreuses tentatives pour introduire une législation sur les soins à l'échelle nationale aux États-Unis se sont soldées par un échec cuisant, la dernière en date étant « Medicare for All » (2003-2025). La majorité des personnes décédées lors d'une épidémie de rougeole en 1990 au Texas étaient des enfants afro-américains ou hispaniques non vaccinés vivant dans la pauvreté. Des solutions créatives ont été trouvées pour permettre à la classe moyenne de participer à des programmes de « soins gérés » assortis de diverses restrictions : les organisations de maintien de la santé. La couverture médicale et la peur de la perdre deviennent des facteurs de choix d'emploi. La situation tragique des Américains assurés a fait l'objet du documentaire *Sicko* (2007) du cinéaste Michael Moore, à la fois acclamé et diabolisé. Le soutien à la loi sur les soins abordables du président Barack Obama (2010) est venu de membres des deux partis politiques, reconnaissant qu'au moins 46 millions de citoyens n'avaient aucune assurance. La réglementation exigeait que tous les résidents acquièrent une assurance maladie privée, avec des subventions pour les personnes vivant dans la pauvreté; environ 25 millions de personnes supplémentaires furent couvertes. Néanmoins, l'industrie de l'assurance constitue l'un des plus grands lobbies contre un système de santé universel: des milliers d'emplois dans le secteur des cadres moyens sont payés par les primes et par des coûts plus élevés des services afin de générer des profits. Malgré plusieurs tentatives, la présidence Trump n'a pas réussi à abroger l'Obamacare, certes imparfait.

Dans les systèmes de santé où les hôpitaux et les médecins coûtent le plus cher, le public et la profession médicale ont relativement plus de mal à s'attaquer aux « déterminants sociaux » de la maladie: pauvreté, analphabétisme, logement, pollution et guerre. Les efforts pour traiter ces problèmes ont été laissés à des bureaucraties moins efficaces et éloignées, comme les Nations unies et l'Organisation mondiale de la santé, ou aux efforts de groupements extra-professionnels d'individus très motivés (voir chapitre 15). Un groupe d'historiens américains a formé un lobby, le Cercle Sigerist, qui utilise l'histoire comme une arme dans la lutte pour l'accès universel aux soins.

Le système de santé du Canada a fait l'objet d'un examen minutieux de la part de nombreux pays. Pendant la Seconde Guerre mondiale, le pays s'est engagé dans des mesures économiques pour éviter un autre désastre semblable à la Grande Dépression des années 1930. Tous les partis politiques ont approuvé le concept de financement des soins par l'État. Les médecins canadiens s'intéressent aux systèmes décentralisés de leur allié russe. Après l'élection provinciale de 1944 du gouvernement de la Fédération du Commonwealth coopératif dirigé par le prédicateur baptiste Tommy C. Douglas, la Saskatchewan est devenue la première juridiction nord-américaine à promulguer une assurance hospitalière et médicale. Le régime a commencé par une couverture hospitalière à l'échelle de la province et un projet pilote de services médicaux complets dans la ville de Swift Current. Une poignée de médecins ont participé, mais la plupart des autres se sont opposés aux changements jusqu'à ce qu'ils se rendent compte gagner plus que par le passé (voir chapitre 15).

En 1962, la Saskatchewan étend la couverture médicale à l'ensemble de la province et les médecins font grève pendant vingt-trois jours (voir grèves ci-dessous). En 1964, une commission royale, présidée par le juge Emmett Hall, recommande un système national inspiré du plan de la Saskatchewan. La loi initiale a été adoptée en 1966, le programme a été lancé en 1968 et la Loi canadienne sur la santé a été promulguée en 1984. Les provinces ont été amenées à accepter les promesses de paiements de transfert fédéraux.

Malgré les critiques de nombreux praticiens et de certains Américains, le système de santé canadien se compare favorablement à d'autres dans le monde occidental en termes d'espérance de vie, de mortalité infantile et d'abandon du tabac. Cependant, le Canada compte moins de médecins, d'infirmières et d'appareils d'imagerie par résonance magnétique (IRM) que la moyenne des pays développés, et son système est le deuxième plus coûteux (après les États-Unis). Le système a modifié le contrat médecin-patient, décrit ci-dessus. L'accès aux soins est associé à un « droit ». Cependant, les médecins sont moins autonomes que par le passé. Même lorsqu'ils répondent à la plupart des attentes, se tiennent à jour et ne font pas d'erreurs, le contrôle ne leur appartient plus entièrement, mais au tiers payant. Les frais sont négociés avec les gouvernements et façonnés par les pressions fiscales. Les patients, cependant, sont satisfaits. C'est le programme social le plus populaire au pays, approuvé par tous les partis politiques et renforcé par des commissions royales ultérieures.

Les services sont restreints en raison des temps d'attente, un problème qui fait l'objet d'une recherche active, car ces temps d'attente au Canada sont parmi les plus longs au monde et sont devenus un obstacle à l'accès aux soins. La facturation des pratiques est vérifiée. Toutefois, après le décès par suicide du médecin ontarien Anthony Hsu en 2003 à la suite d'un examen critique de sa pratique, ces vérifications ont été jugées trop sévères et préjudiciables. En 2005, la Cour suprême a jugé que les restrictions imposées aux cliniques de santé privées (illégales selon la Loi canadienne sur la santé) allaient à l'encontre de la Charte canadienne des droits et libertés. Brian Day, chirurgien d'origine britannique et propriétaire d'une clinique orthopédique privée, a contesté l'interdiction de la surfacturation et de l'assurance privée pour les soins nécessaires devant les tribunaux de la Colombie-Britannique depuis 2006; son affaire a traîné jusqu'en 2020, où elle a été rejetée. Un appel a échoué. Pour témoigner de la colère et de la sympathie des médecins, Day a été élu président de l'Association médicale canadienne en 2007, mais a rapidement été remplacé par Jeff Turnbull qui soutient l'assurance maladie. En mars 2014, la médecin canadienne Danielle Martin, directrice fondatrice de Médecins canadiens pour le régime public, a tenu tête aux membres d'une commission du Sénat américain opposés à « l'Obamacare ».

## GRÈVES DES MÉDECINS

Comme d'autres pays, le Canada a rapidement vu se multiplier ce phénomène particulier qu'est la grève des médecins (voir tableau 6.4). Dans la plupart des pays, les grèves visent à obtenir de meilleurs salaires pour les médecins. Elles sont plus fréquentes lorsque le médecin peut prétendre que ce n'est pas le patient, mais le tiers payant, qui est l'adversaire. Aux États-Unis, elles sont beaucoup moins fréquentes et ont été organisées par des résidents salariés ou

Tableau 6.4
Grèves ou menaces de grève des médecins – liste partielle

| *Pays* |
|---|
| Australie, 1984, 1993, 2001, 2002, 2008 |
| Bangladesh, 2007 |
| Bulgarie, 1922-1923, 2008, 2015 |
| Brésil, 2015 |
| Grande-Bretagne, 1911, 1975, 2015, 2016, 2025 |
| Colombie, 1976, 2016 |
| Congo, 2008, 2017, 2019, 2020 |
| République tchèque, 1995, 2007, 2011, 2017 |
| Danemark, 1981 |
| République dominicaine, 2000, 2009, 2017 |
| Salvador, 1998, 2002, 2016 |
| Finlande, 1984, 2001 |
| France, 1995, 1996, 2000, 2002, 2005, 2008, 2019-2020, 2025 |
| Allemagne, 1904, 1982 (Ouest), 1996, 1999, 2005-2006, 2019 |
| Grèce, 2000, 2012, 2013, 2018 |
| Haïti, 2005, 2016 |
| Hongrie, 1914, 1998, 2003, 2011 |
| Islande, 2014 |
| Inde, 1987, 1992, 1995, 1998, 1999, 2001, 2004-2020 (annuellement en certains endroits) |
| Irak, 2005 |
| Irlande, 2002 (résidents), 2003 (santé publique), 2008 (résidents), 2013 |
| Israël, 1983 (118 jours), 2000 (127 jours), 2005 |
| Italie, 1978, 2004 |
| Kenya, 2017 |
| Corée, République de (Sud), 2000 |
| Malte, 2009 |
| Mexique, 2018, 2020 |
| Népal, 2006, 2008, 2014 |
| Nouvelle-Zélande, 1992, 2006, 2019 |
| Nigéria, 2004, 2009, 2021 |
| Norvège, 2016 |
| Pakistan, 2002, 2008, 2020 |
| Pérou, 2008, 2016, 2018 |
| Pologne, 2007 |
| Portugal, 1998-1999, 2018 |
| Russie, 1905, 1917-1918, 1992, 2005 |
| Serbie, 2003 |
| Sierra Leone, 2010, 2014, 2018, 2020 |
| Afrique du Sud, 2009 |
| Espagne, 1995 |

| |
|---|
| Sri Lanka, 1999, 2001, 2009, 2012, 2019 |
| Soudan, 2010, 2016, 2019 |
| Suède, 1980, 1994 |
| Suisse, 2009 |
| Tanzanie, 2005, 2012 |
| États-Unis, 1969 (Charleston, SC), 1975 (New York City; Chicago), 1976 (Californie), 1990 (personnel du soutien en Californie), 2003 (Virginie-Occidentale; Philadelphie), 2004 (Maryland), 2010 (Harlem) |
| Venezuela, 1997, 2011 |
| Cisjordanie et Gaza, 1999, 2008 |
| Zambie, 2009 |
| Zimbabwe, 1998, 2001, 2002, 2003, 2007, 2009, 2019 |
| *Canada* |
| Alberta, 1998 |
| Colombie-Britannique, 1983, 1992, 1998, 1999, 2000, 2002 |
| Manitoba, 1932-1934, 1990 |
| Nouveau-Brunswick, 2001 |
| Terre-Neuve, 1982, 2002 |
| Nouvelle-Écosse, 1984 |
| Ontario, 1982, 1986, 1996, 2016 |
| Québec, 1970, 1991, 1998, 2002 |
| Saskatchewan, 1962 |

par d'autres médecins qui s'opposent à leurs frais élevés pour faute professionnelle. Les grèves de médecins ne fonctionnent pas: elles entraînent au contraire une plus grande hostilité à l'égard de la profession et une diminution supplémentaire des attentes.

Les médecins grévistes ne font pas preuve des qualités qui ont valu à leurs prédécesseurs un statut social élevé. Ils semblent agir contre leurs patients ainsi que contre le système, et ils renoncent à leur responsabilité publique en refusant de participer au besoin occasionnel de restructuration financière d'une société. Les médecins grévistes perdent l'estime du public, et les concessions financières qu'ils obtiennent ont un coût moral. Les chômeurs et les personnes à faible revenu peuvent tolérer les énormes salaires des « héros » du sport, mais ils ne sympathisent pas avec les grèves des médecins imparfaits – les « méchants » de la médecine –, dont les revenus continuent d'être bien supérieurs aux moyennes nationales.

La grève de trois semaines menée en Saskatchewan en 1962 au sujet de l'assurance maladie a été décrite comme un échec moral par plusieurs historiens. La grève de vingt-cinq jours des médecins en Ontario en juin 1986 a fait l'objet d'un examen similaire. Elle portait sur le droit de facturer au patient le petit pourcentage restant des honoraires non couverts par l'assurance maladie – un droit qui avait été interdit deux ans plus tôt par la Loi canadienne sur la santé. Les législateurs et les médias qualifient de « surfacturation » l'objectif de « facturation intégrale » des médecins. Le gouvernement a eu gain de cause, provoquant une réduction globale des honoraires, un don charitable imposé par la loi. Le bioéthicien Eric Meslin a qualifié la grève de double échec pour la profession : les médecins ont perdu leur cause et, ayant renié leur devoir moral de fournir des soins, ils ont également perdu toute sympathie et toute crédibilité.

Les épidémiologistes ont découvert que le taux de mortalité avait en fait diminué pendant la grève ontarienne de 1986, et les décideurs ont ajouté cette statistique à d'autres arguments en faveur de la limitation de la pratique des médecins. Des déclarations similaires ont été faites à propos de la grève israélienne de 2000 et d'autres actions en faveur de l'emploi ; la réduction du nombre de médecins pourrait être bonne pour votre santé. La réparation de la répercussion négative de la grève ontarienne de 1986 sur la réputation des médecins a fortement influé sur l'enseignement médical et a finalement donné naissance aux formes de formation basées sur les compétences (voir chapitre 16).

En dépit de la rhétorique des groupes de pression médicaux, les médecins en grève ne pourront jamais convaincre un public réfléchi que leur motivation est le bien-être des patients. Au lieu de cela, ils paraissent cupides, préoccupés par leurs propres revenus, en particulier ceux de leurs dirigeants plutôt que ceux des médecins juniors ou de leurs collègues infirmiers, sages-femmes et spécialistes de la réadaptation. Par exemple, à plusieurs reprises, certaines associations médicales ont proposé des mesures dissuasives à l'encontre des nouveaux diplômés. De même, les médecins canadiens ont longtemps résisté à la notion de retraite obligatoire à l'âge de soixante-cinq ans. Ce concept qui s'appliquait autrefois à la plupart des citoyens et autres travailleurs du gouvernement a été aboli dans le cadre d'un processus national des droits de l'homme entre 2006 et 2009. En 2018, compte tenu de la pression exercée par les gouvernements, certaines associations provinciales examinaient les moyens de redistribuer plus équitablement les revenus des médecins, en baissant certains frais, en augmentant d'autres ou en établissant des plafonds. Cependant, des spécialistes très bien payés en Ontario et en Alberta ont démissionné ou menacé de rompre avec les associations provinciales afin de préserver leurs revenus astronomiques. Au début de l'année 2020, le gouvernement de l'Alberta a rompu le contrat, mis fin à l'arbitrage obligatoire et commencé à rechercher des diplômés internationaux.

Avec la pandémie de COVID-19, les gouvernements du monde entier ont dû faire face à des déficits considérables, tandis que les médecins qui travaillent dur exigent d'être mieux payés, alors même que nombre de leurs patients ne sont pas payés du tout. Certains commencent à se demander pourquoi ces médecins au comportement déplorable devraient avoir le contrôle exclusif des permis et de la discipline. En outre, la pandémie a révélé l'égale nécessité (si ce n'est pas la nécessité supérieure) des infirmières, en dépit de leur salaire moindre, et sans qu'on leur reconnaisse le droit de grève, dans de nombreux cas.

## COMBIEN D'ARGENT ET COMBIEN DE MÉDECINS ?

Des questions ont été posées à propos des revenus des médecins, des droits des patients et de l'attribution de procédures et d'instruments coûteux. Au début des années 1990, les économistes ont admis que plus les médecins étaient nombreux, plus ils coûtent cher. Le Canada et la Grande-Bretagne ont limité le nombre de places dans les écoles de médecine et à l'internat et ont ajouté de nouveaux contrôles sur le nombre de médecins et leurs revenus. Différentes méthodes ont été utilisées au sein d'un même pays. Par exemple, le Québec a plafonné le revenu des médecins généralistes au début des années 1980. Plus tard au cours de la même décennie, la Colombie-Britannique a tenté de refuser les droits de facturation aux nouveaux arrivants. En Alberta, en revanche, le nombre de médecins a augmenté de 20 % au début des années 1990, alors que la population est restée stable. Le gouvernement albertain a alors procédé à des coupes sombres dans les services et le financement des hôpitaux, et a refusé de poursuivre les cliniques privées illégales qui utilisaient des technologies coûteuses, soustrayant ainsi les personnes aisées au système financé par le gouvernement. La même année, l'Ontario a diminué le nombre de places dans les écoles de médecine et de postes de résidence, ce qui a gravement compromis l'accès à la formation de troisième cycle pendant un certain temps.

Aujourd'hui, on craint que le pendule ne soit allé trop loin et qu'il y ait une pénurie de médecins dans de nombreuses régions du monde développé, y compris dans les grandes villes. Cette pénurie est particulièrement grave en ce qui concerne les médecins de famille (voir chapitre 14). Nombreux sont ceux qui accusent les femmes entrées dans la profession en grand nombre à avoir choisi de travailler moins d'heures que leurs prédécesseurs – comme si les horaires interminables étaient une bonne chose. Les femmes et leurs alliés masculins soulignent que ces surcharges horaires menacent la sécurité des patients et provoquent l'épuisement des médecins. Les écoles ont été autorisées à augmenter leur nombre d'admissions et à élargir leur effectif. Les diplômés internationaux en médecine (DIM) sont admis en formation avec un enthousiasme sans précédent. Cette tendance a suscité de vives critiques par rapport au braconnage dans d'autres pays, comme l'Afrique du Sud et l'Inde, où les besoins sont bien plus importants.

Les économistes et les décideurs politiques soulignent également les économies considérables qui résulteraient de la concentration de nos efforts sur la prévention des maladies cardiaques, des accidents vasculaires cérébraux et des maladies pulmonaires, plutôt que d'attendre de faire face à leurs conséquences. D'autres citent les injustices mondiales qui consistent à dépenser des millions de dollars pour prolonger la vie de personnes âgées, sédentaires et aisées, alors que des milliers d'enfants meurent chaque année de malnutrition et de simples infections (voir chapitre 15). Ces arguments fondés sur les besoins de la population ne trouvent guère d'écho auprès des soignants et des familles de personnes déjà malades. Cette divergence met en évidence un problème fondamental lorsque l'on tente de modifier le modèle médical de la maladie dans le contexte de la démocratie (voir chapitre 4). Les individus qui souffrent ne peuvent accepter que les procédures disponibles pour certains ne le soient pas pour tous. L'obligation contractuelle traditionnelle envers l'individu doit être conciliée avec la fourniture de soins optimaux pour la majorité à un coût minimal.

Avec tout tiers payant, qu'il soit public ou privé, les médecins se plaignent de la perte d'autonomie et du manque de contrôle. Certains tiennent des conférences de presse avec des familles endeuillées pour protester contre les retards dans les opérations chirurgicales. D'autres quittent des pays aux ressources limitées pour s'installer aux États-Unis, dans l'espoir d'obtenir de meilleurs revenus et une plus grande liberté. Ils expriment leur nostalgie pour le respect dont jouissaient leurs prédécesseurs moins efficaces du XIX$^{e}$ siècle. Toutefois, le passé n'était pas aussi rose qu'il y paraît. Les praticiens travaillaient de longues heures pour des salaires relativement bas, et ils connaissaient par leur nom et leur visage l'identité de leurs causes charitables. Les parents en larmes à l'arrière-plan du tableau de Fildes pouvaient être redevables au médecin pour le reste de leur vie. Un certain respect découlait de sa générosité. Il est vrai que les limites imposées par la loi aux revenus des médecins et le contrôle des lieux d'exercice constituent une forme de charité, mais elles n'ont pas l'attrait personnel de la bienveillance individuelle d'autrefois. Les médecins qui travaillent dur n'acceptent pas facilement le concept de charité anonyme et forcée : les patients le perçoivent à peine.

## UN MOT SUR LES MÉDECINES ALTERNATIVES

Cette histoire a été racontée comme celle d'un monopole né du pluralisme. Ce monopole n'a jamais été total et, dans une certaine mesure, il commence à s'effriter sous l'effet des mêmes forces qui ont engendré le mouvement bioéthique. Ce livre aborde l'histoire de la médecine telle qu'elle est enseignée dans les écoles orthodoxes d'aujourd'hui, mais il est important de reconnaître qu'aucun système ne se développe dans le vide. De nombreuses autres pratiques ont vu le jour, chacune ayant des adeptes et des patients satisfaits, dont les effets se font sentir dans la médecine ordinaire. Comme l'a fait remarquer l'historienne Roberta Bivins, aucune médecine ne peut être « alternative » tant qu'une autre ne la domine pas.

Fondée en Europe, l'homéopathie a connu une grande popularité au XIX$^{e}$ siècle (voir chapitre 5). Elle a joué un rôle important dans l'enseignement et la professionnalisation de la médecine en Amérique du Nord; elle est encore très présente en Europe, notamment en France. D'autres systèmes sont apparus en Amérique, reflétant l'ouverture culturelle et les opportunités de cette société. Parfois, ils se sont manifestés en tant que « médecines naturelles » en réaction directe aux effets secondaires horribles de la médecine « allopathique ». Toutes les écoles alternatives étaient généralement plus ouvertes aux étudiants issus de minorités et aux femmes.

Les plus performants de ces systèmes ont été réglementés plutôt que vaincus. Ils ont réussi à survivre et à être crédibles en s'adaptant aux règles de l'éducation médicale, des examens et des licences. Ils se sont depuis répandus dans le reste du monde.

L'ostéopathie a été fondée en 1874 par Andrew Taylor Still, médecin, fils d'un médecin du Missouri. Sa recherche d'une nouvelle méthode de guérison a été motivée par la perte de trois de ses enfants, victimes d'une méningite. Elle s'appuie largement sur la palpation des tissus du corps, et le traitement vise à soulager la douleur et à rétablir l'équilibre. Réglementés aux États-Unis depuis les années 1930, trente-trois collèges d'ostéopathie fonctionnent aux États-Unis, une trentaine en France, neuf au Royaume-Uni et deux au Canada depuis 1991, avec des satellites dans au moins huit villes, de Halifax à Vancouver, et des connexions avec l'Europe. Dans certaines juridictions, les diplômés travaillent principalement parce qu'ils ont aussi le statut de médecin.

La chiropratique a été créée ou « découverte » par le Canadien Daniel David Palmer, émigré dans l'Iowa, qui avait été fasciné par le magnétisme dans le domaine de la santé. Il a traité son premier patient en ajustant sa colonne vertébrale en 1895. Il fut poursuivi pour avoir exercé sans licence. Son approche se concentre sur la compréhension du contrôle neuromusculaire (notamment de la colonne vertébrale). Le traitement se fait par manipulation. Il existe vingt et un collèges américains de chiropratique, cinq en Grande-Bretagne, un en France et deux au Canada. Un buste en l'honneur de Palmer orne le bord du lac de sa ville natale, Port Perry, en Ontario.

La naturopathie est plus récente. Mélange d'homéopathie, de médecine botanique et de sagesse asiatique, la naturopathie prétend être aussi ancienne que la guérison elle-même, mais ses quelques écoles ne sont apparues qu'au milieu des années 1950. De plus, elles ne sont pas toutes accréditées et la pratique de leur art demeure circonscrite à un nombre restreint, mais croissant, d'États et de provinces. Il existe au moins cinq collèges américains accrédités et deux au Canada, qui admettent les étudiants ayant un diplôme préalable ; cependant, tous les États ou provinces ne réglementent pas la naturopathie. Au Royaume-Uni, au moins sept collèges n'autorisent l'obtention d'un diplôme qu'aux personnes possédant d'autres titres, et la formation se fait en ligne. La naturopathie est aussi reconnue en Allemagne, en Suisse et en Autriche, mais pas en France.

Des écoles d'ostéopathie et de chiropraxie existent dans de nombreux autres pays et sur tous les continents. Avec l'importance accrue accordée à la liberté de choix et aux soins centrés sur le patient, la demande pour ces thérapies est en pleine expansion : de nouvelles écoles sont apparues depuis 2000. En somme, le pluralisme persiste malgré l'hostilité de la médecine (voir chapitre 16). Néanmoins, depuis 2012 environ, certaines universités, notamment au Royaume-Uni, ont abandonné les programmes de médecine alternative, les laissant aux collèges privés. Elles répondent à la baisse des inscriptions et à un lobby médical qui considère tous ces programmes comme du charlatanisme et déplore donc l'utilisation des fonds publics à ces fins. En revanche, et à titre exceptionnel, l'Université de Colombie-Britannique soutient depuis 1998 le concept d'intégration des ressources de la médecine alternative dans la formation médicale classique.

## RETOUR AU MÉDECIN

Le message véhiculé par la délicate peinture de Fildes est-il encore valable à notre époque ? Aujourd'hui, le médecin peut ne pas partager les origines culturelles, religieuses ou raciales du patient. La famille est susceptible d'avoir amené l'enfant dans le cadre peu familier d'une salle d'urgence lumineuse, animée par des blouses blanches étincelantes, des gadgets électroniques et des sons étranges, où les médecins, dont près de la moitié sont des femmes, ont rarement le temps de s'asseoir et de réfléchir. De plus, la famille ne voudra pas être éloignée du chevet du patient et accepter sans broncher l'opinion du médecin.

Il est vrai que de nombreuses écoles enseignent à leurs étudiants l'importance d'affiner les compétences en matière de communication, de faire renaître la visite à domicile et de rassurer ceux qui sont terrorisés par l'hôpital moderne. Cependant, bien que les médecins et les patients souhaitent faire preuve d'une telle empathie, les attentes des patients continuent de dépasser largement celles de la famille dévastée du tableau de Fildes. Il semble que nous soyons incapables de fournir la technologie curative sans sacrifier une grande partie de ce qui est perçu comme précieux dans le tableau de Fildes.

Une expérience de pensée

Un doyen de l'Université Queen's rêvait autrefois de donner à chaque nouvel étudiant une copie de la peinture de Fildes, « parce que », disait-il, « c'est ça, la médecine ». Si les étudiants pouvaient garder cette image à l'esprit, ils se souviendraient peut-être des attributs qui ont valu à leurs prédécesseurs professionnels le respect dont ils jouissaient.

Un autre collègue, du département de santé communautaire et d'épidémiologie, a approuvé et recommandé que l'image comporte une bulle de pensée vide au-dessus de la tête du médecin ; les étudiants pourraient ainsi imaginer ce qu'il pourrait penser. Certaines suggestions ont montré une préférence marquée pour le présent :

« J'aimerais pouvoir faire une radio. »

« Pourquoi ai-je laissé ma trousse de trachéotomie à la maison ? »

« La famille va-t-elle payer ma facture ? »

« Si seulement nous avions de l'eau potable. »

Dans une tentative d'après-guerre pour bloquer les initiatives d'assurance maladie publique lancées aux États-Unis, l'American Medical Association a distribué des copies du tableau de Fildes à tous les médecins du pays sous les titres « Keep Politics Out of This Picture » (« Gardez la politique éloignée de cette image ») et « Do You Want Your Own Doctor or a Job Holder ? » (« Voulez-vous votre propre médecin ou un titulaire de poste ? »). En 1947, l'image apparaît également sur un timbre-poste américain. Le 19 octobre 1950, dans un journal américain, « notre médecin » était assis avec « M. et Mme Amérique », défendant leur enfant contre « la fièvre du socialisme ». La campagne a fonctionné. Cependant, ni les Américains, qui ont réussi à écarter la soi-disant menace de la médecine socialisée, ni leurs voisins canadiens, qui ont « échoué », ne peuvent prétendre avoir conservé l'ambiance si émouvante dépeinte par Fildes.

## SUGGESTION DE LECTURES COMPLÉMENTAIRES

Sur le site Internet : http://www.histmed.ca

# 7

# Les fléaux et les populations : les maladies épidémiques dans l'histoire

Et voici qu'apparut à mes yeux un cheval verdâtre ; celui qui le montait, on le nomme : la Mort ; et l'Hadès le suivait. Alors, on leur donna pouvoir sur le quart de la terre, pour exterminer par l'épée, par la faim, par la peste et par les fauves de la terre.

Apocalypse 6:8 (trad. Bible de Jérusalem)

Les épidémies ont dévasté des populations entières et ont considérablement modifié les aspects économiques, sociaux, intellectuels et politiques du monde. Avec mes excuses à W. H. McNeill, à qui j'emprunte le titre de 1976, ce chapitre explorera des thèmes communs aux épidémies, en soulignant leur impact sur la vie humaine. Les historiens de la médecine mènent normalement une vie tranquille mais, lorsqu'une nouvelle maladie infectieuse fait son apparition, les journalistes réclament notre intervention, à la recherche de « leçons du passé ». Au début de la pandémie de COVID-19, l'American Association for the History of Medicine a lancé un appel aux historiens pour qu'ils envoient les références de leurs communications récentes pour une bibliographie collective : des centaines de réponses ont afflué.

## LA PESTE D'ATHÈNES (V. 430 AVANT J.-C.) : QU'EST-CE QUE C'ÉTAIT ET EST-CE IMPORTANT DE LE SAVOIR ?

Les épidémies traversent plusieurs étapes : le déni, la panique et l'effondrement de l'ordre social qui caractérisent les premières réactions humaines. L'historien grec Thucydide, dans son *Histoire de la guerre du Péloponnèse* (II, 47-54),

Les objectifs d'apprentissage de ce chapitre se trouvent à la page 481.

raconte comment une maladie contagieuse mortelle a frappé les Athéniens alors que les Spartiates assiégeaient leur ville. Les symptômes comprenaient la fièvre, une éruption cutanée douloureuse et une soif intense. Aucun traitement n'était efficace. Les médecins (qui furent rapidement exposés à de nombreux cas) moururent les premiers, même les oiseaux et les animaux disparurent. Parmi les morts se trouvait Périclès, le grand stratège d'Athènes et le bâtisseur du Parthénon. Thucydide avait lui aussi été malade, mais il rapporte que les quelques survivants étaient considérés comme immunisés. Les avis sur l'origine de la maladie étaient partagés. Une rumeur prétendait qu'elle venait d'Afrique, mais d'autres pensaient qu'elle était nouvelle, issue de la famine et des conflits de la guerre. D'autres encore affirmaient que les Spartiates avaient empoisonné les puits. Les religieux étaient convaincus qu'il s'agissait d'une punition divine pour des péchés non révélés et que la prière et les sacrifices semblaient être de bons moyens pour contrôler la maladie. Or, les oracles et les prêtres n'étaient pas plus efficaces que les médecins pour soulager la souffrance.

Le récit de Thucydide est le seul témoignage qui subsiste de cette catastrophe. L'absence d'autres sources soulève de nombreuses questions, notamment la possibilité que l'historien ait simplement tout inventé. Les médecins, cependant, ont longtemps été intrigués par la peste d'Athènes, trouvant sa description vivante, crédible, voire irrésistible. Ils se sont efforcés de déterminer le diagnostic rétrospectif précis de la maladie, en se fondant sur la variole, le typhus et l'anthrax. Chaque fois qu'une nouvelle maladie infectieuse est décrite, quelqu'un rappelle tôt ou tard Thucydide et son récit de la peste d'Athènes. Les citations scientifiques de son œuvre – ce que j'appelle « l'index de Thucydide » – augmentent en nombre, signe certain d'une année de peste. La première citation indexée dans le contexte de COVID-19 est apparue en mai 2020 (*Web of Science*) ; avant la fin de l'année 2020, les références à la peste antique avaient dépassé celles de toutes les autres années depuis le début de l'indexation. Des études récentes exécutent des techniques modernes pour postuler que le syndrome du choc toxique, la légionellose, le sida, la rougeole et la fièvre Ebola sont les « vrais » diagnostics de la peste athénienne. Toutefois, la plupart des diagnosticiens ne tiennent pas compte de la réalité bioécologique des germes qui mutent rapidement. L'improbabilité (voire l'impossibilité) d'appliquer un diagnostic moderne à la peste d'Athènes est un « principe d'incertitude d'Heisenberg » dans l'histoire de la médecine. L'énigme continuera sans doute à défier toute solution.

Cette maladie antique ne sera peut-être jamais décrite en termes contemporains. Néanmoins, la peste athénienne est devenue un exemple des effets secondaires de toute épidémie. Pendant la peste, la structure sociale se décomposait, le crime sévissait et les codes de comportement habituels étaient délaissés. Les membres des familles évitaient leurs proches malades et négligeaient souvent les morts. Les corps étaient jetés sur des bûchers édifiés pour d'autres, constituant un sacrilège autant qu'un crime. L'épidémie passa, mais Athènes perdit cette guerre et ne retrouva jamais sa puissance d'antan.

Stades d'une épidémie

1 Refus, acceptation différée
2 Panique, terreur, chaos, fuite
3 Cadres explicatifs et causes perçues, pouvant être sociales, religieuses ou biologiques
4 Mesures de contrôle, généralement fondées sur le point 3 ci-dessus et souvent contestées
5 Reprise d'une vie « normale », avec de nouvelles connaissances et de nouvelles politiques de prévention

D'après Charles E. Rosenberg et Steven J. Peitzman

## LA MORT NOIRE : LA PESTE BUBONIQUE (À PARTIR DE 1348)

L'épidémie la plus célèbre de l'histoire occidentale est la peste bubonique qui a sévi en Europe au XIV^e^ siècle. Son appellation de « mort noire » fut popularisée dans les milieux médicaux en 1832 par le médecin et historien allemand J. F. K. Hecker avec son ouvrage *Der Schwarze Tod*, paru en 1832. Cependant, c'est la désignation de « peste noire » qui demeure encore la plus utilisée par les locuteurs francophones. Des épidémies de peste s'étaient déjà produites auparavant, notamment une épidémie importante sous le règne de l'empereur byzantin Justinien au VI^e^ siècle de notre ère, mais aucune n'a atteint l'ampleur et l'horreur du fléau du XIV^e^ siècle. Selon les témoins, la peste européenne a voyagé depuis l'Asie dans des navires et semble avoir commencé avec l'arrivée de navires génois dans le port sicilien de Messine en octobre 1347. De là, la maladie a rapidement progressé vers le nord, traversant l'Europe pour atteindre Moscou en 1351. Les symptômes étaient la fièvre, des ganglions gonflés et suintants (bubons), la déshydratation et la mort.

Les pratiques sociales furent bouleversées d'une façon semblable à ce que relatait Thucydide. Les gens abandonnaient leur maison en ville pour aller à la campagne ; les membres malades de leur famille étaient abandonnés à leur triste sort. Les cadavres étaient dédaignés : les autorités tentaient d'établir des contrôles et obligeaient les criminels à entasser les corps dans des fosses communes. C'est dans cette atmosphère que l'écrivain florentin Giovanni Boccaccio, dont le père était mort de la peste, écrit le *Décaméron* – cent histoires grivoises racontées pour se distraire par un groupe de jeunes hommes et de jeunes femmes qui avaient fui l'épidémie. L'introduction de Boccace est un témoignage célèbre de la première vague de peste. Cependant, la peste resta en Europe et revint par vagues successives pendant des siècles : de grandes épidémies ont ravagé l'Italie en 1630 et 1656, l'Angleterre en 1665 et le sud de la France en 1720.

La tentative de contrôle d'une épidémie, généralement fondée sur les causes perçues, constitue une étape importante de toute épidémie. Au XIVe siècle, de nombreuses hypothèses concernant la cause de la peste ont été formulées, chacune d'entre elles impliquant des mesures de contrôle. Une nouvelle forme de littérature médicale, le « traité sur la peste », est apparue pour exprimer ces idées. Selon le chirurgien Guy de Chauliac, la faculté de médecine de Paris a attribué la peste à des modifications atmosphériques résultant d'une rare conjonction de planètes en mars 1345. D'autres y voyaient une punition divine pour la corruption des prêtres. Ce dernier argument gagna en crédibilité avec les vagues successives de peste pendant le Grand Schisme (1378-1417), moment où l'Église s'est divisée à cause de papes rivaux – l'un à Rome, l'autre à Avignon. D'autres encore accusaient les minorités, les étrangers et les voyageurs. La recherche désespérée de remèdes a entraîné des confrontations entre les guérisseurs populaires et les médecins universitaires.

Quelle que soit sa cause lointaine, la peste était perçue comme contagieuse. De nombreux médecins s'enfuient, tandis que ceux qui restent utilisent divers remèdes, tous considérés avec scepticisme. Les médecins portaient parfois une « couverture protectrice », composée d'une blouse, de gants et d'un masque avec des lunettes en mica et un museau en forme de bec pour contenir des herbes médicinales et parfumées. Les voyageurs étant des vecteurs potentiels de la maladie, les États ont promulgué des lois de quarantaine (de l'italien *quaranta*, qui signifie « quarante »), dont les premières remontent à la ville de Raguse (aujourd'hui Dubrovnik) en 1377 et à Venise au début du XVe siècle. Ce nombre est relié au séjour du Christ dans le désert, commémoré par la période de quarante jours du Carême. Les navires devaient attendre quarante jours avant de décharger leur cargaison ou de libérer leurs passagers. Certaines villes adoptèrent des règles plus strictes pour restreindre les déplacements et les libertés. Si la peste apparaissait dans une habitation, tous les occupants pouvaient être assignés à résidence jusqu'à leur mort ou la disparition de la maladie. Les riches essayaient de contourner ces règles.

Les voyageurs étrangers n'étaient pas les seuls à être accusés de répandre la peste ; les minorités qui vivaient au beau milieu de la maladie (et en souffraient aussi) étaient également soupçonnées de l'avoir provoquée. Les idiots du village, les vagabonds, les mendiants, les « sorcières », les étrangers et les Juifs étaient torturés pour obtenir des aveux, chassés ou brûlés vifs (voir figure 7.1). Les flagellants, groupes ambulants de fidèles, expiaient leurs fautes (et celles des autres) par la mortification zélée de leur propre chair et bénéficiaient pour cela d'un regain de popularité qui menaçait la religion établie. Parmi les autres réponses, on peut citer le tarentisme « contagieux », ou la manie de la danse. On considère aujourd'hui que ces pratiques ressemblent à des formes d'hystérie collective, alimentées par des espoirs de protection, de salut, d'absolution et de contrôle.

Le manque de travailleurs agricoles aurait contribué à l'effondrement du système féodal et à l'émergence d'une classe moyenne urbaine. Pour leur incapacité à faire face à la peste, les clercs et les médecins perdent toute crédibilité. L'éducation, qui était auparavant dominée par l'Église, devient anticléricale – ou du moins « a-cléricale ». En médecine, l'autorité de Galien est remise en question, car ses nombreux écrits ne décrivent pas la maladie. Les effets de la peste s'étendent même à la représentation artistique de la nudité de corps morts. Dans son essai intitulé *The Black Death and the Silver Lining*, l'historienne, Faye Getz a montré comment les auteurs qui ont étudié la peste ont mis l'accent sur ses conséquences positives, comme si la catastrophe avait en quelque sorte « causé » la Renaissance.

Nous comprenons maintenant que la peste se propage par inoculation directe de *Yersinia pestis*, une bactérie qui infecte la puce, *Xenopsylla cheopis*, qui parasite l'homme, mais seulement une fois que son hôte habituel, le rat noir, s'est raréfié. Dans certaines conditions, la peste peut devenir pneumonique (impliquant le poumon) : elle se transmet alors par des gouttelettes d'homme à homme. Ce cadre étiologique est resté inconnu jusqu'aux années 1890 et aux travaux d'A. E. J. Yersin sur le bacille et de P.-L. Simond sur la puce durant ce que l'on a appelé « la peste de Chine », à savoir la dernière pandémie de peste connue entre les années 1850 et 1950.

À la fin du XX^e^ siècle, des doutes furent émis quant au rôle de *Y. pestis* dans les épidémies historiques longtemps considérées comme des vagues de peste. Des sources jusque-là inexploitées, telles que les registres religieux, ont soulevé de nouvelles questions : où étaient tous les rats morts ? Pourquoi certains récits mettent-ils l'accent sur les éruptions cutanées plutôt que sur les bubons ? Les historiens ont pris parti. Ils ont affirmé que certaines des nombreuses épidémies de « peste » représentaient des foyers d'autres maladies, peut-être le typhus ou l'anthrax. La paléomicrobiologie utilise des échantillons d'ADN de vestiges paléopathologiques pour confirmer « une fois pour toutes » le rôle de certaines souches d'*Y. pestis* dans les pestes de Justinien et du XIV^e^ siècle, mais des lecteurs partisans de la littérature mirent en doute les preuves obtenues à partir de la pulpe dentaire de quelques squelettes d'âge incertain. Plusieurs souches différentes de *Yersinia* furent identifiées et de nouvelles localisations furent

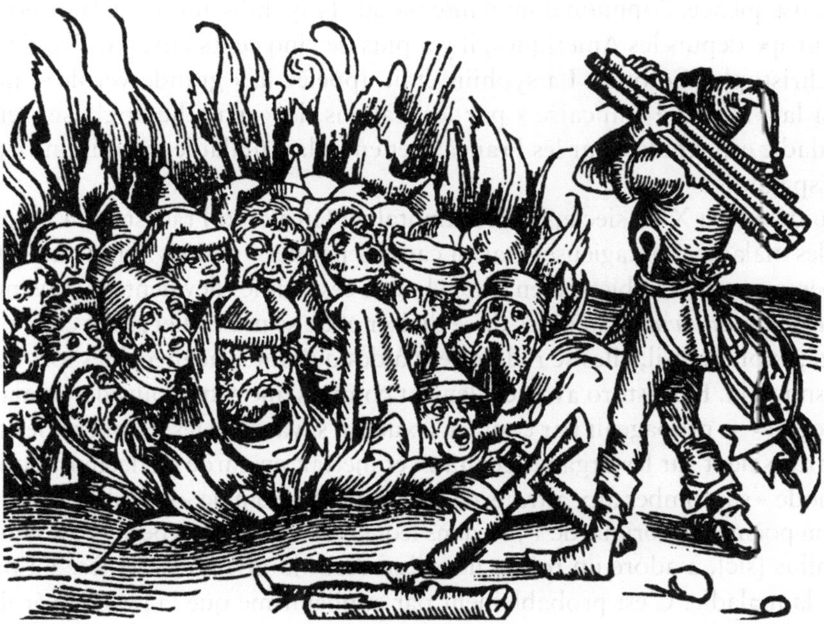

Figure 7.1 Gravure sur bois représentant un bûcher de Juifs en réponse à la peste. Extrait de Hartmann Schedel, *La Chronique de Nuremberg* (*Buch der Chroniken*), 1493, reproduction exacte. New York : Landmark Press, 1979.

trouvées. La peste fut citée comme la raison (contestée) de la prévalence inégale de certaines variantes génétiques, telles que l'hémochromatose, qui aurait pu offrir une protection relative. Bien sûr, aucune de ces informations n'était connue des Européens qui furent confrontés à la grande peste.

## CONSTRUCTION SOCIALE : DÉFINITION ET EXEMPLES

Dans la mesure où la peste était associée aux étrangers et aux minorités, elle était « socialement construite » (voir chapitre 4). La position sociale des malades était prise en compte dans le concept médical de la maladie. Le traitement incluait donc la persécution ou l'élimination des étrangers ou des pratiques dangereuses. La construction sociale ne s'est pas limitée à la peste ; malheureusement, son apparition est presque inévitable à chaque nouvelle épidémie.

### *Syphilis*

Le phénomène de construction sociale est amplement démontré dans le cas de la syphilis. Les origines de cette maladie sont controversées. Une épidémie virulente, apparemment sans précédent, toucha les armées françaises et leurs mercenaires espagnols lors du siège de Naples au milieu des années 1490.

En conséquence, l'opinion dominante est que la syphilis aurait été transportée en Europe depuis les Amériques, il y a plus de cinq cents ans, par l'équipage de Christophe Colomb. La syphilis était appelée la « grande vérole », mais aussi la « maladie française » par les Italiens, la « maladie anglaise » et la « maladie espagnole » par les Français, et enfin la « maladie napolitaine » par les Espagnols.

Au début du XVI^e siècle, le médecin italien Girolamo Fracastoro a suggéré que les maladies contagieuses étaient causées par des « graines » transmises par les personnes et les objets. Il en a conclu que ces graines devaient être vivantes, un *contagium vivum*, capables de se diviser et de se multiplier ; sans cette propriété, explique-t-il, elles se réduiraient à des quantités négligeables lors de la transmission. Fracastoro avait également compris que cette nouvelle « maladie française » se propageait par contact sexuel : il savait que les premières lésions apparaissaient sur les organes génitaux et mettait en garde ses lecteurs contre le fait de « succomber aux attraits de l'amour ». Le nom de « syphilis » provient de son poème allégorique de 1530 dans lequel la cause est le « péché » : le berger, Syphilus [sic], a adoré un roi au lieu d'un dieu ; la divinité en colère l'a puni avec la maladie. C'est probablement par euphémisme que la grande vérole a fini par porter le nom du berger.

Les manifestations cutanées de la syphilis du XV^e siècle étaient atrocement douloureuses et l'infection conduisait rapidement à la mort. Fracastoro préconisait des onguents et des fumigations au mercure, appliqués jusqu'à ce que la toxicité apparaisse sous la forme de transpiration, de salivation et de douleurs aux gencives (figure 7.2). Le mercure a probablement eu un certain effet bénéfique et a été utilisé thérapeutiquement jusqu'au XX^e siècle. Comme des rémissions spontanées se produisent au cours de la syphilis, n'importe quel remède pouvait sembler efficace, confirmant le sophisme logique du *post hoc ergo propter hoc*. De nombreuses autres méthodes étaient recommandées, dont le gaïacum (écorce d'un arbre d'Amérique du Nord), qui inspirait confiance, car il partageait l'origine géographique présumée de l'infection. Plus tard, le composé arsenical Salvarsan a été formulé par Paul Ehrlich (voir chapitre 5).

La reconnaissance des modes de transmission de la syphilis a entraîné une modification des pratiques sexuelles, la disparition des bains publics et la mise en relation explicite de l'amour et de la mort (voir figure 7.3). De nombreuses mesures étaient dirigées contre les porteurs présumés, notamment les prostituées et les étrangers. Dans la France du milieu du XIX^e siècle, J.-A. Auzias-Turenne a tenté de traiter les enfants nés avec la maladie en « vaccinant » les nourrices avec du matériel infecté par la syphilis ; les femmes en bonne santé ont contracté la maladie soit par le vaccin, soit par les bébés. L'indignation de l'opinion publique a entraîné des poursuites judiciaires contre

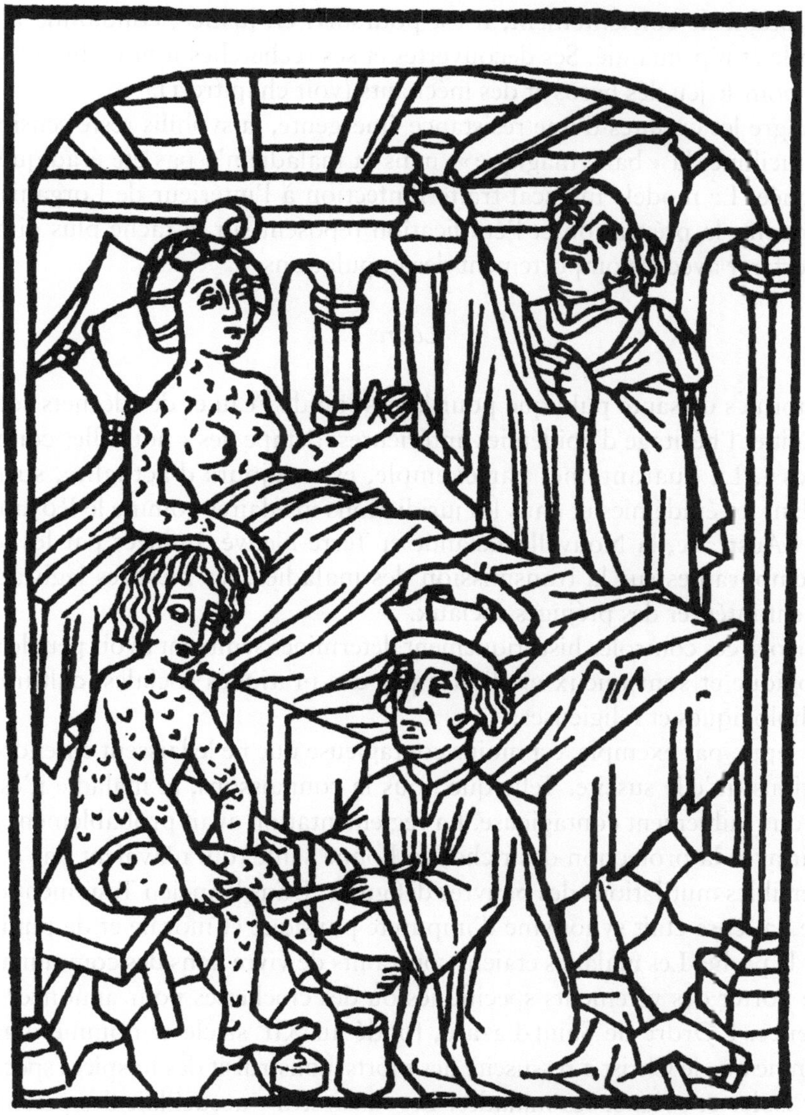

Figure 7.2 Personnes traitées pour le « mal français ». D'après B. Steber, *A malafranzos*, 1498, reproduction exacte par K. Sudhoff et C. Singer, 1925, 263.

les médecins et les familles, provoquant un changement des règles régissant l'accès aux patients des hôpitaux. Plus tard en Allemagne, en 1898, le dermatologue Albert Neisser, qui avait identifié le germe de la gonorrhée, a également tenté de vacciner contre la syphilis en injectant du sérum de personnes infectées à des prostituées, toutes âgées de moins de vingt ans. L'expérience n'a pas fonctionné et certaines des jeunes femmes ont contracté la syphilis. N'ayant pas obtenu de consentement, il est poursuivi en justice, condamné à une amende et réprimandé. Ses découvertes et ses recherches font de lui un sujet idéal pour le jeu des héros et des méchants (voir chapitre 1).

Malgré les craintes d'une résistance émergente, la syphilis reste sensible à la pénicilline, la « balle magique », mais la maladie n'a pas été éradiquée ni endiguée. Le modèle médical traite l'infection à l'intérieur de l'organisme ; cependant, la prévention et l'éradication reposent sur la tâche plus difficile d'interférer avec le comportement des populations.

### *Lèpre*

Les normes de santé publique pour la gestion de l'eau et des déchets sont le produit et l'héritage d'épidémies antérieures, l'étape des « nouvelles connaissances ». La quarantaine, par exemple, est toujours d'actualité, surtout pendant les épidémies et dans les juridictions insulaires comme le Royaume-Uni, l'Australie, la Nouvelle-Zélande et Terre-Neuve. Influées par les idées contemporaines sur la transmission des maladies, les mesures législatives peuvent intégrer des préjugés sociaux.

Parfois, ces contrôles historiquement déterminés semblent avoir peu de sens biologique et sont mieux expliqués par des pratiques sociales, culturelles, psychologiques et religieuses.

La lèpre, par exemple, est moins contagieuse que ne le laissent entendre les réactions qu'elle suscite. Telle que nous la connaissons, la maladie n'est en effet que faiblement contagieuse. La réglementation avait probablement plus à voir avec la protection des riches en bonne santé, qui n'avaient pas à voir les terribles mutilations des pauvres défigurés. Dans l'Ancien Testament de la Bible, la lèpre était synonyme d'impureté physique et morale et de punition pour le péché. Les malades étaient contraints de vivre dans des communautés et de porter des vêtements spécifiques ou des clochettes pour annoncer leur présence. L'Ordre de Saint-Lazare, fondé au XII$^{e}$ siècle et nommé d'après l'homme que le Christ a ressuscité des morts, construisit des hospices spéciaux pour isoler et soigner les malades. Le « lazaretto » accueillait des personnes souffrant de problèmes autres que la lèpre ou la peste, mais il est devenu synonyme de « léproserie ». Certains historiens soutiennent que la lèpre biblique et médiévale comprenait une variété de troubles qui différaient de l'affection, aujourd'hui attribuée au bacille *Mycobacterium leprae*, décrit en 1871 par le médecin norvégien Gerhard H. A. Hansen. Néanmoins, les anciens contrôles ont persisté. Des centres pour la lèpre (aujourd'hui appelée maladie de Hansen) fonctionnent encore dans les pays riches et pauvres, y compris aux États-Unis, où une minuscule communauté subsiste sur l'île hawaïenne de Molokai, désignée parc national en 1980. Depuis 2000, un musée est maintenu à Carville,

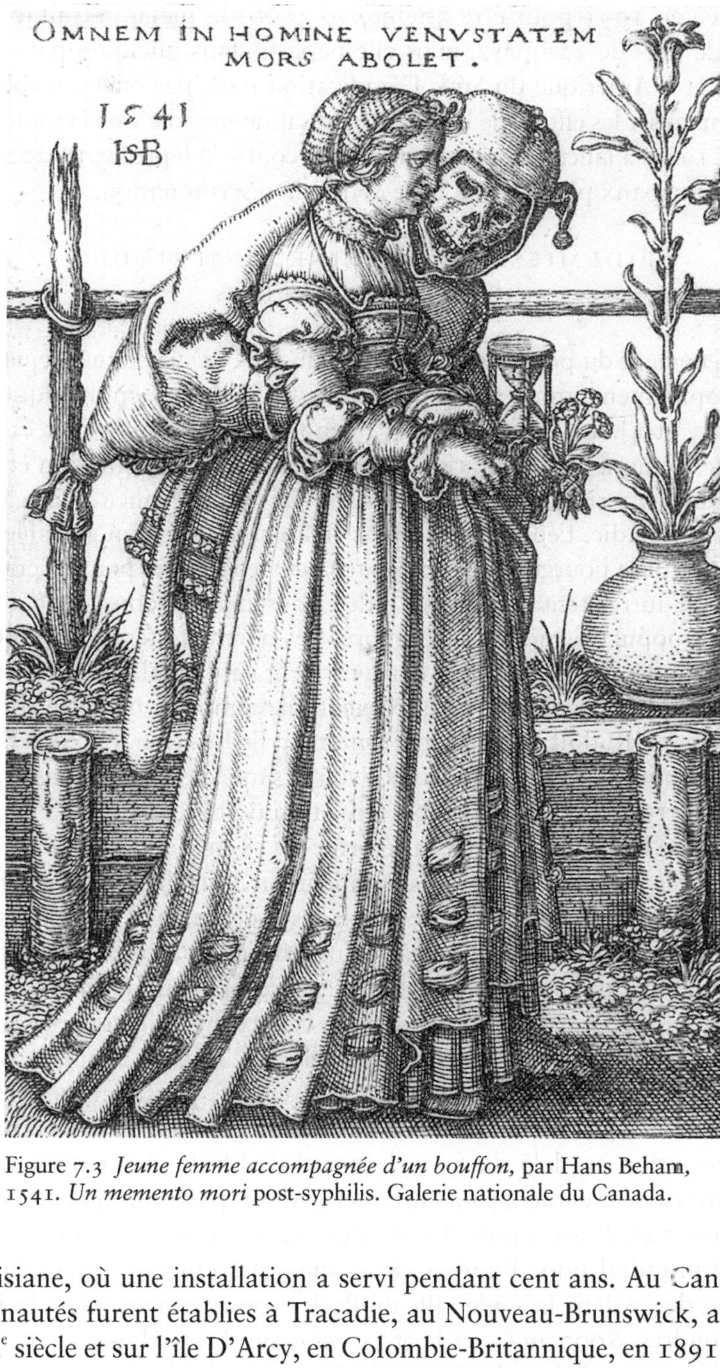


Figure 7.3 *Jeune femme accompagnée d'un bouffon,* par Hans Beham, 1541. *Un memento mori* post-syphilis. Galerie nationale du Canada.

en Louisiane, où une installation a servi pendant cent ans. Au Canada, des communautés furent établies à Tracadie, au Nouveau-Brunswick, au milieu du XIX^e^ siècle et sur l'île D'Arcy, en Colombie-Britannique, en 1891. Le soin des Africains contaminés par la lèpre était une mission du cardinal Paul-Émile Léger de Montréal. Une diminution mondiale (moins de 1 sur 10000 habitants) a été ciblée en 1991 pour être atteinte en 2000: la maladie traitable a été éliminée de plus de 120 pays, mais elle persiste dans quelques pays d'Asie, d'Afrique et d'Amérique du Sud. L'éradication n'est pas envisageable mais, pour redynamiser les efforts de lutte, l'Organisation mondiale de la santé (OMS, fondée en 1948) a lancé la Stratégie mondiale contre la lèpre, 2016-2020, dont l'un des principaux piliers est la lutte contre la discrimination.

## ÉPIDÉMIES ET MÉDECINE NUMÉRIQUE : CHOLÉRA ET TYPHUS

Avec l'avènement du positivisme au début du XIX^e^ siècle, la médecine numérique a rapidement influé sur les concepts de maladies épidémiques (voir chapitres 3 et 4). Les réformateurs britanniques William Farr et Edwin Chadwick appliquèrent les statistiques à la santé de la population et découvrirent de fortes corrélations entre la pauvreté, l'appartenance à une catégorie sociale et la maladie. Leurs observations créèrent une tension parmi les réformateurs issus de la bourgeoisie: certains tenaient les pauvres pour responsables, tandis que d'autres tentaient de les aider. La démarche consistant à blâmer était la plus populaire, notamment auprès des bureaucrates qui équilibraient les budgets et des médecins qui se concentraient sur la maladie plutôt que sur la prévention. Les champions de la prévention, comme le médecin et homme d'État allemand Rudolf Virchow, préconisaient l'éducation, l'accès à l'emploi et les programmes sociaux pour promouvoir la santé des populations touchées. Pour ses efforts de prévention du choléra et du typhus, Virchow a perdu son emploi lors de la réaction contre la réforme de 1849.

Les mesures de santé publique s'appuient sur la recherche scientifique et sont fondées sur la volonté d'aider les malades et de protéger les bien-portants. Parfois, cependant, elles ont été à la fois discriminatoires et inefficaces, provoquant plus de maladies qu'elles n'en prévenaient (voir chapitre 15). L'expérience du XIX^e^ siècle avec le choléra et le typhus illustre ces points.

Au début des années 1830, le choléra a ravagé l'Europe depuis la Baltique au cours de la deuxième des sept grandes vagues pandémiques. L'action militaire britannique, le commerce colonial et les guerres russes ont contribué à sa propagation au-delà du foyer habituel de l'Inde. Caractérisé par une diarrhée massive, le choléra peut entraîner la mort, parfois en quelques heures (voir figure 7.4). Il est impossible de déterminer avec précision le taux de mortalité mondial pour l'année 1832, mais des chiffres fiables font état de 20 000 décès dans la seule ville de Paris, 100 000 dans toute la France, 6500 à Londres, 6000 au Canada et 150000 aux États-Unis.

Le choléra est arrivé en Amérique du Nord par des bateaux en 1832. Les nouveaux arrivants malades ont été confinés dans des hangars sans eau douce

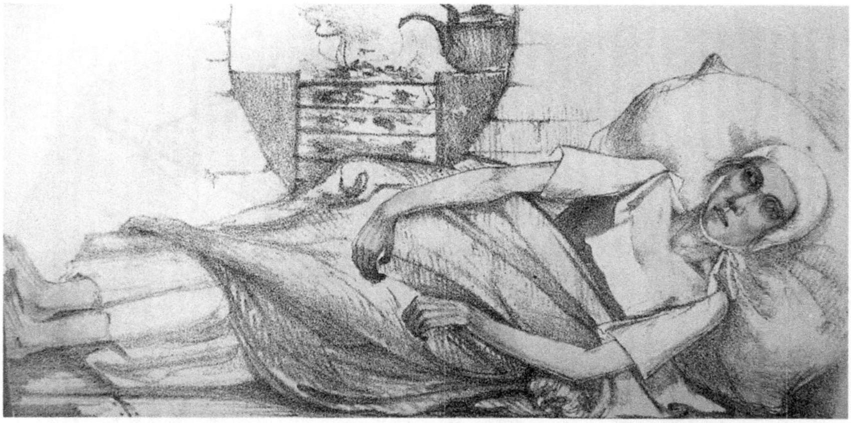

Figure 7.4 Stade cyanosé du choléra spasmodique. Ce croquis d'une jeune fille récemment décédée a été publié pour apprendre aux médecins à reconnaître le nouveau fléau. Son visage, ses mains et ses pieds ont été teintés à la main dans un lavis bleu-blanc. *The Lancet*, 4 février 1832, opp. 669.

ni égouts. Les immigrants en bonne santé étaient rassemblés dans les mêmes bâtiments pour être « mis en quarantaine » aux côtés de ceux qui étaient déjà malades. La gestion des hangars était une œuvre de charité, financée par des citoyens riches et issus de la classe moyenne, motivés par la sympathie et le désir de tenir la maladie à distance. La grande majorité des cas de mortalité confirment l'idée que les pauvres sales sont les plus vulnérables. Les vagues successives de choléra sont gérées de la même manière.

Le lien entre le choléra et l'eau potable n'a été établi que vingt-deux ans après l'apparition de l'épidémie en Europe. En 1854, le médecin anglais John Snow cartographia soigneusement l'emplacement des victimes pour identifier la pompe de Broad Street à Londres comme la source d'une épidémie. De nombreux médecins étaient sceptiques et des hypothèses biologiques concurrentes ont prévalu pendant un certain temps. Le choléra semblait être une maladie d'immigrants, de pauvres et de personnes sales. Les images illustrant le lien entre les étrangers et la mort étaient courantes (voir figure 7.5).

Robert Koch a fini par identifier le *Vibrio cholerae* en 1884. Cette bactérie robuste peut vivre dans de l'eau fraîche; les cycles de contamination sont entretenus lorsque les eaux usées entrent en contact avec l'eau potable lors d'inondations, de tremblements de terre et de guerres. Par exemple, en 2010, une grave épidémie a suivi le tremblement de terre catastrophique d'Haïti, entraînant plus de 600 000 cas et 8000 décès. Au moment de la rédaction de ce chapitre, l'OMS soutient une initiative visant à contrôler le choléra et estime à un demi-million le nombre de cas annuels dans le monde, avec environ 3000 décès.

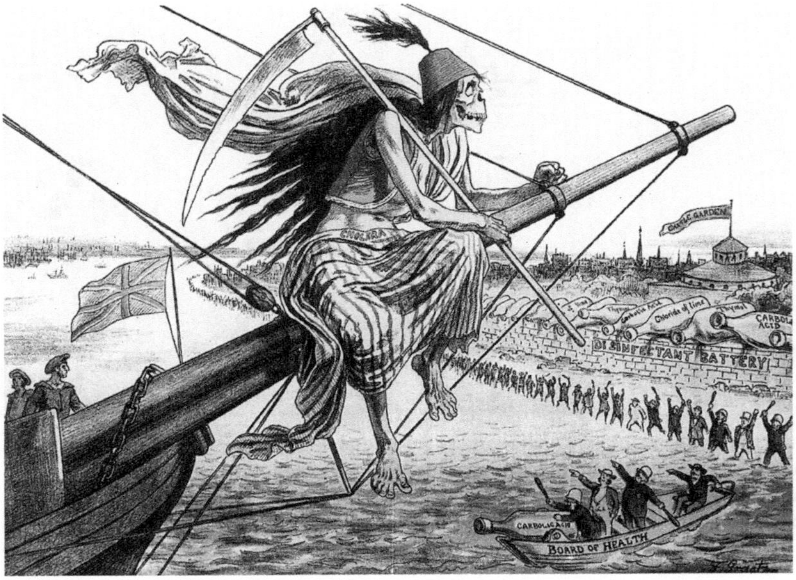


Figure 7.5 *Cholera on the bowsprit*, par Graetz. *Puck Magazine*, 18 juillet 1883. « The kind of 'assisted emigrant' we can not afford to admit. » (Le genre « d'émigrant assisté » que nous ne pouvons pas nous permettre d'accepter.) La maladie est personnifiée par l'immigrant à tête de mort, vêtu à la turque. Collection Bert Hansen, bibliothèque médicale de l'Université de Yale.

### Le choléra à Québec, 1832

L'effroyable choléra dépeuplait Québec et Montréal lorsque notre navire a jeté l'ancre au large de Grosse-Île le 30 août 1832, et nous avons été abordés quelques minutes plus tard par des officiers de santé.

À Québec [...], le tintement presque incessant des cloches annonçait une triste histoire de malheur et de mort. Il n'y avait pas une seule personne sur le navire qui n'était pas en noir ou qui ne parlait pas sur le ton du chagrin. Ils nous ont conseillé de ne pas aller sur le rivage si nous tenions à la vie, car les étrangers sont généralement les premières victimes de cette maladie.

Susanna Moodie, *Roughing It in the Bush* (1852; réimpr., Toronto: McClelland and Stewart, 1984), 19, 30

On considère aujourd'hui que le typhus, qui se caractérise par de la fièvre et une éruption cutanée, est causé par l'agent Rickettsia prowazeckii, transmis par les poux. Il était régulièrement présent (endémique) en Europe depuis l'Antiquité, et de graves épidémies se sont produites à divers intervalles, en fonction des conditions environnementales. Une épidémie survenue au XVIIIe siècle en Nouvelle-Écosse a décimé les troupes françaises, les communautés locales des Micmacs et les colons de Halifax. De 1816 à 1819, le typhus a touché 700 000 des 6 millions de personnes vivant en Irlande. Avec l'instabilité sociale et les révolutions politiques de la fin des années 1840, il refait surface dans ce pays et traverse l'Atlantique, ravageant les passagers dans les cales bondées des navires. En 1847-1848, plus de 9000 immigrants décédèrent en route alors qu'ils fuyaient la grande famine irlandaise.

Pour empêcher le typhus d'atteindre les communautés établies, les autorités ont utilisé la station de quarantaine de Grosse-Île, dans le fleuve Saint-Laurent, près de la ville de Québec, initialement aménagée pour le choléra. Les immigrants étaient logés dans les bâtiments inadaptés de l'île, sans eau ni vêtements frais, où les conditions garantissaient que ceux qui n'avaient pas déjà le typhus le contracteraient bientôt. Six mille personnes sont mortes sur l'île et au moins autant dans les hôpitaux ou les hangars de Saint-Jean, Québec, Montréal, Kingston et Toronto. Certains seraient morts de toute façon, mais d'autres ont été tués par les lois qui les confinaient dans les hangars bondés. De plus, les barrières n'ont pas fonctionné : le typhus, comme le choléra, s'est propagé bien au-delà du groupe d'immigrants. Avec l'avènement du sida, les Canadiens se souviennent de ces épisodes tragiques avec un sentiment de honte : une plaque commémorative a été érigée à Grosse-Île en 1989 et l'île a été déclarée site historique national.

### Vignette littéraire : Typhus à la station de quarantaine de Grosse-Île, 1847

> Puis il a trottiné sur le pont et est passé par l'écoutille de la cale… L'odeur était stupéfiante. Une seule lampe à huile pendait du plafond et, dans la faible lumière, Lauchlin voyait les cabines et les passages étroits entre elles. À l'intérieur des cabines se trouvent des rangées de couchettes nues, dépouillées de leur literie et à peine plus que des étagères. Dans un espace ouvert, des dizaines d'hommes mal rasés et de femmes décharnées se serraient les uns contre les autres, certains pleurants. Des enfants gisent sans bouger. Un vieil homme est assis sur le sol, le dos appuyé contre un tonneau et haletant…
>
> Lauchlin […] recula, voyant maintenant que ses yeux s'ajustaient à la lumière toutes les autres personnes effondrées sur les planches nues. Elles tremblaient de froid, leurs muscles se contractaient, certaines marmonnaient de façon délirante. D'autres étaient plongées dans une stupeur si profonde qu'elles ressemblaient à la mort. Sur la poitrine d'un homme qui avait arraché sa chemise,

Lauchlin pouvait voir l'éruption caractéristique ; sur un autre, plus loin, la couleur sombre de sa peau.

Andrea Barrett, *Ship Fever* (New York : W. W. Norton, 996), 178-179

PRÉVENTION SANS CAUSE : LA VARIOLE

L'histoire de la variole révèle que la connaissance de la cause biologique d'une maladie n'est pas indispensable à son contrôle ni même à son éradication. Endémique en Europe depuis l'Antiquité, la variole a tué aussi bien les rois que les paysans. Les premiers documents modernes indiquent qu'au moins 20 % de la population avait été marquée ou aveuglée par la variole. Les explorateurs et les commerçants européens ont apporté la maladie en Amérique du Nord, où elle s'est propagée avec des effets désastreux chez les peuples autochtones sensibles, qui ne bénéficiaient pas de l'immunité naturelle relative des intrus. La variole n'était pas seulement un accident de contact entre les populations de deux continents, elle était parfois transmise délibérément sur des couvertures souillées, dans une forme de guerre biologique.

Il n'existe aucun remède contre la variole, bien que nombre d'entre eux aient été essayés. Cependant, la prévention efficace a longtemps précédé notre conception de sa transmission. Les méthodes populaires reposaient sur deux principes bien admis : premièrement, la variole était inévitable ; deuxièmement, les survivants étaient immunisés. Si un cas bénin survenait dans une communauté, les familles donnaient les croûtes des lésions à manger à leurs enfants, dans l'espoir de provoquer l'immunité en échange d'une souffrance mineure. D'autres introduisaient le pus des vésicules de la variole directement sous la peau, une technique connue sous le nom de variolisation. Toutefois, la variole délibérément acquise pouvait tout autant défigurer, être aussi implacable et dangereuse que la variole acquise naturellement.

Vignettes sur la variole
*La mort de Louis XV, 1774*

[Le 7 mai], … la maladie du roi a empiré. Il était en proie à une forte fièvre, son visage changeait. Le soir même, il sombra à nouveau dans le délire… Les croûtes et les pustules séchées devinrent noires […] et une inflammation de la gorge l'empêcha d'avaler. En quelques heures, des croûtes se sont formées sur ses paupières et l'ont rendu aveugle… Son visage gonflé par les croûtes avait la couleur du bronze… Le 10 mai […], il est resté conscient jusqu'à midi […] [mais] à trois heures quinze, il expira. Immédiatement, les courtisans se sont précipités hors de la chambre où le corps avait déjà commencé à se décomposer.

Récit d'un témoin oculaire : le duc de Couÿ,
cité dans Olivier Bernier, *Louis the Beloved : The Life of Louis XV*
(Garden City, NY : Doubleday, 1984), 248-249

*La variole en Amérique du Nord*

Ne pourrait-on pas s'arranger pour envoyer la variole parmi ces tribus d'Indiens mécontents ? Nous devons utiliser tous les stratagèmes en notre pouvoir pour les réduire.

L'officier britannique Jeffery Amherst
au colonel Henry Bouquet, 1763

Je vais essayer d'inoculer la – [blanc délibéré] avec des couvertures qui pourraient tomber entre leurs mains et prendre soin de ne pas attraper la maladie moi-même.

Réponse de Bouquet ; tous deux cités dans J. J. Heagerty,
*Four Centuries of Medical History in Canada*, 2 vol.,
Toronto, Macmillan, 1928, 1:43

Aucun d'entre nous n'avait la moindre idée de la désolation que cette terrible maladie avait causé, jusqu'à ce que nous montions la rive jusqu'au camp et regardions dans les tentes, dans lesquelles il y avait de nombreux morts et la puanteur était horrible ; ceux qui restaient […] étaient dans un tel état de désespoir et de découragement qu'ils pouvaient à peine converser avec nous… D'après ce que nous avons pu apprendre, les trois cinquièmes étaient morts de cette maladie.

*David Thompson's Narrative* (dans les années 1780 ;
Toronto : Champlain Society, 1916), 321-322

Probablement originaire de Chine, où l'on soufflait dans le nez une poudre de croûtes écrasées, la variolisation a été introduite en Europe occidentale au début du XVIIIe siècle par deux médecins, Jacob Pylarino et Emmanuel

Timoni, qui écrivaient depuis Constantinople. C'est là que la technique a été observée en 1717 par Lady Mary Wortley Montagu, épouse de l'ambassadeur britannique. Ayant elle-même été défigurée par la maladie, elle décida d'inoculer son propre enfant. Le rôle de Montagu dans la diffusion de la pratique est discuté; toutefois, en 1722, les enfants de la famille royale anglaise avaient été inoculés et, dans les années 1740, la variolisation était pratiquée en Grande-Bretagne.

La sagesse populaire concernant la variole des vaches (appelée aussi « vaccine » ou « virus de la vaccine ») a inspiré la découverte du médecin et naturaliste Edward Jenner. Lorsqu'il était étudiant, il apprit que les laitières ayant contracté la légère éruption pustuleuse des vaches infectées étaient considérées comme immunisées contre la variole. Le jeune médecin n'était pas au courant de ce qui se passait chez les laitières et il réfléchit à sa signification pendant plusieurs années. Les historiens relient les recherches ultérieures de Jenner au célèbre conseil qu'il avait reçu deux décennies plus tôt dans une lettre de son ancien professeur, John Hunter. En réponse aux questions de Jenner sur l'anatomie d'un hérisson, Hunter avait écrit: « Mais pourquoi réfléchir, pourquoi ne pas tenter l'expérience ? » (2 août 1775, Royal College of Surgeons.) Pour vérifier l'hypothèse de la variole bovine, Jenner mène alors une expérience qui ne répondait pas aux normes éthiques actuelles. Il inocule la vaccine à James Phipps, âgé de huit ans, attend six semaines, puis inocule au garçon du liquide provenant d'une variole active – la pratique standard de la variolisation. Le jeune Phipps ne réagit pas à la variole et Jenner publie ses résultats en 1798. Si le garçon était mort, Jenner aurait-il raconté son histoire ?

Heureusement pour James Phipps, pour Jenner et pour le reste du monde, l'observation empirique était correcte: l'infection par la vaccine prévient effectivement l'infection ultérieure par la variole. La vaccination fut bientôt la norme en matière de prévention, mais la disponibilité de la lymphe vaccinale était imprévisible et aucun mécanisme juridique, médical ou social n'imposait son utilisation. Entre-temps, la variole était devenue endémique dans le Nouveau Monde. Jenner était conscient des problèmes d'approvisionnement en vaccins. Les Archives nationales du Canada conservent une copie autographiée du livre d'instructions que Jenner avait envoyée avec son don de lymphe vaccinale au « chef des cinq nations » en 1807. Son ancien camarade de classe, le médecin et missionnaire John Clinch, aurait administré le premier vaccin en Amérique du Nord en 1798. En 1802, il rapporta à Jenner, depuis sa maison à Terre-Neuve, qu'il avait vacciné plus de sept cents personnes, dont ses propres enfants. La lymphe vaccinale parvient jusqu'au médecin Benjamin Waterhouse à Harvard en 1800, qui commence alors à vacciner sa propre famille et d'autres personnes avec le soutien du président Thomas Jefferson.

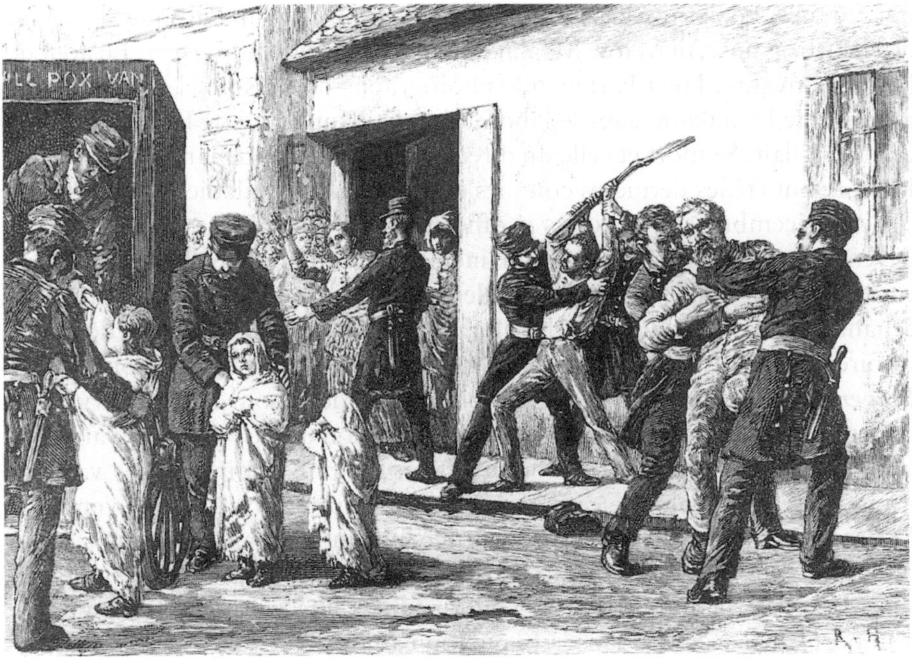


Figure 7.6 Émeute en réaction au vaccin pendant l'épidémie de variole à Montréal. Illustration de Robert Harris dans *Harper's Weekly*, 28 novembre 1885. Collection Bert Hansen, bibliothèque médicale de l'Université de Yale.

Malgré une vaccination sporadique, des épidémies de variole se sont souvent déclarées parmi les populations autochtones et immigrantes. L'épidémie de 1885 à Montréal a tué plus de 3000 personnes. Des émeutes ont éclaté au sujet des mesures de contrôle, certains craignant que la vaccination ne propage la maladie (voir figure 7.6). Le conflit a été alimenté par des tensions de classe et linguistiques entre les anglophones, qui détenaient le pouvoir et encourageaient la vaccination, et les francophones, qui étaient moins fortunés et n'étaient généralement pas vaccinés pour des raisons financières, de négligence ou de peur. À partir de 1895, date à laquelle la Suède élimina la maladie, plusieurs pays visèrent une prévention complète par des campagnes de vaccination. L'Angleterre et l'URSS firent de même dans les années 1930. La dernière épidémie canadienne eut lieu à Windsor, en Ontario, en 1924. Les dernières épidémies américaines ont éclaté à New York en 1947 et au Texas en 1949.

La variole persistant en Asie, en Afrique et en Amérique latine, l'OMS a lancé un plan d'éradication de la variole, au milieu des années 1960, en recensant tous les cas, en isolant et en soutenant les malades, puis en vaccinant toutes les personnes exposées. On disait que la tâche était impossible, mais les travailleurs ont persévéré face à la maladie, à la famine et à la guerre ; certains ont été tués. Le dernier cas naturel a été identifié chez un cuisinier d'hôpital de vingt-trois ans, Ali Maow Maalin de Somalie, en décembre 1977. En août de l'année suivante, Janet Parker, une photographe du personnel non vaccinée, a contracté la maladie dans le laboratoire de l'Université de Birmingham où elle travaillait. Sa mort et celle du directeur du laboratoire par suicide, Henry Bedson, ont été les dernières connues de cette grande maladie.

Le 9 décembre 1979, l'OMS a officiellement déclaré que la variole était devenue la première maladie humaine à être éradiquée. À l'heure où nous écrivons ces lignes, les scientifiques débattent de la destruction définitive des échantillons restants du virus de la variole, qui sont conservés dans des laboratoires à Novossibirsk, en Russie, et aux *Centers for Disease Control and Prevention* à Atlanta, en Géorgie. Certains plaident pour leur préservation, remettant en question l'éthique de l'extermination d'une « espèce vivante » et invoquant l'importance de la biodiversité. Ils font valoir que des varioles « amicales » pourraient être nécessaires pour lutter contre une éventuelle épidémie causée par un ennemi ou par une fuite involontaire d'un congélateur oublié quelque part. Sans se laisser déconcerter par cette possibilité, les partisans de la destruction invoquent l'énorme mortalité qui pourrait résulter de n'importe quel accident dans la population aujourd'hui largement non vaccinée, et ils citent la vaste réserve de vaccine comme une protection suffisante contre toute surveillance ou attaque. Néanmoins, « l'exécution » de la variole, initialement prévue pour décembre 1993, a été reportée à juin 1995, puis à plusieurs reprises jusqu'en 2018, date à laquelle l'OMS a une nouvelle fois reporté sa décision. Une explosion dans le laboratoire russe en septembre 2019 n'a pas entraîné la dissémination de la variole, mais a rappelé son danger.

L'éradication de la variole a été un triomphe de la science médicale, mais les méthodes étaient en place depuis deux cents ans, bien avant la théorie des germes ou les antibiotiques. Elle a été facilitée par le fait que l'homme est le seul hôte. Aucune connaissance particulière de l'organisme responsable n'était requise. De même, la prévention efficace de la fièvre puerpérale, établie par Ignaz Semmelweis à Vienne, ne nécessitait pas de théorie des germes (voir chapitre 11).

Si la connaissance d'une cause microbienne n'est pas essentielle à la prévention de certaines maladies infectieuses, quels ont été alors les apports de la théorie des germes, des vaccins ou des antibiotiques sur les épidémies ? Leur impact est difficile à démontrer. Certains diront que ces innovations créent autant de problèmes qu'elles n'en résolvent – comme en témoignent les effets secondaires de « l'incident de Cutter » de 1955 et du vaccin contre la grippe de 1976 (voir ci-dessous), ou l'inquiétude actuelle face à l'émergence de souches d'organismes multirésistants. Malgré les meilleures intentions du monde, les épidémies iatrogènes ne sont pas nouvelles.

## DÉCLIN (ET RETOUR) DE LA TUBERCULOSE : TRIOMPHE SCIENTIFIQUE OU COÏNCIDENCE ?

À la fin du XIXe siècle, la tuberculose était la principale cause de décès chez les adultes, une distinction qu'elle a conservée pendant plus d'un siècle. De nombreux changements étaient intervenus dans la conceptualisation médicale de cette maladie. Autrefois caractérisée par ses symptômes de dépérissement, de fièvre et de toux, sa base anatomique fut décrite par R.-T.-H. Laennec au début du XIXe siècle (voir chapitre 9). Un autre médecin français, J.-A. Villemin, démontra ensuite que la tuberculose pouvait être inoculée et Robert Koch identifia sa cause bactérienne en établissant la théorie des germes (voir chapitre 4). Malgré la découverte de Koch, les notions d'hérédité persistaient, car la maladie semblait courir dans certaines familles tandis que d'autres étaient résistantes. La tuberculose a touché toutes les catégories sociales et a façonné les notions culturelles de beauté, d'art et de génie, comme l'a montré l'ouvrage de Susan Sontag intitulé *Illness as Metaphor.*

Vignettes littéraires :
La tuberculose romantique en littérature canadienne

> Qu'était-il arrivé à Ruby ? Elle était encore plus belle que jamais ; mais ses yeux bleus étaient trop brillants et lustrés, et la couleur de ses joues était terriblement éclatante ; en outre, elle était très mince ; les mains qui tenaient son livre de cantiques étaient presque transparentes dans leur délicatesse…
>
> Elle était allongée dans le hamac, avec son ouvrage intact à ses côtés et un châle blanc enveloppant ses frêles épaules. Ses longues tresses jaunes – comme Anne avait envié ces tresses autrefois, à l'école ! – reposaient sur chacun des ses côtés… La lune se levait dans le ciel argenté, faisant apparaître les nuages autour d'elle […] [et] l'église avec le vieux cimetière à côté d'elle. Le clair de lune éclaire les pierres blanches… « Comme c'est fantomatique ! », frissonne-t-elle. « Anne, dans peu de temps, je serai couchée là-bas. »

L.M. Montgomery, *Anne of the Island* (1915 ; réimpr., Toronto : Bantam Books, 1980), 79-80, 105-106

> Cissy n'arrivait pas à reprendre son souffle cette nuit-là. Une lune gibbeuse peu glorieuse était suspendue au-dessus des collines boisées et, dans sa lumière spectrale, Cissy avait l'air frêle, belle

et incroyablement jeune. Une enfant. Il ne semblait pas possible qu'elle ait pu vivre toute la passion, la douleur et la honte de son histoire...

Mais un spasme de toux l'interrompit et l'épuisa. Elle s'endormit quand ce fut fini, tenant toujours la main de Valancy... Au lever du soleil, [...] elle ouvrit les yeux et regarda quelque chose au-delà de Valancy – quelque chose qui la fit soudainement sourire joyeusement. Et en souriant, elle mourut.

L. M. Montgomery, *The Blue Castle*
(1926; réimpr., Toronto: Seal Books, 1988), 119, 121

Diverses mesures rigoureuses de santé publique, avec un contenu plus ou moins préjudiciable, ont été adoptées pour éloigner les germes des malades tuberculeux, ou des malades potentiels, des non-malades plus puissants. Les malades sont isolés ou mis en quarantaine dans des sanatoriums. Un vaccin efficace utilisant le bacille de Calmette et Guérin (BCG), moins agressif, fut mis au point à Paris au début des années 1920. Grâce aux travaux de R. G. Ferguson et d'Armand Frappier, le BCG fut intégré aux programmes canadiens de prévention de la tuberculose, qui furent étendus de 1948 au milieu des années 1960 pour inclure les écoliers, les travailleurs de la santé, les populations autochtones et les prisonniers. Le BCG est toujours recommandé pour les populations autochtones au Canada, ainsi que dans plusieurs pays d'Asie et d'Afrique. Cependant, il ne fut jamais adopté aux États-Unis et son utilisation régulière ailleurs en Europe et en Amérique du Nord avait diminué en 2000.

Les thérapies chirurgicales de la tuberculose furent inventées pour créer un environnement mal oxygéné hostile à l'organisme. En 1927, le chirurgien canadien Norman Bethune, qui était atteint de tuberculose, insista pour subir une opération expérimentale de pneumothorax artificiel (affaissement du poumon) contre l'avis de ses médecins au sanatorium Trudeau. Plus tard, les médicaments antituberculeux ont été accueillis en fanfare; le prix Nobel 1952 a été décerné à l'Américain d'origine russe Selman Waksman pour sa découverte de la streptomycine. Les médicaments ont rapidement éclipsé les mesures préventives, mais les controverses sur les vaccins et autres contrôles continuent de faire rage. Intimement liées aux idéaux sociaux et politiques de chaque pays, elles illustrent le grand écart entre le statut relatif du traitement des maladies et celui de la prévention dans le modèle médical.

La mortalité due à la tuberculose diminua régulièrement tout au long du XXe siècle. Les scientifiques médicaux se sont félicités de ce qu'ils semblaient avoir accompli. À la fin des années 1970, cependant, Thomas H. McKeown remit en question cette autosatisfaction médicale en démontrant que la mortalité due à la tuberculose avait déjà diminué bien avant l'arrivée des médicaments. De plus, le taux de déclin (la pente de la courbe) n'avait pas changé avec les innovations. Il se peut que le germe soit devenu moins virulent ou que la résistance humaine se soit accrue avec l'augmentation de la richesse, l'amélioration de l'hygiène et de la nutrition (voir figure 7.7).

McKeown décela une baisse similaire de la mortalité britannique due à la rougeole avant l'intervention médicale, même s'il reconnut que la mortalité due à la diphtérie avait diminué avec l'intervention médicale. Toutefois, ses observations sur la tuberculose donnent à réfléchir. Les antibiotiques traitent efficacement les maladies individuelles, mais favorisent l'apparition d'organismes résistants, ce qui compense le soulagement procuré par leur impact à long terme et peut être néfaste sur l'humanité. Une augmentation de la tuberculose au début des années 1990 a été corrélée à une augmentation parallèle de la pauvreté et des sans-abris dans toute l'Amérique du Nord. Une autre hausse en 2020 a coïncidé avec la pandémie de coronavirus et les pénuries de médicaments. Au XXIe siècle, la tuberculose tue 1,5 million de personnes chaque année et constitue la cause de décès la plus fréquente chez les personnes séropositives au VIH.

Les historiens ont porté un jugement de plus en plus sceptique sur les affirmations médicales de succès en matière de traitement et de prévention. Dans son livre *No Magic Bullet,* Allan Brandt a montré que les mesures de lutte contre les maladies vénériennes prises pendant la guerre comprenaient la diabolisation et l'incarcération des prostituées, assimilées à des organismes infectieux. Jay Cassel et Peter Neary ont fait des observations similaires sur les mesures de contrôle au Canada. Les pratiques médicales bien ancrées résistent au changement.

## INFLUENZA

Au milieu de l'année 1918, alors que la Première Guerre mondiale touche à sa fin, une pandémie de grippe balaie le monde. Il est impossible de connaître le nombre exact de décès : les totaux mondiaux varient entre 25 et 100 millions, avec des estimations de 7 millions de morts en Inde, 400 000 en France, 250 000 en Grande-Bretagne, 55 000 au Canada et 500 000 ou plus aux États-Unis. Pour comparaison, les quatre années de guerre en Europe avaient tué 20 millions de civils et de soldats. Un grand nombre des morts de la grippe étaient de jeunes occupants de casernes ou de pensionnats militaires. Également connue sous le nom de grippe espagnole (certaines choses ne changent jamais), la maladie provoquait de la fièvre, une pneumonie et une mort rapide. Elle n'a cependant pas commencé en Espagne. Il s'agit d'une forme de grippe porcine, probablement apparue dans les élevages de porcs du Midwest américain.

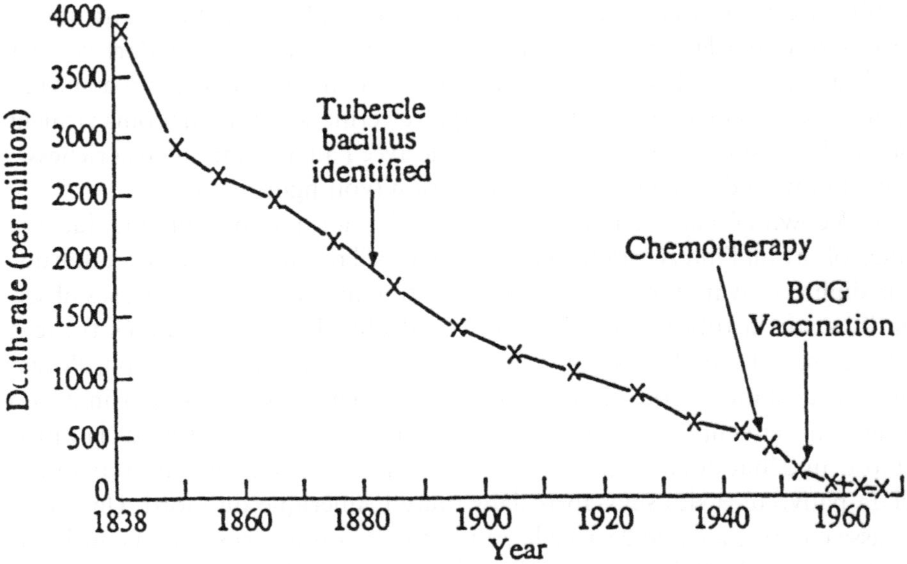


Figure 7.7 Le taux de diminution de la mortalité due à la tuberculose ne change pas avec l'arrivée d'interventions médicales spécifiques. Extrait de Thomas McKeown, *The Role of Medicine: Dream, Mirage, or Nemesis?* 2e éd. (Oxford : Blackwell, 1979), 92.

L'Espagne, non belligérante, a été impliquée seulement en tant que premier pays à signaler la maladie pendant la période de secret de guerre. À la suite de cette pandémie, de nombreux pays ont mis en place de nouvelles institutions et politiques de contrôle des épidémies.

La grippe est revenue par vagues pandémiques, mais pas avec une telle virulence jusqu'à présent. Elle a reçu des étiquettes indiquant les différentes souches virales : russe (1890), espagnole (2018), porcine (1931, 2009), asiatique (1957), de Hong Kong (1968) et H1N1 (2009). Un vaccin contre la grippe a été mis au point en 1943, mais il n'était que modérément efficace, car le virus change souvent, se propage facilement dans l'air et est réfractaire aux autres contrôles. En 1976, les rumeurs d'une souche émergente de grippe porcine virulente ont rappelé aux autorités la grande tragédie de 1918 et incité le président américain Gerald Ford à recommander une vaste campagne de vaccination de 50 millions de citoyens. Cette tentative de prévention a donné lieu à une autre épidémie iatrogène – deux cents cas de syndrome de Guillain-Barré de paralysie ascendante chez les personnes vaccinées contre l'hypothétique épidémie de grippe, qui n'est finalement jamais arrivée.

Le typage moléculaire des souches virales est possible depuis le milieu des années 1980. Le virus H1N1, responsable de la pandémie de 1918, a été récupéré à partir de tissus pulmonaires conservés en laboratoire ou congelés dans des tombes et reconstitué par séquençage de son génome à la fin des années 1990. Les souches particulièrement virulentes de la grippe aviaire (H5N1), qui touchent principalement les oiseaux avec une transmission à l'homme, menacent d'une pandémie humaine depuis 1997, lorsque quelques dizaines de cas humains se sont manifestés en Asie. Ces souches se sont propagées par les oiseaux migrateurs aux populations aviaires d'Europe, d'Afrique et des Amériques. Une autre grippe aviaire (H7N5) est apparue en 2013. Les influenzas aviaires font désormais l'objet d'un système de suivi électronique de l'OMS.

En 2009-2010, la grippe « porcine » (H1N1) est partie du Mexique pour atteindre des proportions pandémiques, avec des cas humains dans au moins soixante-quatorze pays et au moins un demi-million de décès dans le monde, avec une prédilection pour les enfants et les jeunes adultes. Le nom animal a été choisi pour éviter les stigmates géographiques, car les porcs partagent souvent les virus de la grippe, bien qu'il n'y ait pas eu d'épidémie porcine. Elle a entraîné l'abattage inutile de milliers de porcs par des autorités zélées qui pensaient pouvoir ainsi prévenir la transmission à l'homme. Les tests et les rapports ont été jugés inadéquats et, une fois de plus, le nombre de cas et de décès est sous-estimé. Les scientifiques tentent toujours de déterminer la véritable mortalité propre à cette pandémie.

## POLIO

La poliomyélite, une infection à entérovirus du tissu nerveux à transmission oro-fécale, était endémique en Europe et en Amérique du Nord au début du XX^e^ siècle. Pratiquement inconnu avant 1900, ce virus a donné lieu à des épidémies annuelles qui ont pris de l'ampleur pour atteindre jusqu'à 100 000 par an en Angleterre, 58 000 aux États-Unis et environ 8800 au Canada en 1953. Les raisons de son augmentation font encore l'objet de débats. Également appelée paralysie infantile, la polio exerçait ses dangereux effets sur les très jeunes individus. Environ 5 % des patients mouraient, mais un pourcentage beaucoup plus élevé de survivants étaient handicapés de façon permanente. L'épidémie dans les pays développés a été arrêtée par les vaccins des virologues américains Jonas Salk (en 1953) et A. B. Sabin (en 1956).

La polio est à l'origine du poumon d'acier et d'autres technologies destinées à compenser les fonctions autonomes endommagées. Elle a aussi justifié l'essor de la pédiatrie en tant que spécialité et la création de centres de médecine de réadaptation. L'historienne Naomi Rogers a montré qu'elle inspirait l'action philanthropique en prenant l'identité de ses enfants victimes sans défense. Par ailleurs, le fait que le président Franklin D. Roosevelt ait survécu à la polio était connu de tous, même si son handicap était bien caché aux masses.

En 1955, une contamination accidentelle de vaccins par le virus vivant de la polio a entraîné une épidémie de 70 000 cas de polio chez des enfants américains, dont 10 sont morts et 200 ont gardé des séquelles. À la suite de cet « incident de Cutter », de nombreuses sociétés pharmaceutiques abandonnèrent la production de vaccins, la recherche sur les vaccins déclina et l'opposition à la vaccination s'accrut.

En 1988, l'OMS s'est engagée dans un plan mondial d'éradication : les Amériques ont été déclarées exemptes de polio six ans plus tard ; l'Europe a suivi en 2002. L'éradication est considérée comme techniquement réalisable, et le taux annuel de cas dans le monde est maintenant inférieur à 0,1 % du taux de 1988, avec seulement 195 cas en 2019, la plupart en Afghanistan et au Pakistan. En 2022, un rebond mondial s'est produit avec la pandémie de COVID-19, les interruptions des programmes de vaccination et la réticence à la vaccination.

Le contrôle de la polio dans les pays développés, associé aux grandes promesses offertes par l'avènement des antibiotiques, a conduit à une brève période de complaisance optimiste à l'égard des maladies infectieuses (voir chapitre 5). Il semblait que la science moderne avait enfin résolu le problème dans les régions riches du monde et que les maladies seraient vaincues l'une après l'autre. Cette attitude naïve ne tenait pas compte du fait que les humains partagent la plupart de leurs infections avec d'autres animaux et que la nature trouve constamment de nouveaux moyens de remodeler les anciens agents pathogènes. L'optimisme fut de courte durée.

## SIDA

L'arrivée du sida a réveillé bon nombre des anciennes réactions aux épidémies, notamment la panique décrite par Thucydide il y a longtemps. Des analyses rétrospectives de sérum congelé ont montré que le virus provoque des maladies chez l'homme depuis au moins 1959. En 1981, le sida est apparu, simultanément en Californie et à New York, en tant qu'épidémie chez les homosexuels masculins. D'abord appelé « peste » – ou qualifiée de « gay », « haïtienne », « africaine » ou « nouvelle » –, le sida était considéré comme la création de (et synonyme de) ces personnes. L'un de ses premiers noms médicaux était GRID (*gay-related immunodeficiency*). Touchant des personnes de tous âges, dans tous les pays, le sida a causé des millions de décès dans le monde entier et, bien que les taux baissent depuis le pic de 1997, il fait presque un million de victimes chaque année. En Afrique, le fardeau est énorme : en plus des décès et des maladies, il a créé plus de onze millions d'orphelins et des difficultés sociales et économiques incommensurables. L'intolérance et la peur alimentent des propositions de contrôle irrationnelles. La politique et les normes culturelles entravent la volonté de chercher de l'aide ou de se conformer aux mesures.

Par rapport à la légionellose (voir ci-dessous), il a fallu un peu plus de temps (et plus de morts) afin que le sida bénéficie de suffisamment de crédibilité pour faire l'objet d'une enquête financée. Le président Ronald Reagan a été critiqué pour n'avoir même pas prononcé le mot avant 1985, bien après le début de sa présidence et de l'épidémie. L'agent causal a été découvert par l'équipe de Luc Montagnier à l'Institut Pasteur, mais un conflit de priorité est apparu avec Robert Gallo des National Institutes of Health (NIH) américains. On apprit plus tard que Gallo avait « découvert » le virus qui avait été donné à son laboratoire par les Français. Les enjeux étaient élevés à bien des égards, le VIH étant devenu la base de trousses de tests lucratifs. La communauté scientifique a exclu Gallo du prix Nobel 2008, donnant raison aux Européens et déconcertant les Américains.

Comme pour toutes les autres épidémies, les mesures de contrôle du sida étaient chargées d'attentes du passé. À Cuba, par exemple, les personnes séropositives au VIH ont été confinées de force pour une durée indéterminée dans une communauté fermée appelée « sanatorium national ». Controversée dès le départ, cette mesure a été maintenue pendant sept ans, jusqu'en 1993, en dépit du fait que (1) le « reste de la société » était (ou pouvait être) protégé par des informations sur la manière d'éviter le VIH ; (2) la séroconversion peut prendre des mois; et (3) les personnes séronégatives peuvent être tout aussi infectées. Les observateurs ont admis que la réaction sévère avait peut-être quelque chose à voir avec le taux d'infection relativement faible dans ce pays. Les dispositions prises par le gouvernement en matière de santé prévoyaient de nombreuses autres modalités plus utiles, mais il a fallu attendre 2000 pour que Cuba se concentre sur la transmission d'homme à homme.

En Grande-Bretagne, au Canada et aux États-Unis, malgré des demandes initiales contraires, les personnes atteintes du sida ou séropositives au VIH ne sont pas isolées. Le confinement est coûteux et il empiète de manière punitive sur les droits des personnes potentiellement malades. Il pourrait entraîner le genre de tragédie dont on a été témoin à Grosse-Île et, en fin de compte, il n'empêcherait pas la propagation d'une maladie qui pourrait être évitée. Le taux mondial de nouvelles infections dues au sida a atteint un pic dans les années 1990, et les taux de mortalité ont commencé à baisser avec l'arrivée de médicaments antirétroviraux efficaces et leur accès. En 2023, l'OMS estime que 40 millions de personnes sont mortes du sida, dont 0,65 million pour la seule année 2021, et que 38,4 millions vivent avec l'infection, dont 70 % ou plus en Afrique. Pourtant, les nouveaux cas persistent, atteignant 1,5 million en 2021. Le nivellement des statistiques mondiales indique que les informations et les interventions permettent de sauver des vies, mais les recherches menées de longue date sur un vaccin contre le VIH n'ont pas encore porté leurs fruits. L'élimination de cette maladie semble bien loin.

L'orgueil démesuré de la médecine, associé à des attitudes bien ancrées à l'égard des « péchés » des homosexuels et des toxicomanes qui s'injectaient de la drogue par voie intraveineuse, peut également expliquer pourquoi plus d'une décennie s'est écoulée avant que les gens ne se penchent sur les questions épineuses du rôle possible de la science dans les origines du sida. Le biologiste moléculaire Peter Duesberg a souligné que la cause du VIH n'était toujours pas prouvée, car les recherches actuelles n'ont pas réussi à satisfaire les postulats de Koch ; aucun virus ne peut se développer en culture pure (voir chapitre 4). La technologie médicale elle-même a été citée comme un facteur causal. Par exemple, l'historien Mirko Grmek a suggéré qu'une fenêtre d'opportunité pour l'agent pathogène a été créée dans l'écosystème naturel de la maladie (pathocénose) après l'élimination ou la réduction d'autres agents pathogènes, tels que la variole, la diphtérie, la rougeole et la polio. En 1989, plusieurs observateurs indépendants ont commencé à imaginer un rôle causal encore plus direct pour la science en se demandant si le sida aurait pu apparaître en 1957 à partir des vaccins contre la polio qui avaient été développés par des scientifiques occidentaux dans des cellules de singe et testés sur des Africains. Si les cellules de singe abritaient le virus de l'immunodéficience simienne (VIS), les vaccins auraient été contaminés. Rendue publique en Amérique par l'écrivain indépendant Tom Curtis dans le numéro du 19 mars 1992 du magazine *Rolling Stone* et par Edward Hooper dans son livre *The River* (1999), cette hypothèse a suscité l'intérêt des médias en mettant en cause les travaux de terrain de l'éminent scientifique Hilary Koprowski. La communauté scientifique l'a rapidement écartée en s'appuyant sur des arguments historiques et épidémiologiques. Le test sérologique rétrospectif des anciens vaccins n'a été effectué qu'en septembre 2000 et les résultats étaient négatifs. Koprowski a poursuivi les écrivains et les médias pour diffamation et a obtenu des accords à l'amiable. Néanmoins, le débat se poursuit.

### Victimes innocentes (et coupables)

L'épidémie de syndrome de Guillain-Barré, qui s'est déclarée aux États-Unis en 1976-1977, a touché des « victimes innocentes » d'une politique présidentielle maladroite. La maladie du légionnaire partageait la respectabilité absolue de ses premières victimes et a fait l'objet d'une prompte enquête médicale généreusement financée. En revanche, le syndrome du choc toxique a été considéré comme une punition pour les femmes « coupables » et sales. Cependant, comme les tendances marketing l'ont rapidement indiqué, on a ensuite pensé qu'il était causé par les tampons et non par leurs utilisatrices.

« Victime innocente » est un terme que les médecins ne devraient jamais utiliser à la légère. Oui, cela signifie que certaines personnes sont malades sans qu'elles n'aient commis de faute, mais cela peut aussi impliquer que d'autres sont « coupables » – responsables et méritant leur maladie. Les nouveau-nés, les hémophiles, les travailleurs de la santé et les épouses hétérosexuelles d'hommes bisexuels sont appelés des victimes innocentes du sida. Toutefois, ces différences entre les personnes malades sont définies par l'estimation morale de leur comportement et non par les effets biologiques du germe.

## MALADIES NOUVELLES ET ÉMERGENTES

Les nouvelles maladies infectieuses ne sont généralement pas aussi nouvelles que l'on pourrait croire. Elles sont rarement dues à l'apparition ou à la modification d'un organisme causal. Parfois, elles sont présentes depuis des décennies à un niveau subliminal. Souvent, elles sont portées à l'attention de la médecine – elles émergent – à cause de circonstances sociales qui favorisent la transmission. Presque toujours, les caractéristiques des personnes chez qui la maladie est identifiée pour la première fois, ainsi que notre sympathie (ou notre manque de sympathie) pour ces personnes, sont incorporées dans notre concept de la maladie et de ce qu'il convient de faire à son sujet.

L'une des épidémies les plus mystérieuses, l'encéphalite léthargique – ou maladie du sommeil – a atteint des proportions pandémiques de 1916 à 1926, touchant 5 millions de personnes, en tuant 1,5 million et laissant de nombreux survivants avec des séquelles neurologiques. Elle disparut sans réapparaître et sa cause est encore débattue : un virus, une bactérie, ou une réaction immunitaire à la grippe, très répandue à l'époque ? La littérature médicale révèle que plusieurs épidémies cliniquement similaires se sont produites en Europe depuis au moins le XVI^e^ siècle. Quand reviendra-t-elle ?

Depuis 1970, plusieurs « nouvelles » maladies épidémiques sont apparues, bien que leurs agents pathogènes soient présents depuis longtemps. Le sida et la COVID-19 sont les plus importantes et les plus évidentes, mais elles avaient des précurseurs. En 1976, la maladie du légionnaire a été identifiée pour la première fois parmi les participants d'une conférence de l'American Legion dans un hôtel de Philadelphie. Les *Centers for Disease Control and Prevention* des maladies l'ont vite attribuée à une bactérie jusqu'alors inconnue, *Legionella pneumophila*, qui compte aujourd'hui plus de cinquante espèces variantes. Le syndrome du choc toxique, qui complique certaines infections bactériennes, a été reconnu à l'origine chez les jeunes femmes. Elle aurait peut-être été liée par les fabricants, de manière trop étroite (mais efficace), à l'utilisation incorrecte des tampons menstruels pour détourner l'attention des matériaux défectueux. Il s'est avéré qu'il s'agissait de l'effet de bactéries bien connues. Associées à l'apparition du sida, ces « nouvelles » maladies ont eu tendance à déstabiliser l'attitude complaisante vis-à-vis des infections. Cependant, lorsque le sida est devenu une maladie chronique avec des modes de transmission connus, le grand public a recommencé à se croire à l'abri. Cette complaisance n'a pas duré longtemps.

En 1996, la maladie neurologique incurable de la variante de la maladie de Creutzfeldt-Jakob (vMCJ) a été détectée dans un nombre croissant de cas en Grande-Bretagne. Elle était liée à la présence du prion responsable de l'encéphalopathie spongiforme bovine (ESB, ou maladie de la vache folle), une maladie qui prenait des proportions alarmantes chez les bovins. Des pratiques non naturelles, mais rentables, avaient permis de mettre de la viande infectée dans l'alimentation du bétail, infectant ainsi ces animaux et les humains qui mangeaient leur chair; la période d'incubation pouvait être longue. Plus de 90 % des cas ont été recensés au Royaume-Uni: 180 000 bovins et environ 130 personnes. Afin de contrôler la maladie, d'apaiser les protestations du public et de restaurer la confiance des consommateurs, 4,5 millions d'animaux ont été abattus. La vigilance internationale à l'égard des zoonoses et des produits alimentaires s'est accrue, et des interdictions concernant les personnes autorisées à donner du sang ont été révisées.

Au printemps et à l'été 2001, une importante épidémie de fièvre aphteuse s'est déclarée au Royaume-Uni. Bien que cette maladie n'affecte pas les humains, l'ampleur considérable de l'épidémie et la sensibilité accrue aux infections que nous partageons avec d'autres espèces ont garanti une large couverture médiatique. Un autre abattage de sept millions de bovins et de moutons a eu lieu. Les images de vastes bûchers de carcasses brûlées, si peu de temps après l'abattage de l'ESB, ont contribué à accroître le malaise. Depuis 2003, des poches d'infection animale par l'ESB sont apparues au Canada et aux États-Unis, entraînant la fermeture temporaire des frontières à la viande bovine, le renforcement des réglementations, une surveillance accrue et des actions de la part de consommateurs effrayés et de lobbies nationalistes de producteurs et de conditionneurs de viande. En 2018, seuls 231 cas humains de vMCJ avaient été recensés dans le monde, la plupart au Royaume-Uni, 4 aux États-Unis et 2 au Canada.

Découverte en 1976 en Guinée, la fièvre Ebola a fait l'objet d'une étroite surveillance médiatique et a été le sujet de nombreux livres et films en raison de son extrême virulence. En 2010, les épidémies de ce virus avaient fait au total 1200 victimes, principalement dans trois pays africains. Cependant, il s'est propagé depuis des singes de laboratoire à quatre humains en Virginie en 1989. En 1998, le passager d'une compagnie aérienne a créé l'émoi en déclarant à tort être arrivé d'une région d'Afrique frappée par Ebola. Les choses ont radicalement changé en 2014, lorsqu'une épidémie a débuté en Afrique de l'Ouest et s'est propagée sporadiquement en Espagne, au Royaume-Uni et aux États-Unis, entraînant près de 30 000 cas et 11 000 décès en un peu plus d'un an. Des épidémies répétées se sont produites au Congo; la dixième a duré de 2018 à 2020 et a fait 2287 morts. Un vaccin a été approuvé en 2019 et d'autres sont à l'étude, tandis que de nouveaux agents antiviraux se sont révélés efficaces.

En 1999, le virus du Nil occidental est apparu pour la première fois en Amérique du Nord. Propagée par les moustiques aux humains et aux animaux, cette maladie a été reconnue pour la première fois en 1937 alors qu'elle était auparavant confinée à l'hémisphère Est. Responsable de handicaps neurologiques dans une minorité importante de cas, son arrivée a été accueillie avec nervosité et suivie de vigoureuses campagnes municipales contre les eaux stagnantes.

Une autre maladie transmise par les moustiques, causée par le virus Zika, a été découverte en 1947 et nommée d'après la forêt ougandaise, où elle a été isolée d'un singe rhésus malade. L'infection humaine a été reconnue pour la première fois en 1952, mais s'est produite rarement jusqu'à une épidémie majeure en Micronésie en 2007. En 2015 et 2016, on a constaté que des millions de personnes étaient touchées en Amérique du Sud. Les symptômes sont généralement bénins, mais le Zika était très redouté pour ses complications neurologiques – comme le syndrome de Guillain-Barré – et ses effets redoutables sur le développement du fœtus, notamment la mort et la microcéphalie. La transmission par voie sexuelle a été récemment reconnue. En l'absence de traitement et de vaccin, la meilleure mesure de contrôle consiste à éviter les piqûres de moustiques et à utiliser des préservatifs.

## AGENTS PATHOGÈNES DE GUERRE

Les armes biologiques ont une longue histoire. Certaines preuves suggèrent que des animaux infectés ont pu être placés parmi des ennemis pour propager la maladie, et ce, dès la peste hittite de 1320 avant J.-C. Au Moyen Âge, les cadavres de personnes décédées de maladies contagieuses étaient catapultés par-dessus les murs ennemis. Le commandant britannique Jeffery Amherst a planifié la propagation de la variole parmi les Autochtones d'Amérique du Nord dans l'espoir de les exterminer (voir encadré ci-dessus). Les deux camps qui se sont affrontés lors de la Seconde Guerre mondiale ont consacré leur expertise scientifique à la militarisation de divers agents pathogènes, dont l'anthrax, la variole et la tularémie. Le Japon aurait lâché des puces infestées de peste en Chine. La peur que « l'autre camp » puisse avoir cette capacité a été le premier moteur de ces travaux. Comme l'a montré l'historien Donald Avery, les laboratoires canadiens de Kingston (Ontario), de Grosse-Île (Québec) et de Suffield (Alberta) étaient engagés dans la fabrication d'armes biologiques, un projet qui a attiré l'attention d'éminents scientifiques, dont le lauréat du prix Nobel Frederick Banting. Une convention contre l'utilisation d'armes biologiques a été ratifiée par la plupart des grandes puissances au début des années 1970 et par la Russie en 1992. Les terroristes et les États voyous ne sont pas liés par de tels accords.

La découverte du programme irakien d'armes biologiques a incité de nombreux scientifiques, comme le prix Nobel Joshua Lederberg, à se prononcer fermement contre leur utilisation. Les attentats terroristes du 11 septembre 2001 à New York et à Washington ont ajouté un sentiment de vulnérabilité. Ils ont été suivis par une série de « lettres à l'anthrax » envoyées à des personnalités américaines, qui ont fait au moins cinq morts. Imputant d'abord des terroristes étrangers, l'enquête sur l'anthrax s'est orientée vers un microbiologiste américain, qui est décédé d'une surdose en juillet 2008, alors que des accusations étaient sur le point d'être portées. Ces événements ont rappelé le passé horrifiant et le potentiel effrayant des armes biologiques.

## SRAS

Au début de l'année 2003, une nouvelle maladie s'est rapidement propagée depuis la province de Guangdong en Chine pour provoquer la propagation de la maladie dans plus de trente pays, faisant 774 morts, principalement en Chine, à Hong Kong, à Taïwan, à Singapour et au Canada. Nommé d'après ses symptômes, le syndrome respiratoire aigu sévère (SRAS) aurait franchi la barrière des espèces, passant des chauves-souris et des civettes à l'homme, mettant à rude épreuve les installations de soins intensifs et ayant une prédilection pour le personnel soignant. Il a coûté la vie au médecin italien Carlo Urbani, qui a été le premier à attirer l'attention de l'OMS sur cette maladie. Sa cause a été rapidement identifiée comme étant un type de coronavirus jusqu'alors non reconnu. La panique concernant l'approvisionnement mondial en médicaments antiviraux a favorisé l'augmentation de la production et des réserves. Toutefois, les nouvelles flambées ont été contenues par les méthodes traditionnelles d'isolement et de quarantaine, impliquant les hôpitaux de toutes les juridictions concernées et des millions de personnes. À l'échelle mondiale, on a recensé 8098 cas et 774 décès, la plupart en Asie et 44 au Canada. Les mots « nouvelle norme » et « planification de la pandémie » sont entrés dans le vocabulaire médical et public. Une fois de plus, la xénophobie a marqué les réactions à la maladie. L'opposition du maire de Toronto a été particulièrement forte, furieux des difficultés économiques résultant des mesures de contrôle ; il a mis en doute le rôle de l'OMS dans l'émission d'un avis aux voyageurs. De telles réactions accueillent souvent les mesures de l'OMS (voir chapitre 15).

Qui est l'OMS ?

> Ils ne savent pas de quoi ils parlent. Je ne sais pas qui est ce groupe. Je n'en avais jamais entendu parler auparavant. Je ne les avais jamais vus auparavant. À qui ont-ils parlé ? Ils ne sont même pas allés à Toronto. Ils sont situés quelque part à Genève. Et ils ne nous ont pas tous parlé. Ils lisent les journaux et parfois les journaux exagèrent.
>
> Mel Lastman, maire de Toronto, cité dans *The Globe and Mail*, 26 avril 2003

Les Rolling Stones ont donné un concert de bienfaisance à Toronto pour aider au rétablissement de la situation financière. Le Canada a pris des dispositions politiques pour l'avenir, sur la base de plusieurs rapports sur les leçons tirées du SRAS, en créant l'Agence de santé publique du Canada en 2004. La maladie a disparu sans se reproduire. Avec le temps, certaines dispositions ont été négligées, même lorsqu'un autre nouveau coronavirus, plus agressif, est apparu en Arabie saoudite en 2012 ; jusqu'à présent, le syndrome respiratoire du Moyen-Orient (MERS) s'est peu propagé. Lorsque j'ai commencé à réviser cette édition au début de l'année 2020, aucun vaccin efficace n'avait encore été mis au point contre l'un des coronavirus. Cette situation allait changer rapidement.

## COVID-19

En décembre 2019, des rapports sur une énième grave maladie respiratoire nous sont parvenus de Wuhan, dans la province du Hubei, en Chine. Comme le SRAS et tant d'autres épidémies, elle aurait franchi la barrière des espèces tuant des médecins et d'autres travailleurs de la santé. L'ophtalmologue Li Wenliang et plusieurs de ses collègues ont été punis pour avoir été des dénonciateurs révélant l'existence d'une nouvelle maladie. Lui et cinq autres médecins qui travaillaient à l'hôpital de Wuhan sont morts de cette maladie. Grâce à la pression internationale et à l'activité des médias sociaux, les autorités chinoises ont fait marche arrière et ont commencé à divulguer davantage d'informations sur l'agent pathogène, qui s'est avéré être un nouveau coronavirus. Le 11 février 2020, l'OMS l'a délibérément baptisé la « maladie à coronavirus de 2019 (COVID-19) » afin d'éviter la stigmatisation anticipée d'une région particulière du monde. Cette dénomination, conçue pour lutter contre la construction sociale, a été mitigée (d'autant plus que les variantes émergentes ultérieures étaient liées de manière indélébile à leurs origines en

Grande-Bretagne, en Afrique du Sud et au Brésil). Le 11 mars 2020, l'OMS a déclaré que l'épidémie était devenue une pandémie.

Des parallèles ont rapidement été établis avec la grippe espagnole de 1918 : toutes deux étaient des épidémies virales, caractérisées par des symptômes respiratoires et une mortalité élevée, sans traitement spécifique, sans vaccin connu et avec une forte contagiosité par les gouttelettes en suspension dans l'air, d'homme à homme.

Toutefois, au cours du siècle qui s'est écoulé depuis 1918, plusieurs avancées majeures ont permis d'atténuer les effets de ce nouveau fléau : des antibiotiques pour traiter les pneumonies bactériennes secondaires, des respirateurs pour maintenir la respiration jusqu'à ce que l'infection se résorbe, ainsi que le séquençage et les tests génétiques pour identifier l'exposition et les porteurs asymptomatiques. Le maintien de l'accès aux hôpitaux était essentiel pour réduire la mortalité, et les procédures électives ont été annulées dans la mesure du possible pour libérer des lits. La Chine a construit plusieurs nouveaux hôpitaux en quelques jours, et la France a commencé à expédier des patients dans des trains à grande vitesse spécialement conçus pour les services débordés vers les soins intensifs d'autres régions et pays. Un autre avantage actuel – mais seulement dans certaines parties du monde – était le concept de dispositif de protection sociale, où l'État acceptait la responsabilité d'un soutien financier aux chômeurs et aux travailleurs essentiels, une mesure également destinée à aider à stimuler l'économie lorsque la pandémie finirait par prendre fin.

Les laboratoires privés et publics ont rapidement commencé à travailler sur un test fiable, sur de nouveaux médicaments pour combattre l'infection et sur des vaccins pour la prévenir, parfois avec le soutien du gouvernement. Les essais cliniques ont commencé en un temps record et, en décembre 2020, des vaccins avaient été mis au point, testés puis mis en circulation lors de la deuxième vague – un exploit sans précédent. Les usines se sont converties à la fabrication de masques et de stérilisateurs et, en juin 2020, certaines se plaignaient de surplus invendus. Des solutions créatives pour lutter contre l'isolement ont été inventées, comme des programmes de communication permettant de se réunir et de faire de la musique, ou des applications pour téléphones portables permettant de suivre l'emplacement des risques. Une fois encore, les défis lancés aux anciennes mesures de contrôle étaient d'ordre politique et social ; les gens avaient besoin d'un minimum de richesse pour pouvoir subvenir à leurs besoins et se protéger en se conformant à la distanciation sociale et à d'autres comportements. Les opposants ont souvent adopté un point de vue axé sur les libertés civiles, considérant l'obligation de porter un masque comme une atteinte à la liberté individuelle ; la répartition des épidémies a suivi les lignes politiques. L'opposition aux vaccins potentiels a commencé avant même qu'ils ne soient mis sur le marché, tout comme les craintes de pénurie et les réactions contre l'éventualité d'une vaccination obligatoire.

Cette dernière pandémie est encore en cours au moment où j'écris ces lignes, au début de l'année 2026, et suit toutes les étapes des précédentes, avec plus de 780 millions de cas et 8 millions de décès confirmés. Elle touche plus particulièrement les personnes âgées et les personnes souffrant de maladies chroniques. Elle a mis en évidence le laxisme des normes en vigueur dans les maisons de retraite en Europe et en Amérique du Nord. Il y a encore trop d'inconnues : l'ampleur de la propagation asymptomatique, les mutations du virus, l'efficacité des médicaments et des vaccins, et la possibilité de vagues futures multiples. Peut-être suis-je coupable de cette « réflexion sur les conséquences positives » décrite par Faye Getz, lorsque je me réjouis de l'étape « nouvelles connaissances » de la COVID-19. Par exemple, les politiques de lutte contre le changement climatique seront-elles favorisées par l'assainissement soudain, bien que temporaire, de l'air résultant de la chute spectaculaire des déplacements en voiture et en avion ? Un nombre croissant de personnes continueront-elles à travailler à domicile ? Les services de garde d'enfants abordables et sûrs deviendront-ils enfin un élément non négociable des économies nationales ? Et toutes les nations intégreront-elles des recommandations de soutien financier dans leur planification en cas de pandémie ?

Du côté obscur, quels vides la « nouvelle norme » à venir laissera-t-elle pour le prochain grand pathogène ?

## TOUTES LES MAUVAISES MALADIES NE SONT PAS ÉMERGENTES : MALARIA

Maladie ancienne, le paludisme continue de faire près d'un demi-million de morts, principalement des enfants, sur les 228 millions de cas recensés chaque année. Avec sa fièvre périodique, le paludisme a été connu sous les noms de « fièvre des marais », « fièvre tierce maligne » et « paludisme » (du mot latin pour marais). Le nom « malaria » est passé de l'italien (« mauvais air ») à l'anglais au XVIIIe siècle et au français au début du XIXe siècle. La malaria était endémique dans certaines régions d'Europe, où elle tuait parfois des milliers de personnes. Au cours du XIXe siècle, elle ravagea les troupes coloniales britanniques en Inde, d'où elle s'est répandue au Canada et au sud. S'éloignant des régions du nord, elle est restée endémique dans le sud-est des États-Unis jusqu'à ce qu'elle soit éradiquée lors d'une campagne menée en 1947-1951.

Un remède inca appelé quinquina ou écorce de jésuite a été apporté du Pérou en Europe au début du XVIIe siècle, et son ingrédient actif – la quinine – a été isolé en 1820. En 1880, à l'apogée de l'impérialisme britannique, le parasite a été identifié par C. L. A. Laveran. Dix-sept ans plus tard, Ronald Ross élucide le rôle du moustique anophèle. Ross et Laveran ont reçu le prix Nobel en 1902 et 1907, respectivement.

Le retour du paludisme en Italie pendant la Seconde Guerre mondiale a été l'un des facteurs qui ont conduit à la création de l'OMS (voir chapitre 15). En 1955, malgré les craintes d'une surpopulation en cas de disparition du paludisme, l'OMS a lancé un programme d'éradication basé sur l'assèchement des marais et la pulvérisation d'insecticides, dont le DDT, lauréat du prix Nobel en 1948. Cependant, contrairement à la variole, le paludisme touche d'autres créatures. De plus, les insecticides et la destruction des marécages entraînaient leurs propres dommages. En conséquence, ces méthodes ont été révisées en 1969 et, en 1980, l'OMS ne visait plus que le contrôle, et non l'éradication. Entre-temps, la résistance du paludisme au dérivé de la quinine, la chloroquine, est apparue et s'est répandue dans la plupart des pays. En 2006, l'artémisinine, le médicament dérivé d'un ancien remède populaire chinois, était devenu un traitement de choix remportant le prix Nobel en 2015 ; l'OMS recommande de l'utiliser en association pour éviter de développer une résistance. Cette maladie évitable et traitable est encore endémique dans près de soixante-quinze pays ou territoires regroupant plus de 40 % de la population mondiale, la grande majorité des cas se déclarant en Afrique subsaharienne et en Asie du Sud-Est. Le taux de cas mondial est en baisse et, en 2019, un essai de vaccin a été lancé dans trois pays à haut risque. Pour obtenir un meilleur contrôle des vecteurs, un retour à l'utilisation limitée du DDT a été recommandé en 2006.

Les populations des pays industrialisés ont du mal à se concentrer sur le lourd fardeau du paludisme et sur d'autres problèmes de longue date qui semblent déjà avoir été conquis. Malgré les améliorations, la tuberculose touche 10 millions de personnes par an et entraîne 1,5 million de décès ; la rougeole tue encore environ 0,14 million de jeunes enfants ; le tétanos néonatal tue 34 000 personnes ; et la schistosomiase (bilharziose) toucherait près de 300 millions de personnes. Nous nous concentrons sur ce qui semble nous menacer : le paludisme, la tuberculose et la bilharziose sont des problèmes pour « eux ». Depuis 2025, la rougeole est redevenue un problème pour « nous ».

Vingt-cinq siècles après que les médecins inefficaces, mais enthousiastes de Thucydide ont péri lors de la peste d'Athènes, nous avons peut-être moins appris que nous le pensons. En effet, au cours des deux dernières décennies, les humains ont redécouvert leur vulnérabilité intrinsèque. De nouvelles pestes sont apparues et continueront d'émerger. Les remèdes et les vaccins, bien qu'ils fassent l'objet de nombreuses recherches, ne permettent pas de contrôler les épidémies. Les interventions peuvent provoquer de nouvelles maladies ou aggraver celles qui existent déjà. Les réactions des voyageurs exposés ou génétiquement liés à des lieux infectés sont familières et obsédantes. Et le rôle des facteurs sociaux n'a pas changé d'un iota.

## SUGGESTION DE LECTURES COMPLÉMENTAIRES

Sur le site Internet : http://www.histmed.ca

# 8

# Pourquoi le sang est-il spécial ? L'évolution des concepts d'une humeur vitale

*Blut ist ein ganz besonderer Saft.* (Le sang est un jus très spécial.)

J. W. von Goethe, *Faust*, I, 1 (1808)

## LE SANG COMME MAGIE ET MYSTÈRE

Le sang est important. Il a toujours été important, et il a toujours *semblé* important pour tout le monde. Des quatre anciennes humeurs (voir chapitre 3), il est le seul à être resté une entité vitale. Il occupe un statut bien supérieur à celui du flegme ou de la bile, et ce, quelle que soit sa couleur. La plupart des gens conçoivent immédiatement que le sang est essentiel à la vie. En revanche, lorsqu'on leur demande si la rate, le foie, les reins ou le pancréas sont essentiels, ils en sont moins certains. Les gens ne pensent pas à ces organes de la même manière qu'ils pensent au sang.

Pourquoi le sang a-t-il toujours bénéficié de ce statut particulier ? Pour deux raisons. Premièrement, il est remarquablement visible puisqu'il constitue le seul tissu interne qui peut être régulièrement examiné à la surface du corps. Tous les humains ont vu un peu de leur propre sang. Toute personne blessée sait que le saignement indique la gravité de la blessure. Toute femme peut s'attendre à un écoulement à intervalles réguliers, en fonction des phases de la lune.

Deuxièmement, le sang est étroitement associé à la vie. Même les enfants savent que perdre une trop grande quantité de sang peut conduire à la mort. Dans de nombreuses langues, il est synonyme de vie et de santé. Certaines cultures, comme les peuples préhistoriques d'Europe, d'Afrique et d'Asie, ainsi

Les objectifs d'apprentissage pour ce chapitre se trouvent à la p. 482.

que les Aborigènes australiens et les Béothuks disparus de Terre-Neuve, se préparaient à l'enterrement en colorant les corps ou les tombes avec de l'ocre rouge (contenant de l'hématite) afin de rétablir la couleur carmin de la vie. Les chercheurs ont analysé la façon dont les menstruations influaient sur la perception des femmes à diverses époques et en divers lieux, en notant que les mythes et les traditions jetaient la suspicion sur celles qui pouvaient saigner régulièrement sans pour autant en être malades. Par exemple, l'islam et le judaïsme orthodoxe interdisent les relations sexuelles avec une femme en période de menstruation. Dans la tradition judaïque, une femme est « impure » après ses menstruations (et l'accouchement) jusqu'à ce qu'elle ait pris le bain rituel du *mikveh*. K. Codell Carter a émis l'hypothèse qu'au XIX^e^ siècle, les menstruations ont pu servir de modèle à la pratique régulière de saignées chez les hommes pour assurer des évacuations mensuelles saines.

Dans la mythologie grecque antique, le sang était l'un des premiers médicaments miracles. Persée a tranché la tête serpentée de la Gorgone Méduse et a présenté le trophée macabre à la déesse Athéna, qui l'a à son tour placé sur son bouclier. Athéna donna le sang de la tête de la Gorgone au guérisseur Asclépios (Esculape), qui l'utilisa pour des cures impressionnantes et pour ressusciter les morts. Ce traitement puissant a conduit à sa divinisation en tant que dieu de la médecine. Son bâton, autour duquel s'enroule un serpent, appelé caducée, est un symbole de la médecine depuis plus de 2000 ans.

Le christianisme n'a pas contribué à diminuer l'importance du sang dans notre culture. Le sang figure au cœur des mystères du culte : non seulement il est la vie et la santé, mais il indique aussi la rédemption du péché et le salut éternel. Le sang des martyrs symbolise la douleur et la foi ; celui des enfants, la plus injuste des tragédies. Le mot « sang » et ses dérivés sont mentionnés pas moins de 460 fois dans la Bible ; « vie » est mentionnée à peine plus souvent (487 fois). Combien de fois le mot « rein » apparaît-il ? Dix-sept fois. Le mot « foie » ? Treize fois. Bile ? Une fois. Et « cerveau », « pancréas », « poumons » et « flegme » ? Jamais. Il est vrai que le « cœur » est mentionné plus souvent que le « sang » (817 fois). La raison est liée à l'importance des signifiants religieux : si le sang est la vie, le cœur est l'amour ou l'âme.

Étant donné son lien ancien avec la vie, la thérapie par le sang est également très ancienne. Cependant, elle n'a pas toujours été pratique. Le vin servait souvent de substitut, pris comme une panacée, un stimulant, un tranquillisant, un reconstituant, un digestif, un hypnotique ou un moyen de s'évader. Sans doute en raison de leurs similitudes visuelles, la substitution du sang par le vin rouge a été renforcée par la doctrine chrétienne de la transsubstantiation : dans la messe, le vin devient le sang rédempteur du Christ. L'imagerie de la Renaissance montrait le corps du Christ écrasé dans le « pressoir miraculeux », d'où le sang s'écoulait dans des tonneaux en attente.

Le mot anglais « blood » (sang) n'est ni d'origine latine ni d'origine grecque, comme beaucoup de mots utilisés dans la terminologie médicale. La médecine utilise les termes « hématologie » (dérivé du grec) et « sanguin » (dérivé du latin), mais ces mots aux racines classiques sont rarement utilisés dans la pratique courante pour identifier l'humeur elle-même. Même la principale revue du domaine, publiée par l'American Society of Hematology, s'appelle *Blood*. Le mot provient du vieil anglais, lui-même dérivé de racines nordiques et saxonnes. Selon la théorie linguistique, lorsque les envahisseurs normands francophones ont épousé les femmes anglo-saxonnes, les mots français d'origine latine ont pris le dessus sur le vocabulaire de l'environnement extérieur (celui qui relève de l'autorité masculine). Toutefois, les mots relatifs à l'environnement intérieur (relevant de l'influence domestique et féminine), ainsi que ceux des émotions et des sentiments, ont été conservés. Cette dérivation illustre peut-être l'importance particulière du sang dans le travail des femmes plutôt que son pouvoir. Par exemple, les mots anglais « *liver* », « *kidney* » et « *heart* » proviennent également du vieil anglais, peut-être parce que ces organes, comme le sang, sont des parties comestibles du corps des animaux. Les parties du corps dont le nom est latinisé – comme l'aorte, le côlon, le duodénum, le rectum, le vagin, le tendon et le cartilage – ont peu ou pas d'intérêt culinaire.

### Plus sur les lignes linguistiques

Nous semblons avoir un respect subliminal particulier pour le mot « sang ». Pensez à la puissance psychique de ses nombreux dérivés, dont certains seulement apparaissent ici : sang-froid, sang bleu, mauvais sang, sang frais, sang chaud, sang rouge, lignée par le sang, frère de sang, rouge sang, assoiffé de sang, glaçant le sang, sanglant, esprit sanglant, effusion de sang, coup de sang, pierre de sang, argent du sang, empoisonnement du sang, tache de sang, suceur de sang, querelle de sang, chair et sang, sang de la vie et fleur de sang, que Linné a appelé asclépiade en hommage au dieu grec !

Combien de mots similaires peut-on trouver pour le foie ? Foie, avoir les foies, foie gras – pas très impressionnant en somme. Et pour le pancréas ?

Si l'argument linguistique en faveur du pouvoir spécial du sang n'est pas convaincant, certaines analyses psychologiques ou culturelles sont difficiles à réfuter. Ludwik Fleck a montré que l'ancienne certitude selon laquelle la syphilis devait être une forme de « mauvais sang » a poussé la recherche à développer le « fait » d'un test sanguin de la maladie. De plus, la plupart des patients qui sont envoyés chez un hématologue ne présentent aucun symptôme ;

ils sont envoyés pour des anomalies détectées lors de tests de routine. Même les patients dont la leucémie vient d'être diagnostiquée peuvent ne présenter aucun symptôme. Néanmoins, ils ont une certaine appréhension : un problème de sang est un problème vital.

## LE SANG EN TANT QUE SCIENCE MÉDICALE

Les professionnels de la médecine ne tiennent pas compte de la magie et des mythes, les trouvant pittoresques, mais peu crédibles. Le sang ayant été médicalisé et objectivé par la technologie, sa mystique auprès des scientifiques s'est peut-être émoussée. Cependant, le sang et ses multiples fonctions bénéficient toujours d'un statut exalté – une position qui cherche à réconcilier les notions anciennes du grand pouvoir du sang avec notre compréhension de la science moderne.

### *Thérapie du sang : transfusion*

Si le sang est la vie, il est logique de penser qu'une vie sur le point de chanceler pourrait être stabilisée avec un peu plus de sang. On dit souvent que la première « transfusion » a été administrée en 1492 au mourant Giovanni Battista Cibò, qui avait été élu pape sous le nom d'Innocent VIII en 1484. Son médecin juif, Giacomo di San Genesio, aurait tenté de ressusciter le pontife malade en lui faisant boire le sang de trois garçons de dix ans qu'il avait fait tuer. Les preuves de ce traitement particulier ne sont pas fiables et l'histoire est probablement une fabrication antisémite de diffamation par le sang, qui n'est pas sans rappeler les rumeurs de meurtre rituel d'enfants qui ont suivi les coutumes de la Pâque juive.

L'administration orale du sang a probablement été essayée de nombreuses fois auparavant, sans que le donneur soit nécessairement tué. Ferdinand Moog et Axel Karenberg ont rapporté des cas de traitement de l'épilepsie à la fin de l'Antiquité romaine par l'ingestion de sang de gladiateurs. Galien affirmait que le sang était élaboré à partir de substances ingérées ; consommer du sang faciliterait sûrement le processus d'élaboration d'autres substances. La bouche offrait un site d'administration approprié, accessible, logique et commode, et la consommation de sang jouissait d'une certaine popularité, aussi bien avant qu'après la découverte de la circulation sanguine.

L'intérêt pour la transfusion sanguine a été stimulé par le traité de William Harvey de 1628, intitulé *On the Motion of the Heart* (voir chapitre 3). Peu après, des expériences ont été menées à l'aide d'aiguilles, de vessies et de tubes d'argent pour prélever le sang d'un animal et le donner à un autre. La transfusion indirecte consistait à drainer le sang dans un récipient et à l'administrer ensuite au receveur. La transfusion directe se faisait par l'intermédiaire d'un connecteur entre l'animal donneur et la veine du receveur. Ces expériences ont suscité l'intérêt de nombreuses personnes, dont le paisible clerc Francis Potter, l'illustre génie Sir Christopher Wren (architecte de la cathédrale Saint-Paul de Londres) et le médecin Richard Lower, qui a commencé à transfuser des chiens.

Sang emprunté

Lors du dîner du 14 novembre 1666, Samuel Pepys apprit la réussite d'une transfusion directe entre chiens, qui avait eu lieu à Londres ce jour-là. Le potentiel d'un tel exploit n'a pas échappé aux convives. Pepys a consigné leur réaction malicieuse dans son célèbre journal :

Cela a donné lieu à beaucoup de jolis souhaits, comme celui que le sang d'un quaker se retrouve dans celui d'un archevêque, etc. Mais, comme le dit le Dr Croone, [il] peut, si cela est nécessaire, être d'une grande utilité pour la santé de l'homme, d'amender le mauvais sang en l'empruntant à un meilleur corps.

*Journal de Samuel Pepys*, éd. Robert Latham et William Matthews (Berkeley : University of California Press, 1970-1983), 7:371

Au début de 1667, le médecin français Jean-Baptiste Denis semble avoir tenté la première transfusion intraveineuse à un humain lorsqu'il a donné du sang d'agneau à un garçon de quinze ans pour calmer ses nerfs (figure 8.1). Pour ne pas être dépassé par la concurrence d'outre-Manche, Lower a réalisé sa propre transfusion de mouton à homme plus tard la même année. De retour en France, Denis devient un spécialiste de la transfusion mais, l'année suivante, un homme meurt à la suite d'une tentative ratée : celle de sa troisième transfusion de sang animal. Denis est poursuivi en justice, mais le tribunal décide que le patient a finalement été empoisonné par sa femme et le médecin est blanchi. Cependant, cette mauvaise publicité qui donne à réfléchir freine l'enthousiasme, et les activités de transfusion sont réduites pendant près d'un siècle et demi.

La pratique de la transfusion fut relancée avec précaution au début du XIXe siècle. L'éternel problème des hémorragies obstétricales devint de plus en plus évident pour les praticiens à mesure que l'accouchement se médicalisait (voir chapitre 11). Dans les années 1820, James Blundell du Guy's Hospital de Londres, en Angleterre, tenta une transfusion pour une hémorragie post-partum incontrôlable (figure 8.2). À l'aide d'une seringue, il injecta aux mères qui saignaient du sang prélevé sur le personnel résident de l'hôpital ; quelques vies semblent avoir été sauvées. Les patientes qui ont reçu ce traitement héroïque devaient mourir ; si la transfusion avait entraîné la mort, celle-ci aurait été attribuée à l'hémorragie initiale.

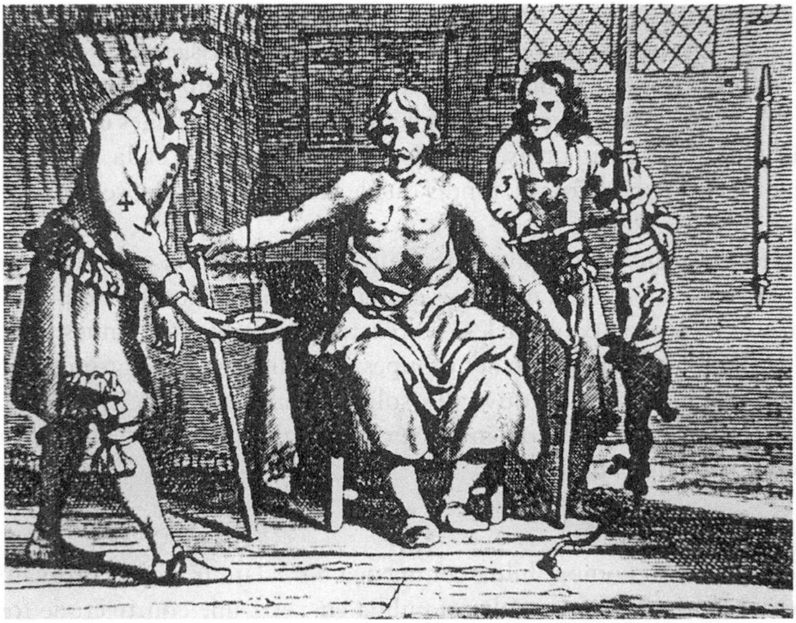

Figure 8.1 Une transfusion directe du donneur animal au receveur (probablement hypothétique). D'après J. B. Lamzweerde, *Appendix ad Armamentarium chirurgicum Johannis Sculteti* (Amsterdam, 1671), 28.

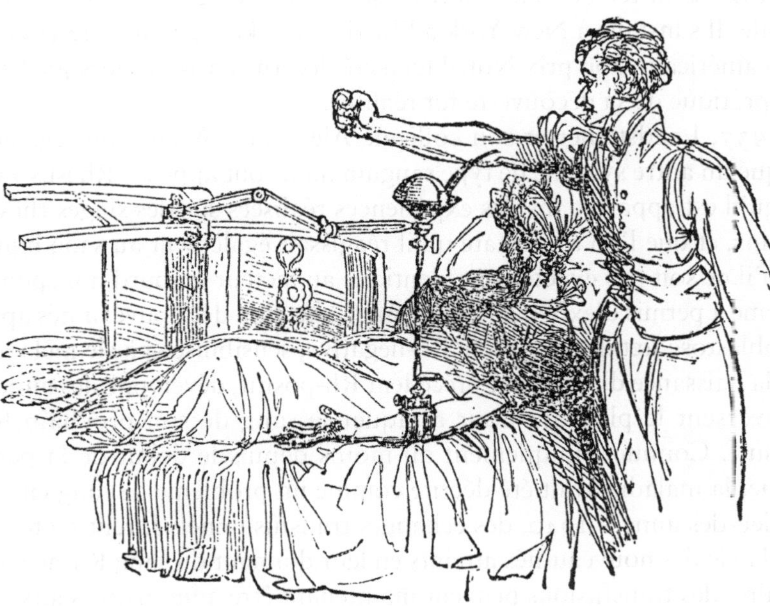

Figure 8.2 Une transfusion indirecte utilisant un gravitateur et le sang d'un membre de la famille qui est un officier de maison. James Blundell, *The Lancet*, 13 juin 1829, 321.

Le besoin urgent de sauver des soldats se vidant de leur sang fut une forte incitation à la transfusion. Pendant la guerre franco-prussienne de 1870-1871, des transfusions directes ont été effectuées sur le champ de bataille, de soldat à soldat, par des médecins des armées autrichiennes, belges et russes. Une technique stérile était utilisée, mais l'incompatibilité et la coagulation n'étaient pas encore résolues, tandis que le stockage du sang semblait pratiquement impossible.

En effet, la transfusion sanguine était (et est toujours) une intervention potentiellement mortelle, à ne jamais entreprendre à la légère. Trois problèmes constituaient de sérieux obstacles : les réactions qui ont été connues plus tard sous le nom d'incompatibilité des groupes sanguins, la coagulation et l'infection. Ces problèmes ont trouvé des solutions au cours du XX^e^ siècle. Au XXI^e^ siècle, un nouveau problème a surgi autour de l'approvisionnement et de la commercialisation.

### COMPATIBILITÉ

Le problème de la compatibilité commença à s'éclaircir avec les travaux du Viennois Karl Landsteiner. Celui-ci publia en 1901 une courte étude fondée sur les vingt-deux travailleurs de son laboratoire : leur sang pouvait être divisé en trois grands groupes, A, B et C (aujourd'hui appelés O). L'année suivante, deux de ses élèves découvrent le quatrième grand groupe sanguin, AB. Les travaux de Landsteiner sont ignorés jusqu'à la veille de la Première Guerre mondiale. Il s'installe à New York à l'Institut Rockefeller en 1922 et devient citoyen américain. Son prix Nobel lui a été décerné en 1930, lorsque l'application pratique de sa découverte fut réalisée.

En 1937, Landsteiner et son collègue Alexander Wiener ont également remarqué un autre système de type sanguin qu'ils ont appelé « Rhésus » (Rh), parce qu'il est apparu dans des expériences réalisées sur des singes rhésus et des lapins, et que l'on a constaté qu'il réagissait également au sang humain. Bien qu'il ne soit pas exactement identique au facteur aujourd'hui éponyme, ce système a permis d'expliquer une étrange affection des nouveau-nés appelée érythroblastose fœtale : une mère Rh-négative, sensibilisée par le mélange de sang à la naissance d'un enfant précédent Rh-positif, développe des anticorps qui traversent le placenta pour attaquer le sang de son prochain fœtus Rh-positif. Connue cliniquement au moins depuis le début de la période moderne, la maladie avait été décrite comme un problème de sang en 1932. Au milieu des années 1940, des échanges transfusionnels furent tentés pour sauver la vie des nouveau-nés atteints en leur donnant du sang Rh-négatif ; si nécessaire, des transfusions peuvent maintenant être administrées aux fœtus in utero. Au début des années 1960, les chercheurs ont essayé de prévenir la maladie en injectant à chaque mère Rh-négative d'un bébé Rh-positif l'anticorps pour « leurrer » son système immunitaire et l'empêcher de réagir au sang de son nouveau-né. Au début, ils ont utilisé du plasma « brut » riche en anticorps provenant de femmes ayant donné naissance à des enfants atteints. L'un des médecins en témoigne : « Ces femmes ont donné l'exemple de ce qu'il y a de mieux dans "l'altruisme féminin absolu" […] pour sauver leurs sœurs de leur propre tragédie. » (E.G. Hamilton, *Obstetrics & Gynecology* 77, n° 6 [1991] : 957.) En 1968, Bruce Chown de Winnipeg, en collaboration avec Connaught Laboratories, a mis au point une méthode plus pratique de fabrication du sérum Rh. Celle-ci a permis de prévenir la maladie chez des milliers de nourrissons dans le monde.

Aujourd'hui, des centaines de groupes sanguins sont reconnus, les plus importants marqueurs étant encore les systèmes ABO et Rhésus. La possibilité de laver, congeler et décongeler le sang en toute sécurité a permis de fournir un approvisionnement relativement compatible, même pour les groupes sanguins les plus rares.

### ANTICOAGULATION

Comme les chercheurs l'ont rapidement découvert, le sang non traité coagule en quelques minutes. La conservation dépendait donc de la découverte d'une méthode permettant d'inhiber cette propriété naturelle sans nuire au produit ou au receveur. On a commencé à tester des techniques pour éliminer la fibrine (la protéine de coagulation) et des médicaments anticoagulants. Juste avant la Seconde Guerre mondiale, les Russes ont tiré parti de l'anticoagulation naturelle – le sang de cadavre ne coagule pas, ayant déjà coagulé et subi une lyse. Le sang de cadavre et, pour des raisons similaires, le sang placentaire étaient également utilisés pour la transfusion en Inde et ailleurs.

Aujourd'hui, l'anticoagulant préféré est le citrate de sodium, découvert en 1914 et utilisé pour la première fois en Argentine. Il a été systématiquement appliqué aux besoins du champ de bataille de la Première Guerre mondiale par un médecin militaire américain, O. H. Robertson, travaillant avec une unité britannique. En utilisant uniquement des donneurs O-positifs, Robertson a démontré que le citrate associé au dextrose (pour nourrir les cellules sanguines) permettait de conserver le sang en toute sécurité jusqu'à trois semaines – la première banque du sang est née. Les travaux sur l'héparine en tant qu'anticoagulant pour la médecine et la chirurgie sont le fruit de recherches canadiennes menées par Charles Best, Louis B. Jaques et D. W. Gordon Murray au début des années 1930.

### LES COMPOSANTS SANGUINS

Les problèmes de compatibilité et de coagulation étant maîtrisés, les banques de sang hospitalières ont été mises en place. Dès 1927, le plasma était utilement extrait du sang périmé par centrifugation. La Clinique Mayo de Rochester au Minnesota (1935) et le Cook County Hospital de Chicago (1936) se disputent l'honneur d'être les premiers hôpitaux américains à gérer des banques de sang. La controverse vient du fait que des personnes y avaient été transfusées, là et ailleurs, pendant plusieurs années et que le sang avait parfois été stocké.

Au début de la guerre civile espagnole en juillet 1936, le Barcelonais Frederic Durán-Jordà menait des expériences sur le don et la conservation du sang. Des médecins étrangers venus en Espagne pendant le conflit travaillèrent avec lui, notamment le Tchèque Karel Holubec et le chirurgien canadien Norman Bethune, arrivé en décembre 1936. Ce dernier a contribué à la création d'une unité mobile de transfusion de plasma. Ces médecins ont rapporté la connaissance de ces techniques dans leur pays d'origine.

Le plasma pour les mécanismes de choc et les facteurs de coagulation sont devenus le pilier du traitement d'urgence pendant la Seconde Guerre mondiale. La thérapie par composants, c'est-à-dire l'utilisation de parties spécifiques du sang – globules rouges, plaquettes, globules blancs, facteurs de coagulation et plasma –, est désormais une pratique courante.

Après 1945, les banques de sang sont devenues régulières dans tous les pays du monde et pourraient marquer le début de l'hématologie en tant que spécialité distincte. Aux États-Unis, des services sont créés à l'échelle d'une ville, d'un État ou d'un pays avec l'aide de bénévoles non-médecins. Par exemple, après avoir servi à Pearl Harbor, Bernice Hemphill retourne travailler dans une banque de sang de San Francisco; de 1948 à 1953, elle joue un rôle déterminant dans l'extension de la coopération entre les banques de sang à l'échelle de la Californie, puis à l'échelle nationale. Le National Blood Service d'Angleterre voit le jour en 1946, avec des agences pour l'Écosse, le pays de Galles et l'Irlande du Nord. En France, le médecin militaire Arnault Tzanck, qui avait mis au point diverses méthodes de transfusion et de conservation du sang, crée dès 1928 un centre de transfusion à l'hôpital Saint-Antoine à Paris. En 1949, il instaure une collaboration internationale et établit le Centre National de Tranfusion Sanguine; une fédération pour le don volontaire est créée la même année. Au Canada, comme dans plusieurs autres pays, le service de transfusion sanguine fut géré par la Croix-Rouge canadienne de 1947 à 1998. La collecte, le stockage et la transfusion du sang n'étaient que quelques-uns des nombreux services proposés par cette organisation en temps de paix, mais son rôle dans le domaine des banques de sang canadiennes prend abruptement fin avec les nouvelles controverses sur les contaminations (voir la Commission Krever ci-dessous; sur la Croix-Rouge, voir chapitre 10). Depuis 1998, l'organisation à but non lucratif qu'est la Société canadienne du sang remplit cette fonction et supervise un registre de cellules souches et de moelle; Héma-Québec assume les tâches équivalentes au Québec. Les sociétés de la Croix-Rouge et du Croissant-Rouge participent encore à la collecte de sang dans de nombreux pays sur tous les continents, notamment en Australie et aux États-Unis.

La transplantation de moelle osseuse peut être considérée comme la forme ultime de la transfusion de composants sanguins. Elle a été mise au point dans les années 1970 à Seattle, dans l'État de Washington, sous la direction de E. Donnall Thomas, qui a utilisé les principes de l'anticoagulation et de la perfusion intraveineuse, ainsi que les techniques de clonage cellulaire des chercheurs canadiens James Till et Ernest A. McCulloch. La greffe de moelle donne de l'espoir aux patients atteints d'anémies et de malignités chroniques. De façon remarquable, la moelle donnée est administrée aux patients par voie intraveineuse et trouve son chemin vers les cavités osseuses. Comme effet secondaire, un nouveau problème iatrogène est apparu : la maladie du greffon contre l'hôte, dans lequel l'organe transplanté (la moelle) rejette le receveur.

Pour aider ceux qui n'avaient pas de donneur de moelle compatible, l'autogreffe a été développée. Le prélèvement a lieu bien avant l'intervention prévue. Les effets secondaires de la maladie du greffon contre l'hôte ne se produisent pas avec les cellules provenant du patient. Par conséquent, cette méthode est largement utilisée dans d'autres situations, par exemple pour « sauver » la capacité d'une personne à fabriquer du sang après les ravages causés par de puissants traitements contre le cancer et les maladies auto-immunes. Les technologies d'ultracentrifugation des séparateurs de cellules permettent la collecte sélective des cellules souches, de sorte qu'une « transplantation » peut désormais impliquer une plus grande spécificité et un plus petit volume de cellules. E. Donnall Thomas, de Seattle, a reçu le prix Nobel en 1990. Pour leur découverte des cellules souches hématopoïétiques en 1960, Till et McCulloch ont reçu le prix Lasker en 2005.

### CONTAMINATION

La technique stérile de manipulation du sang est en place depuis plus d'un siècle ; cependant, les contaminations transfusionnelles constituent depuis longtemps un problème sérieux. La syphilis, plusieurs formes d'hépatite, le virus du Nil occidental et le sida font partie des nombreuses infections qui peuvent être transmises par le sang. Les tests sérologiques ont permis de réduire le risque. L'hépatite est restée l'infection transfusionnelle la plus fréquente jusqu'au début des années 1990, lorsque les tests ont enfin été disponibles pour ce qui est maintenant connu sous le nom d'hépatite C. La vaccination contre l'hépatite B, qui a reçu l'approbation de la Food and Drug Administration américaine à la fin de l'année 1981, est un élément important pour le personnel médical qui peut être accidentellement exposé au sang d'autrui. Dans les pays où le matériel de collecte est stérilisé incorrectement, les donneurs peuvent se transmettre des infections. Or, lorsque les donneurs craignent d'être infectés, les approvisionnements diminuent.

Les membres du groupe religieux chrétien des Témoins de Jéhovah fondent leur position contre la transfusion sur une interprétation des passages bibliques interdisant la consommation de sang. Ces mêmes passages sont cités comme étant à l'origine des méthodes de boucherie kasher dans la tradition judaïque. Ils illustrent également la façon dont le récit de la Cène et les principes de la messe catholique, en particulier la transsubstantiation, pourraient être considérés comme une rupture surprenante dans cette tradition. Les préoccupations relatives aux infections, ajoutées à la pression constante exercée par ceux qui émettent des objections religieuses ou philosophiques à la transfusion, ont stimulé la recherche sur les substituts sanguins tels que les expanseurs de plasma, l'hémoglobine et les substituts de facteurs de coagulation.

Le sang c'est la vie, mais il ne faut pas le manger

> Seulement, vous ne mangerez pas la chair avec son âme, c'est-à-dire le sang.
>
> Genèse 9:4 (trad. Bible de Jérusalem)

> Tout homme de la maison d'Israël [...] qui mangera du sang, n'importe quel sang, je me tournerai contre celui-là qui aura mangé ce sang, et je le retrancherai du milieu de son peuple. Oui, la vie de la chair est dans le sang.
>
> Lévitique 17:10-11 (trad. Bible de Jérusalem)

> Garde-toi seulement de manger le sang, car le sang, c'est l'âme, et tu ne dois pas manger l'âme avec la chair.
>
> Deutéronome 12:23 (trad. Bible de Jérusalem)

La forme et l'image de la banque du sang et de la transfusion ont été modifiées. Il ne s'agit plus du « don de la vie », mais d'une thérapie par le sang qui suscite la méfiance, notamment aux États-Unis où, jusqu'à la fin des années 1970, les donneurs pouvaient être rémunérés. Les personnes qui doivent vendre leur sang présentent un risque plus élevé d'être porteuses d'infections. En 1992, en France, une longue enquête sur les politiques relatives aux produits sanguins a abouti à la condamnation à une peine de quatre ans de prison des médecins qui avaient dirigé le Centre national de transfusion sanguine, Michel Garretta et Jean-Pierre Allain. La France avait en effet continué à utiliser du sang présumé contaminé et n'a pas utilisé les tests VIH américain avant octobre 1985, afin de permettre à la version française de ce test de rattraper son retard. Au Canada, une commission royale sur la question des infections liées aux transfusions, présidée par le juge Horace Krever, a entamé ses audiences en 1993. Elle a entraîné de nombreux changements dans le système de gestion du sang ainsi que des allégations de malversations de la part de politiciens et de responsables de la Croix-Rouge. L'ancien directeur national, Roger Perrault, fut la cible d'enquêtes de la GRC durant des années, d'accusations criminelles et d'un long procès ; il n'a été acquitté qu'en 2008, lorsque les accusations en suspens ont été abandonnées.

### APPROVISIONNEMENT ET COMMERCIALISATION

La commercialisation se cache derrière le contrôle de l'approvisionnement en sang. Pendant un certain temps, des entrepreneurs ont profité de la situation pour ouvrir des banques de sang privées, où les personnes craignant une infection pouvaient stocker leur propre sang en vue d'une future intervention chirurgicale ou d'une catastrophe survenant à portée de congélateur. Une situation similaire prévaut en ce qui concerne le sang de cordon ombilical qui, depuis 2000, est mis en banque à la fois publiquement et à titre privé dans de nombreux pays. Ce sont les attentes en matière de recherche et de thérapie par les cellules souches, et souvent pour un usage personnel, qui motivent cette conservation. Les procédures privées constituent une zone grise sur le plan juridique et sont inaccessibles à de nombreux citoyens. Si elles sont tolérées, elles remplaceront le système auparavant imparfait, mais équitable, par un système à deux vitesses. Les spécialistes du don d'organes craignent que la déclaration des comportements à risque ne diminue lorsque les membres de la famille sont pressés de donner du sang pour des parents malades

L'explosion de l'intérêt pour l'utilisation des immunoglobulines intraveineuses (IGIV) pour un nombre croissant de maladies, notamment les neuropathies, la maladie de Kawasaki, les lymphomes et d'autres affections qui ne répondent pas aux traitements conventionnels, a entraîné une demande avide de plasma sanguin pour le fractionnement – un marché plus important que ce que les sources de dons peuvent fournir. En 2018, certains économistes et éthiciens canadiens et américains (mais aucun hématologue) ont fait valoir que l'offre pourrait être satisfaite si les donneurs étaient rémunérés, ce qui en ferait des vendeurs, et non des donneurs. Ils ont accusé les opposants à la commercialisation d'hypocrisie, parce que le Canada doit importer des produits de certains pays qui rémunèrent le plasma, et ont comparé les donneurs à des esclaves. Des centres de collecte de plasma ont été ouverts à côté de refuges pour sans-abri, là où se trouvent le plus souvent les personnes qui ont besoin de vendre leur sang. La question est donc très controversée et, au moment de la rédaction de cet ouvrage, elle n'a pas été résolue ; des interdictions législatives ont été attaquées dans certaines provinces. Peu d'attention a été accordée au rôle des forces commerciales dans la création de l'énorme nouvelle demande d'IgIV, avec des promesses exagérées d'utilisation non indiquée sur l'étiquette. On ignore aussi quelles entités devraient déterminer ce qui relève d'une utilisation appropriée.

### *Le sang dans le diagnostic : qu'est-ce qu'un sang normal ?*

Les médecins d'aujourd'hui ont peu d'occasions de regarder le sang de leurs patients. Le sang est visible en chirurgie et aux urgences, mais ces contextes ne permettent pas la contemplation. Les infirmières, les équipes de perfusion, les techniciens de laboratoire, les banques de sang, les analyses informatisées et les rapports imprimés ont éloigné le médecin des réalités physiques du sang. Ce n'était pas le cas dans le passé. De l'Antiquité jusqu'au milieu du XX^e^ siècle, la saignée était un traitement habituel et tous les médecins examinaient régulièrement le sang de leurs patients pour y constater les changements lorsqu'ils se levaient.

La saignée semblait bénéfique en cas de fièvre : elle faisait baisser le pouls, diminuait l'excès de sang et calmait l'agitation. Le sang ainsi libéré coagulait rapidement et se séparait en plusieurs composants faciles à distinguer, dans lesquels on pouvait visualiser les quatre humeurs anciennes : du sérum jaune au-dessus, du sang foncé (désoxygéné) en dessous, une bordure de sang rouge vif (oxygéné) au milieu et, au-dessus, une couche beige rosée, semblable à du flegme, appelée « couche leuco-plaquettaire » ou « couche leucocytaire » (*buffy coat* en anglais) contenant des globules blancs et des protéines de coagulation. Après avoir effectué une saignée, les médecins notaient la couleur et la quantité de chaque composant et pouvaient relier l'apparence et le diagnostic, puis établir un pronostic. Un sang foncé était un signe de mauvais pronostic en cas de pneumonie. Une couche leucocytaire épaisse avec une configuration concave était un signe d'inflammation aiguë.

## LES GLOBULES ROUGES : LE LIEN ENTRE LE SANG ET L'AIR

### *Hémoglobine et oxygène.*

Avec son premier microscope, Antonie van Leeuwenhoek observa les minuscules « particules » que l'on appelle aujourd'hui globules rouges. Leur existence était toutefois controversée ; ceux qui les avaient vus ne pouvaient pas expliquer leur fonction. À peu près à la même époque, le chimiste français Nicolas Lemery et Richard Lower, célèbre pour ses transfusions, ont remarqué que le fer était un composant du sang. Lower a également décrit le changement de couleur du sang veineux, qui passe du rouge foncé au rouge vif, lorsqu'il est exposé à l'air. Quelques années plus tard, le fer est devenu un traitement de l'anémie après les observations, en 1725, du diplomate russe Alexeï

Bestoujev-Rioumine. Cependant, ni le fer ni le changement de couleur n'étaient liés aux petits globules et l'oxygène n'avait pas encore été décrit.

En 1668, John Mayow démontra les propriétés vitales d'un certain type d'air (voir chapitre 3), mais cent ans se sont écoulés avant que cet air vital puisse être identifié. Dans les années 1770, l'oxygène et le « gaz hilarant » ont été isolés par Joseph Priestley, théologien et chimiste anglais, sympathisant des révolutionnaires en France. Incertain de ses résultats, il expliqua sa découverte à son ami, l'aristocrate français Antoine-Laurent Lavoisier, qui reconnut rapidement son importance. Avec sa fortune personnelle et l'aide de sa femme, Marie-Anne Pierrette Paulze, Lavoisier fait des expériences sur la respiration, la combustion et l'oxygène. En 1777, il formula une théorie chimique de la vie comme un processus d'oxydation. Cependant, la Révolution française a mis fin à leurs travaux : l'église de Priestley est saccagée et il s'enfuit aux États-Unis ; Lavoisier est guillotiné.

Si la vie était désormais devenue une consommation chimique d'oxygène, il fallait associer l'oxygène au sang, car lui aussi était assimilé à la vie depuis la préhistoire. Ce vaste projet scientifique débuta à la fin du XVIII$^{e}$ siècle et se poursuit jusqu'à nos jours. L'hémoglobine fut identifiée comme le « pigment rouge » des globules en 1851 par le physiologiste allemand Otto Funke. Son compatriote, Felix Hoppe-Seyler, prouva que ce pigment pouvait absorber et rejeter de l'oxygène. Deux idées indépendantes – l'une ancienne, l'autre relativement nouvelle – avaient été réunies dans le globule rouge : le sang était la vie ; la vie était la combustion de l'oxygène.

### Une tragédie relie le sang, l'oxygène et la vie

En 1875, le physiologiste français Paul Bert envoya une montgolfière, le Zénith, à 7900 mètres d'altitude, la plus haute altitude jamais atteinte par l'homme. Lorsque le ballon descendit, deux des trois membres de l'équipage étaient morts. Bert conclut que, pour survivre à basse pression, il fallait un *supplément d'*oxygène pour assurer une absorption adéquate par le sang. Son intuition a jeté les bases des théories sur les pressions partielles dans les poumons et a contribué à résoudre le mystère de la maladie bien connue, mais mal comprise, qu'est le mal des montagnes.

Une contribution notable à la compréhension de l'hémoglobine fut le travail sur le transport de l'oxygène du scientifique danois Christian Bohr, dont le fils Niels et le petit-fils Aage sont tous deux lauréats du prix Nobel de physique (1922 et 1975, respectivement). Bohr utilisa les mathématiques pour exprimer la relation entre l'oxygène et l'hémoglobine. Sa courbe de dissociation de l'oxygène décrit une propriété remarquable du sang – son affinité *variable* pour l'oxygène. La courbe est sigmoïde ; les creux au-dessus et au-dessous d'une ligne droite montrent comment l'hémoglobine capte l'oxygène plus facilement lorsqu'il est abondant (par exemple, dans un poumon sain) et le libère plus facilement lorsqu'il est rare (par exemple, dans les tissus sains). Ces affinités sont ingénieuses, surtout si on les compare à celles d'une banale protéine de transport qui entretient une relation linéaire avec son objet. De plus, la courbe de Bohr se décale à droite ou à gauche, selon l'environnement en acidose ou en alcalose, pour favoriser le transfert de l'oxygène vers l'hôte. La courbe illustre également la dangereuse situation de « point de non-retour » qui peut se produire dans les cas de lésions pulmonaires graves, où de faibles concentrations d'oxygène « sur l'épaule de la courbe » peuvent amener l'hémoglobine à libérer l'oxygène au lieu de l'absorber.

L'hémoglobine a été la première protéine à être identifiée chimiquement. Grâce à la cristallographie aux rayons X, Max Perutz, John Kendrew et leurs collègues ont élucidé les structures primaire, secondaire et tertiaire de la molécule d'hémoglobine en 1960. Sa base génétique était si bien comprise que les chercheurs ont pu définir les substitutions moléculaires précises, tant dans la protéine que dans l'ADN correspondant, qui sont responsables de nombreuses hémoglobines anormales. Par exemple, en 1957, Vernon M. Ingram démontra que l'hémoglobine dans la drépanocytose impliquait la substitution d'une seule molécule. Les variations de la structure de l'hémoglobine étaient liées à des changements de fonction. L'altération du contrôle de la production génétique de l'hémoglobine explique les thalassémies courantes et dévastatrices.

Cette vaste restructuration des connaissances en terminologie biochimique promet de nouvelles thérapies pour les hémoglobines anormales grâce aux greffes de moelle à intensité réduite et au génie génétique. Toutefois, à l'heure où nous écrivons ces lignes, peu de changements sont intervenus dans la thérapie de la plupart des personnes atteintes. Le domaine est encore très désordonné. Seuls 10 % des personnes atteintes de drépanocytose sont susceptibles d'avoir un frère ou une sœur sans affectation pour le don de moelle. Comme l'ont montré plusieurs historiens, les découvertes moléculaires n'atténuent pas les dures réalités de la construction sociale sur la base de l'appartenance ethnique (voir chapitre 16). Pour les personnes souffrant de la crise drépanocytaire, nous fournissons encore les vieux remèdes que sont les analgésiques, l'hydratation, l'oxygène et la transfusion ; pour la thalassémie, la transfusion. Ces traitements génèrent de nouveaux problèmes iatrogènes, qui nécessitent des thérapies secondaires, notamment la thérapie de chélation du fer à la suite de multiples transfusions, l'accompagnement social de la dépendance aux analgésiques et la gestion des infections. Cet essai clinique, parrainé par l'industrie pour évaluer un agent chélateur dans la thalassémie, a donné lieu à un cas célèbre de harcèlement scientifique en 1996, lorsque l'hématologue de Toronto Nancy Olivieri a osé avertir ses patients des effets secondaires (voir chapitre 5).

*Morphologie et ribambelle de pères.*
Prolongeant les observations microscopiques de van Leeuwenhoek, William Hewson mesura la taille et la forme des cellules sanguines chez différents animaux. Il découvrit que le globule rouge est généralement un disque plat, et non sphérique, et il reconnut que la coagulation est un processus de changement dans le plasma, et non dans les globules rouges. Hewson mourut en 1777 d'une blessure accidentelle au scalpel en pratiquant une autopsie. Pour ses observations précises et sa fin romantique, il a été appelé le père de l'hématologie, surtout par les Britanniques.

Malgré les études de Hewson, la théorie cellulaire n'a pas été établie avant la fin du XIX^e^ siècle. La vue présentée par les premiers microscopes n'était pas fiable. Ce n'est qu'après l'apparition de la lentille achromatique et du microscope composé dans les années 1830 que les observateurs commencèrent à faire confiance à leurs yeux et à s'intéresser aux composants cellulaires du sang. Gabriel Andral et Alfred Donné, tous deux Français, furent les pionniers de la quantification en hématologie en établissant un lien entre diverses maladies et le nombre, la concentration, la taille et la forme des globules rouges. Ces hommes ont également été appelés les pères de l'hématologie, surtout par les Français.

Premier à suggérer que l'anémie pouvait se produire si les globules rouges étaient détruits (hémolyse), Andral décrivit l'anémie comme une diminution du nombre de globules rouges. Il associait l'anémie à la grossesse et à la chlorose. Autrefois appelée « maladie de la vierge » ou « maladie verte » en raison de la coloration particulière qu'elle donnait au teint, la chlorose avait été décrite au XVI^e^ siècle par Johannes Lange, qui recommandait le mariage comme thérapie. Elle est devenue synonyme de ce que nous appellerions aujourd'hui l'anémie ferriprive, bien qu'elle ressemble aussi à l'anorexie mentale. Andral a été le premier à observer la petite taille des globules rouges dans la chlorose. Il s'agissait d'une découverte capitale : un diagnostic autrefois lié au récit subjectif de vagues symptômes par la patiente et à l'opinion du médecin sur son teint pouvait désormais être réduit à un test accessible et objectif : le nombre et la taille des globules rouges.

Les idées concernant les globules rouges sont parfois nées d'observations très pratiques. L'Américain George Minot, par exemple, a remarqué que l'on trouvait moins de globules rouges que prévu chez les patients atteints d'une maladie agressive et généralement mortelle, l'anémie pernicieuse (également connue sous le nom d'anémie de Biermer, du nom du médecin allemand qui l'a décrite en 1868). En 1926, Minot a signalé que la production de globules rouges augmentait avec un régime contenant jusqu'à une demi-livre de foie cru par jour. L'anémie pernicieuse est maintenant liée à une incapacité à absorber la vitamine B12. Cependant, à l'époque de la célèbre cure de Minot, l'existence des vitamines était encore contestée (voir chapitre 13). Le régime de Minot était un autre exemple de réussite empirique, préconisé avant la définition chimique de la maladie : le facteur intrinsèque fut décrit en 1929 par W. B. Castle ; la vitamine B12 fut isolée en 1948 par E. L. Rickes et K. A. Folkers.

*Chimie des globules rouges.*
Les globules rouges sont des cellules inhabituelles. Ils n'ont pas de noyau ni de mitochondrie. Ce sont de minuscules ensembles « sans cerveau », d'une durée de vie de 120 jours, consacrés au transport de l'oxygène et du dioxyde de carbone entre les poumons et les tissus. Leurs autres fonctions comprennent le tamponnement, mais leur physiologie est largement consacrée au maintien de l'intégrité de leur hémoglobine et de leurs parois cellulaires afin d'assurer un passage sûr et efficace de leur précieuse cargaison, l'oxygène ou le dioxyde de carbone. Les enzymes en sont la clé, mais elles n'avaient pas encore été découvertes en 1900.

On savait que les globules rouges étaient des consommateurs de glucose, mais on ignorait comment ils pouvaient utiliser le sucre sans consommer d'oxygène avant les travaux de trois scientifiques allemands : Otto Warburg, son élève Otto Meyerhof et Gustav Embden. Les trois chercheurs ont découvert deux voies enzymatiques : la dérivation de l'hexose monophosphate, qui fournit de l'énergie pour réparer l'hémoglobine endommagée, et la voie glycolytique, qui produit de l'énergie pour la cellule elle-même. Warburg et Meyerhof sont tous deux lauréats du prix Nobel, en 1931 et en 1922, respectivement.

En 1911, pendant cette vague de « chimisation » du globule rouge, H. Günther a caractérisé les porphyries, des maladies hémolytiques résultant d'une absence d'enzymes qui régissent la production d'hémoglobine. Peu après, les médecins qui aiment utiliser le *retrospectoscope* ont invoqué les porphyries pour expliquer les comportements étranges du passé, allant de la folie intermittente du roi George III de Grande-Bretagne aux légendes de loups-garous de Transylvanie.

Plus tard au cours du siècle, le Canadien Maxwell Wintrobe inventa des instruments utiles, comme l'hématocrite, et fit des observations pratiques sur la morphologie et le comportement des érythrocytes dans la santé et la maladie. Élevé par une famille juive autrichienne à Halifax, il obtint son doctorat en médecine à Winnipeg et se rendit à la Nouvelle-Orléans pour finalement s'établir à Salt Lake City, en Utah. Il est l'unique auteur des six premières éditions du manuel *Clinical Hematology,* qui fait autorité (1942-1968). Sa bibliographie pourrait servir de modèle d'exhaustivité et de sensibilité historique. Les

Canadiens et les Américains pourraient être compris (sinon pardonnés), lorsqu'ils le citent comme le père de l'hématologie du XX^e^ siècle.

L'idée que les maladies humaines pouvaient découler de modifications de la biochimie et de la survie des globules rouges apparut pendant la Seconde Guerre mondiale. L'approvisionnement en quinine pour la prévention du paludisme chez les troupes alliées du Pacifique avait été arrêté et il fallait trouver des médicaments de substitution. Les nouveaux agents antipaludiques provoquèrent une anémie hémolytique chez certains soldats, principalement des hommes noirs. Un phénomène similaire s'est produit pendant la guerre de Corée lorsque la primaquine fut utilisée pour la prévention du paludisme. Au milieu des années 1950, en utilisant des volontaires du pénitencier de Stateville près de Chicago, les scientifiques de l'armée américaine Alf S. Alving, Paul Carson, R. J. Dern et Ernest Beutler ont démontré que les globules rouges des patients hémolysés étaient excessivement sensibles au médicament, parce qu'ils étaient dépourvus de réductrice liée au chromosome X, la glucose-6-phosphate déshydrogénase (G6PD). Non seulement cette découverte a permis d'expliquer un nouveau problème de médicament, mais elle a également fourni une base scientifique pour le favisme, une maladie ancienne déclenchée par la consommation de fèves, qui contiennent des niveaux élevés d'oxydants. Chacune des nombreuses enzymes du globule rouge a été découverte lorsqu'un accident fortuit de la nature a produit une mutation chez laquelle l'enzyme était absente.

### LES GLOBULES BLANCS

Décrits pour la première fois au XVIII^e^ siècle, les globules blancs ont été négligés jusqu'aux travaux du XIX^e^ siècle du médecin britannique Thomas Addison et du pathologiste et homme d'État allemand Rudolf Virchow. Addison a remarqué que des « corpuscules incolores » traversaient les parois des vaisseaux sanguins pour former du pus en cas d'inflammation. En 1845, Virchow a décrit la leucémie – littéralement, le « sang blanc ». L'épaisse couche leucocytaire de ces patients ressemblait à du pus, mais sans l'inflammation habituelle. Il suggéra qu'elle était due à une production inappropriée de cellules anormales au détriment des cellules normales (voir également chapitre 4).

À la fin du XIX^e^ siècle, de nouvelles techniques de coloration facilitèrent la mise au point de la morphologie des globules blancs. Ce changement technologique était un sous-produit de la recherche de nouveaux traitements. Paul Ehrlich cherchait des colorants qui pourraient agir comme une chimiothérapie contre les infections en se liant aux bactéries et en les tuant (voir chapitre 5). En 1880, il décrivit des types de globules blancs, inventant des noms fondés sur leurs propriétés de coloration, par exemple, neutrophile, éosinophile, basophile. Ehrlich pensait que les globules blancs jouaient un rôle dans la protection de l'organisme contre l'invasion des bactéries nouvellement découvertes.

Elie Metchnikoff partage les opinions d'Ehrlich sur les fonctions immunitaires des globules blancs. Russe travaillant à l'Institut Pasteur de Paris, Metchnikoff découvre leur capacité de phagocytose. Pour certains, l'idée qu'un type de cellule puisse en engloutir un autre semble ridicule et correspondrait au caractère étrange de ce Russe. Le biologiste moléculaire André Lwoff se souvint des visites de Metchnikoff dans la maison de son enfance : il était animé, mais désordonné, avec des tubes à essai de sang et d'autres substances inhabituelles sortant de ses poches. Pourtant, les idées de Metchnikoff allaient dans le sens de la nouvelle immunologie et il reçut le prix Nobel en 1908. L'ancienne idée selon laquelle le « mauvais sang » était source de maladie avait été reformulée dans un ensemble chimique et physique tridimensionnel en accord avec la science contemporaine.

De 1890 à 1910, la sérothérapie (ou thérapie sérique) – l'utilisation de sang ou de composants sanguins contenant ce que nous appellerions aujourd'hui des anticorps spécifiques – a été préconisée comme traitement de la diphtérie, du choléra, du tétanos, de la méningite et d'autres infections causées par des agents bactériens. Emil von Behring et son collègue japonais Shibasaburo Kitasato, travaillant en Allemagne, explorèrent la production d'antitoxines en exposant des animaux à certaines infections (comme la diphtérie), en extrayant les sérums qui en résultaient et en les donnant aux personnes nouvellement infectées. Une fois encore, la constitution de ces sérums était inconnue, mais ces derniers étaient efficaces.

L'étude des lymphocytes et de leur fabrication d'anticorps a conduit à une explication biochimique de l'immunité et à la théorie des clones. Niels Jerne observa une production de nombreux anticorps différents mais, lorsque l'animal testé était exposé à un antigène *spécifique*, de grandes quantités d'anticorps *spécifiques* étaient produites. La théorie du clone est née d'une extrapolation des idées de Virchow et de Jerne. L'Australien Frank Macfarlane Burnet formula ainsi deux postulats : premièrement, chaque cellule ne peut réagir qu'à un seul antigène ; deuxièmement, au cours du développement, des millions de cellules potentiellement réactives apparaissent. La théorie des clones explique la fonction immunitaire normale et fournit un modèle pour certaines hémopathies malignes : myélome multiple, leucémie myéloïde chronique (LMC), maladie de Vaquez (*polycythemia rubra vera*) et thrombocytémie essentielle. Avec l'avènement de la capacité à détecter les remaniements génétiques, on constate que de nombreuses autres affections malignes ont des composantes clonales.

## PLAQUETTES

Après que les problèmes techniques de la microscopie optique ont été résolus, l'existence des minuscules cellules que l'on a appelées plaquettes fut contestée. En 1868, l'anatomiste italien Giulio Bizzozero signala que ces minuscules cellules sanguines provenaient de la moelle osseuse et représentaient une lignée cellulaire distincte. Bizzozero faisait la distinction entre la formation du thrombus et la précipitation des facteurs de coagulation. Il pensait que les plaquettes pouvaient déclencher la cascade de coagulation. Connaissant les travaux de Bizzozero, le Canadien William Osler, âgé de vingt-quatre ans, se joint rapidement au débat. Il rapporte que ces corps sont « parfois » trouvés chez des personnes normales et spécule sur leur relation avec les bactéries.

Le Français Georges Hayem consacra une grande partie de sa carrière à une série d'expériences qui associaient les plaquettes à l'hémostase. Pourtant, contre toute évidence, il considérait les plaquettes comme un sous-produit des globules rouges. Un historien a émis l'hypothèse que l'erreur de Hayem était le résultat du « fardeau peu imaginatif pesant sur ceux qui, comme lui, accèdent tôt à des postes d'autorité » (T. H. Spaet, dans M. Wintrobe, *Blood Pure and Eloquent* [1980], 553). Plus vraisemblablement, les idées de Hayem découlaient d'une idée préconçue, à savoir « l'obstacle épistémologique » qui a permis à de nombreux chercheurs de qualité de trouver précisément ce qu'ils cherchaient. Les Français considèrent Hayem, avec Donné et Andral, comme un autre père de l'hématologie.

Les plaquettes occupent une place considérable dans la littérature et sont très présentes dans notre société, où les thromboses cérébrovasculaires et cardiovasculaires sont les principales causes de décès. La génétique et la biochimie de la fonction plaquettaire sont utilisées pour prédire les effets antiplaquettaires des médicaments. De nombreuses études longitudinales sur les médicaments antiplaquettaires ont été menées pendant plus de cinquante ans. En 2000, l'aspirine, un ancien médicament hors brevet, s'est finalement avérée efficace dans la prévention primaire des maladies cérébrovasculaires. Cependant, l'aspirine ayant de nombreux effets secondaires (et coûtant très peu), de nouveaux médicaments antiplaquettaires (plus chers) ont été introduits et sont devenus des *best-sellers* (voir chapitre 5). Face à la charge croissante des maladies liées au mode de vie dans les pays en développement, la Cochrane Collaboration a fait état de quatre protocoles depuis 2011 comparant les avantages et les effets secondaires de l'aspirine abordable aux nouveaux médicaments ; l'aspirine résiste.

### PLASMA ET COAGULATION

La tendance à saigner est reconnue depuis l'Antiquité. Les rédacteurs du Talmud, comprenant que les hémophiles masculins héritaient du problème de leur mère, exemptaient de circoncision le prochain fils d'une mère qui avait déjà perdu deux ou trois garçons à cause d'une hémorragie (Yebamot, 64b). Bien avant que l'hémophilie classique ne soit caractérisée en termes chimiques, elle fut utilisée comme modèle par le généticien américain Thomas Hunt Morgan dans ses travaux de génétique qui lui valurent le prix Nobel.

Dans son livre immensément populaire de 1968, *Nicolas et Alexandra*, l'historien Robert K. Massie suggéra que l'hémophilie contribua à alimenter la révolution russe par les tensions qu'elle engendra dans la famille du tsar Nicolas II. Le tsarévitch Alexei souffrait d'hémophilie, qu'il avait probablement héritée de son arrière-grand-mère, la reine Victoria, via sa mère, Alexandra. La relation entre un hémophile et sa mère est poignante : elle est doublement tourmentée par la douleur de son enfant et par l'idée ancienne que le problème se transmet par le sang de sa famille. Désireuse d'aider son fils, Alexandra se tourne vers Raspoutine, un guérisseur spiritualiste autoproclamé célèbre pour ses appétits excessifs à l'égard du sensuel, de la cuisine en passant par la sexualité. Raspoutine pouvait calmer et réconforter le garçon tout en semblant pouvoir contrôler l'hémorragie. Contre l'avis des autorités, la tsarine « étrangère » a poursuivi les consultations ; les rumeurs préjudiciables concernant sa relation avec Raspoutine ont encore érodé le respect du public pour le trône.

Les problèmes de saignement ont été définis en mesurant le temps nécessaire à la formation d'un caillot dans le sang total ou le plasma. Le sang hémophile mettait beaucoup de temps à coaguler, quand il le faisait. À la fin des années 1930, lorsque la transfusion de composants sanguins fut mise en place, on découvrit que le défaut de coagulation du plasma hémophile pouvait être corrigé en le mélangeant pour moitié avec du plasma normal. Les chercheurs ont postulé l'existence d'un vague, mais essentiel, « facteur antihémophilique » (FAH) dans le sang normal, dont seulement 50 % (ou moins) était nécessaire pour la coagulation.

En multipliant les expériences de mélange, ils ont également appris que tous les saigneurs n'étaient pas identiques. En 1947, une équipe argentine nota le « fait paradoxal » que le mélange de plasma provenant de deux hémophiles différents entraînait parfois une correction mutuelle. Dans son article classique du *BMJ* publié à Noël 1952, Rosemary Biggs présenta sept hémophiles dont le plasma pouvait corriger le défaut chez d'autres hémophiles. Elle en conclut que ces patients devaient être atteints d'une autre maladie, qu'elle a nommée « Christmas disease » (hémophilie B), à la fois pour la saison et pour le patronyme de son premier patient, le Canadien Stephen Christmas, âgé de cinq ans.

Les études de mélange restent la base du dépistage de la coagulation et le moyen d'identifier de nouveaux facteurs de coagulation. En 1953, le cheminot John Hageman est admis dans un hôpital de Chicago pour une opération non urgente d'un ulcère. Il n'avait pas d'antécédents de saignement, mais son sang coagula mal lors d'un test de routine, en conséquence de quoi son opération fut annulée. Le défaut de Hageman pouvait être corrigé en laboratoire en mélangeant son plasma avec du plasma normal ou hémophile. Ses médecins conclurent que le plasma des personnes normales et des hémophiles contenait quelque chose que le plasma de Hageman ne contenait pas : le facteur XII.

Chaque facteur de la « cascade de la coagulation », apparemment complexe, a été découvert de la même manière : quelqu'un présente un défaut qui peut être corrigé par le plasma normal *et* par tous les autres plasmas déficients en facteurs connus. Au début, les facteurs de coagulation étaient nommés d'après les patients qui en étaient dépourvus (par exemple, facteur Christmas, facteur Hageman, facteur Fletcher et facteur Stuart). Plus tard, ils ont été numérotés pour refléter notre compréhension de leur place dans la cascade de réactions. Les études de mélange sont fondamentales pour la recherche et le service de la coagulation. À l'avenir, de nouveaux facteurs seront identifiés de la même manière.

Aubaines pour les hémophiles, les propriétés particulières de coagulation du cryoprécipité – un composant sanguin recueilli par congélation du plasma – ont été reconnues et mises à disposition des patients en 1964. À cette époque, les chercheurs ne savaient toujours pas si la tendance à saigner (l'absence d'AHF) était causée par une molécule défectueuse, une molécule absente ou la présence d'un inhibiteur. Au début des années 1970, l'hémophilie classique a été attribuée à une molécule de facteur VIII défectueuse. Comme pour les hémoglobinopathies, les substitutions moléculaires associées dans l'ADN sont maintenant définies. En matière de traitement, les produits lyophilisés (lyophilisats) étaient plus faciles à conserver, à utiliser et à transporter, mais ils étaient fabriqués avec du plasma mélangé provenant de nombreux donneurs, ce qui augmentait considérablement le risque de transmission d'une infection. Le succès des produits sanguins dans la prise en charge des troubles de la coagulation a entraîné une révolution temporaire dans la gestion de la douleur et le mode de vie, puisque les patients pouvaient se les administrer eux-mêmes. Cependant, la thérapie sanguine a tragiquement rappelé ses dangers.

Quarante ans après son diagnostic, une équipe canadienne a publié la substitution moléculaire précise permettant d'expliquer le problème de coagulation chez Stephen Christmas, mais ses travaux n'ont pu empêcher sa mort du sida le 20 décembre 1993. Environ la moitié des hémophiles des pays développés sont devenus séropositifs au VIH avant 1985 ; beaucoup d'entre eux en sont morts. Ayant rapidement adopté la pratique commode des perfusions de routine pour prévenir les saignements, les États-Unis ont vu mourir du VIH 4000 sur 10000 hémophiles entre 1977 et 2002. En Grande-Bretagne, 4000 sur 7000 personnes atteintes d'hémophilie ont contracté une hépatite ; 1200 ont contracté le VIH. En France sur 4400 hémophiles, 2000 ont contracté le VIH avant 1985 dont 800 sont morts dans les 15 ans qui suivirent. Un plus grand nombre encore fut touché par l'hépatite C. En 1997, au Canada, 400 hémophiles étaient morts du sida iatrogène, et 1000 autres étaient infectés par le VIH et/ou l'hépatite.

Dans le cas du VIH ou de l'hépatite d'origine transfusionnelle, nous entendons à nouveau le terme de « victime innocente » (voir chapitre 7). De nombreux médicaments, procédures de diagnostic et interventions chirurgicales sont à l'origine de maladies, voire de décès. Pourtant, l'indignation exprimée au nom des personnes lésées par le sang « contaminé » semble proclamer l'importance primordiale de ce fluide dans notre monde.

### *Médicaments et industrie du sang*

Les hémopathies malignes que sont les lymphomes et les leucémies – bien qu'elles soient loin d'être les plus répandues – se sont distinguées très tôt de tous les autres cancers par leur réactivité aux traitements : d'abord par les rayons, puis par les médicaments. Presque toutes ces thérapies ont une histoire fascinante, intimement liée aux découvertes scientifiques de la fin du XX$^{e}$ siècle. Des guérisons autrefois considérées comme impossibles pour des maladies telles que la maladie de Hodgkin et la leucémie infantile sont maintenant du domaine de la routine, généralement grâce à une combinaison de médicaments et de radiations. Les radiations étaient obtenues par les rayons X et les éléments radioactifs tels que le radium et le cobalt. Après 1945, des réacteurs nucléaires furent construits dans de nombreux endroits, ce qui a permis de produire des radio-isotopes à des fins médicales, comme le radiophosphore 32 (32 P) et l'iode radioactif ($^{131}$ I), des substances chimiques qui pouvaient se concentrer dans les tumeurs.

L'un des premiers médicaments anticancéreux est l'ypérite azotée ; son effet destructeur de cellules (cytotoxique) sur le sang avait été observé pour la première fois chez des soldats gazés à l'ypérite pendant la Première Guerre mondiale. En 1950, des chercheurs anglais ont mis sur le marché des versions relativement sûres pour un usage médical, appelées agents alkylants. Ces produits sont connus pour provoquer la chute des cheveux, des troubles gastriques et une dépression de la moelle osseuse. À peu près à la même époque, on découvre l'hormone du cortex surrénalien (cortisone), qui entraîne une disparition rapide, mais de courte durée, des masses ganglionnaires. Lorsque la cortisone était associée aux médicaments cytotoxiques, elle produisait des rémissions complètes, voire des guérisons. Tuer les cellules de différentes manières semblait anéantir les tumeurs, de sorte qu'aucun nid de cellules résistantes ne pouvait réactiver la maladie. Les poisons du fuseau ont pris en importance dans le concept de thérapie combinée. Ils ont d'abord été mis au point grâce à l'extraction de la vinblastine de la pervenche de Madagascar, par une équipe de chercheurs sur le diabète à London, en Ontario, en 1958. Leur application à la leucémie infantile a permis les premières guérisons. Parmi les autres poisons du fuseau, citons le paclitaxel (Taxol®), dérivé de l'if du Pacifique et la colchicine, dérivée du crocus d'automne. Outre son utilisation dans les études chromosomiques, ce dernier médicament est un vieux remède contre la goutte, identifié bien avant que son mécanisme ne soit compris ; il était appliqué à la COVID-19 avec des résultats décevants. La chimiothérapie combinée est devenue encore plus efficace avec l'application des premiers dérivés rationnels ou médicaments de synthèse, qui ont obtenu le prix Nobel en 1988 (voir chapitre 5). Pratiquement tous ces remèdes ont été appliqués à d'autres maladies, une fois leur efficacité prouvée sur les affections du sang.

Parmi les thérapies moléculaires figure une classe de médicaments connus sous le nom d'inhibiteurs de mTOR (*mammalian target of rapamycin*), des enzymes qui agissent par voie chimique dans les cellules cancéreuses. La rapamycine (sirolimus), le premier enzyme de cette classe, est dérivée de bactéries du sol rapportées par Georges Nógrády lors de l'expédition médicale canadienne à l'île de Pâques (Rapa Nui) en 1964-1965. Celui-ci a fourni cette intéressante bactérie à Surendra Sehgal, qui travaillait pour une société pharmaceutique à Montréal. Après des décennies de travail, elle a été approuvée en 1999, et ses dérivés figurent parmi les formes les plus récentes de thérapie du cancer et de modulation immunitaire.

Plus récemment, les scientifiques ont conçu des médicaments spécifiques sous forme d'anticorps qui s'attaquent aux marqueurs et aux voies moléculaires produits par les gènes défectueux des cellules malignes. Ils permettent d'obtenir des taux de réussite étonnants avec relativement peu d'effets secondaires dans les leucémies, les lymphomes, le cancer du sein et les maladies auto-immunes. Citons par exemple le rituximab (Rituxan®, lancé en 1997), le trastuzumab (Herceptin®, lancé en 2000), l'imatinib (Gleevec® ou Glivec®, lancé en 2001) et son « successeur », le nilotinib (Tasigna®, lancé en 2008).

D'autres médicaments biologiques, plutôt que de tuer, peuvent favoriser la multiplication des cellules sanguines. Un facteur de croissance naturel (ou hormone) appelé érythropoïétine est fabriqué dans le rein et favorise la production de globules rouges dans la moelle osseuse ainsi qu'en laboratoire. Elle a été purifiée en 1977, après avoir fait l'objet d'une hypothèse plusieurs années auparavant. Dans les années 1980, elle était utilisée pour traiter les personnes souffrant d'une anémie due à une insuffisance rénale. En 1989, une version synthétique réalisée par ADN recombinant a été brevetée aux États-Unis, permettant de fabriquer le médicament en grande quantité et de réduire le besoin de transfusion. Celui-ci est appliqué à une foule de déficiences en globules rouges qui se produisent naturellement ou à cause de la chimiothérapie. Malheureusement, il est aussi devenu l'un des médicaments dont on abuse dans le sport de haut niveau.

De même, la croissance des globules blancs est régie chez l'homme par le facteur stimulant l'hématopoïèse, qui a également été synthétisé dans des bactéries à l'aide d'ADN recombinant. Initialement homologué en 1991, le médicament appelé filgrastim (Neupogen®) est largement utilisé pour aider les patients à se remettre d'une chimiothérapie. Jusqu'à l'expiration de son brevet en 2013, il coûtait plusieurs milliers de dollars pour chaque cycle mensuel de quelques injections. Des substituts, plus coûteux mais à action plus longue, sont désormais disponibles (voir chapitre 5).

Chaque découverte est accueillie en fanfare publique et les patients réclament à cor et à cri d'être traités. Ces médicaments promettent de rendre la chimiothérapie encore plus efficace et mieux tolérée, mais le coût de leur développement et de leur utilisation est exorbitant. Trouver un accès abordable à ces remèdes biologiques lucratifs suscite déjà des appels de la part des pays en développement et une législation dans les pays développés. Lorsque les brevets expirent, des versions génériques, appelées « biosimilaires », peuvent être mises sur le marché grâce à des procédures de licence raccourcies.

## LE SANG EST TOUJOURS SPÉCIAL

Les réalisations époustouflantes de ces cinquante dernières années ont transformé des maladies au pronostic sombre en problèmes curables et ont placé le sang à la pointe de la science. Longtemps considérée comme une subdivision de la médecine interne ou de la pathologie, l'hématologie est devenue une spécialité à part entière avec ses propres sous-spécialités. Les examens pour devenir spécialiste en Angleterre, au Canada et aux États-Unis ont été mis en place à la fin des années 1960 et au début des années 1970. Rapidement, l'oncologie est née des branches de l'hématologie traitant de la malignité, transportant les outils dans d'autres systèmes organiques et créant des moments de rivalité. Il existe des sociétés nationales et internationales, dont la plus importante est l'American Society of Hematology (ASH), fondée en 1958 par 300 délégués et qui compte aujourd'hui 17 000 membres de plus de 100 pays. Ses réunions annuelles, présentant plus de 500 articles et 2500 affiches, sont suivies par plus de 30 000 délégués.

Malgré son statut élevé en tant que sujet d'activité professionnelle et scientifique, le sang est toujours vénéré pour son caractère magique et le mystère qui l'entoure. Nous ne déifions peut-être plus les grands guérisseurs comme Asclépios, mais nous les « canonisons » avec le prix Nobel. La recherche sur le sang est représentée de manière disproportionnée parmi les lauréats du prix Nobel, même si elle est étiquetée immunologie ou génétique.

En démystifiant le sang, de nouveaux mécanismes sont proposés dans des termes différents, peut-être moins magiques, mais les anciens concepts ont simplement été reformulés; leurs caractéristiques essentielles restent inchangées. Galien disait que le sang exposé à l'air était chargé de force vitale. Aujourd'hui, le sang est toujours considéré comme l'équivalent de la vie grâce à ses liens avec l'oxygène et la respiration, tandis que son équilibre, comme celui de son précurseur grec, est essentiel à la préservation de la santé.

## SUGGESTION DE LECTURES COMPLÉMENTAIRES

Sur le site Internet : http://www.histmed.ca

# 9

# Technologie et maladie : stéthoscopes, hôpitaux et autres gadgets

Le souci de l'homme lui-même et de son sort doit toujours constituer l'intérêt principal de toute entreprise technique.

Albert Einstein,
discours à l'Institut de technologie de Californie, 1931

La technologie (dérivée du mot grec signifiant « artisanat ») désigne les outils qui soutiennent une entreprise intellectuelle. Les outils peuvent correspondre à des objets, des pratiques ou même des idées. Leur invention est influée par des facteurs sociaux et conceptuels. Une fois établies, les technologies ne modifient pas seulement la pratique, elles changent également la perception des maladies, des patients, des médecins et de la souffrance. Les deux cents dernières années ont ainsi été marquées par un essor sans précédent de la technologie, en partie à cause de la nécessité de conserver une médecine « scientifique », de définir une identité professionnelle et de satisfaire le goût inné de l'être humain pour les gadgets.

Une grande variété de dispositifs relève de technologies thérapeutiques anciennes : par exemple, les bâtons pour marcher, les cornes pour entendre et les instruments chirurgicaux (voir chapitre 10). Les plus anciens instruments de diagnostic sont probablement les tubes et les spéculums destinés à l'examen du nez, de la gorge, du rectum et du vagin, qui remontent à l'Antiquité gréco-romaine. Dès son invention au XVe siècle, l'imprimerie fut rapidement adoptée pour la diffusion des connaissances médicales. Certains chercheurs étudient les images gravées sur bois des instruments et de l'anatomie comme technologies de communication. Les nombreuses inventions scientifiques du XVIIe siècle, telles que le microscope et le thermomètre, n'avaient initialement que peu de rapport avec la pratique quotidienne de la médecine. Après 1800,

Les objectifs d'apprentissage pour ce chapitre se trouvent à la p. 482.

cependant, le succès grandissant de l'anatomie a entraîné une réorganisation des connaissances médicales, qui favorisa la création de technologies autour de la visualisation (voir chapitre 4). Certains historiens soutiennent que la révolution moléculaire de la fin du XXe siècle a créé un nouveau cadre d'organisation technologique. Dans ce chapitre, la découverte et les conséquences de certaines technologies seront explorées, en prenant comme point de départ l'exemple du stéthoscope.

## ANTÉCÉDENTS DE LA DÉCOUVERTE

Les découvertes semblent souvent avoir eu lieu en un éclair, dans un moment d'inspiration chanceux. Cependant, elles ont généralement une longue histoire au cours de laquelle l'inadéquation des anciennes méthodes – autrement dit le « besoin » – est définie. Les conditions qui favorisent les découvertes scientifiques sont liées à l'évolution des idées sur le corps, mais elles intègrent également des facteurs sociaux, politiques, économiques, culturels et philosophiques. En ce sens, une découverte n'apparaît pas tant sur une scène qu'elle n'émerge d'un milieu. Par conséquent, l'attribution de la priorité est souvent une question délicate. La découverte de l'auscultation et l'invention du stéthoscope par René-T.-H. Laennec illustrent bien ces principes.

### *Les antécédents sociopolitiques de l'auscultation*

Cette histoire concerne la Révolution française, le Premier Empire de Napoléon Bonaparte et la restauration de la monarchie des Bourbons. Ces événements ont profondément modifié la vie personnelle des citoyens français et ont apporté des changements dans la façon dont la société a organisé les professions et l'éducation.

Pendant des siècles, la médecine et la chirurgie européennes étaient séparées. Les médecins apprenaient dans les universités par le biais de conférences et de livres. Les chirurgiens, quant à eux, étaient regroupés dans des guildes spéciales, comme les barbiers, et recevaient une formation pratique par apprentissage (voir chapitre 10). Depuis le Moyen Âge, les hôpitaux sont des lieux où les patients peuvent trouver refuge, confort, nourriture et soins. Ils n'étaient pas des lieux d'apprentissage ou de recherche. Il est rare que les étudiants en médecine ou en chirurgie reçoivent un enseignement dans les salles; l'enseignement clinique de Herman Boerhaave à Leyde (Pays-Bas) constitue une exception au début du XVIIIe siècle.

La Révolution française a été décrite comme un soulèvement des classes inférieures, mais les révolutionnaires comprenaient des intellectuels d'élite ayant des opinions radicales sur la politique et l'enseignement professionnel. Ils pensaient que la médecine et la chirurgie pouvaient se combiner avec profit, que les hôpitaux devaient servir à l'enseignement, que l'anatomie devait être utilisée dans le cadre clinique et que les médecins devaient veiller à la santé de la population tout en traitant les malades.

En 1789, les facultés de médecine françaises furent abolies. L'école de Paris ne rouvrit ses portes qu'en 1794 sous le nom éclairé (et éphémère) d'École de santé, et il n'y a pas eu de diplômés avant cinq ans. Les nouveaux professeurs sont composés de sympathisants radicaux précédemment exclus, qui mettent immédiatement leurs idées en pratique. L'ancien collège de chirurgie est fusionné avec ce qui reste de la faculté de médecine; les étudiants reçoivent un enseignement dans les hôpitaux et les possibilités de dissection de cadavres se multiplient à un point tel que l'offre peut à peine répondre à la demande.

### *Antécédents intellectuels et philosophiques*

Au début de la révolution, les maladies correspondaient à des constellations élaborées de symptômes et leur détection avait peu à voir avec l'anatomie (voir chapitres 2 et 4). Comme les maladies étaient fabriquées à partir du schéma, de la séquence et des qualités de la maladie subjective telle qu'elle était racontée au médecin, un patient devait obligatoirement se sentir malade pour déclarer avoir une maladie. Une anamnèse méticuleuse et une observation attentive des symptômes étaient les outils essentiels du diagnostic, et non des instruments. L'examen physique était superficiel: le visage, le pouls, éventuellement la palpation de l'abdomen et l'inspection de l'urine, des selles, des expectorations ou des vomissures. Cet accent mis sur l'observation non assistée plutôt que sur le raisonnement – la sagesse empirique plutôt que la théorisation – caractérisait la philosophie de la connaissance appelée sensualisme.

L'anatomie normale et l'anatomie pathologique (anormale) étaient cultivées depuis des siècles, mais la pertinence des changements organiques pour la médecine de chevet n'était pas évidente. En remettant en question l'idée reçue selon laquelle l'anatomie ne pouvait pas être adaptée à la médecine clinique, l'école de Paris (qui venait de renaître) devait autant à la philosophie contemporaine qu'au climat social et politique. Hippocrate est ressuscité en tant que champion fondateur de l'observation médicale, et sa sagesse s'oppose aux vues discréditées et « trop théoriques » de Galien.

L'anatomie se conformait aux idéaux de l'observation minutieuse par les sens. Les médecins français ont commencé à imaginer que la barrière entre les symptômes et la structure pouvait être brisée par une étude et une description précise des corps avant et après le décès. Les tournées quotidiennes auprès des malades suivies d'autopsies deviennent alors le format d'enseignement des cliniques des hôpitaux parisiens. De nouvelles revues sont créées pour diffuser les découvertes « anatomo-cliniques ».

Jean-Nicolas Corvisart est l'un des nouveaux professeurs de l'école de Paris. Partisan de la révolution, religieux sceptique, hostile aux langues mortes et à l'Église, il enseigne la médecine interne à l'hôpital de la Charité. Dans les années 1780, il apprend la technique de la « percussion », c'est-à-dire le fait de tapoter avec les doigts pour examiner la poitrine. La résonance indiquait des poumons sains et aérés, alors que le son mat indiquait la présence de liquide ou de pus. La source était un ouvrage peu connu, *Inventum Novum* (Une nouvelle invention), publié en 1761 par le médecin autrichien Leopold Auenbrugger. Musicien, fils d'aubergiste, Auenbrugger avait été inspiré par son père, qui tapait sur les fûts dans la cave familiale pour déterminer leur teneur en vin. Auenbrugger a appliqué cette technique au tonneau du thorax humain.

Après avoir expérimenté la percussion dans sa propre pratique pendant vingt ans, Corvisart publie sa traduction et sa révision du traité d'Auenbrugger. Les étudiants se pressent pour assister à ses tournées auprès des patients et dans la salle d'autopsie pour le voir examiner les cadavres pendant qu'il rassemble des éléments pour son livre. Il pouvait prédire les résultats cardiaques et pulmonaires avec un succès surprenant et les étudiants pensaient être les témoins d'une transformation époustouflante de la médecine de chevet. En avril 1801, Laennec rejoint la clinique de Corvisart.

### *Antécédents personnels*

René-Théophile-Marie-Hyacinthe Laennec est originaire de Quimper, en Bretagne, dans l'ouest de la France. Sa mère meurt en 1786 alors qu'il n'a que cinq ans et son père, avocat et poète, l'avait abandonné aux soins de son frère qui était médecin. La jeunesse de Laennec se déroule sur fond de révolution, de terreur et de guerre. Souvent seul, il étudie la musique, le grec et le breton. À l'âge de quatorze ans, il s'engage comme aide-chirurgien dans l'armée, avec l'intention de suivre les traces de son oncle. La révolution ayant fermé la faculté de médecine de Nantes, il s'engage volontiers dans la capitale.

Ayant déjà consacré sept ans à l'étude de la médecine, Laennec excelle à Paris. Il complète son maigre salaire en travaillant comme étudiant rédacteur au nouveau *Journal de médecine* de Corvisart, où il publie ses propres découvertes en anatomie pathologique. Son long article sur la péritonite, paru en 1802 pendant sa deuxième année de formation à Paris, est reconnu comme la première description de cette maladie. Il donne également des cours privés de dissection et commence un traité de pathologie qui ne sera jamais achevé. En 1803, Laennec obtient le premier prix de médecine et de chirurgie pour enfin, en 1804, devenir médecin après avoir soutenu sa thèse sur Hippocrate.

Malgré son succès académique, Laennec et ses professeurs ne se considéraient mutuellement qu'avec une estime mitigée. Influencé par le conservatisme politique et religieux de ses amis, Laennec cultive les classiques, suit la religion et soutient ouvertement le retour à la monarchie. Pour trouver un emploi dans le climat libéral et athée de la médecine postrévolutionnaire, il lui faut plus que ses prix et ses publications précoces. Pendant douze ans, il se bat avec ses recherches anatomiques, vivant des revenus d'une patientèle privée. Sa situation ne s'améliore que lorsque Napoléon est vaincu à Waterloo en 1815 et que le trône revient à Louis XVIII, frère de Louis XVI, qui avait été décapité en janvier 1793.

## DÉCOUVERTE : MYTHE ET RÉALITÉ

> J'ai tâché de mettre, sous le rapport du diagnostic, les lésions organiques internes sur la même ligne que les maladies chirurgicales.
>
> R.-T.-H. Laennec, *Traité de l'auscultation médiate des maladies des poumons et du cœur* (1826), 1 :xxv

En septembre 1816, un an seulement après la Restauration, Laennec obtient enfin (ou est récompensé par) un poste officiel à l'hôpital Necker. Au cours de cet automne ou au début de l'hiver, il fit l'observation qui établit sa réputation. Il rapporte avoir examiné une jeune femme chez qui il soupçonnait un problème cardiaque mais, à cause de sa corpulence, la percussion était inutile. Il songea à placer son oreille directement sur sa poitrine pour en savoir plus sur son cœur, mais la bienséance lui dicta de se retenir. Roulant un cahier en forme de cylindre, il plaça une extrémité sur la poitrine de la jeune femme, l'autre sur son oreille, et fut étonné d'entendre les battements de son cœur.

Des années plus tard, cette histoire fut embellie par J. A. de Kergaradec, ancien élève de Laennec, qui écrivit que, juste avant la consultation, Laennec avait traversé la cour du Louvre, où il a vu des enfants jouer à un jeu acoustique avec une bûche. Lorsqu'on appliquait l'oreille à une extrémité de la bûche, on entendait facilement une épingle tapant à l'autre extrémité.

La « découverte » faite au chevet de la jeune patiente bien portante n'était que la redécouverte du phénomène de transmission du son par un médiateur. L'interprétation des sons transmis accapare l'attention de Laennec pendant les deux ans et demi qui suivent ; les patients de l'hôpital sont son point de mire. Son nouvel instrument lui permet d'écouter à une distance discrète qui satisfait à la fois la pudeur et l'hygiène.

La méthode de Laennec est celle de la corrélation clinico-pathologique. Au début, il confiait à ses étudiants la tâche de rouler des cahiers en « cylindres » serrés. C'est ainsi qu'il appelait les premiers stéthoscopes, scellés avec du papier

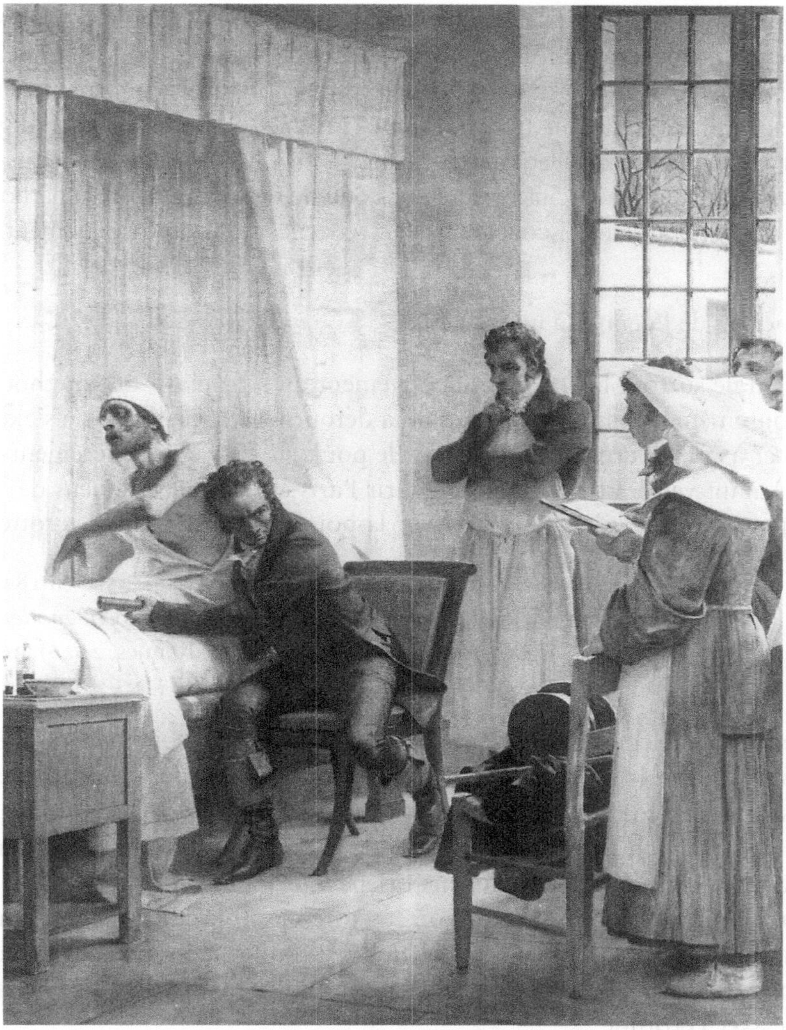

Figure 9.1 Laennec pratiquant l'auscultation directe sur un patient à l'hôpital Necker. Laennec préférait utiliser son stéthoscope (le cylindre qui est dans sa main), car il était plus à l'aise à distance des patients de sexe et de classe différents. Peinture murale de Théobald Chartran, Sorbonne, Paris, 1889.

gommé et de la ficelle. Puis, il examina les patients par percussion et « auscultation médiate » (écoute active par l'intermédiaire d'un médiateur ; voir figure 9.1). Les antécédents et les résultats physiques étaient soigneusement enregistrés. Laennec devait inventer des mots pour décrire les sons qu'il entendait : râles, crépitations, murmures, pectoriloquie, bronchophonie, égophonie. Lorsqu'un patient décédait, l'autopsie était mise en corrélation avec les résultats cliniques.

Laennec nomma plus tard son cylindre « stéthoscope » (du grec pour « poitrine » et « explorer »). En moins de trois ans, il avait établi la signification anatomique de la plupart des bruits respiratoires normaux et anormaux encore utilisés aujourd'hui. Son livre *De l'auscultation médiate* a été rédigé en février 1819, publié en juillet, traduit en anglais en 1821 et réédité aux États-Unis en 1823. Quelques médecins préfèrent le contenu de son traité sur la pathologie à son « gadget », le stéthoscope, mais leur réticence s'estompe rapidement.

Réaction de Laennec à une critique

> J'aime surtout beaucoup l'inconvénient qu'il trouve à une méthode purement mécanique et qui tend à détourner les médecins de s'exercer à conjecturer habilement sur le pouls, la face et les excréments. Autant vaudrait-il refuser de courir Paris en cabriolet de peur de perdre l'habitude de marcher sur la pointe des pieds sans se crotter.

Laennec, lettre à son cousin, 24 avril 1820;
cité dans J. Duffin, *Laennec : l'invention du diagnostic moderne*
(Editions BHMS et Presses universitaires de Rennes, 2026), 366.

Laennec a également décrit les bruits et les souffles du cœur, mais son interprétation différait de la nôtre. Il pensait que le premier bruit cardiaque représentait une contraction ventriculaire en raison de sa synchronisation avec le pouls carotidien. Il supposait que le deuxième bruit devait être dû à une contraction auriculaire. Certains historiens se demandent comment Laennec a pu avoir « raison » pour le poumon et « tort » pour le cœur. Cependant, il a fallu attendre trois décennies de recherche, y compris l'avènement du cathétérisme cardiaque, pour que la synchronisation valvulaire des sons puisse être établie avec certitude.

Laennec bénéficie de nombreuses faveurs de ses relations royalistes : un poste de professeur à la faculté de médecine, une chaire au Collège de France et une nomination comme médecin de la cour. Avec la renommée croissante de l'auscultation, il attire bientôt des étudiants étrangers. En réponse aux critiques, une deuxième édition considérablement remaniée de son livre est publiée en mai 1826. Trois mois plus tard, l'auteur meurt de la tuberculose à l'âge de quarante-cinq ans. Au cours de cette ultime phase de la maladie, certains de ses amis ont examiné l'inventeur avec son stéthoscope et lui ont caché leurs conclusions pour ne pas entamer son moral. Il faut encore attendre une décennie pour que ses collègues parisiens ne fassent son éloge. La plupart des historiens attribuent cette hostilité à des différences religieuses et politiques, mais la philosophie médicale a également joué un rôle ici.

## LES DOUTES DE L'INVENTEUR

Surnommé « cylindromaniaque », Laennec était considéré comme trop dépendant de sa nouvelle invention, mais l'étude attentive de ses écrits le dément. Ses doutes sur la médecine anatomique et ses idées sur le lien entre la *psyché* et le *soma* lui ont valu plus de discrédit que sa religion ou ses orientations politiques. Il croyait que l'état mental d'une personne influait sur sa santé et que les causes de maladies telles que l'asthme, l'angine de poitrine, la tuberculose et le cancer ne résidaient pas uniquement dans l'anatomie. Quelque chose d'autre devait précéder le changement physique. Pour expliquer ces maladies, il cite le traumatisme psychique du règne de la Terreur et des guerres napoléoniennes. L'auscultation et l'anatomie sont limitées, dit-il, car elles ne peuvent détecter qu'une partie des innombrables causes de la maladie.

Laennec met en garde ses collègues contre une confiance excessive dans les explications organiques. Pour ses contemporains, cette philosophie « vitaliste » était paradoxale et réactionnaire pour un innovateur tel que lui (voir chapitre 3). En préconisant que les médecins écoutent non seulement la poitrine de leurs patients, mais aussi leur histoire, Laennec semblait rejeter le bouleversement que son propre stéthoscope avait cautionné. Toutefois, ses doutes personnels furent balayés et oblitérés par l'enthousiasme pour sa nouvelle méthode.

## CONSÉQUENCE DE LA DÉCOUVERTE

Le stéthoscope a été le premier instrument de diagnostic à bénéficier d'une rapide popularité internationale. Même les ennemis de Laennec adoptèrent le stéthoscope, impressionnés par la facilité et la précision avec lesquelles il détectait les signes de changement interne. En peu de temps, il se répandit à travers l'Europe et en Amérique du Nord grâce aux nombreux étudiants étrangers. Robert Carswell, John Thompson, James Clark d'Angleterre et James Kitchen des États-Unis avaient assisté aux cliniques, aux conférences et aux autopsies de Laennec pour en devenir les premiers défenseurs. Pierre Beaubien, un Montréalais qui avait étudié à Paris, fait référence à l'instrument dans sa thèse de 1827 et a probablement été le premier à l'introduire au Canada.

L'anatomie s'est soudainement adaptée à la médecine clinique. L'état des organes internes peut désormais être « exploré » bien avant que le patient ne devienne un cadavre. Laennec commence à définir les maladies pulmonaires en fonction des lésions anatomiques plutôt que des symptômes. En utilisant des dérivés grecs et latins, il invente les termes de « bronchectasie » et « d'œdème pulmonaire », tandis qu'il définit la « consomption » comme la présence de tubercules dans toute partie du corps. Ce terme devient bientôt « tuberculose » (un changement de nom attribué à J. L. Schönlein au milieu des années 1830).

Avec les termes plus anciens d'« emphysème » (gonflé) et d'« empyème », ces nouveaux mots désignaient des maladies chez les vivants plutôt que des changements pathologiques chez les morts.

Les professionnels de la santé ont rapidement appris à identifier les maladies par les signes des lésions anatomiques, dont beaucoup sont passées du domaine de la curiosité à celui du diagnostic *sine qua non*. Le processus s'est généralisé au-delà de la poitrine. L'appendicite, la gastro-entérite, la cholécystite et la chlorose ont rapidement été décrites comme des entités cliniques distinctes avec des définitions anatomiques, microscopiques ou chimiques spécifiques. Les partisans de la neurologie et de la phrénologie établirent une corrélation entre le comportement, la fonction, la personnalité et la déviance avec les lésions du cerveau ou de la moelle épinière ou encore avec les bosses sur la tête.

Certains médecins prédirent avec enthousiasme que toutes les maladies seraient bientôt liées à des changements organiques internes. Cette philosophie médicale, appelée « organicisme », domina la recherche au début du XIX$^{e}$ siècle : les maladies étaient assimilées et réduites aux modifications anatomiques qu'elles induisaient, et ces modifications en devenaient également la cause. De nouvelles technologies furent conçues pour servir ce nouvel ordre du jour, et le récit des symptômes par le patient sembla moins important par rapport à la recherche objective de changements organiques internes. Laennec avait utilisé son oreille pour « voir » à l'intérieur du corps : la visualisation des petits mécanismes internes était désormais à l'ordre du jour. Ce processus se poursuivit au XX$^{e}$ siècle jusqu'à ce qu'il soit remplacé par un projet moléculaire (voir plus loin).

Les étapes de l'histoire de cette technologie unique concernent toutes les autres innovations. Aucune découverte ne se fait isolément, coupée de tout antécédent ou milieu ; aucune invention ne rencontre de succès sans un besoin préalablement perçu ; et aucun dispositif ne peut être employé à grande échelle sans que son encadrement soit également transformé, et ce, de manière parfois inattendue.

## TECHNOLOGIES ET TECHNOPOLES – PLUS DE GADGETS

Si un médiateur pouvait aider à écouter la poitrine, d'autres instruments pouvaient aider à la percussion, à la visualisation et aux mesures de toutes sortes. Les anciens instruments furent repensés et de nouveaux furent inventés. La durabilité de chaque invention reposait sur son pouvoir de démontrer des changements matériels auparavant indétectables à l'ouïe, au toucher et surtout à la vue. Certaines de ces technologies ont aujourd'hui encore des descendants directs, d'autres ont rapidement disparu. Par exemple, en 1826, Pierre Adolphe Piorry inventa le pleximètre pour améliorer la percussion ; une petite plaque et un marteau étant plus encombrants qu'utiles, sa popularité fut de courte durée.

Les stéthoscopes furent modifiés pour s'adapter à différentes circonstances, toujours dans un souci d'esthétique. Le cylindre rigide a cédé la place à des modèles courbes et élancés, puis à un stéthoscope flexible monaural (un écouteur) en 1843. En 1852, G. P. Cammann de New York proposa finalement un modèle binaural (deux écouteurs). Après la découverte des rayons X en 1895, le stéthoscope fluoroscopique, appelé « see-hear » en anglais ou « stéthophone », a permis aux examinateurs non seulement d'entendre, mais aussi de voir l'intérieur de la poitrine de leurs patients. Grâce aux progrès de l'électronique, il était possible pour un enseignant d'utiliser le stéthoscope pour enregistrer et diffuser le son des battements du cœur d'un patient à une salle pleine d'étudiants. Cependant, en 2016, année du bicentenaire du stéthoscope, de nombreux médecins (et certains entrepreneurs) prédirent sa disparition, anticipant son éclipse derrière des appareils d'échocardiographie portatifs. Presque en représailles, le médecin canadien Tarek Loubani a démontré que les stéthoscopes imprimés en 3D étaient des instruments efficaces et peu coûteux, qu'il a utilisés dans son travail caritatif à Gaza.

L'auscultation repose sur l'ouïe de l'examinateur, mais les sons évoquent des images visuelles de l'anatomie interne : par exemple, la pectoriloquie indique une cavité dans le poumon. De cette manière, le stéthoscope s'apparente à un spéculum. Les instruments de diagnostic plus récents font également appel à la vision (voir tableau 9.1). Certains mobilisent le sens de la vue, directement ou indirectement, par l'utilisation de miroirs. Parmi ceux-ci, citons le premier endoscope éclairé (1807), le laryngoscope (1829), l'ophtalmoscope (1851), le bronchoscope (1897) et le laparoscope (vers 1910). Les canules, les fibres optiques et les lasers ont permis d'étendre cette technologie au-delà du domaine du diagnostic et de la thérapeutique chirurgicale.

## *Microscopes, photographies, rayons X et imagerie*

La paternité est difficile à attribuer. Le microscope est généralement décrit comme l'invention du naturaliste et opticien néerlandais Antonie van Leeuwenhoek en 1670, mais les loupes de petits objets remontent à la famille de Zacharias Jansen de Hollande au XVI$^{e}$ siècle et à Galileo Galilei d'Italie et Robert Hooke de Londres. Jusqu'à l'époque de Laennec, cependant, les médecins étaient prêts à réfléchir à l'anatomie au niveau des tissus, mais ils se méfiaient du microscope. Ils préféraient l'œil nu, supposant que les changements moins visibles étaient sans conséquence.

Avec la nouvelle orientation anatomique des années 1820 et 1830, des efforts ont été déployés pour améliorer le microscope. Les lentilles composées, les corrections de l'aberration sphérique, l'apparition des colorants histologiques (1840) et la microscopie par immersion dans l'huile (1844) augmentèrent le grossissement et améliorèrent la visualisation. Il en résulta un nouveau type

Tableau 9.1
Apparition de quelques technologies de diagnostic

| *Année* | *Technologie* | *Inventeur* | *Nationalité* |
|---|---|---|---|
| 1590 | microscope | Jansen | Néerlandais |
| 1614 | thermomètre | Santorio | Italien |
| 1670 | microscope | van Leeuwenhoek | Néerlandais |
| 1807 | endoscopie légère | Bozzini | Italien en Allemand |
| 1819 | stéthoscope | Laennec | Français |
| 1826 | pleximètre | Piorry | Français |
| 1829 | laryngoscope | Babington | Anglais |
| Années 1830 | microscope composé | Donné et Addison | Français, Anglais |
| 1851 | ophtalmoscope | von Helmholtz | Allemand |
| 1865 | microtome | Son | Suisse Allemand |
| 1867 | thermométrie clinique | Wunderlich | Allemand |
| 1881 | syphgmomanomètre | von Basch | Autrichien |
| 1895 | rayons X | Röntgen | Allemand |
| 1897 | bronchoscope | Killian | Allemand |
| 1903 | électrocardiogramme (ECG) | Einthoven | Néerlandais |
| 1925 | électroencéphalogramme (EEG) | Pravditchi-Neminsky | Russe |
| 1938 | iode 131 pour traiter la thyroïde | Hamilton et Soley | Américain |
| 1940 | cathétérisme cardiaque | Cournand | Français |
| 1952 | balayage radio-isotopique | Heilmeyer | Allemand |
| 1954 | échocardiographie | Edler et Hertz | Suédois |
| 1957 | gamma-caméra | Anger | Américain |
| 1962 | technétium 99 | Harper | Américain |
| 1971 | imagerie informatisée (CT) | Cormack et Hounsfield | Américain, Britannique |
| 1980 | ADN recombinant | Cohen et Boyer | Américain |
| 1983 | imagerie par résonance magnétique (IRM) | Lauterbur et Mansfield | Américain, Britannique |
| 1983 | réaction en chaîne par polymérase (PCR) | Mullis | Américain |
| 1991 | IRM fonctionnelle – cerveau | Belliveau | Américain |
| 2000 | tomographie par émission de positrons (TEP) | Nutt et Townsend | Suisse |

Remarque : Les dates sont approximatives et s'appliquent à l'invention, au brevet, à l'utilisation ou à la publication.

de pathologie : celui de la microanatomie (tissus, cellules et organites). Le microscope électronique, construit pour la première fois en 1931 par les physiciens allemands Max Knoll et Ernst A. F. Ruska, étendit la visualisation au niveau des molécules. Cinquante-cinq ans plus tard, Ruska partagea le prix Nobel de physique pour ces travaux.

La photographie a également été appliquée à la médecine presque dès son invention dans les années 1820. Les portraits illustrant des états pathologiques – tant physiques que mentaux – devinrent populaires. La combinaison d'un microscope optique et d'un appareil photo donna naissance à la photomicrographie, qui élargit le potentiel éducatif de la technique. Le film a également permis l'étude physiologique du mouvement normal et anormal dès les années 1870 dans les travaux d'Eadweard Muybridge. Les photographies ont rapidement été utilisées pour illustrer les signes cliniques et les états physiques avant et après traitement, un classique du genre étant les multiples éditions de *Physical Signs* du chirurgien anglais Hamilton Bailey (1re éd. 1927 ; 19e en 2016).

En décembre 1895, Wilhelm Conrad Röntgen donna sa première conférence officielle sur les propriétés des rayons X. Les chercheurs affirment que cette découverte essentielle influa sur la médecine plus que toute autre technologie. La taille même des machines a déterminé un lieu de pratique centré sur le médecin. La nouvelle s'étant rapidement répandue dans le monde entier, quelques semaines plus tard en février 1896, des radiographies furent effectuées à Dartmouth (New Hampshire), à Montréal (Québec) et à Kingston (Ontario). Bientôt, l'exploration anatomique du thorax pourra se faire par l'image aussi bien que par le son. Thomas Edison mit au point la fluoroscopie qui permet de visualiser les images en temps réel. Des applications ingénieuses de produits de contraste, notamment l'air, le baryum et les colorants autorisèrent la définition presque miraculeuse des tumeurs, des troubles de la colonne vertébrale, de la fonction rénale et des lésions vasculaires. L'intérieur du cerveau peut être examiné grâce à l'angiographie carotidienne, mise au point en 1941 par A. F. Cournand. Certains examens radiographiques, comme le pneumoencéphalogramme (1919), étaient douloureux et risqués pour le patient, mais ont persisté jusque dans les années 1970.

Les technologies qui sont les descendantes directes de la radiographie ont amélioré la visualisation des tissus mous et réduit la nécessité de procédures invasives : elles ont grandement contribué au confort du patient, tout en prolongeant le diagnostic. L'échocardiographie (1954) est dérivée des principes des ultrasons utilisés pour repérer les sous-marins pendant la Seconde Guerre mondiale. Elle s'est avérée particulièrement utile pour évaluer les valves et le muscle cardiaques. L'échographie fœtale a été proposée au début des années 1960. La tomographie axiale informatisée, qui fournit des détails étonnants sur des lésions au centimètre près, est une invention d'Allan

M. Cormack et de Godfrey N. Hounsfield. Le premier *scanner* a été utilisé à Wimbledon, au Royaume-Uni, en 1971. Dans le prolongement de ce succès sur le plan théorique et technique, la résonance magnétique nucléaire fut proposée et démontrée comme technique d'imagerie (IRM) au début des années 1970, mais ne fut praticable qu'à la fin des années 1980, et les applications au cerveau apparurent en 1993.

Plusieurs de ces réalisations valurent à leurs inventeurs le prix Nobel: Röntgen en 1901 (physique), Cournand en 1956, puis Cormack et Hounsfield en 1979. Deux prix Nobel furent décernés pour l'IRM : R. Ernst en 1991 (physique), puis Paul C. Lauterbur et Peter Mansfield en 2003. (Le prix de 2003 a été âprement disputé, ce qui confirme les observations ci-dessus sur les antécédents et la priorité.) Le court intervalle entre les découvertes et leur prix Nobel indique l'acceptation rapide de ces contributions. Certaines inventions ont été adoptées avant même que leur valeur ait été clairement établie, peut-être parce qu'elles semblaient répondre à des besoins reconnus de longue date et qu'elles renforçaient l'image de la médecine en tant que « science » et du médecin en tant que « scientifique ».

### *Thermomètres, kymographes et autres dispositifs pour voir l'invisible*

D'autres instruments encore, comme les thermomètres et les kymographes, traduisaient des informations de nature non visuelle en un affichage visuel comprenant des graphiques, des tableaux et des chiffres (voir chapitre 3). Les premiers thermomètres, inventés par Santorio Santorio au XVII$^{e}$ siècle, étaient trop peu maniables pour être utilisés en clinique. Cependant, dans les années 1870, Karl Wunderlich et Édouard Séguin utilisèrent des données statistiques pour rédiger leurs traités influents sur l'évaluation visuelle de la chaleur corporelle. Désormais perçu comme ayant une valeur clinique, l'instrument fut réduit à une minuscule tige qui pouvait être glissée dans une poche.

En 1861, Jean-Baptiste A. Chauveau et É.- Jules Marey ont repris l'invention du kymographe de Carl Ludwig (1846) et l'ont appliquée à l'enregistrement des variations de pression dans les vaisseaux sanguins et les cœurs cathétérisés d'animaux vivants. Vingt ans plus tard, S. S. von Basch a conçu un sphygmomanomètre et, en 1905, Nicolai S. Korotkov a démontré comment il pouvait être utilisé avec le stéthoscope pour mesurer la pression sanguine. Le résultat a été la création d'une nouvelle maladie, auparavant inconcevable, qui atteint aujourd'hui des proportions épidémiques dans une population vieillissante : l'hypertension.

En 1903, Willem Einthoven avait inventé un électrocardiographe pour traduire la fonction électrique du cœur battant en un tracé visuel facile à analyser. Ce tracé électrique a permis d'affiner le diagnostic clinique de l'angine de poitrine et de l'infarctus du myocarde. Auparavant détecté uniquement à l'autopsie et seulement discuté à ce moment, l'infarctus du myocarde est né d'un ensemble vague de diagnostics antérieurs, dont l'indigestion aiguë et l'apoplexie. Einthoven reçut le prix Nobel en 1924. Ses travaux sont souvent cités comme le début de la cardiologie moderne.

Comme le stéthoscope, toutes ces technologies de diagnostic ont été inventées pour « voir » au-delà de l'histoire du patient, dans son corps, afin d'identifier la base matérielle des symptômes. Les compagnies d'assurance ont rapidement adopté la révolution technologique, se félicitant de la valeur prédictive des signes objectifs de maladie dans les états de santé subjectifs. Si l'on pouvait trouver des normes visuelles, on pouvait alors établir une fourchette de déviations; l'examen physique des personnes en bonne santé est devenu une routine. Le mot « naturel » pour désigner la santé a été lentement remplacé par le mot « normal », plus numérique (voir chapitre 4). L'instrumentation répondait aux objectifs d'un système de connaissances qui valorisait de plus en plus les chiffres. L'évolution des concepts de maladie a conduit à la recherche de nouvelles technologies. À leur tour, celles-ci ont fait évoluer les concepts de maladie en provoquant la découverte de nouveaux troubles et en discréditant les autres.

Pour illustrer ce point, prenons l'exemple de l'apnée du sommeil, autrefois considérée comme rare. Les personnes qui en souffraient étaient comparées au personnage de Joe, le « gros gaillard » somnolent du roman de Charles Dickens, *Les Aventures de Monsieur Pickwick*. La reconnaissance de l'apnée du sommeil a été facilitée par l'imagerie, qui permet d'analyser la taille des voies respiratoires, et par la technologie de l'étude du sommeil (polysomnographie), qui permet de documenter et de mesurer les moments d'absence de respiration et les interruptions du sommeil à mouvements oculaires rapides. Le diagnostic et la recherche se sont intensifiés après l'invention, en 1980 par l'Australien Colin Sullivan, de l'appareil à pression positive continue (CPAP) pour gérer, voire guérir, l'apnée du sommeil. En 1985, le CPAP est devenue disponible dans le commerce. Grâce aux nombreuses améliorations apportées au masque et à la réduction de son bruit tout au long des années 1990, elle a soulagé les symptômes et sauvé des vies. L'incidence augmenta de façon spectaculaire, comme le reflète le taux de publication, qui est passé de zéro en 1970 à plus de 5000 articles par an en 2025. Dans une certaine mesure, la technologie a inventé la maladie (voir figure 9.2).

## L'HÔPITAL EN TANT QUE MACHINE

En tant que lieux de soins destinés aux malades ou aux pauvres qui ne pouvaient pas se soigner eux-mêmes, les hôpitaux sont très anciens. Dans l'Antiquité, l'hôpital ressemblait peut-être davantage à un « hôtel » pour voyageurs malades

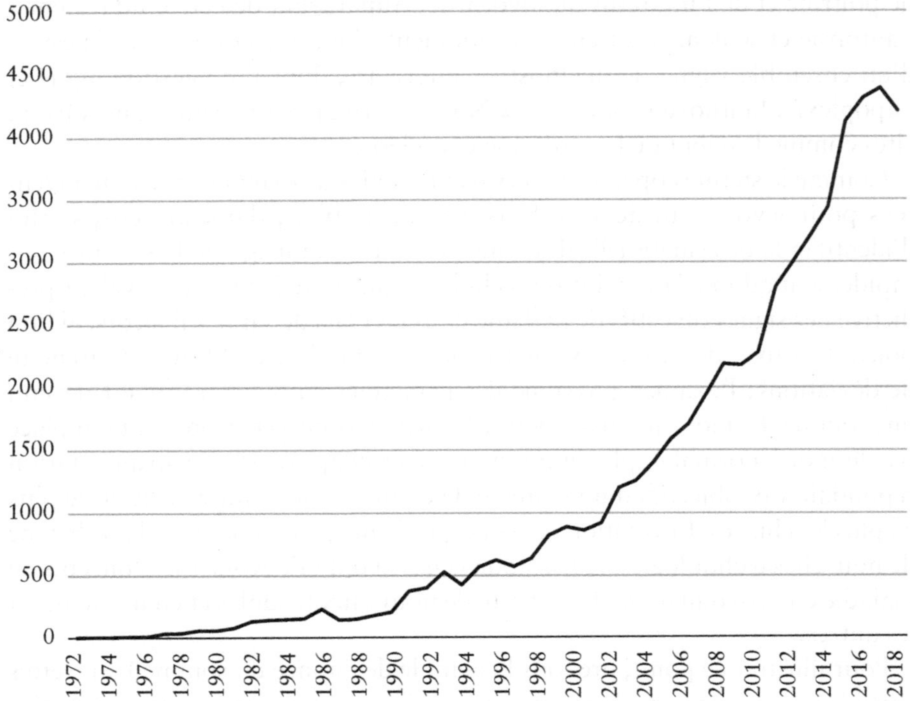


Figure 9.2 Nombre de publications sur « l'apnée du sommeil », de 1972 à 2020. *Web of Science*, 11 juillet 2020.

situé près d'un temple de guérison : un « *xenodochion* ». Les Romains ont créé des « *valetudinaria* » spéciaux pour les soldats malades et les gladiateurs blessés, mais ces bâtiments n'étaient pas destinés aux citoyens ordinaires, aux femmes ou aux esclaves et n'étaient pas très répandus. Les spécialistes se demandent si l'Asie du Sud antique a connu des précurseurs de l'hôpital. En Europe, l'hôpital fut inspiré par les maisons de soins de Perse et d'Arabie. Les croisés revenant de Palestine ont rapporté le concept de « *maristan* » ainsi que l'idée de regrouper les malades pour leur bien-être physique et spirituel. L'historien Timothy Miller a fait valoir que, en cours de route, les versions médiévales ont peut-être perdu les objectifs curatifs de leurs précurseurs byzantins.

À partir du XI^e^ siècle, les monastères et les couvents européens développèrent des hôpitaux dans leur enceinte, dont l'une des principales fonctions des ordres religieux était de soigner les malades et d'accueillir ceux qui attendaient la mort. Souvent, la vaste salle comportait un autel pour les services religieux et un jardin à proximité pour les herbes médicinales et la nourriture. Certains ordres se spécialisaient dans le travail hospitalier, qu'ils menaient sur la base de la charité avec l'approbation de l'Église. Certains hôpitaux se concentrent sur les maladies que d'autres n'admettent pas : les léproseries et les lazarets. Les municipalités désignaient également des logements pour le soin des malades en période d'épidémie et leurs fonctions se poursuivaient parfois une fois le danger écarté. Pour soutenir ces activités, les civils formaient des confréries, comme les clubs de service bénévole d'aujourd'hui – presque toujours avec un saint comme patron, sinon la divinité elle-même (Hôtel-Dieu). À quelques exceptions près, ces hôpitaux étaient de petite taille et au moins 1200 d'entre eux furent fondés en Angleterre et au pays de Galles et des milliers d'autres en France. Selon l'historien Daniel Hickey, chaque région, la plupart des villes et même certains villages possédaient un hôpital. Peu à peu, certains se spécialisent dans l'accueil de certaines personnes : soldats, femmes ou enfants. Des règles régissaient les conditions d'admission, la nourriture était simple et les lits étaient partagés. Les personnes aisées évitent à tout prix les hôpitaux.

Certains grands hôpitaux européens ont des racines imprégnées de religion : Santo Spirito à Rome (727), qui est devenu un centre de conférences en 2000, l'Hôtel-Dieu de Paris (829) et l'hôpital St Bartholomew à Londres (1123), qui sont toujours en activité.

Dans le Nouveau Monde, les hôpitaux sont apparus avec les premières implantations européennes, sur le modèle de leurs prédécesseurs religieux dans les pays colonisateurs. Tous n'ont pas survécu. À Mexico, l'Hospitál de Jesus Nazareno prétend être le plus ancien hôpital de l'hémisphère occidental, fondé au début du XVI^e^ siècle par le conquistador Hernán Cortés. Certaines parties de son architecture du XVII^e^ siècle sont des attractions touristiques. L'Hôtel-Dieu de Québec a vu le jour en 1639 ; trois ans plus tard, un autre Hôtel-Dieu a ouvert ses portes à Montréal, fondé par la Française Jeanne Mance, aujourd'hui candidate à la béatification (voir figure 9.3). Les deux hôpitaux possèdent des musées remarquables. L'hôpital Pennsylvania de Philadelphie, fondé par Benjamin Franklin en 1751, est le plus ancien des États-Unis. Le bâtiment d'origine (avec une bibliothèque et une salle d'opération d'époque) est conservé avec soin.

En 1800, ces sites de soins charitables étaient devenus des lieux d'enseignement médical dans de nombreux pays européens, en particulier dans les grandes villes. Les révolutions politiques, comme nous l'avons décrit plus haut, ont arraché la propriété des grands hôpitaux aux soignants religieux. Toutefois, dans de nombreux cas, les nonnes et les moines ont été maintenus à leur poste, personne d'autre ne souhaitant fournir des soins contre une si faible rémunération. Les riches bienfaiteurs créèrent des institutions charitables pour témoigner publiquement de leur compassion et de leur fierté civique. (Sur le cas particulier des asiles et des hôpitaux psychiatriques, voir chapitre 12.)

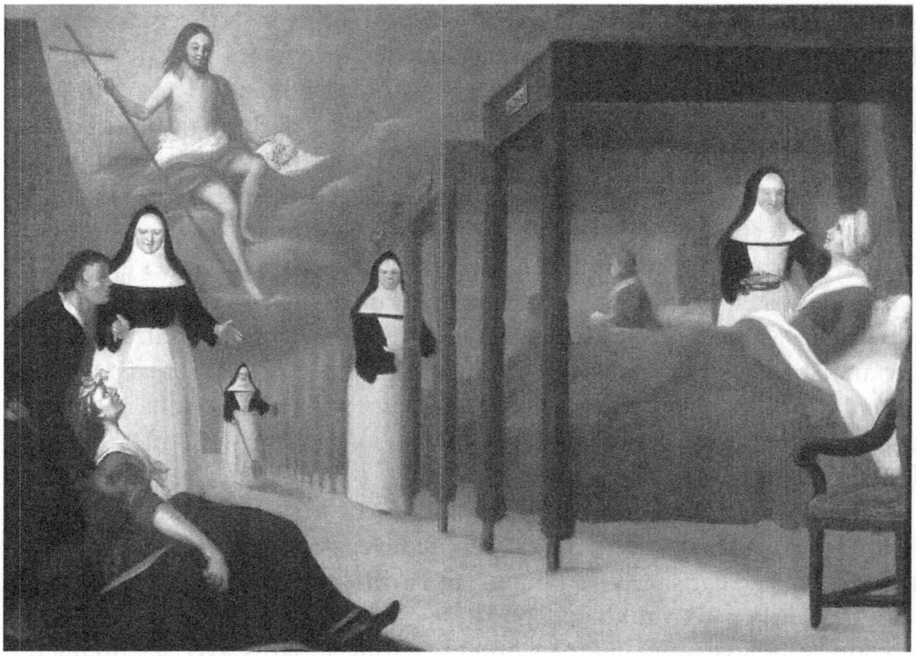

Figure 9.3 L'hôpital comme lieu de guérison. Les patients de l'Hôtel-Dieu de Montréal sont soignés par les religieuses, sous l'œil vigilant de leur Sauveur. Anonyme, vers 1710. Musée des Hospitalières de l'Hôtel-Dieu, Montréal.

Des frictions apparaissent lorsque les médecins viennent enseigner dans les salles, notamment en raison de leur intérêt pour la dissection. L'essor de l'anatomie fournit une raison supplémentaire aux personnes aisées d'éviter les hôpitaux. Une nouvelle attention accordée à la conception, à la lumière et à l'espace transforme le sanctuaire religieux en un lieu de recherche et d'éducation, voire de guérison. L'architecture hospitalière est devenue un thème majeur de l'histoire de la médecine. Dans la vision du réformateur français de la santé Jacques-R. Tenon, l'hôpital lui-même était une machine médicale – « *un instrument qui facilite la curation* » (*Mémoires sur les hôpitaux de Paris* [1816], 393). C'est pourquoi Michel Foucault et d'autres ont qualifié les hôpitaux de « machines à guérir ».

Plusieurs événements importants de la fin du XIX$^{e}$ siècle ont consolidé cette transformation : l'anesthésie, l'antisepsie, la théorie des germes, la bactériologie et la professionnalisation des soins infirmiers. Les hôpitaux ne sont plus des lieux à fuir, mais des centres de science et de soins. De plus, certaines des nouvelles réalisations, comme les laboratoires, les salles d'opération et les appareils à rayons X, étaient beaucoup trop grandes et spécialisées pour se trouver ailleurs qu'à l'hôpital. Désormais, les personnes fortunées avaient besoin – et même envie – de l'hôpital. De nouvelles dispositions spéciales devaient répondre à leurs attentes, les chambres privées en particulier. Des initiatives philanthropiques, fréquemment parrainées par des femmes de la classe moyenne, souvent des épouses de médecins, ont cherché à élever les normes de qualité en matière de nourriture, de linge, d'intimité, de confort et d'hygiène. Les hôpitaux devaient suivre l'évolution de la technologie et les sociétés d'aide s'engageaient à collecter des fonds. En l'absence de sources de financement gouvernementales, les hôpitaux étaient déchirés entre deux obligations : la demande de services coûteux et modernes et le besoin charitable de servir les malades pauvres. Après la Seconde Guerre mondiale, un boum de la construction et la possibilité d'une assurance maladie ont permis de construire des hôpitaux plus nombreux et plus grands.

Au milieu du XX^e^ siècle, de nouvelles définitions de l'insuffisance neurologique, respiratoire et cardiaque conduisirent à des investigations et à une prise en charge par des machines disponibles uniquement dans les hôpitaux (voir tableau 9.2). Les personnes en bonne santé étaient admises, parfois pendant plusieurs semaines, pour subir des « tests » de diagnostic. Des instruments destinés à remplacer le travail respiratoire – les respirateurs – furent inventés pour aider les gens à surmonter une incapacité temporaire. Bien que les tentatives de réanimation des nouveau-nés presque morts et des victimes de noyade remontent à l'Antiquité biblique, l'épidémie de poliomyélite a stimulé le développement de l'intubation, des poumons d'acier et des ventilateurs, qui représentent des innovations aujourd'hui appliquées à de nombreuses autres situations, y compris à celle de la COVID-19. Le nombre de patients ventilés pendant plus de vingt-quatre heures au Massachusetts General Hospital est passé de soixante-six en 1958 à plus de deux mille en 1982. Bientôt, les appareils de pontage pouvaient également remplacer temporairement le travail du cœur et des poumons, sauvant ainsi les gens de pneumonies dévastatrices et permettant des chirurgies cardiaques toujours plus élaborées.

La technologie de l'irradiation n'a pas seulement permis de détecter les masses tumorales : elle est devenue partie intégrante du traitement parallèlement à l'invention de machines délivrant des doses contrôlées. Au début, les techniques reposaient sur la curiethérapie (traitement à courte distance), le radium et plus tard le césium étant appliqués aux tumeurs par l'intermédiaire d'aiguilles, de tubes et de plaques. Plus tard, on développa la téléthérapie (traitement à longue distance), caractérisée par des faisceaux à haute énergie provenant d'appareils à rayons X, d'unités de cobalt ou d'accélérateurs linéaires.

À mesure que les nouvelles machines de diagnostic affinaient les problèmes, des inventions technologiques étaient nécessaires pour les résoudre. L'analyse des arythmies cardiaques, des gaz du sang et de la fonction respiratoire a débouché sur de nouvelles méthodes de gestion de ces conditions

Tableau 9.2
L'avènement de technologies thérapeutiques

| *Année* | *Technologie* | *Inventeur* | *Nationalité* |
|---|---|---|---|
| 1881 | couveuse néonatale | E. S. Tarnier | Français |
| 1898 | radium | Marie Curie | Polonais-Français |
| 1929 | poumon de fer | P. Drinker | Américain |
| 1934 | machine cœur-poumon | M. E. DeBakey et J. H. Gibbon | Américain |
| 1940 | $^{32}$P pour polyglobulie | J. H. Lawrence | Américain |
| 1941 | $^{131}$I pour l'hyperthyroïdie | S. Hertz et A. Robert | Américain |
| 1943 | dialyse rénale | W. J. Kolff | Néerlandais-Américain |
| 1950 | ventilateurs IPP | de nombreux modèles | Américains et britanniques |
| 1951 | Cobalt$^{60}$ téléthérapie | H. E. Johns | Canadien |
| 1953 | accélérateur linéaire | D. Fry, C. Miller, P. Howard-Flanders | Britannique |
| 1956 | oxygénateur à membrane | G. H. Clowes et W. J. Kolff | Américain |
| 1958 | stimulateur cardiaque implanté | R. Elmquist et A. Sening | Suédois |
| 1968 | nutrition parentérale totale | S. Dudrick | Américain |
| 1975 | dialyse ambulatoire | R. P. Popovich | Américain |
| 1980 | ADN recombinant | S. Cohen et H. Boyer | Américain |
| 1982 | cœur artificiel | R. K. Jarvik | Américain |
| 1982 | insuline humaine synthétique | Genetech et Eli Lilly | Américain |
| 1983 | implant cochléaire | Graeme Clark | Australien |
| 1985 | cholécystectomie laparoscopique | E. Mühe | Allemand |
| 1985 | stent expansible à ballonnet | J. Palmaz | Argentino-Américain |
| 2006 | impression 3D médicale (vessie) | A. Atala | Américain |
| 2013 | implant rétinien | M. Humayan | Américain d'origine pakistanaise |

Remarque : Les dates sont approximatives et s'appliquent à l'invention, au brevet, à l'utilisation ou à la publication.

jusque-là inimaginables. Par exemple, la définition clinique de la fibrillation ventriculaire a fait émerger un besoin pour des défibrillateurs. De même, la compréhension du déséquilibre métabolique, des propriétés de diffusion et de l'anticoagulation a permis de revoir le traitement de l'insuffisance rénale par dialyse. Des moniteurs, des cathéters, des respirateurs et des pompes élaborées occupent les nouveaux sanctuaires de la guérison – les unités hospitalières de soins intensifs, de soins coronariens, de soins respiratoires, de soins néonatals, de dialyse rénale et des cliniques de traitement du cancer. Les hôpitaux étaient devenus très coûteux.

Avec la crise financière des années 1990, la prévalence des soins et des enquêtes en milieu hospitalier fut remise en question. Les économistes ont montré que, si un lit est disponible, il doit être occupé, au risque d'entraîner des coûts supplémentaires. En effet, aux États-Unis, l'approche des soins hospitaliers fondée sur le marché pousse à considérer que les lits *devraient* être occupés pour que les revenus restent supérieurs aux dépenses. Ailleurs, pour réduire les coûts, les petits hôpitaux ont été fermés et le nombre de lits pour les soins de courte durée a été réduit, avec une centralisation concomitante des technologies d'investigation et de traitement. Les réductions les plus importantes ont eu lieu dans les pays où l'État exerçait le plus de contrôle et où le ratio de lits par habitant était élevé : dans l'ancienne Union soviétique, en Scandinavie, en Europe occidentale et au Canada. En Grande-Bretagne, les lits pour les soins de courte durée ont été remplacés par davantage de lits pour les soins de longue durée ; cependant, dans la plupart des autres pays, les promesses de création d'établissements de soins de longue durée et de soins à domicile ne furent pas tenues. Ces changements ont souvent suscité des protestations de la part du public, qui n'apprécie pas les pertes d'emplois, de sécurité et de prestige que représentaient ces vénérables institutions au cœur de leurs communautés. Les recherches sur les réductions ont surtout été menées au Canada, où elles n'ont pas encore été mises en corrélation avec l'augmentation prévue de la mortalité ou le déclin des indicateurs de santé.

Selon l'Organisation de coopération et de développement économiques (OCDE), le nombre de lits d'hôpitaux pour les soins de courte durée par habitant diminue depuis le milieu des années 1970 dans la plupart des pays riches, à un rythme directement proportionnel à la densité initiale. La capacité varie énormément d'un pays à l'autre. Le Canada, le Royaume-Uni et les États-Unis comptent aujourd'hui entre 2 et 3 lits par millier d'habitants, la France en compte 5,8, l'Allemagne et la Russie en comptent environ 8, tandis que la Corée et le Japon sont passés à plus de 12. Ces densités sont bien supérieures à toutes celles documentées dans les autres pays industrialisés. Le principal problème est que, malgré un demi-siècle de recherches sur la question, personne ne connaît le « bon » nombre de lits pour un lieu donné. D'une part, les chiffres idéaux dépendent du pays et de ses maladies prévalentes ; d'autre part, les technologies et les maladies évoluent constamment. Aucune formule précise ne peut être obtenue et, il est probable qu'à tout moment, les besoins et la disponibilité ne correspondent pas.

En 2000, l'hôpital était devenu un lieu de recherche scientifique et de soins, doté d'équipements coûteux et indispensables aux riches comme aux pauvres.

Seuls les patients gravement malades avaient besoin du soutien vital qui ne pouvait être fourni que là. Les malades chroniques, les sans-abris, les pauvres et les handicapés – ceux-là mêmes qui peuplaient autrefois les hôpitaux – étaient moins bienvenus.

La pandémie de COVID-19, avec sa prédilection pour les personnes âgées vulnérables, les malades chroniques et les pauvres, a mis en évidence les dommages résultant du fait de les ignorer ou de confier leurs soins à des entités privées non réglementées. Elle a également démontré qu'un afflux soudain de patients peut rapidement submerger les ressources hospitalières. Les personnes sceptiques quant à l'utilisation de mesures de protection ont été invitées à réfléchir à la manière dont « l'aplatissement de la courbe » ralentirait le taux de consommation des ressources humaines et techniques et améliorerait le taux de survie. Les « machines à guérir » cherchent aujourd'hui des moyens de retrouver leur fonctionnement d'origine et de remplir leur mission initiale de maisons de soins charitables.

## BIOTECHNOLOGIE

En février 1975, un groupe de scientifiques se réunit au centre de conférences Asilomar sur la côte californienne pour discuter de l'avenir et des utilisations responsables de l'ADN recombinant. Découvert l'année précédente par Stanley Cohen et Herbert Boyer, le procédé était en attente d'un brevet, qui ne serait accordé qu'en 1980. La technique permet de copier et d'épisser des morceaux de gènes humains dans l'ADN d'autres organismes, comme les bactéries, qui produiront ensuite des protéines humaines. Ces scientifiques étaient déjà conscients que quelque chose de complètement nouveau était sur le point de se produire : le génie génétique, promis depuis longtemps, était sur le point de devenir une réalité et de mener à une myriade d'expériences, de recherches et de traitements. Les scientifiques savaient également que l'on pouvait gagner de l'argent avec les gènes d'autrui, ce qui suscitait des inquiétudes quant aux abus possibles. Beaucoup considèrent ce moment comme le début de la biotechnologie et l'appelèrent « Asilomar ».

Alors que Cohen reste dans le monde universitaire, Boyer s'associe à un investisseur en capital-risque pour fonder Genentech, la première entreprise de biotechnologie au monde, dont le premier médicament est l'insuline humaine synthétique, fabriquée en 1978 et brevetée en 1982.

L'étape suivante de cette nouvelle tendance fut la découverte de la réaction en chaîne par polymérase (PCR) par Kary Mullis en 1983. Cette technique a permis de répliquer (ou d'amplifier) rapidement de grandes quantités à partir d'un seul brin d'ADN, plutôt que d'attendre que des générations de bactéries amassent les précieux produits.

Ces progrès ont été appliqués au diagnostic des tumeurs, des cellules, des bactéries et des virus ainsi qu'au traitement, car les « médicaments » qui correspondent aux protéines humaines sont conçus pour réagir à ces nouveaux types génomiques : vaccins, hormones et médicaments anticancéreux. Au cours de la première décennie, cinq agents biotechnologiques ont été approuvés : l'insuline (1982), l'hormone de croissance humaine (1985), le vaccin contre l'hépatite B (1986), l'activateur tissulaire du plasminogène (tPA, 1987) et l'interféron alpha (1990). La première tentative de traitement d'un être humain par génie génétique s'est soldée par une tragédie et a mis un frein à cette branche de la biotechnologie. En 1999, Jesse Gelsinger, 18 ans, né avec un gène manquant, a été traité avec un virus contenant ce gène dans l'espoir qu'il se répande dans tout son corps ; il est mort quatre jours plus tard d'une réaction au virus.

Néanmoins, en 2004, trente-deux nouveaux agents – non pas ces gènes, mais des produits de gènes – ont été approuvés en une seule année. Les revenus de l'industrie biotechnologique aux États-Unis sont passés de zéro en 1975 à 775 milliards de dollars par an en 2024 (voir chapitre 5). L'intérêt accordé à la recherche sur les cellules souches embryonnaires humaines soulève des problèmes éthiques, notamment aux États-Unis. Ceci nous rappelle que la bioéthique s'est développée en tant que discipline parallèlement à la biotechnologie et aux essais cliniques (voir chapitre 16).

Ces nouvelles techniques signifiaient également que la visualisation, si profondément ancrée pendant deux siècles comme l'antienne de la technologie médicale, avait progressivement été remplacée par l'identité moléculaire. Certains historiens pensent que la biotechnologie a créé un paradigme entièrement nouveau dans la conception de la maladie et dans la pratique médicale. Ce paradigme éclipserait celui qui prévaut depuis deux cents ans : la médecine anatomique, fondée sur le corps. Les tumeurs, les bactéries et les virus sont maintenant classés et subdivisés en fonction de leurs caractéristiques génétiques, et de nouveaux médicaments sont créés pour cibler ces molécules en particulier. Les patients sont identifiés par leur composition moléculaire, plutôt que par leurs symptômes ou même leurs résultats physiques. La notion de risque est elle-même devenue une maladie qui exige un traitement. Ce processus a ouvert une autre voie de commercialisation. Ce chapitre est encore en cours d'écriture, et il est peut-être trop tôt pour dire si ces historiens qui décrivent un nouveau paradigme ont raison.

## DISTANCE ENTRE LE MÉDECIN ET LE PATIENT

La détection précoce des maladies et la précision du diagnostic présentent des avantages irréfutables, mais elles ont un prix que les critiques de la médecine moderne ont appelé la « tyrannie de la normalité ». Avant l'apparition du stéthoscope, les patients ne pouvaient être malades que s'ils se sentaient malades. Après le stéthoscope, il était possible d'avoir une maladie grave et de se sentir bien. Le patient n'était plus l'autorité principale de son propre bien-être.

Dans notre monde hypermédicalisé, ces principes sont profondément ancrés. La plupart des personnes souffrant d'hypertension ne présentent aucun symptôme, mais acceptent volontiers le diagnostic d'une machine, même s'il les oblige à prendre des pilules pendant de nombreuses années. Avec l'avènement de la biotechnologie, la frontière entre le normal et l'anormal devient plus floue, car nous savons maintenant que de nombreuses variantes de gènes peuvent exister sans pour autant causer de dommages. Lesquelles doivent être traitées ? Quels gènes sont considérés comme normaux ?

Seules les maladies psychiatriques n'ont pas de corrélations organiques, physiques ou chimiques objectives (voir chapitre 12). Les patients qui se sentent malades, mais chez qui l'on ne trouve aucun signe matériel de maladie, ont des affections « purement fonctionnelles » ou sont mentalement perturbés. Ils sont considérés comme moins gravement malades que ceux qui se sentent parfaitement bien, mais qui souffrent de maladies définies par la technologie.

Tout comme les critiques des idées médicales qui déplorent la dévalorisation des récits subjectifs de la maladie, les critiques de la technologie médicale regrettent la distance qui s'interpose entre le médecin et le patient. Ils se plaignent que la médecine traite les données et non la personne. L'insatisfaction à l'égard de la technologie impersonnelle suscite un intérêt croissant pour la médecine alternative et les explications holistiques. La technologie sépare également le patient de sa maladie, l'élevant au rang d'ennemi vivant qu'il faut chasser et détruire. Si la maladie est chronique ou congénitale, s'y attaquer semble inutile, voire autodestructeur. Citons l'opposition vigoureuse aux implants cochléaires, née de la communauté des sourds, qui considérait l'application de cette technologie comme une forme de génocide culturel (voir chapitre 16).

Certains critiques, comme l'écrivain Neil Postman, situent l'origine de cette perte d'empathie de la médecine avec Laennec et son stéthoscope, mais ils ne se rendent pas compte que l'inventeur en question nourrissait lui-même des doutes sur la tendance qu'il aurait initiée. En s'adaptant au monde de la haute technologie, de nombreux médecins méditent sur les pertes et profits. Certaines machines géniales qui facilitent les procédures peuvent, au bout du compte, causer plus de mal que de bien, comme les morcellateurs électriques soumis en 2014 à une mise en garde contre la propagation involontaire du cancer de l'utérus. L'historien Joel Howell a étudié l'utilisation dans les hôpitaux des tests sanguins, des analyses d'urine et des radiographies. Il a noté quelque chose de relativement ironique : les technologies peuvent faire gagner du temps, mais les médecins passent désormais moins de temps avec les patients qu'auparavant. D'autres historiens des sciences ont observé des paradoxes similaires : Edward Tenner a révélé que les ordinateurs qui promettaient d'économiser du papier en avaient, au contraire, considérablement augmenté la consommation. Les historiens du « travail des femmes » ont montré que les « dispositifs d'économie de travail » destinés aux femmes au foyer n'ont pas tenu leurs promesses. En reconnaissant les méfaits de la technologie sur l'environnement, les Nations unies ont affirmé en 2020 que – ironiquement – la technologie était la clé pour relever les défis mondiaux auxquels elle avait contribué, tels que le changement climatique, la sécurité alimentaire et la gestion des déchets. Les technologies peuvent se retourner contre elles, mais leurs avantages considérables font que leurs effets secondaires semblent être la norme.

Les programmes académiques d'études des sciences et des technologies n'ont cessé de se multiplier depuis leurs débuts, coïncidant avec l'essor des biotechnologies dans les années 1970. Ils manient le concept de construction sociale et entretiennent le scepticisme face à la philosophie positiviste (chapitre 3). Ils soulignent les solutions ingénieuses et le merveilleux potentiel de l'invention médicale, mais ils révèlent aussi la manière par laquelle chaque nouvelle technologie a créé de nouvelles maladies là où aucune n'avait été imaginée. Ils mettent également au jour des décalages encore plus frappants entre les aspirations des inventeurs et les applications que leurs instruments trouvent ensuite.

## SUGGESTION DE LECTURES COMPLÉMENTAIRES

Sur le site Internet : http://www.histmed.ca

# 10

# Le travail de la main : histoire de la chirurgie

N'importe quel idiot peut couper une jambe. Il faut un chirurgien pour en sauver une.

George Ross de Montréal

## THÈMES RÉCURRENTS

La chirurgie et la médecine dépendent aujourd'hui mutuellement l'une de l'autre, alors qu'elles étaient autrefois séparées. La personnalité dite chirurgicale trouve son origine dans la différence perçue entre le travail chirurgical et le travail médical. Le mot « chirurgie » est dérivé des termes grecs « travail » et « main ». Certaines cultures considéraient le travail manuel comme une tâche subalterne et de niveau inférieur à celui effectué par l'esprit. D'autres, plus proches de la nôtre, l'ont estimée au-dessus de toutes les autres compétences. Les variations du statut relatif de la chirurgie et de la médecine constituent l'un des thèmes de ce chapitre.

La chirurgie représente peut-être la plus ancienne de toutes les activités médicales. Les peintures rupestres de chasseurs blessés montrent que les hommes préhistoriques ont réagi face aux traumatismes accidentels de l'existence. Cependant, les traumatismes ne relèvent pas tous d'accidents. Les peuples néolithiques utilisèrent des flèches et des pierres pour blesser délibérément leurs ennemis et conçurent également des procédures pour traiter les blessures. Les technologies périlleuses de la guerre génèrent un besoin de techniques chirurgicales compensatoires, qui trouvent ensuite des applications en temps de paix. Il s'agit là aussi d'une question récurrente dans le passé de la chirurgie.

Les objectifs d'apprentissage pour ce chapitre se trouvent à la p. 483.

Deux autres thèmes se dégagent de cette histoire. Premièrement, la profession de médecin dans son ensemble a façonné sa structure et ses valeurs à partir de modèles chirurgicaux. Deuxièmement, les procédures électives – celles qui procèdent d'une intention et non d'une nécessité – sont devenues progressivement plus fréquentes et résultent aujourd'hui d'un choix complexe guidé par la prudence.

## CHIRURGIE PRÉHISTORIQUE ET ANTIQUE

La médecine préhistorique aurait impliqué la cuisson et le mélange de produits alimentaires, mais les traces de cette activité sont rares. En revanche, les données de la paléopathologie et de l'anthropologie comparative attestent de la prévalence de la chirurgie. Les attelles d'écorce destinées à réduire les fractures remontent au moins à 2450 avant J.-C. De même, les crânes de la période néolithique (10 000 à 5000 avant J.-C.) témoignent de l'ancienneté de la trépanation, qui consiste à perforer la boîte crânienne.

Qu'est-ce qui a motivé les premiers peuples à percer des trous dans le crâne ? Les réponses ne peuvent résulter que de conjectures. L'attention a pu être attirée sur le crâne, peut-être par des maux de tête ou des crises d'épilepsie, ou bien par la perte de connaissance consécutive à un coup. Les observateurs, qui avaient peut-être remarqué la survie des victimes présentant des fractures ouvertes, ont pu décider d'ouvrir délibérément le crâne en perçant des trous avec des outils en pierre. Cette pratique a pu être justifiée par des idées telles que la libération de la pression ou la dissipation de mauvaises humeurs et d'esprits malveillants. Les fossiles comportant des traces de cicatrisation osseuse indiquent que le traitement, s'il n'était pas curatif, permettait au moins de survivre. Entre 3000 et 2000 avant J.-C., la trépanation se pratiquait de façon relativement courante en Amérique du Sud, en Europe occidentale et en Asie. Aujourd'hui, la trépanation est médicalement recommandée en cas de suspicion d'hématome épidural ou sous-dural, mais rien ne précise que les chirurgiens préhistoriques avaient la connaissance de ces affections. Depuis les années 1960, une sous-culture emploie des justifications pseudo-scientifiques en faveur de la trépanation en tant que version extrême du perçage cosmétique; peut-être ce raisonnement s'apparente-t-il à celui d'un passé lointain.

D'autres sources d'information sur la chirurgie préhistorique proviennent de cultures actuelles qui sont isolées de la technologie moderne. Par exemple, les insectes piqueurs continuent d'être utilisés comme sutures dans certaines régions d'Afrique et d'Amérique du Sud. Les bords de la plaie sont rapprochés et une fourmi est dirigée pour mordre des deux bords. Ensuite, lorsque ses mandibules sont fermement verrouillées, le thorax et l'abdomen de l'insecte sont brisés, laissant la tête et les mandibules en place comme une agrafe bien nette. De même, des points de suture en matériaux végétaux et animaux sont utilisés pour rapprocher les bords des blessures.

Les pansements sont également anciens. Traditionnellement, les Amérindiens appliquaient des substances botaniques sur les blessures ; récemment, les botanistes ont commencé à examiner quels pouvaient en être les principes actifs. Le plus lointain exemple connu d'écriture médicale serait une recette sumérienne pour un cataplasme de bière, rédigée vers 2100 avant J.-C. sur la tablette d'argile de Nippur, qui se situe aujourd'hui au musée universitaire de Philadelphie (Penn Museum).

La chirurgie apparaît également dans le célèbre code babylonien d'Hammourabi, datant d'environ 1700 avant J.-C. Gravé sur une grande pierre noire qui se trouve actuellement au Louvre, il décrit les punitions draconiennes infligées pour les « fautes professionnelles » chirurgicales. Si un chirurgien blessait l'esclave d'un homme libre, il devait remplacer l'esclave ; si le patient blessé était un homme libre, le chirurgien devait se faire couper la main.

Dans l'Égypte ancienne, certains chirurgiens faisaient partie de l'élite et ils sont aujourd'hui connus. Imhotep, architecte et médecin divinisé, aurait été l'auteur des premiers textes chirurgicaux, mais sa vie demeure nimbée de mystère. Hesy Ré, chef des dentistes et des chirurgiens, a été identifié par les panneaux de bois prélevés dans sa sépulture. Conservés au musée du Caire, ces derniers le dépeignent comme un scribe ou un érudit. D'autres objets peints retrouvés dans sa tombe ressemblent à une série de cylindres gradués.

Les traités les plus complets de l'Égypte ancienne sont des rouleaux de papyrus qui décrivent la pratique de la chirurgie et de la médecine. Ces documents sont généralement connus, non pas par leurs auteurs, mais par les noms des aventuriers qui les ont achetés (ou volés) pour les rapporter en Europe ou en Amérique : par exemple, le papyrus Edwin Smith (vers 1600 avant J.-C.), un rouleau de 4,5 mètres, découvert par Edwin Smith en 1862, à présent dans la collection de livres rares de l'Académie de médecine de New York ; ou le papyrus Ebers (1550 avant J.-C.), long de 20 mètres, acquis par le professeur allemand Georg Ebers en 1873-1874, maintenant conservé à l'Université de Leipzig. Aucun de ces documents n'a été déchiffré par les hommes dont ils portent le nom. Ce n'est qu'en 1930, après la traduction et l'interprétation de James Henry Breasted, de Chicago, que le papyrus Edwin Smith s'est révélé être un texte chirurgical incomplet fondé sur des écrits encore plus précoces (vers 3000 avant J.-C.). Il décrit quarante-huit cas, chacun comportant un titre et des instructions pour le diagnostic et la gestion des soins. Il comprend également un glossaire de termes anciens et précise que certaines affections ne doivent pas être traitées.

Cas 25 du papyrus Edwin Smith

> Si tu examines un homme qui a une dislocation de la mâchoire… tu dois mettre ton (tes) pouce(s) sur les extrémités des deux branches de la mâchoire à l'intérieur de sa bouche (et) tes deux griffes (… doigts) sous son menton (et) tu dois les faire retomber de façon à ce qu'elles restent à leur place… Tu diras à son sujet : « … un mal que je vais soigner ». Tu le lieras avec du *ymrw* (et) du miel chaque jour jusqu'à ce qu'il guérisse.
>
> *The Edwin Smith Surgical Papyrus*, trad. J. H. Breasted (Chicago, 1930), 303-305

En raison de leur pratique religieuse, les Égyptiens de l'Antiquité momifiaient leurs morts. La momification a conduit à l'expérimentation de procédures « chirurgicales », telles que la suture. Les points de suture d'un embaumeur sur l'abdomen d'une momie remontent au minimum à 1100 avant J.-C. Breasted a fait valoir que plusieurs textes recommandaient la suture des blessures. Cette opinion est toutefois controversée, car les sutures sur les momies sont rares et les autres preuves sont peu fiables en raison de la décomposition organique. L'habileté à retirer les organes par de petits orifices faisait partie des compétences de l'embaumeur, mais son impact sur le traitement des vivants est incertain.

Les indices de la trépanation chez les anciens Égyptiens sont exceptionnels, mais il est sûr que ces derniers pratiquaient certaines opérations, comme la circoncision masculine et peut-être aussi l'ablation du clitoris ou l'infibulation des lèvres. Avec la trépanation, la circoncision compte parmi les procédures électives les plus anciennes. Le phimosis et le paraphimosis constituaient des indications pathologiques de l'opération, mais la circoncision est un cas particulier en raison de son application aux personnes saines, qu'il s'agisse de nourrissons ou d'adultes. Le bas-relief d'une tombe datant d'environ 2500 avant J.-C. à Saqqarah, près de Memphis, semble représenter un dispositif pour la circoncision. Les différences de posture des deux clients – l'un étant tenu, l'autre non – peuvent représenter l'effet de l'anesthésie. La pratique religieuse hébraïque de la circoncision a peut-être vu le jour en Égypte, car elle est décrite dans le Pentateuque de l'Ancien Testament remontant au VIII^e siècle avant J.-C. (Genèse 17:10-14 ; Exode 4:25 ; Lévitique 12:3) et serait apparue après l'exode d'Égypte vers 1200 avant J.-C. (Josué 5:2-8). Considérées aujourd'hui comme des mutilations génitales, l'excision et l'infibulation des femmes sont encore pratiquées dans les sociétés africaines, asiatiques et moyen-orientales ainsi que dans leurs communautés en Amérique. De la même manière que leurs équivalents masculins, les praticiens de la chirurgie des organes génitaux féminins font partie d'ordres religieux et de certaines catégories sociales plutôt que de cercles de guérisseurs. Dans les traditions occidentales, la chirurgie élective sur des parties génitales féminines saines a trouvé des indications médicales à la fin du XIX^e^ siècle dans les procédures d'ovariotomie pour les troubles psychiques et de clitoridectomie pour l'ambiguïté sexuelle (voir chapitres 11 et 12).

Le soulagement de la douleur fut une préoccupation de la plupart des cultures et son absence a longtemps été un obstacle à la chirurgie élective. Certaines substances constituaient des analgésiques modérément efficaces. Les anciens Chinois employaient la jusquiame, qui contient de l'hyoscine, un médicament anticholinergique. Les anciens hindous pratiquaient la fumigation (ou « enfumage ») des plaies avec des herbes apaisantes. Les Grecs utilisaient l'alcool et l'opium. Le Christ sur la croix s'est vu offrir (mais a refusé) une éponge trempée dans un mélange pour atténuer sa douleur (Matthieu 27:34).

Même les petites blessures peuvent être mortelles. Les traités de l'Antiquité grecque et romaine contiennent des recettes pour laver, panser et suturer les plaies. Le vin, la bière, la myrrhe et la rouille étaient censés favoriser la guérison. Selon Homère, les guerriers héroïques jouaient le rôle de chirurgiens les uns pour les autres en pansant les blessures avec des substances cicatrisantes, comme la rouille de leurs lances, pour éviter ce que les Grecs appelaient la « suppuration » et ce que nous connaissons aujourd'hui sous le vocable « d'infection ». Dans son livre *The Healing Hand*, le pathologiste américain Guido Majno a analysé les propriétés anesthésiques et antibiotiques des remèdes anciens contre la douleur ou l'infection et a démontré que nombre d'entre eux étaient efficaces dans notre propre modèle.

La cautérisation – le fait de brûler les plaies avec des instruments métalliques chauds ou des pansements caustiques – était largement pratiquée, notamment par les Arabes. La méthode chinoise du *moxa*, qui consistait à appliquer de la chaleur à des endroits parfois éloignés de la plaie, n'était pas une forme de cautère, techniquement parlant. La chaleur fermait les vaisseaux pour arrêter les saignements et créait probablement une stérilité temporaire. La cautérisation au fer rouge fut le traitement standard des blessures militaires pendant des siècles mais, à moins que le patient ne soit inconscient, elle était aussi extrêmement douloureuse.

Les fractures et les dislocations résultaient de l'athlétisme et de la guerre. De nombreuses références dans les écrits d'Hippocrate décrivent une science évolutive de l'orthopédie, qui utilisait des appareils mécaniques, le positionnement, les cordes et la gravité pour réduire les fractures et les dislocations. Certains textes hippocratiques, en particulier le *Serment*, semblent désapprouver des usages spécifiques du couteau, comme « l'opération de la taille ». À l'inverse, d'autres indiquent que les abcès doivent être incisés et drainés, tandis que la thoracentèse pour l'empyème (pus dans la poitrine) a été clairement présentée par Hippocrate (*Maladies* II, 47).

Les instruments chirurgicaux grecs et hindous élargissent encore notre connaissance des premières pratiques. Les fibules correspondaient à des dispositifs de fermeture des plaies ressemblant à des épingles de sûreté : les deux côtés d'une plaie étaient transpercés par une aiguille (fibule), autour de laquelle on enroulait du fil pour en rapprocher les bords. Les Grecs ont introduit les seringues pour le drainage des abcès plutôt que pour l'injection. Elles étaient basées sur le principe du piston, prétendument inventé par un barbier d'Alexandrie vers 280 avant J.-C. Le mot grec pour seringue, « *pyulcos* », signifiait « extracteur de pus ». La référence la plus ancienne se trouve dans le traité *Les pneumatiques* de Héron d'Alexandrie, au Ier siècle après J.-C. Les Romains améliorèrent les instruments chirurgicaux, en fabriquant des outils en alliage de cuivre. Contrairement à leurs précurseurs égyptiens, ils conçurent des procédures dentaires avec des pinces spéciales pour l'extraction ou l'obturation des dents et modelèrent de fausses dents en os et en or pour les clients fortunés.

L'une des meilleures sources sur la chirurgie romaine antique est l'œuvre de Celse. Son traité *De medicina* décrit une grande variété de procédures, dont la lithotomie, la réparation des hernies, les opérations des yeux et la décirconcision, cette dernière devant être entreprise pour des raisons esthétiques. Les spécialistes débattent de la question de savoir s'il s'agissait d'un médecin ou d'un encyclopédiste.

## CHIRURGIE MÉDIÉVALE

Au cours du Moyen Âge européen, dominé par les chrétiens, la maladie était considérée comme une punition divine ; les soins étaient bienvenus, mais les efforts de guérison pouvaient être assimilés à de l'orgueil démesuré. La guérison était un acte de Dieu ou de l'un de ses saints agents. Les saints patrons de la médecine, de la pharmacie et de la chirurgie étaient les guérisseurs jumeaux Côme et Damien, qui auraient été martyrisés au début du IVe siècle de notre ère (voir figure 10.1). De leur vivant et après leur mort, ils auraient effectué des guérisons miraculeuses, notamment la transplantation d'une jambe provenant d'un cadavre à la place du membre gangrené. Des écoles de médecine, des hospices et des fraternités, y compris un collège de chirurgie à Paris, ont été nommés en l'honneur de ces saints.

En dépit des convictions religieuses, les activités chirurgicales ont continué à traiter les traumatismes. Au XIIe siècle, à Salerne en Italie, on pensait que les plaies récentes se comportaient bien si l'on pouvait faire apparaître un épais

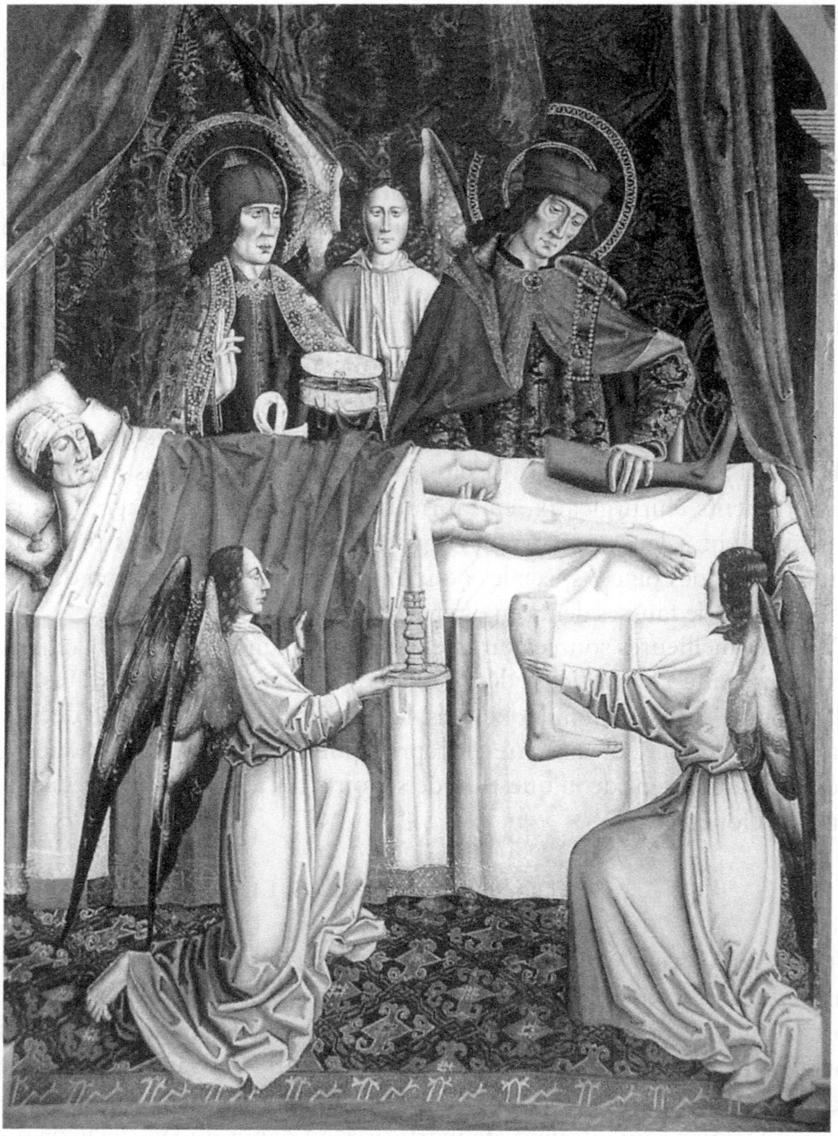

Figure 10.1 Les saints médecins Côme et Damien dans la célèbre scène de la transplantation miraculeuse de la jambe d'un donneur cadavérique. Peinture de l'Espagnol Alonso de Sedano (v. 1496). Bibliothèque du Wellcome Institute, Londres.

pus blanc ou jaune. Ce pus a ensuite été qualifié de « louable », car il annonçait la guérison. La variété non louable de pus était fine (séreuse), rose ou rouge, suintait lentement de la plaie et était associée à une inflammation étendue, une cellulite et une gangrène. Comme leurs précurseurs gréco-romains, les guerriers médiévaux se soignaient les uns les autres sur le champ de bataille ; la trousse emportée lors de la bataille de Crécy au XIV^e^ siècle comprenait de minuscules boîtes remplies de toile d'araignée pour couvrir les blessures.

À la fin du Moyen Âge, quelques chirurgiens s'illustrent par leur enseignement et leurs écrits. Les travaux du chirurgien andalou du XI^e^ siècle Abu al-Qasim al-Zahrawi (Abulcasis ou Albucasis) sur la saignée, la cautérisation, les opérations et les instruments ont été traduits en latin en 1137. La *Chirurgie* d'Henri de Mondeville, écrite vers 1310, met l'accent sur l'anatomie et décrit des techniques pour panser les plaies, soulager la douleur et arrêter les saignements, y compris l'utilisation d'une bande serrée sur un membre qui devait être amputé. Mondeville enseignait que les plaies pouvaient guérir sans suppuration. La *Chirurgia magna* (Grande Chirurgie) de Guy de Chauliac, parue en 1363, reconnaît également l'importance de l'anatomie, puisqu'elle traite des plaies, des fractures, des tumeurs, des hernies, des ulcères et des cataractes. Chauliac accepte la théorie du pus louable et conçoit des cataplasmes pour en favoriser la formation. Ses idées ont dominé la pratique chirurgicale pendant les deux cents années suivantes ; la traduction française de 1478 a été l'un des premiers livres médicaux à être imprimé avec des caractères mobiles.

L'avènement de la poudre à canon a suscité d'autres expérimentations sur le traitement des plaies. En 1514, Giovanni de Vigo, chirurgien du pape, recommande de porter de l'huile de sureau à ébullition pour cautériser ce nouveau type de plaies. Sa méthode est rapidement adoptée, mais le chirurgien français Ambroise Paré découvre par hasard que celle-ci est superflue lorsqu'il n'a plus d'huile de sureau à disposition.

La découverte accidentelle de Paré

> En fin mon huile me manqua, et fus contraint d'applique en son lieu un digestif fait de jaune d'œuf, huile rosat et térébenthine. La nuit je ne peux bien dormir à mon aise, craignant par faute d'avoir cauterisé, de trouver les blessés où j'avois failli à mettre ladite huile morts empoisonnés, qui me fit lever de grand matin pour les visiter, où outre mon esperance trouvay ceux ausquels j'avois mis le médicament digestif, sentir peu de douleur, et leurs playes sans inflammation ny tumeur, ayans assez bien reposé la nuit : les autres où l'on avoit appliqué ladite huile boüillante les trouvay febricitans, avec grande douleur et tumeur aux environs de leurs playes. Adonc je me deliberay de ne jamais plus brusler ainsi cruellement les pauvres blessés des harquebusades

Ambroise Paré, Le voyage de Thurin, 1536, *Œuvres complètes d'Ambroise Paré*, tome 3 (Paris : Baillière, 1841), 689-692, particulièrement 691

## OPÉRATIONS DU DÉBUT DE LA PÉRIODE MODERNE

Paré a écrit sur de nombreux sujets (voir chapitre 11). Les éditions ultérieures de ses œuvres et d'autres traités de chirurgie du début de l'ère moderne contiennent souvent un « homme de blessures » et un commentaire, illustrant la manière de traiter chaque blessure. Des détails techniques étaient donnés pour l'amputation, la réduction des fractures et les procédures électives telles que la trépanation. Pour assurer une large diffusion de ses idées, Paré écrivait en langue vernaculaire plutôt qu'en latin. On dit que son humilité se révèle dans sa phrase la plus célèbre : « Je le pensay et Dieu le guarist » (p. 689). Paré remettait en question la croyance de longue date sur le pus louable, mais recommandait le cautère pour d'autres problèmes, y compris l'amputation.

Pierre Franco, contemporain huguenot moins connu que Paré, a conçu des opérations pour la fente labiale, la cataracte, la hernie et la lithotomie sus-pubienne. Bien que né en France, il vécut en Suisse pour éviter les persécutions religieuses. Un autre contemporain, le chirurgien Gaspare Tagliacozzi de Bologne, publia un traité illustré démontrant une technique de rhinoplastie (réparation du nez) par déplacement d'un lambeau cutané pédiculé à partir du bras. La technique était connue du chirurgien hindou Sushruta, l'auteur de la *Samhita*, un traité d'une antiquité controversée (entre 800 avant J.-C. et 400 après J.-C.). Les historiens se demandent si Tagliacozzi le redécouvrit indépendamment ou s'il l'a repris et révisé. Les opérations visant à réparer les nez manquants revêtirent une grande importance après l'apparition de la syphilis en Europe au début du XVI^e^ siècle (voir chapitre 7).

Les outils de la chirurgie furent repensés. Le traité illustré de Paré sur les instruments décrit trente-huit types de fers à cautère. Ces outils étaient parfois fabriqués en forme de têtes d'animaux et nommés en fonction des créatures qu'ils représentaient. On trouve des motifs animaliers chez Paré, lesquels se sont manifestés bien plus tôt et étaient caractéristiques des outils chirurgicaux de l'ancienne tradition hindoue pratiquée par Sushruta. Plus qu'une ornementation esthétique, ces motifs issus de la mythologie faisaient appel aux pouvoirs spirituels pour favoriser la guérison.

Plusieurs procédures électives furent également améliorées au début de l'époque moderne, notamment l'amputation, la chirurgie de la cataracte, la réparation des hernies, la lithotomie et la réparation plastique de la peau. En ce qui concerne l'amputation, le garrot de membre fut remplacé par la recommandation de Paré de ligaturer les gros vaisseaux. Cependant, cette nouvelle technique exigeait du temps, une connaissance de l'anatomie, un champ relativement dégagé et des assistants motivés. Elle ne fut largement acceptée qu'au début du XVII^e^ siècle, après que Fabry von Hilden (Fabricius Hildanus) a décrit le garrot à relâchement (tourniquet) : un bâton tordu dans la bande pouvait serrer ou relâcher la pression selon les besoins. D'autres garrots ont été conçus par Johannes Scultetus et J. L. Petit, qui utilisaient des pinces à vis.

Selon Sushruta et Celse, dans l'Inde et la Rome antiques, les cataractes étaient « accouchées ». Cette procédure consistait à introduire une aiguille dans l'œil, au bord de la cornée, pour pousser le cristallin opacifié vers le bas et l'écarter du champ de vision. Un manuscrit enluminé de 1559, découvert au XXe siècle, révèle que son auteur, Caspar Stromayr de Lindau, était un accoucheur de cataracte et un herniotomiste accompli. L'ouvrage de 1583 du chirurgien allemand Georg Bartisch décrit également le traitement de la cataracte et l'ablation du globe oculaire. En 1638, la chirurgie de la cataracte et l'opacification du cristallin sont liées à la théorie de la vision établie par René Descartes (voir figure 10.2). L'extraction du cristallin lui-même fut décrite en 1753 par Jacques Daviel.

La coupe des calculs vésicaux (ou lithotomie périnéale) avait également été mentionnée par Celse (voir figure 10.3). Diverses approches et instruments pour cette procédure étaient recommandés par une catégorie spécifique de lithotomistes et de chirurgiens barbiers errants. Sa popularité croissante au début de la période moderne a conduit certains historiens à supposer une épidémie de concrétions vésicales pour des raisons alimentaires et environnementales.

Au XVIIIe siècle, l'*Encyclopédie* de Denis Diderot et de Jean Le Rond d'Alembert glorifiait les réalisations et les procédures des chirurgiens avec de nombreuses illustrations d'instruments raffinés, maniés par des praticiens tout aussi raffinés.

## PROFESSIONNALISATION DE LA CHIRURGIE ET DE LA MÉDECINE

Avec ces innovations chirurgicales, la séparation professionnelle entre les chirurgiens européens et les médecins est fermement ancrée et les chirurgiens commencent à s'organiser. Auparavant, les chirurgiens appartenaient à la classe des barbiers. Souvent illettrés et traditionnellement inférieurs aux médecins, ils tiraient leurs revenus du rasage, de la coupe des cheveux et de l'extraction des dents. Les opérations mineures étaient accessoires. Les chirurgiens barbiers apprenaient leur métier par apprentissage, contrairement aux médecins qui lisaient le grec ou le latin (généralement Galien) dans les universités et voyaient rarement des patients avant d'avoir obtenu leur diplôme. De nombreux chirurgiens célèbres, dont Paré ainsi que Stromayr et Bartisch, avaient été formés par des barbiers, dont les origines modestes les empêchaient d'être acceptés dans les milieux érudits.

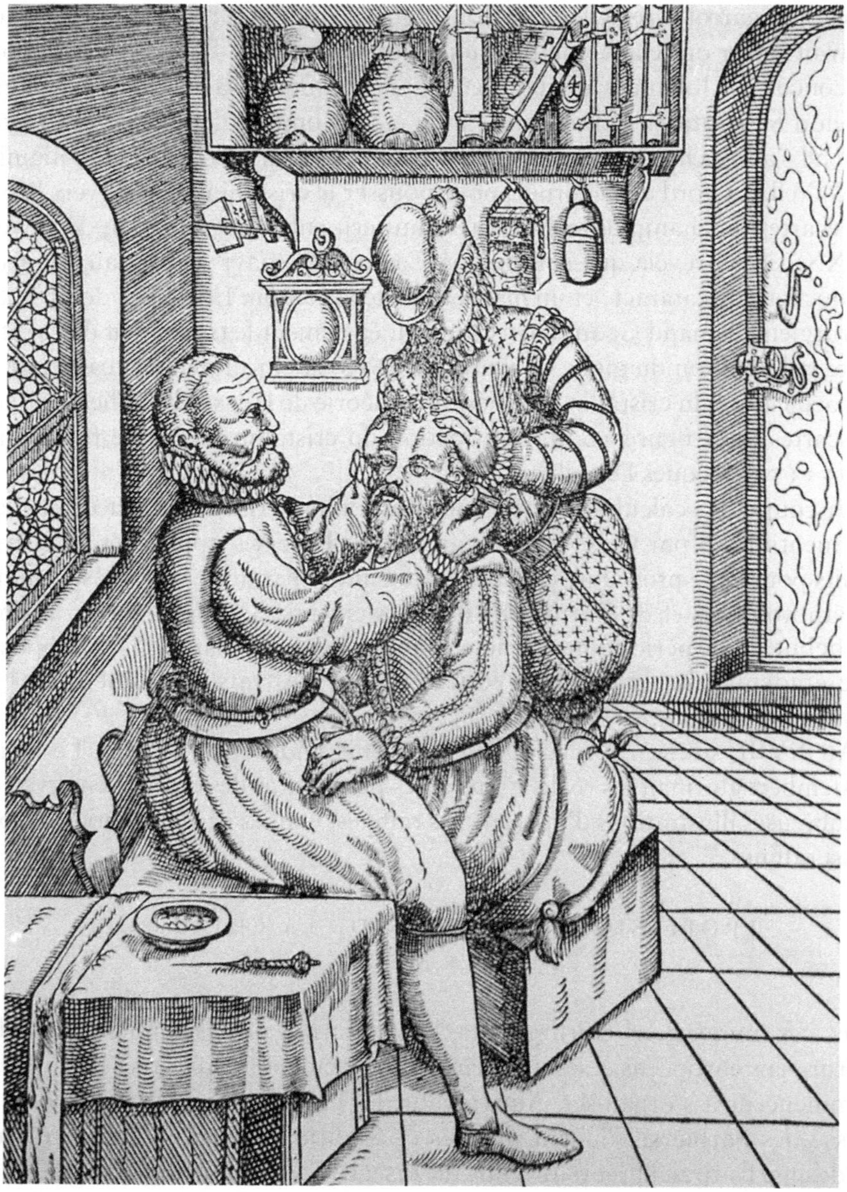

Figure 10.2 La chirurgie de la cataracte au XVI^e siècle. Georg Bartisch, *Ophthalmodouleia*, Dresde, 1583, reproduction exacte.

Néanmoins, les chirurgiens ont commencé à se regrouper en guildes dès le XIII^e siècle avec le Collège Saint-Côme en France. En 1518, les médecins internistes d'Angleterre fondèrent le Royal College of Physicians pour

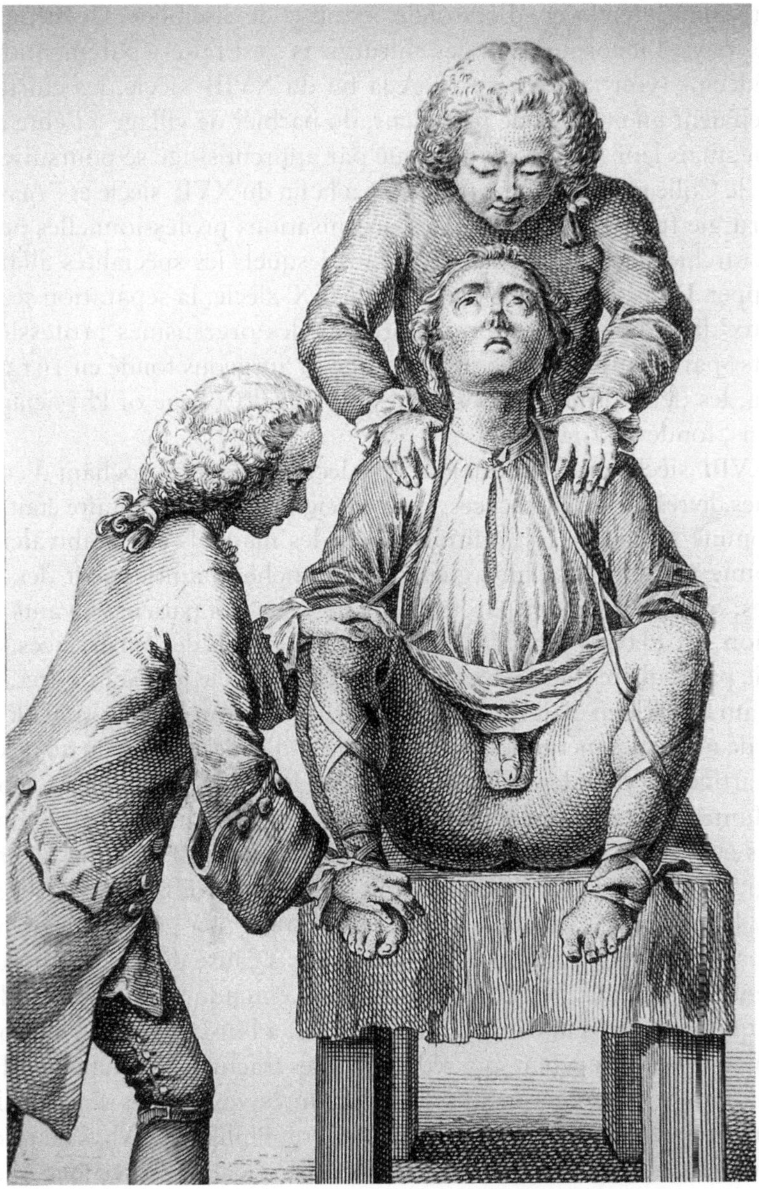

Figure 10.3 Lithotomie. Denis Diderot et Jean le Rond d'Alembert, *Encyclopédie*, *Planches*, tome 3, planche 12, 1772.

contrôler les permis et la pratique de la médecine. Peu après, en 1540, Henri VIII accorda une charte aux chirurgiens barbiers pour qu'ils forment leur propre guilde. Cette charte protégeait leur droit d'exercer et leur accordait une autonomie en matière d'octroi de permis et de discipline. De même, dans d'autres pays, l'incorporation des chirurgiens s'est faite séparément de celle des médecins (voir tableau 10.1). À la fin du XVIIIe siècle, les chirurgiens comprenaient un éventail de praticiens, du barbier de village à l'élite aristocratique, mais leur formation pratique par apprentissage se poursuivait. En France, le Collège Saint-Côme fut ravivé à la fin du XVIIe siècle et l'Académie de Chirurgie fut créée en 1731. Ces organisations professionnelles ont créé une hiérarchie et un environnement dans lesquels les spécialités allaient se développer. Dans l'Amérique du Nord du XXe siècle, la séparation séculaire des deux disciplines se traduit encore par des organismes professionnels distincts : par exemple, l'American College of Surgeons fondé en 1913 et, au Canada, les deux principales branches du Royal College of Physicians and Surgeons, fondé en 1929.

Au XVIIIe siècle, on se moquait des médecins en leur reprochant d'être peu pratiques, livresques et inefficaces. Leur enseignement universitaire était considéré comme stagnant : la tradition dictait les manuels et l'ambivalence de l'anatomie régnait. Les chirurgiens, en revanche, maintiennent des écoles séparées, où ils enseignent par apprentissage sur des patients vivants et par dissection de cadavres. Certains commencent à mener des expériences, et une dynastie particulière d'innovateurs en chirurgie voit le jour à Londres.

William Cheselden était un anatomiste devenu chirurgien. Il étudia les os et conçut de nouvelles méthodes de lithotomie et d'iridectomie afin de créer une pupille artificielle pour les aveugles. Son élève, le chirurgien d'origine écossaise John Hunter, était également un excellent anatomiste qui étudiait les inflammations et les blessures par balle. À Londres, Hunter dirigea un cabinet de chirurgie et une école privée d'anatomie et servit le roi George III ainsi que l'armée britannique, accédant au poste de chirurgien général. Cependant, Hunter aurait détesté pratiquer des opérations à cause de la douleur qu'elles causaient aux patients. Ses conférences furent entendues par nombre de personnes qui poursuivirent d'éminentes carrières, à l'instar d'Astley Cooper, un autre anatomiste compétent, qui rédigea sur les fractures, les maladies du sein et les hernies et qui expérimenta des procédures vasculaires sur des chiens. Après avoir étudié avec Hunter et à Édimbourg, Philip Syng Physick retourna à Philadelphie, où il cultiva l'innovation chirurgicale et servit une clientèle distinguée comprenant des présidents et leur famille.

Dans la France de la fin du XVIIIe siècle, les chirurgiens rejetèrent l'institution universitaire, qui s'était alliée à la monarchie. Après la révolution, ils jouèrent un rôle central dans la nouvelle faculté de médecine de Paris, qui mettait l'accent sur la dissection et adoptait des méthodes d'enseignement en milieu hospitalier pour tous les étudiants (voir chapitre 9). Les chirurgiens français ont acquis une notoriété encore plus grande pendant les guerres napoléoniennes.

Tableau 10.1
Organisations professionnelles de la chirurgie

| | |
|---|---|
| 1260 | Confrérie de Saint-Côme et de Saint-Damien, Paris |
| 1505 | *Seal of cause* accordé aux barbiers et chirurgiens d'Édimbourg (futur Collège royal) |
| 1521 | Licence obtenue après examen auprès du chirurgien en chef, Portugal |
| 1540 | Compagnie unie des chirurgiens barbiers, Londres |
| 1599 | Faculté des médecins et chirurgiens de Glasgow (futur Collège royal) |
| 1694 | Réhabilitation du Collège Saint-Côme, Paris |
| 1715 | Académie Lancisiana, Rome |
| 1731 | Académie de chirurgie, Paris |
| 1736 | École de chirurgie, précurseur de l'Académie royale de chirurgie, Copenhague |
| 1760 | Collège royal de chirurgie, Barcelone |
| 1787 | Collège royal de chirurgie de San Carlos, Madrid |
| 1800 | Collège royal de chirurgie, Londres |
| 1929 | Collège royal des médecins et chirurgiens du Canada |

Dominique-Jean Larrey, notamment, fut décoré par l'empereur pour sa dextérité à opérer et pour son invention d'une « ambulance volante » destinée à transporter les blessés du champ de bataille. En septembre 1812, lors de la bataille de la Moskova, près de Moscou, Larrey aurait pratiqué deux cents amputations, soit une toutes les seize minutes. Son taux de réussite (c'est-à-dire le taux de survie après opération) de 75 % serait dû en grande partie aux effets anesthésiants et hémostatiques du froid russe.

Au début du XIX^e^ siècle, la physiologie expérimentale a suscité un nouvel intérêt et les chercheurs furent réceptifs à son étude par des méthodes chirurgicales (voir chapitre 3). La chirurgie expérimentale modifia et explora le fonctionnement interne des animaux, mais inspira également de nouvelles opérations pour les humains malades. Alors que la chirurgie devint un outil de recherche scientifique, les opérations demeuraient toujours extrêmement douloureuses (voir figure 10.4).

## L'AVÈNEMENT DE L'ANESTHÉSIE

Pour apaiser la douleur pendant une opération, l'alcool, l'opium et la saignée étaient utilisés depuis des siècles. Avant de manipuler des luxations, Philip Syng Physick recommandait de saigner abondamment en position verticale jusqu'à ce que le patient s'évanouisse ; mais cette approche était dangereuse. Le meilleur soulagement pour une personne subissant une intervention chirurgicale était une perte de conscience rapide, provoquée soit par l'analgésie, soit par la procédure elle-même. Les chirurgiens recherchent la précision et la rapidité.

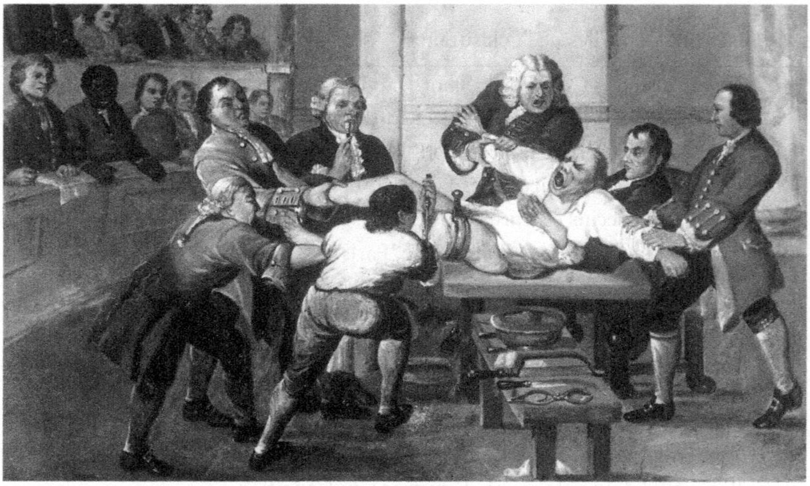

Figure 10.4 Une amputation pré-anesthésique à l'hôpital St. Thomas, Southwark. Artiste inconnu. Fin du XVIIIe siècle. Musée Hunterian. Collège royal des chirurgiens, Londres.

Vignette : Mastectomie avant chloroforme

Le lendemain, mon maître, le chirurgien, examina Ailie. Il n'y avait aucun doute que cela devait la tuer, et bientôt. On pouvait l'enlever, il ne reviendrait peut-être jamais… Elle devait le faire. Elle fit la révérence [… ] et dit : « Quand ? » « Demain », répondit le gentil chirurgien.

La salle d'opération était bondée ; on parlait beaucoup et on s'amusait… Ailie entra en scène : un seul regard sur elle suffit à calmer et à apaiser les étudiants impatients… Ailie monta sur un siège et s'allongea sur la table [… ] ferma les yeux [… ] et prit ma main. L'opération commença immédiatement ; elle fut nécessairement lente et le chloroforme – l'un des meilleurs cadeaux de Dieu à ses enfants qui souffrent – était alors inconnu. Le chirurgien fit son travail. Le visage pâle montrait sa douleur, mais restait immobile et silencieux.

C'était fini. Habillée, elle descendit doucement et décemment de la table [… ] puis se tournant vers le chirurgien et les étudiants, elle fit la révérence et, à voix basse, leur demanda pardon au cas où elle se serait mal comportée. Les étudiants – nous tous – pleurèrent comme des enfants.

Médecin et écrivain John Brown, *Rab and His Friends and Other Papers and Essays* (1862 ; réimpression Londres, 1926), 24-28

Les gaz anesthésiques eurent une longue préhistoire, mais finirent par transformer la pratique. Les premiers défenseurs de ces gaz n'étaient ni chirurgiens ni médecins, mais des chimistes et des dentistes à la personnalité remarquable. Le protoxyde d'azote (« gaz hilarant »), connu à la fin du XVIIIe siècle, était utilisé lors de rassemblements sociaux (« ébats ») pour produire une ivresse rapide et un abasourdissement (comme le reniflement de la colle à notre époque). En 1799, le chimiste anglais Humphry Davy expérimenta une combinaison de protoxyde d'azote et d'oxygène sur des animaux et des humains, suggérant qu'elle pourrait soulager la douleur chirurgicale.

Le protoxyde d'azote fut également utilisé par le dentiste Horace Wells à la fin de l'année 1844. Wells fit des démonstrations publiques « d'extraction dentaire sans douleur », mais fut raillé par les cris de « foutaises ! » (*humbug* !) lorsqu'il fit sa démonstration sur une personne résistant aux effets. Son ancien partenaire commercial, le dentiste W. T. Morton, utilisait l'éther avec de meilleurs résultats. Vexé par le succès de Morton, Wells devint dépendant du chloroforme. Alors qu'il était intoxiqué, il lança du vitriol sur une prostituée et fut jeté dans une prison de New York, où il se suicida.

D'autres Américains avaient également expérimenté les gaz anesthésiants. Le chirurgien de Géorgie Crawford Long assista à des soirées d'éther lorsqu'il était étudiant à Philadelphie et, en 1842, il l'expérimenta pour huit opérations mineures. L'opinion publique négative mit fin à ses essais et Long ne publia que quelques années plus tard. Le chimiste Charles T. Jackson, de Boston, mena des expériences avec l'éther sur lui-même. Jackson sera plus tard mêlé à un conflit de priorité sur l'anesthésie, dans lequel il incite Long à revendiquer son invention et soutient que son élève Morton la lui aurait volée. Jackson se disputa également la priorité avec S. F. B. Morse au sujet de l'invention du télégraphe électrique et du code Morse.

Suivant l'exemple de Wells et Jackson, Morton utilisa l'éther par inhalation comme anesthésique général pour l'extraction de dents. Puis, le 16 octobre 1846, à l'hôpital général du Massachusetts à Boston, il administra de l'éther pendant que le chirurgien John Collins Warren retirait une tumeur du cou d'un jeune homme nommé Gilbert Abbott. Faisant probablement allusion aux tristes expériences du passé, Warren aurait prononcé la litote suivante : « Messieurs, ce ne sont pas des foutaises. » (*Gentlemen, this is no humbug.*)

Au début, Morton essaya de dissimuler la substance jusqu'à ce qu'il ait obtenu un brevet rentable. Il fut cependant contraint par la concurrence de révéler sa composition. Le 18 novembre 1846, Henry J. Bigelow publia sa propre expérimentation de l'éther dans le *Boston Medical and Surgical Journal.* Le médecin et homme de lettres Oliver Wendell Holmes suggéra le mot « anesthésie » pour désigner cette invention miraculeuse. Le célèbre tableau de 1882 de Robert Hinckley représente l'opération d'Abbott de 1846, et le

Massachusetts General Hospital conserve sa salle d'opération le « dôme d'éther » comme un sanctuaire.

La date de l'opération d'Abbot, le 16 octobre 1846, est souvent citée à tort, comme la date de la première utilisation chirurgicale de l'anesthésie. Wells, Long et Morton l'avaient déjà utilisée auparavant. Cependant, un soutien prestigieux peut consolider l'acceptation de cette idée. Octobre 1846 marqua la fin de la longue préhistoire de l'anesthésie. L'année suivante, le chloroforme fut introduit dans la pratique chirurgicale par l'Écossais James Young Simpson, qui recommanda son utilisation en obstétrique (voir chapitre 11).

À la fin des années 1840, toutes les formes d'anesthésie suscitaient la controverse. Le danger indubitable des explosions gazeuses contribua au débat. Les décès dus à l'anesthésie ont mis du temps à être reconnus, en partie à cause de la gravité de la maladie préopératoire de nombreux patients. Les opérations sur les personnes en bonne santé étaient évitées. Si quelqu'un décédait sur la table, la cause pouvait facilement être attribuée à la maladie sous-jacente.

Depuis l'Antiquité, inciser les cavités corporelles ou les viscères, c'était courir à une mort certaine due à ce que nous appelons une infection. Une fois l'anesthésie acceptée, des opérations plus longues et plus complexes sont devenues possibles et les chirurgiens ont envisagé d'ouvrir les sanctuaires du thorax et de l'abdomen. Ils n'avaient plus à craindre de concevoir des opérations, mais les dangers postopératoires étaient toujours aussi terrifiants.

Vingt autres années s'écouleront avant que l'innovation chirurgicale ne prenne son essor. Les représentations de ces deux décennies sont étranges : des chirurgiens distingués dominent la scène, vêtus d'élégantes redingotes, leurs cheveux, moustaches et barbes flottant au vent, leurs mains nues et seulement propres de nom. La plus célèbre de ces représentations est le remarquable tableau de Thomas Eakins de 1875 représentant Samuel Gross en train d'opérer. Cette peinture fit l'objet d'un énorme tollé en 2006, lorsque la Thomas Jefferson University Medical School proposa de la vendre pour 68 millions de dollars (voir figure 10.5). À force de fierté civique et de dons généreux, le tableau réside toujours à Philadelphie, partagé entre deux grandes galeries. Il fut utilisé comme preuve de la lenteur de l'Amérique à adopter la prochaine grande réalisation de l'histoire de la chirurgie.

## ANTISEPSIE ET ASEPSIE

Comme l'anesthésie, l'antisepsie a connu de nombreux précurseurs et pionniers. La propreté a toujours été une vertu en chirurgie. En 1847, Ignaz Semmelweis introduisit le lavage des mains et des instruments dans une solution d'eau chlorée pour prévenir la fièvre puerpérale, mais ne publia qu'en 1860 (voir chapitre 11). En 1867, le chirurgien écossais Joseph Lister annonça les

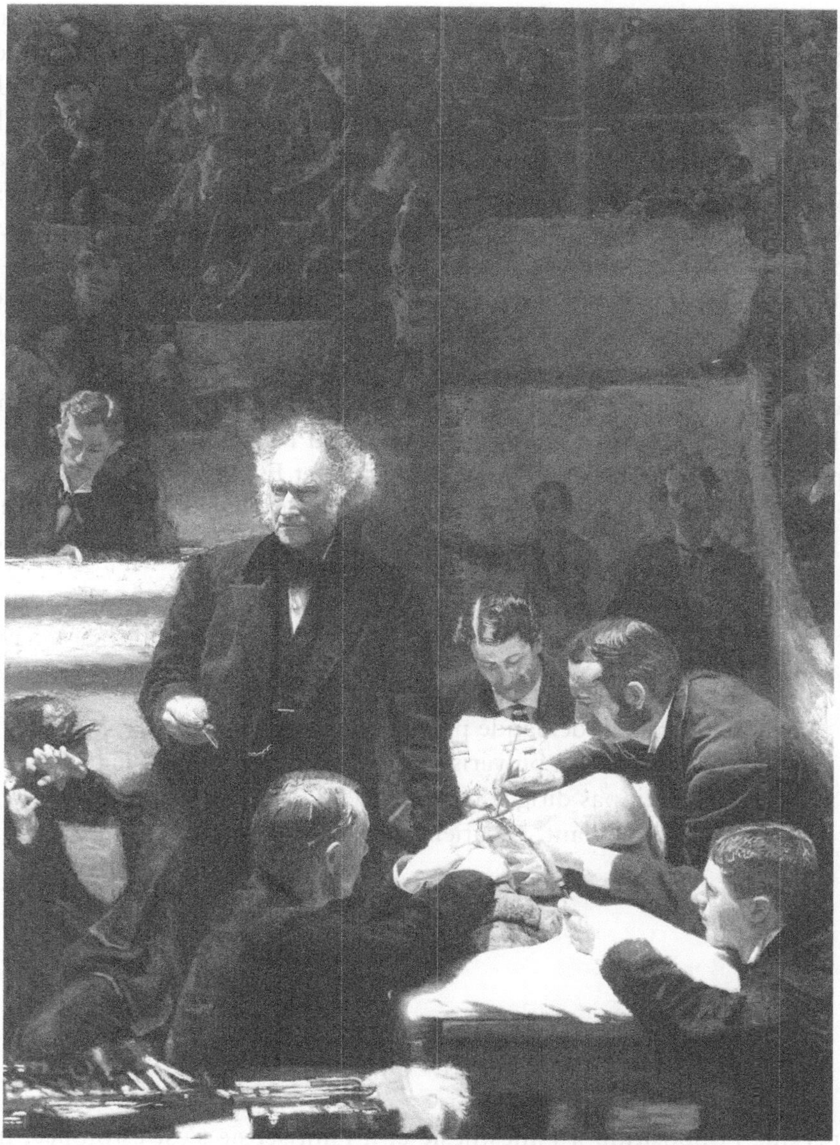

Figure 10.5 *The Gross Clinic* de Thomas Eakins, 1875, Philadelphia Museum of Art et Pennsylvania Academy of Art. Sans utiliser les principes d'antisepsie, les médecins opèrent la cuisse d'un homme anesthésié, tandis qu'un parent grimace d'horreur.

résultats de ses expériences avec l'acide carbolique sur les fractures ouvertes. En adoptant l'opinion selon laquelle les infections des plaies étaient causées par des bactéries, Lister a fondé sa méthode sur la théorie du chimiste français Louis Pasteur (voir chapitre 4).

La nouvelle des principes de Lister circule largement et rapidement. Cependant, avant les années 1880 au moment où la théorie des germes est établie, les opposants soulignent les incohérences des différentes méthodes utilisées. Dans un premier temps, des antiseptiques étaient aspergés dans les plaies ou pulvérisés dans l'air pour tuer les germes censés s'y trouver, mais les plaies chirurgicales étaient supposées être « propres » dès le départ. L'asepsie préventive, visant à éviter la contamination des plaies par ceux qui pratiquaient l'opération, fut introduite par Ernst von Bergmann en 1877. Les gants en caoutchouc furent brevetés l'année suivante. Au début, Lister s'accrocha à son point de vue initial mais, en 1896, il accepta lui aussi les avantages de l'asepsie par rapport à l'antisepsie.

Au Canada, l'antisepsie est promue à la fin des années 1860 par Thomas G. Roddick de Montréal et Archibald Edward Malloch de Hamilton. Les sceptiques William Canniff, William Hingston et F. J. Shepherd soutenaient que l'antisepsie semblait favoriser la cicatrisation des plaies, parce qu'elle attirait l'attention sur les bonnes vieilles règles de propreté (voir figure 10.6).

Une opération à Montréal avec un pulvérisateur antiseptique

> Le Dr Roddick a assisté [le Dr Fenwick] et j'ai regardé. Après la fin de l'opération, j'ai demandé pourquoi ils avaient pulvérisé le mur au lieu du patient – la pulvérisation était en marche tout le temps, mais elle n'était pas dirigée vers le patient. Le fait est qu'elle avait été oubliée ; cependant, le patient s'en est bien sorti.

F. J. Shepherd, cité dans W. B. Howell, *F. J. Shepherd* (Toronto : Dent & Sons, 1934), 108

## L'OPTIMISME CHIRURGICAL ET SES HÉROS, 1870-1970

Après que l'opposition à l'anesthésie et à l'antisepsie s'est estompée, une période d'optimisme sans bornes a suivi : le « siècle du chirurgien ». Les nouvelles réalisations étaient décrites en termes militaires de « victoire » et de « conquête », et certains imaginaient que tous les obstacles à l'activité chirurgicale seraient finalement éliminés. Aucun héros médical n'a joui d'un plus grand prestige que les chirurgiens de la fin du XIX$^{e}$ siècle et du début du XX$^{e}$ siècle, en imaginant des réponses audacieuses et jusqu'alors inconcevables à la pathologie interne. Les instruments et les procédures qu'ils ont inventés portent encore leur nom, et la liste de leurs contributions se déroule comme une litanie d'exploits légendaires.

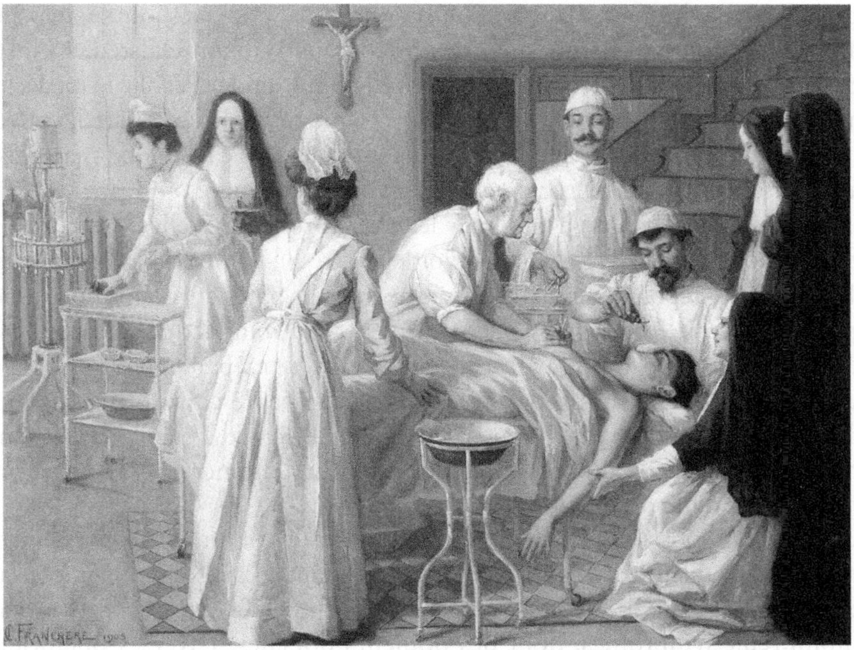

Figure 10.6 *Le Dr Hingston et la salle d'opération*, par J.-C. Franchère, 1905. Dans le cadre religieux du plus ancien hôpital de Montréal, le chirurgien est assisté par des religieuses ainsi que par les nouvelles infirmières professionnelles. Il a adopté l'anesthésie, mais ses mains nues révèlent son scepticisme à l'égard de l'antisepsie. Musée des Hospitalières de l'Hôtel-Dieu, Montréal.

L'Allemand Hermann von Helmholtz a inventé l'ophtalmoscope en 1851. Il a permis d'améliorer l'ophtalmologie opératoire, notamment les procédures d'iridectomie et de correction du strabisme conçues par son compatriote A. von Graefe. Jaques-Louis Reverdin, de Genève, pratiqua la première greffe de peau en 1869, ouvrant la voie au traitement chirurgical des brûlures. Theodor Billroth, de Vienne, a adopté les principes d'asepsie et s'est fait le champion de la chirurgie gastrique et biliaire dans les années 1870 et 1880; sa salle d'opération était bondée d'étudiants et d'admirateurs. Le sénateur américain John S. Bobbs aurait pratiqué la première opération de la vésicule biliaire en 1867 à Indianapolis. Un autre Américain, Charles MacBurney, s'est également spécialisé dans la chirurgie intestinale, et sa description de l'appendicite aiguë en 1889 a conduit à l'utilisation éponyme de son nom pour un point d'incision. L'Allemand Ludwig Rehn a attiré l'attention sur la chirurgie des tumeurs de la vessie. En 1896, il a été le premier à opérer avec succès un cœur humain en train de battre, lorsqu'il a refermé une blessure au couteau dans le ventricule droit d'un jeune jardinier attaqué alors qu'il se promenait au bord de la rivière. Frederick Treves, de Londres, a fait connaître la chirurgie de l'appendicite en drainant un abcès chez Édouard VII quelques jours seulement avant son couronnement en 1902. Le toxicomane William Halsted, à l'instigation de W. H. Welch, se joint à Osler et Kelly pour fonder l'école de médecine Johns Hopkins (voir chapitre 6). La mastectomie radicale de Halsted, conçue en 1890, avait pour but d'enlever non seulement le sein cancéreux, mais aussi tous les sites potentiels de récidive locale (voir ci-dessous).

Cette nouvelle capacité à modifier les structures corporelles a favorisé la définition anatomique de la maladie (voir chapitre 4). Par exemple, la chirurgie de l'appendicite reposait sur des concepts de maladie datés de moins d'un siècle : la péritonite avait été décrite par Laennec en 1802, tandis que sa cause dans une rupture de l'appendice avait été suggérée en 1812 par James Parkinson. Avant l'anesthésie et l'antisepsie, seule une poignée de chirurgiens, tels que Willard Parker de New York, avaient osé opérer le ventre. Leurs interventions, comme la thoracentèse d'Hippocrate, se limitaient à drainer les abcès à travers la paroi abdominale.

Les nouvelles possibilités de solutions chirurgicales ont favorisé la recherche parallèle de problèmes anatomiques correspondants. Par exemple, on pensait que l'intrigante maladie de la « viscéroptose » (chute des viscères) provoquait de nombreux symptômes, dont des douleurs dorsales. Diverses opérations visant à remettre en suspension les organes affaissés pouvaient soulager les symptômes. Comme l'a montré Magdalena Biernacka (MD, Queen's 1998), les publications médicales sur la viscéroptose ont commencé dans les années 1880 et ont diminué temporairement pendant chacune des deux guerres mondiales, alors que les chirurgiens étaient occupés ailleurs. La néphropexie figure toujours dans les listes des procédures reconnues pour son traitement. La maladie a-t-elle été construite pour satisfaire la nouvelle possibilité de la traiter ? En d'autres termes, comme évoqué dans le chapitre 9 avec l'appareil à pression positive continue (CPAP) et l'apnée du sommeil, le remède est-il devenu sa cause ? Comment son déclin a-t-il été lié aux besoins militaires ?

Des opérations de plus en plus délicates sont conçues pour résoudre les problèmes des organes les plus complexes, notamment le cerveau et le cœur. Les chirurgiens sont vénérés comme des saints. En 1909, le Suisse Theodor Kocher devient le premier chirurgien à recevoir le prix Nobel pour ses travaux sur le fonctionnement et la physiologie de la glande thyroïde. En 1912, le chirurgien français Alexis Carrel, qui avait passé de nombreuses années en Amérique, remporte un prix Nobel pour sa technique d'anastomose vasculaire, pierre angulaire des procédures de transplantation.

Aux États-Unis, des chirurgiens renommés devinrent célèbres : par exemple, J. B. Murphy de Chicago ; les frères C. H. et W. J. Mayo de Rochester, dans le Minnesota, dont la clinique s'enorgueillit d'un département d'anesthésie précoce ; George Crile, pionnier de la transfusion sanguine directe ; le neurochirurgien Harvey Cushing; et le chirurgien cardiaque Alfred Blalock, qui travaillait avec son assistant noir Vivien Thomas et la cardiologue Helen Taussig pour corriger les problèmes cardiaques congénitaux (voir chapitre 13). Leur jeune collègue C. Walton Lillehei pratiqua la première opération à cœur ouvert en 1952 en utilisant l'hypothermie pour ralentir le métabolisme pendant que le cœur était arrêté. Deux ans plus tard, la première transplantation rénale réussie est réalisée par Joseph E. Murray sur Ron Herrick, le donneur étant le jumeau de Ron, Richard. En 1990, Murray reçut le prix Nobel pour ses travaux de transplantation.

La course entre les chirurgiens américains et d'ailleurs s'acheva en 1967 lorsque le chirurgien sud-africain Christiaan Barnard réussit à transplanter un cœur humain. Le premier receveur ne vécut que trois semaines, mais les médias célébrèrent cet exploit avec une excitation grisante pendant bien plus longtemps. Les transplantations de rein, de foie, de moelle, de poumon et de cœur sont à présent considérées comme un traitement classique, tandis que les travaux se poursuivent sur d'autres organes, notamment la transplantation de pancréas dans les cas de diabète. Le typage des tissus, grâce à l'information génétique HLA (voir chapitre 4), permit d'apparier des donneurs sains ou en état de mort cérébrale avec des receveurs sur différents continents, par le biais de « banque » d'organes internationale. Certaines villes américaines sont devenues des centres de transplantation, avec des infrastructures architecturales et humaines gravitant autour d'individus brillants comme Thomas E. Starzl de Pittsburgh, spécialiste de la transplantation hépatique, et le prix Nobel E. Donnall Thomas de Seattle, fondateur d'un programme de transplantation de moelle osseuse.

Le Canada a également ses grands noms de la chirurgie. William Canniff, chirurgien, historien et membre fondateur de l'Association médicale canadienne, est l'auteur du premier manuel canadien de chirurgie (1866). Le médecin de campagne Abraham Groves, de Fergus, en Ontario, prétend avoir pratiqué la première ablation de l'appendice au Canada en 1883, en utilisant une table de cuisine comme surface d'opération. Pendant la guerre civile espagnole, Norman Bethune a contribué à la création de l'une des premières unités mobiles de transfusion de plasma. Le neurochirurgien d'origine américaine Wilder Penfield, fondateur du prestigieux Institut neurologique de Montréal, est connu pour ses travaux sur la localisation cérébrale. L'innovation dans la réadaptation d'après-guerre des soldats souffrant de lésions de la moelle épinière fut le résultat d'une collaboration interdisciplinaire entre le neurochirurgien E. H. Botterell et le physiatre Albin Jousse à Toronto. Les anomalies congénitales du cœur furent recueillies et définies pour la première fois par la Montréalaise Maude Abbott; l'héparine et l'hypothermie opératoire furent mises au point au Canada et appliquées à la chirurgie à cœur ouvert par

D. W. Gordon Murray et Wilfred G. Bigelow, tous deux de Toronto. Parmi les autres innovateurs canadiens, mentionnons William T. Mustard, qui mit au point des procédures pour les maladies cardiaques congénitales, Wilbert J. Keon, un expert en transplantation cardiaque, et Robert B. Salter, qui fit la promotion des exigences en matière de recherche pour les stagiaires en orthopédie et conçut l'ostéotomie innominée pour la luxation congénitale de la hanche et le mouvement passif continu pour le soin des articulations. L'Université Western Ontario à London établit un service de transplantation de plusieurs organes sous la direction de l'interniste Calvin R. Stiller, qui en fut le chef de 1984 à 1996.

Les guerres influèrent toujours sur la chirurgie au cours de cette période. Depuis le XVIII^e^ siècle, l'armée et la marine britanniques donnèrent des ordres stricts concernant les dispositions médicales et chirurgicales ; leurs archives constituent une source utile pour les historiens, non seulement sur la chirurgie et les pratiques médicales, mais aussi sur les relations avec les civils dans le pays et à l'étranger. La guerre de Sécession s'est déroulée pendant l'intervalle entre les découvertes de l'anesthésie et de l'antisepsie. On dit qu'elle a été le premier conflit à laisser de grandes quantités de documents relatifs à l'épidémiologie et aux soins des patients chirurgicaux, également très étudiés par les historiens. Réagissant aux horreurs dont il avait été témoin lors de la bataille de Solférino en 1859, l'homme d'affaires et philanthrope suisse Henri Dunant fonda ce qui est devenu la Croix-Rouge internationale en 1863-1864. Il établit la Convention de Genève (1864) pour garantir la neutralité envers les soldats blessés et leurs accompagnateurs. Dunant reçut le prix Nobel de la paix en 1901. La Croix-Rouge internationale reçut le même prix pour les secours de guerre en 1917 et à nouveau en 1944, bien que la plupart des spécialistes s'accordent à dire que l'agence aurait pu faire davantage pour les victimes de l'Holocauste. Créée pour fournir des soins en toute neutralité aux blessés de guerre, la Croix-Rouge a rapidement adopté une structure militaire, ce qui a pu entraver son succès, comme l'a suggéré l'historien John Hutchinson.

Les blessures brutales de la Première Guerre mondiale ont conduit le Néo-Zélandais Harold Gillies à développer la chirurgie plastique. Pendant la Seconde Guerre mondiale, des expériences de greffes de peau et de techniques de remodelage ont eu lieu dans plusieurs centres, comme à East Grinstead en Angleterre, où l'équipe d'un autre Néo-Zélandais, Archibald McIndoe, comprenant le chirurgien canadien Ross Tilley et des patients aviateurs, se sont eux-mêmes caractérisés par le vocable de Club des cobayes (*Guinea Pig Club*). Le réfugié juif allemand et neurochirurgien Ludwig Guttmann améliore la rééducation de la colonne vertébrale et fonde les premiers Jeux olympiques spéciaux à Stoke Mandeville. La transfusion sanguine sur le champ de bataille, qui avait fait l'objet d'un projet pilote en 1917, est devenue monnaie courante pendant la Seconde Guerre mondiale, avec la commodité supplémentaire de la thérapie par composants. La sécurité de la transfusion fut la dernière percée de la chirurgie cardiovasculaire en temps de paix (voir chapitre 8). L'historien Roger Cooter osa remettre en question l'idée, longtemps répandue, selon laquelle la guerre fut en quelque sorte favorable à l'innovation chirurgicale. Certes, certaines procédures sont mises en pratique en raison des pressions de la guerre, mais d'autres existaient déjà avant que le conflit ne les rende nécessaires, et le carnage délibéré créé par une technologie toujours plus vicieuse ne peut jamais être digne d'être célébré.

## L'OPTIMISME S'ESTOMPE : MOINS, C'EST PLUS ?

La valeur incontestée des pontages aorto-coronariens a donné lieu à de grands projets de salles d'opération prêtes à l'emploi, dotées d'équipes prêtes à intervenir au pied levé. Ces procédures et les transplantations d'organes sont extrêmement coûteuses et très demandées. Mais qui va payer ? Avec la hausse des coûts des soins de santé et la récession financière, l'optimisme débordant de la chirurgie du milieu du XX$^{e}$ siècle a commencé à s'estomper. Même si les nouvelles techniques sont devenues moins onéreuses et, sans doute, meilleures qu'auparavant, les réponses opératoires aux maux humains ont été remises en question, en particulier dans les pays dotés de programmes nationaux de soins de santé.

Dans les sociétés dotées d'un système de santé privé, comme les États-Unis, les riches peuvent généralement s'offrir une assurance même s'ils ne peuvent pas se payer l'opération. Ce système à deux vitesses signifie que les pauvres ne bénéficient pas de soins adéquats, voire d'aucun soin. En Grande-Bretagne et au Canada, les impôts sont censés couvrir les coûts les plus élevés, mais les procédures élaborées ne sont disponibles que dans les grands centres. Pour contrôler les coûts, les opérations chirurgicales non urgentes sont rationnées, non pas en fonction de la capacité de paiement du patient, mais en fonction des délais – une situation qui génère frustration et peur. Plus récemment, l'un des sujets les plus brûlants de la recherche en chirurgie est celui des temps d'attente. Par ailleurs, la chirurgie elle-même est critiquée sur plusieurs fronts, notamment l'économie de la prévention et l'épidémiologie (voir chapitres 6 et 15).

Les malades et leurs médecins craignent que les arguments de rentabilité et de santé de la population ne soient qu'un prétexte bureaucratique pour *ne pas* dépenser d'argent, invoqué par des gouvernements dont les résultats en matière de financement de la science sont relativement médiocres (et en déclin). Selon eux, non seulement l'innovation en chirurgie et en biosciences peut sauver des vies, mais elle est aussi la manifestation d'une société « saine » qui accorde une grande importance à la pensée et à la créativité. Les sauts les plus imaginatifs de l'énergie intellectuelle comprennent des solutions chirurgicales à des problèmes auparavant invincibles de personnes malades. Pourquoi supprimer la réussite quand elle peut aussi soulager la souffrance ?

Dans ce contexte, l'essor de la chirurgie esthétique constitue une étude de cas intéressante. Avec des racines remontant aussi loin que Sushruta et Celse, et ayant ses principales motivations dans les traumatismes et les malformations congénitales, l'application de la chirurgie plastique comme une décision privée pour des raisons esthétiques soulève des questions sur les choix des chirurgiens et les valeurs culturelles. Les pays dotés de systèmes de soins de santé doivent décider quelles procédures sont médicalement nécessaires (et payées) et lesquelles ne le sont pas. Des psychiatres sont impliqués pour justifier les décisions. Pour prendre un exemple, la reconstruction du sein à la suite d'une chirurgie du cancer est disponible de manière variable dans les différentes juridictions. Des études ont montré que la tendance est à la hausse, mais la procédure est moins souvent utilisée pour les populations âgées, pauvres ou noires. Compte tenu de ce déséquilibre démographique, la reconstruction est-elle vraiment nécessaire sur le plan médical ? Ou s'agit-il d'un désir socialement construit chez les femmes blessées, promu par des opérateurs volontaires et bien intentionnés ? Une fois encore, le remède construit-il la maladie ?

L'épidémiologie a également coupé l'herbe sous le pied de la chirurgie de plusieurs manières différentes, certaines plus efficaces que d'autres. Dans les années 1970, les épidémiologistes craignaient que la chirurgie ne crée autant de problèmes qu'elle n'en résolve en affaiblissant le patrimoine génétique. Par exemple, la sténose du pylore touche une petite proportion de nouveau-nés et, si elle n'est pas corrigée, peut entraîner la mort du nourrisson. On s'est vite rendu compte que la progéniture de ceux dont la sténose du pylore avait été corrigée courait peut-être un risque accru de contracter la maladie, et que l'opération serait de plus en plus demandée. La solution implicite – ne pas opérer des bébés par ailleurs en bonne santé – était totalement inacceptable. Notre système de soins de santé ne s'est pas encore effondré sous la pression qui en a résulté. Au début des années 1990, l'incidence de la sténose du pylore, bien qu'ayant augmenté dans certains endroits, avait en fait diminué dans d'autres. Évidemment, la cause de cette maladie bien décrite n'est pas connue et n'est surement pas génétique. Des études épidémiologiques sont maintenant consacrées à en expliquer la raison, et les théories envisagées comprennent les médicaments maternels prénatals, le régime alimentaire du nourrisson, la position de sommeil et les facteurs environnementaux.

De même, les analyses coûts-avantages ont remis en question l'efficacité de l'amygdalectomie qui, dans les années 1950, était pratiquée sur environ un tiers des enfants aux États-Unis et au Canada. Il s'agissait d'une source de revenus garantis pour les médecins, malgré les indications discutables et les profits en découlant. Bien que les taux aient diminué dans la plupart des pays, elle reste bien souvent l'opération la plus fréquente chez les enfants. En 2012, la France a établi des lignes directrices recommandant de ne la proposer que si l'enfant a souffert d'au moins cinq épisodes d'amygdalite. Entre-temps, les indications de l'amygdalectomie se sont déplacées pour inclure l'obstruction des voies respiratoires, et certaines études britanniques laissent entendre qu'elle pourrait être sous-utilisée. Néanmoins, des études suggèrent que l'intervention peut encore être surutilisée dans certains endroits. Un groupe d'épidémiologistes du Manitoba s'est demandé si des taux plus élevés d'amygdalectomie pouvaient être assimilés à des normes inférieures en matière de soins de santé. Les grandes différences géographiques et nationales – jusqu'à dix fois plus importantes – dans l'utilisation de cette procédure et d'autres, comme le pontage coronarien et l'hystérectomie, ont également conduit les épidémiologistes à étudier la relation entre les facteurs économiques et les indications chirurgicales.

La mastectomie est un autre exemple épidémiologique qui a fait réfléchir la pratique chirurgicale (voir figure 10.7). Connu depuis l'Antiquité, le cancer du sein est fréquent et affecte au moins 10 % des femmes et tue un quart de celles qui en sont atteintes en Amérique du Nord et Europe, bien que cette tendance soit variable et à la baisse. Les traitements chirurgicaux sont presque aussi anciens que la chirurgie elle-même, puisque le sein – au même titre que d'autres appendices – peut être amputé sans ouvrir les cavités du corps. Aux XVIIe et XVIIIe siècles, diverses recommandations ont été formulées sur la meilleure façon d'obtenir le résultat souhaité rapidement et en toute sécurité. Plusieurs récits passionnants, comme celui de la vignette citée plus haut, décrivent la douleur de la mastectomie sans anesthésie.

Une certaine apathie entourait l'opération du cancer du sein, non seulement en raison de la douleur indéniable, mais aussi parce que la résection locale ne permettrait jamais de guérir ce qui pourrait être une maladie systémique. Lorsque la chirurgie a connu son grand essor au milieu du XIXe siècle, la notion de cancer du sein comme maladie locale ou chirurgicale a été reconsidérée. Les chirurgiens craignaient de provoquer des métastases en coupant dans ou près de la tumeur. Ils se sont dit que la patiente aurait de meilleures chances si davantage de tissus et de ganglions régionaux étaient également enlevés. Cette réflexion a abouti à la mastectomie radicale de Halsted, au cours de laquelle le muscle thoracique sous-jacent a été retiré. Le bras de la patiente pouvait gonfler par la suite en raison d'un lymphœdème – un inconvénient mineur si sa vie était préservée. L'intervention de Halsted a été la principale réponse chirurgicale au cancer du sein pendant plus de soixante-dix ans.

Dans les années 1970, des enquêtes épidémiologiques ont suggéré que la mastectomie radicale pouvait prévenir la récidive locale, mais qu'elle ne

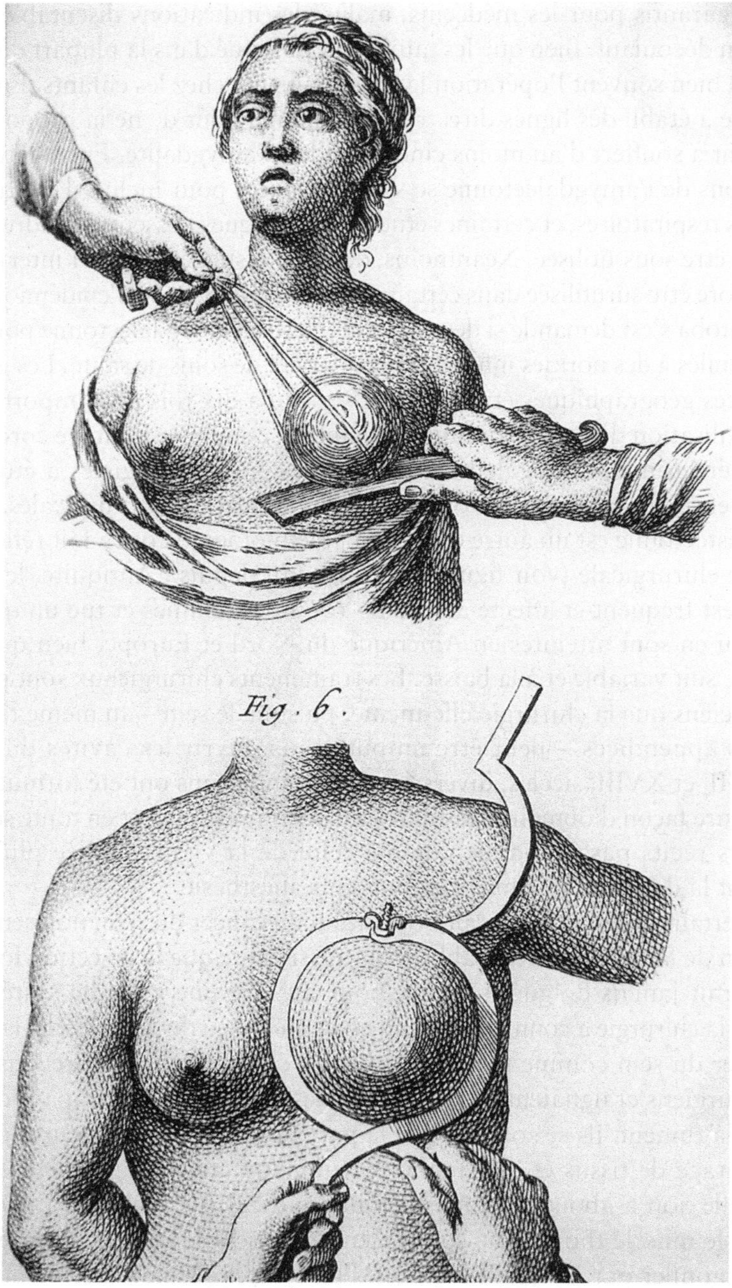


Figure 10.7 *La mastectomie*. Denis Diderot et Jean le Rond d'Alembert, *Encyclopédie*, *Planches*, tome 3, planche 29, 1772.

pouvait être corrélée à une augmentation de la survie. Il en a résulté un passage progressif des mastectomies radicales aux mastectomies simples. Ensuite, on s'est demandé si l'ablation de tout le sein était nécessaire pour prolonger la vie, surtout si la maladie était systémique au moment du diagnostic. Le concept de chimiothérapie « adjuvante » a été introduit : il s'agit d'une chimiothérapie utilisée en même temps qu'une chirurgie supposée curative en l'absence de maladie. Les chirurgiens ont été obligés de devenir statisticiens et oncologues, ainsi que des magiciens de la technique. Ils se sont également tournés vers la psychiatrie pour comparer l'impact psychologique de la mastectomie avec la tumorectomie, moins invasive et moins chère, qui offrait un meilleur résultat esthétique. Des expériences malheureuses avec des implants mammaires artificiels dans les années 1980 et 1990 ont à nouveau insinué que le moins de chirurgie pouvait vraiment être un plus. Toutefois, les procédures moins onéreuses et plus petites n'ont-elles pas eu un coût en termes de survie au cancer ? Jusqu'à présent, les statistiques continuent de suggérer que le moins de chirurgie possible était la solution la plus bénéfique.

Un changement plus rapide dans la pratique chirurgicale eut lieu au début des années 1990 avec l'avènement de la cholécystectomie laparoscopique. Un conflit de priorité pour savoir qui fut le premier à pratiquer cette opération est en cours. L'Allemand Erich Mühe a pratiqué l'intervention en 1985 mais, l'année suivante, il fut exclu de sa société professionnelle de chirurgie peut-être pour avoir tenté imprudemment quelque chose de nouveau. Philippe Mouret, de Paris, a également prétendu avoir été le premier en 1987, en la développant selon les méthodes encore employées aujourd'hui. Cependant, lui aussi a été empêché par la suite d'exploiter ses cliniques privées en dehors des sites de l'Assistance publique – Hôpitaux de Paris. Quel que soit le premier à l'utiliser, la technique mini-invasive a complètement remplacé la cholécystectomie ouverte en l'espace de cinq ans seulement. Elle est devenue un modèle pour d'autres opérations par « trou de serrure ». Les chirurgiens se sont formés mutuellement à cette nouvelle technique, motivés peut-être par la sécurité d'une procédure moins ardue, l'appréciation par les patients d'un rétablissement rapide et l'avantage économique d'une courte hospitalisation. Certaines études montrent que le taux d'ablation de la vésicule biliaire a augmenté à mesure que l'opération devenait plus courte et moins dangereuse.

La vitesse relative avec laquelle la cholécystectomie laparoscopique a supplanté la pratique précédente contraste fortement avec la lenteur avec laquelle la tumorectomie s'est substituée à la mastectomie. Pourquoi ? La différence est-elle due à l'attrait supplémentaire de nouvelles compétences et de nouveaux instruments (présents dans la laparoscopie et absents dans la lumpectomie) ? Ou est-ce en raison de la crainte d'une récidive maligne (présente dans le cancer du sein et pratiquement absente dans la maladie de la vésicule biliaire) ? Les réponses à ces questions historiques intéressantes peuvent nous renseigner sur les interactions conceptuelles et sociales de la chirurgie contemporaine.

Enfin, en l'an 2000, toutes les opérations permettant de sauver des vies ne nécessitaient plus l'intervention d'un chirurgien. Les progrès technologiques en matière d'imagerie ont permis aux radiologues interventionnels, aux néphrologues et aux cardiologues d'exécuter certaines tâches qui étaient autrefois du ressort de la chirurgie. En effet, au moment de la première édition de ce livre, il y a tout juste vingt-sept ans, la chirurgie robotique était à peine concevable; la première opération par téléprésence a été effectuée à Bruxelles en avril 1997 de manière appropriée, peut-être, sur une vésicule biliaire. Aujourd'hui, elle est devenue une réalité. Lorsque l'on a besoin d'un spécialiste en urgence, le lieu peut ne pas être un problème. Là encore, moins rime avec mieux.

Les opérations d'urgence destinées à sauver des vies sont toujours de première importance. La tradition de la dextérité manuelle et de l'innovation technique, qui comprend désormais la téléprésence, la microchirurgie et le laser, n'a pas disparu. Avec ses liens plus étroits avec la médecine et la prise en compte des implications économiques, éthiques et épidémiologiques, la chirurgie est peut-être plus prudente, plus réfléchie, plus précise et plus élégante qu'elle ne l'a jamais été, même si les énormes interventions du milieu du siècle dernier sont remplacées par des procédures moins nombreuses et plus petites.

## SUGGESTION DE LECTURES COMPLÉMENTAIRES

Sur le site Internet: http://www.histmed.ca

# 11

# La médecine des femmes et les femmes de la médecine : histoire de l'obstétrique, de la gynécologie et des femmes

Si les hommes devaient avoir des bébés, ils n'en auraient qu'un chacun.

Diana, Princesse de Galles

L'histoire semble concerner le passé, mais il s'agit en réalité du présent. Les listes chronologiques de personnes et d'événements ne constituent pas une bonne histoire. L'exactitude des dates et des événements est essentielle, bien sûr, mais l'histoire contient également des interprétations qui reflètent la satisfaction ou le malaise par rapport à notre propre monde. Les questions posées sur le passé émergent des expériences présentes. Si l'histoire est bien faite, les interprétations sont explicites et soigneusement étayées. Par conséquent, le même événement historique peut revêtir des significations différentes, selon la personne qui effectue la recherche, ce qui est étudié, quand et pourquoi (voir chapitre 17).

L'historien et philosophe Ray Arney a comparé les histoires de l'obstétrique pour illustrer les différentes interprétations. Un scénario reconstruit le passé comme une série d'étapes incrémentales qui progressent pour culminer dans notre glorieux présent. Cette interprétation est illustrée par le graphique de 1960 de Theodore Cianfranci, qui présente l'histoire de l'obstétrique comme un nombre de réalisations en croissance exponentielle (voir figure 11.1). Les unités de l'axe des ordonnées de Cianfranci ne sont pas identifiées, mais elles estiment les « points de progrès ». Une telle interprétation est dite « présentiste » ou *whiggish* (voir chapitre 17) : elle ne se contente pas de décrire le passé, mais le valorise également en fonction du présent.

Les objectifs d'apprentissage pour ce chapitre se trouvent à la p. 484.

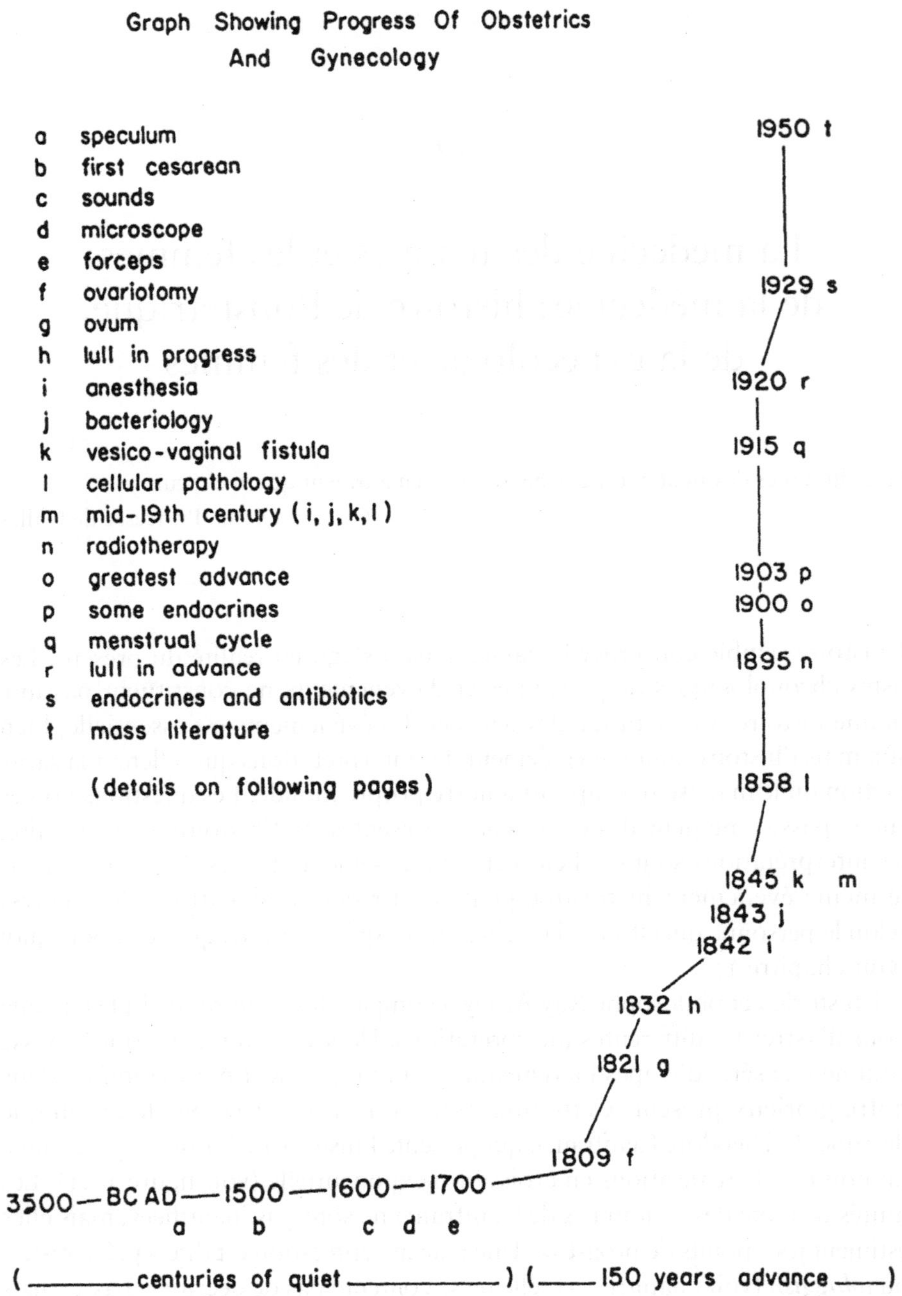


Figure 11.1 Graphique illustrant les progrès de l'obstétrique et de la gynécologie vus par un praticien. Theodore Cianfranci, *A Short History of Obstetrics and Gynecology* (Springfield : Charles C. Thomas, 1960), viii.

D'autres historiens rejettent l'interprétation de Cianfranci, parce qu'ils déplorent plutôt qu'ils célèbrent l'obstétrique actuelle. Pour illustrer ce point de vue critique, Arney choisit la philosophe féministe Mary Daly, pour qui les « maladies trafiquées se multiplient » et l'obstétrique serait un « programme patriarcal » de « gynocide ». Reconnaissant le phénomène de construction sociale (voir chapitres 4 et 7), certains s'accordent avec Daly pour dire que la féminité a été « pathologisée » (c'est-à-dire assimilée à une maladie), parce que les médecins contrôlent la rhétorique et que la profession était pendant longtemps occupée majoritairement par des hommes. L'hostilité transparaît dans les titres des livres de Brodsky (*Women Versus Medicine*) ou d'Ehrenreich et English (*Fragiles ou contagieuses : le pouvoir médical et le corps des femmes*), par exemple.

Les étudiants en médecine trouvent facilement des arguments pour réfuter Daly : l'obstétrique ne peut pas être un gynocide, puisque la mortalité maternelle (et fœtale) a chuté au cours du siècle dernier. Daly pourrait répondre que l'amélioration de la survie n'est pas due à la médecine, mais à une meilleure hygiène et nutrition – ce qui correspond à l'hypothèse de McKeown (voir chapitre 7). Les étudiants en médecine pourraient répondre que les médecins se sont félicités d'un meilleur taux de survie, même s'ils ne l'ont pas toujours assuré.

Mais pas si vite ! Le graphique de Cianfranci doit aussi être critiqué. Il a attribué des points pour le spéculum, les forceps, l'anesthésie et l'antisepsie. Pourtant, certaines techniques, initialement considérées comme sûres, se sont révélées par la suite nocives ; les forceps et l'anesthésie peuvent nuire aux bébés et aux mères. À deux reprises, Cianfranci marque une accalmie dans le progrès, là où la pente de sa courbe est la plus raide. Entérinant son présent, il n'a pas ajusté le graphique en conséquence, révélant ainsi son parti pris.

Les historiens critiquent comme naïve et « internaliste » l'histoire progressiste écrite par certains auteurs – souvent des praticiens de la santé – qui cherchent à retracer les idées familières de leur travail quotidien et supposent que la pratique actuelle n'a pas besoin de justification (voir chapitre 17). Inévitablement, les deux types d'histoires sont présentistes. Même si le hasard joue un rôle, les découvertes en histoire tout comme celles en science ne se font que lorsque nous sommes conscients de les chercher.

Dans ce chapitre, l'histoire jumelle de l'obstétrique et des femmes en médecine sera examinée sous deux angles : traditionnel et critique. Nous explorerons l'histoire des recherches scientifiques sur la féminité et la reproduction, avant de nous pencher sur l'histoire sociale de ce passé. Le chapitre se termine par un examen des femmes dans le domaine de la santé, car l'une des raisons de leur reconnaissance éventuelle en tant que professionnelles était leur capacité à fournir des soins aux autres femmes. Nous commençons par examiner les femmes et leur corps en tant que phénomènes culturels.

## L'ACCOUCHEMENT COMME DOMAINE RÉSERVÉ AUX FEMMES

La capacité du corps féminin à porter des enfants le distinguait dans les sociétés préhistoriques, les statues et les peintures exagérant les caractéristiques sexuelles secondaires. Comme les saignements pouvaient être dangereux, les menstruations étaient nimbées de mystique; leur prévisibilité cyclique signifiait et définissait la femme. Certaines sociétés considéraient les menstruations comme une malédiction; des vestiges de cette évaluation subsistent dans notre langue et des rituels l'entourent encore. Dans la culture juive orthodoxe, une femme en période postmenstruelle ou post-partum est « impure » tant qu'elle n'a pas pris un bain rituel (*mikveh*; voir chapitre 8). Dans la tradition chrétienne, les « relevailles » sont un équivalent, alors que les femmes orthodoxes orientales ne doivent pas entrer dans une église pendant leurs menstruations. Lorsque les femmes étaient vénérées en tant que divinités, leurs tâches étaient souvent féminines : agriculture, procréation, naissance, renaissance et guérison. Dans l'Égypte ancienne, Hathor (une vache) était la mère de la terre qui nourrissait le monde; Isis présidait au Nil fertile et à la médecine; et Tauret (un hippopotame) veillait aux accouchements. La déesse babylonienne Ishtar et la divinité grecque Aphrodite étaient des protectrices de l'amour, et la déesse romaine Junon protégeait les mères. Les statues représentant la vierge Artémis (Diane) d'Éphèse montrent sa poitrine couverte d'œufs ou de seins semblables à des œufs. Son culte a peut-être été absorbé par le christianisme avec l'élévation de Marie Mère de Dieu.

Pendant des millénaires, l'accouchement a été le domaine exclusif des femmes. Lorsque les hommes s'occupaient des femmes, des dispositions spéciales étaient prises pour les interfaces entre les sexes. Par exemple, dans la Chine du XIVe siècle, les poupées de diagnostic interposaient une distance modeste entre le médecin et le patient. Pendant une bonne partie du XXe siècle, les femmes chinoises issues de l'élite localisaient leurs symptômes sur cette poupée, évitant ainsi au médecin de voir ou de toucher leurs corps. (La bibliothèque Osler de l'Université McGill possède une belle collection de poupées diagnostiques chinoises.) En Occident, les professionnels masculins n'ont pas assisté aux accouchements avant les XVIIe et XVIIIe siècles. À cette époque, l'intérêt pour les corps féminins était servi par les « Vénus anatomiques » modelées en cire par des professionnels, dont certains étaient des femmes (voir chapitre 2).

## LE POINT DE VUE DE L'OBSTÉTRICIEN : LA MÉDECINE AU FÉMININ

La prédominance des femmes soignantes n'a pas empêché les médecins de théoriser sur la conception et la naissance. Les femmes et les naissances prématurées font l'objet de plusieurs traités hippocratiques (*Maladies des femmes* I,

II et III; *Nature de la femme*; *Filles*; *Nature de l'enfant*; *Enfant de sept mois*; *Enfant de huit mois*). Dans ces ouvrages, on trouve la notion d'utérus vagabond – une hypothèse étiologique invoquée pour expliquer de nombreux symptômes; les traitements visaient à ramener l'utérus à sa place. Aristote et d'autres auteurs de l'Antiquité considéraient que la semence de l'enfant venait du père seul pour être nourrie par la mère. D'autres auteurs, dont Soranos d'Éphèse au IIe siècle, ont décrit différentes positions dans lesquelles les bébés sortaient du ventre de leur mère. Ces connaissances étaient antérieures à l'écriture et se transmettaient de sage-femme en sage-femme.

La médicalisation de la naissance se caractérisait par l'utilisation d'instruments pour prévenir, interrompre, accélérer ou soulager les accouchements. La capacité de mettre brutalement fin à un long travail – de « délivrer » la femme de son « travail » – distinguait ceux qui *intervenaient* (souvent les médecins) de ceux qui se contentaient d'*assister* (souvent, mais pas toujours, les sages-femmes). Dans le graphique de Cianfranci, le spéculum vaginal du Ier siècle de notre ère est la seule « contribution » antique. Un spéculum à trois lames, qui s'ouvrait avec une lourde vis, a été retrouvé à Pompéi, après avoir été enterré par l'éruption volcanique de 79 après J.-C. Les sondes, stylets, crochets et perforateurs gréco-romains, ainsi que les couteaux, étaient utilisés avec les instruments chirurgicaux. Soranos a expliqué comment les crochets étaient utilisés pour extraire un enfant mort. Les forceps obstétricaux, inventés au XVIIe siècle, ont été représentés sur un bas-relief en marbre « découvert » près de Rome dans les années 1930, mais il s'est rapidement avéré être un canular.

### *Accouchement par césarienne*

La naissance par césarienne est également apparue dans l'Antiquité, mais uniquement lorsque la mère était mourante ou déjà morte. Cette chirurgie post-mortem était ordonnée par une loi romaine (*lex regia* ou *lex caesaria*) afin de sauver le bébé pour l'État. Un texte hébreu du IIe siècle avant J.-C. (Mishna, Niddah, 5:1) suggère que l'antiquité judaïque connaissait également la césarienne. Des écrits islamiques et des illustrations du XIVe siècle montrent que les accouchements par voie abdominale de femmes mourantes étaient connus au Moyen-Orient. Cette opération fatale était pratiquée sans anesthésie, sans antisepsie et sans connaissance des plans tissulaires et des sutures. Dans l'Europe du XIIIe siècle, l'Église chrétienne exhortait les médecins à opérer après la mort de la mère pour sauver l'âme du nourrisson par le baptême. Cette pratique s'est poursuivie jusqu'au XIXe siècle dans certains endroits, notamment en France. Les premiers traités modernes sur l'accouchement décrivaient la césarienne, qui était rarement utilisée dans les faits.

L'accouchement par voie basse trop banal pour les héros ?

Asclépios, le dieu grec de la médecine, a été tiré de l'abdomen de sa mère tuée par son père à demi repentant, Apollon. De même, Bouddha a émergé du flanc de sa mère, Maya. Malgré la légende maintes fois répétée, il est peu probable que Jules César soit né par césarienne, car sa mère est restée en vie de nombreuses années plus tard. Dans la dernière scène de *Macbeth*, Macduff, le héros de Shakespeare, révèle qu'il « a été arraché du ventre de sa mère avant terme » (*was from his mother's womb untimely ripp'd*).

En 1581, François Rousset publia quinze cas d'accouchement par voie abdominale alors que la mère était encore en vie. Cependant, il n'avait jamais pratiqué personnellement cette opération, qu'il qualifia « d'enfantement césarien », citant Pline (*Histoire naturelle,* VII, 9). Selon la légende, la première femme à avoir survécu à un accouchement par voie abdominale était l'épouse d'un stérilisateur de cochons suisse du XVIe siècle nommé Nufer, qui dirigea l'accouchement de son enfant et recousit sa femme. La première survie documentée d'un accouchement abdominal en Europe a eu lieu en 1610, mais la mère ne survécut que quelques semaines. La mort suivait si fréquemment la procédure que les médecins choisissaient généralement de sauver une mère souffrant de dystocie fœtale en se débarrassant de son enfant. Ce n'est qu'à la fin du XIXe siècle que des méthodes ont été mises au point pour améliorer la sécurité de la mère.

Un sous-entendu magistral sur l'accouchement par césarienne

> Cette formidable opération, destinée à sauver la mère et l'enfant,
> a été pratiquée pendant de nombreux siècles, avec des succès
> divers. En Grande-Bretagne, elle n'a jamais eu l'effet escompté,
> toutes les mères étant mortes.

John Aitken, *Principles of Midwifery*, 2e éd. (Édimbourg, 1785), 84

*Les premières sages-femmes modernes*

L'avènement de l'imprimerie au XVe siècle a donné lieu à une floraison de littérature « obstétricale ». *Rosengarten* (1513), la plus ancienne publication obstétricale européenne, a été rédigée en allemand par le médecin Eucharius

Rösslin. Se présentant comme un manuel destiné aux sages-femmes, il explique les méthodes et la technologie de l'accouchement, notamment la chaise ou le tabouret d'accouchement, qui tirent parti de la gravité au profit de la mère tout en masquant la vue de l'assistant. Immensément populaire, *Rosengarten a* été publié dans plus de cent éditions et traductions. Apparemment écrits pour les sages-femmes par des sages-femmes ou des médecins, les traités de sages-femmes constituent un genre curieux et posent une question historique intéressante : qui était le public visé ? Les médecins masculins n'assistaient pas aux accouchements et les sages-femmes étaient rarement alphabétisées. Récemment, des historiens ont suggéré que ces livres servaient le voyeurisme de l'élite éduquée.

Ambroise Paré est l'un des plus grands chirurgiens du XVIe siècle (voir chapitre 10). Son traité sur les maladies des femmes est écrit en langue vernaculaire. Sans en revendiquer le mérite, il a « innové » en adoptant les idées traditionnelles de ses patientes, comme les pessaires pour le prolapsus utérin et la chaise d'accouchement. Il a également modifié les instruments et réintroduit la technique de la « version podalique », connue autrefois par Soranos.

La version podalique est utilisée pour accoucher un fœtus en position transversale ou dans une autre position défavorable. Un assistant repère un pied et, pendant que d'autres massent le ventre de la mère, l'enfant est tourné et mis au monde par une légère traction sur les jambes. En trois décennies d'enseignement, j'ai constaté que la lecture de la description originale de Paré à différents publics provoque des réactions différentes. Les étudiants en sciences sociales critiquent l'écriture pour son objectivité froide et clinique ; les étudiants en médecine et en soins infirmiers remarquent les références fréquentes à la douceur et au souci du confort de la patiente.

Paré sur la présentation podalique : bon ou mauvais garçon ?

> Et tu feras en sorte qu'elle ait les talons appuyés contre le bois du lit. Et la feras tenir par sous les aisselles et les cuisses par bons ministres, tellement qu'elle ne pourra en tirant l'enfant, être attirée. Cela fait, faut prendre un drap chaud en double et le poser sur les cuisses de ladite patiente. Puis faut oindre toutes ces parties génitales avec choses onctueuses et oléagineuses, afin de rendre les parties plus lubriques, glissantes et collantes pour plus facilement extraire l'enfant. Aussi te faut oindre ta main, ayant les ongles rognés, et qu'il n'y ait aucun anneau aux doigts pour crainte qu'ils ne fissent lésion aux parties. Puis pose ta main doucement sans aucune violence dans la matrice, ce faisant connaitras en quelle situation et figure sera l'enfant. Et posé qu'il fût tourné selon

nature, ayant la tête au couronnement pour dûment l'extraire par art, faut doucement le reposer contre mont, et chercher les pieds, et les tirer au couronnement. Ce faisant tourneras facilement l'enfant.

Et alors que auras attiré les pieds au couronnement, t'en faut tirer l'un hors et le lier au-dessus du talon en manière de lacq collant, avec lien médiocrement long, dont les femmes lient leurs cheveux, ou autre semblable.

Puis rentres ledit pied dans ladite matrice. Ce fait chercheras l'autre pied et l'ayant trouvé le tireras hors et alors tireras le lien, auquel l'autre pied est attaché.

Et quand tu auras attiré les pieds hors la matrice, les tireras joints également, tant d'un côté que de l'autre, peu à peu, et sans violence, tant que possible tu feras. Et pendant ce fait, faut comprimer médiocrement et presser le ventre de la mère au-dessus de l'ombilic.

Ambroise Paré, *Briefve collection de ladministration anatomique : Avec la maniere de conjoindre les os : Et d'extraire les enfans tant mors que vivans du ventre de la mere, lors que nature de soy ne peult venir a son effect* (Paris, 1550), 92-93

Au XVII^e^ siècle, l'annonce d'Antonie Van Leeuwenhoek selon laquelle le sperme contenait des « animalcules » microscopiques était conforme à l'ancienne vision aristotélicienne de la génération. Un observateur, Nicolas Hartsoeker (1694), a dessiné un minuscule fœtus en forme de balle dans la tête d'un spermatozoïde, mais a admis ne pas l'avoir réellement vu (voir figure 11.2). Les femmes peuvent porter des enfants pendant neuf mois et supporter l'effort de les pousser hors de leur ventre, mais la plupart des auteurs médicaux supposaient encore que la semence était masculine. Si les enfants ressemblaient parfois à leur mère, c'était l'effet de l'environnement gestationnel ; les bébés étaient le produit de leur père. La découverte des spermatozoïdes n'a fait qu'entériner l'ancienne opinion patriarcale (littéralement !).

Voir, c'est croire, mais l'imagination passe avant tout.

Les spermatozoïdes humains ont été vus avec les premiers microscopes au XVII^e^ siècle. L'ovule humain est environ quarante fois plus grand mais, malgré les postulats antérieurs, il n'a pas été visualisé avant 1827 par K. E. von Baer. Un conflit de priorité s'ensuivit. Une fois de plus, nous apprenons que la taille relative n'a que peu d'importance. Pour trouver quelque chose, il faut d'abord l'imaginer et le chercher.

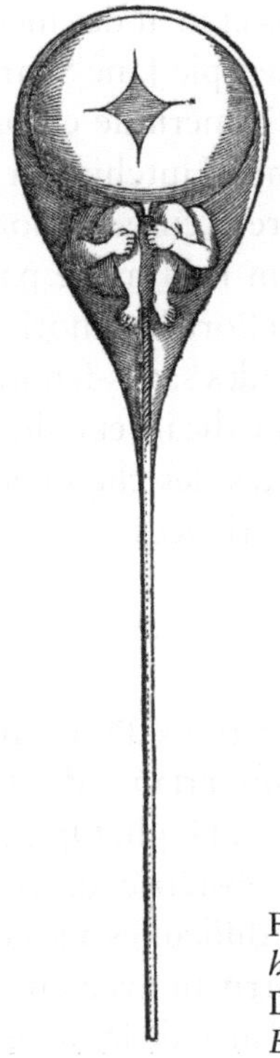

Figure 11.2 *Hypothèse d'un homoncule dans un spermatozoïde.* D'après Nicolas Hartsoeker, *Essay de dioptrique*, 1694.

Au XVIIe siècle, l'homme sage-femme commence à servir les ménages aisés. Pour éviter d'offenser la distinction de ses clientes, il adopte de nouvelles coutumes, comme le drap de pudeur. Pourquoi les femmes ont-elles permis aux praticiens masculins de s'impliquer dans l'accouchement à cette époque ? Les hommes étaient-ils invités ? Ou bien étendaient-ils leur marché : Pensaient-ils, ainsi que leurs patientes, que les instruments et l'apprentissage livresque offraient quelque chose de mieux que les sages-femmes ? Était-ce une coïncidence avec la récente preuve microscopique que les mâles sont des géniteurs ? Était-ce parce que, comme l'a suggéré l'historien Adrian Wilson, une solidarité féminine auparavant homogène s'était divisée en fonction de classes définies par la richesse et l'alphabétisation croissante ? Le mécénat royal a-t-il joué un rôle par le biais du besoin de témoins masculins à la naissance des héritiers ? Ou bien cette tendance faisait-elle simplement partie de l'acceptation croissante des médecins dans tous les aspects de la santé – une étape précoce de la médicalisation de notre culture tout entière ?

Longtemps après l'arrivée des médecins masculins dans les salles d'accouchement, les sages-femmes ont continué à se développer. Leur formation, comme celle des chirurgiens (voir chapitre 10), était un apprentissage distinct de celui des médecins. Certaines sages-femmes étaient des membres éminentes et controversées de leur communauté, par exemple Jane Sharp en Angleterre, Martha Ballard et Anne Hutchinson dans l'Amérique coloniale et Victoire Boivin à Paris. Mère de quatorze enfants, Anne Hutchinson aurait accouché d'une môle hydatiforme, ce qui lui valut d'être accusée de sorcellerie, excommuniée et bannie, avant d'être tuée lors d'un raid mené par des indigènes. On attribue à Boivin le mérite d'avoir reconnu l'origine chorionique de la môle hydatiforme. Les notes et les journaux intimes des sages-femmes ont été reconnus comme des sources précieuses d'histoire médicale et culturelle. La plupart des mères et des assistantes étant analphabètes, les chercheurs doivent faire preuve de créativité pour découvrir leurs expériences.

## *Forceps*

L'histoire des forceps concerne plusieurs générations d'une famille anglaise du XVII^e^ siècle, les Chamberlens (également Chamberlain), dont les plus célèbres sont Peter et l'un de ses trois fils « sage-femme », Hugh. Originaires de France, ils ont découvert (ou redécouvert) les forceps obstétricaux vers 1645, mais en ont gardé le secret. Lorsqu'une mère avait des difficultés à accoucher, les sages-femmes faisaient venir un Chamberlen, qui arrivait avec un mystérieux colis. Personne n'était autorisé à assister à la délivrance de la mère et à l'accouchement de l'enfant, parfois mort-né. Les Chamberlen prétendaient qu'ils voulaient éviter de tenter des mains non qualifiées en publiant leur secret. Cependant, leurs nombreuses propositions pour vendre ce secret laissent entendre que leur motivation n'était pas le bien-être des patientes, mais bien la cupidité. Le secret n'a pas tardé à s'ébruiter et les forceps ont été redécouverts au début du XVIII^e^ siècle, alors que de nombreux modèles sont parallèlement inventés pour divers usages.

Chamberlen sur son propre secret

« "Ayant un meilleur moyen", écrit le traducteur Chamberlen, "je ne peux passer sans manifester mon aversion pour la méthode de Mauriceau qui consiste à extraire les enfants morts ou vivants avec des crochets" ».

Chamberlen renvoie les lecteurs à sa préface, où il écrit :

> Je vais maintenant me permettre de présenter des excuses pour ne pas publier le secret que je mentionne de notre méthode pour extraire les enfants sans crochets… mon père et deux frères vivants pratiquent aussi cet art. Je ne peux pas estimer que c'est à moi d'en disposer ni de le publier sans leur porter préjudice ; et je pense que

je n'ai pas été inutile à mon pays, bien que je ne fasse que les informer que les trois personnes susmentionnées de notre famille et moi-même peuvent les servir dans ces extrémités avec plus de sécurité que d'autres.

Hugh Chamberlen dans F. Mauriceau, *The Diseases of Women with Child*, trad. Hugh Chamberlen (Londres : Darby, 1683), préface, 270

### *Anatomie de l'utérus et du fœtus*

Une fois la dissection devenue respectable (voir chapitre 2), les médecins spécialisés en obstétrique commencèrent à étudier la structure de l'utérus gravide. L'Écossais William Smellie enseignait et exerçait à Londres au début du XVIII^e^ siècle, où il était au service des pauvres. Son traité illustré sur la profession de sage-femme décrit des forceps améliorés et leur utilisation pour l'accouchement par le siège ou pour modifier la présentation de la tête du fœtus. Ses indications pour mesurer le bassin permettaient de prévoir les accouchements difficiles.

Quelques années plus tard, William Hunter devint célèbre en tant que professeur d'anatomie compétent à Londres. Avec son frère chirurgien, John, il rassembla des spécimens anatomiques qui se trouvent actuellement dans les splendides musées Hunteriens de Londres et de Glasgow. Parmi ses dissections les plus méticuleuses, on trouve une série délicate appelée « l'ovule », qui retrace le développement embryonnaire. L'ouvrage de William Hunter *Anatomy of the Gravid Uterus* (1774) comportait d'excellentes illustrations de Jan van Rymsdyk (voir figure 11.3). Cet atlas introduit l'anatomie dans l'obstétrique, mais il n'était pas dénué d'interprétation. Les images sont des documents culturels autant que médicaux : dans les cuisses coupées et les organes génitaux sectionnés, l'historienne Ludmilla Jordanova a discerné une violence implicite. De même, les historiens ont trouvé une violence troublante dans les visages lascifs et extatiques des Vénus en cire, avec leurs organes gravides largement ouverts. La dissection a permis de donner à la grossesse des structures, des rythmes et des pathologies anatomiques qui lui sont propres. Très vite, elle acquiert aussi une physiologie.

Peu après la découverte de l'auscultation, Jean Lejumeau de Kergaradec eut l'idée d'écouter le ventre de la femme enceinte. Il décrivit les battements du cœur du fœtus et le souffle placentaire, qui est le murmure du sang dans le placenta. L'évaluation directe de la viabilité du fœtus fut rendue possible grâce au stéthoscope ; la détection objective du médecin pouvait ainsi contourner la perception du mouvement par la mère (voir chapitre 9).

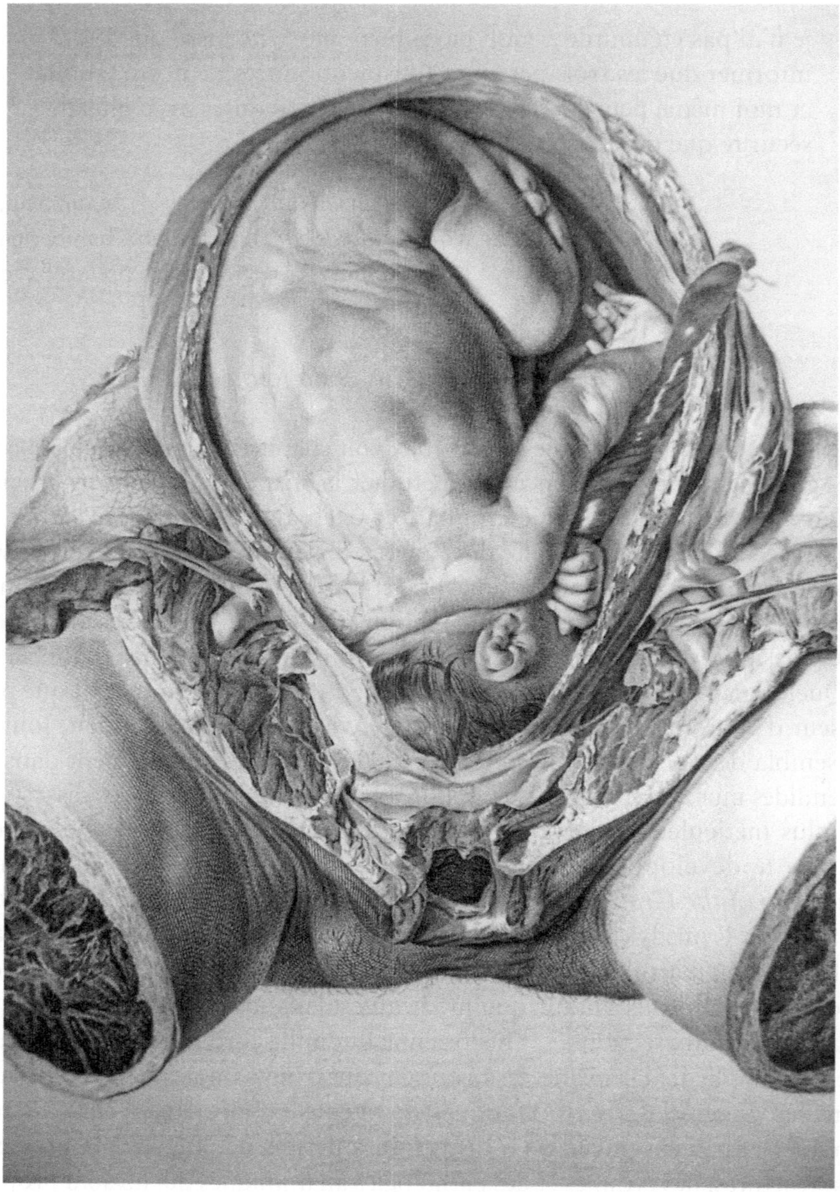

Figure 11.3 Nourrisson à terme in utero. La mère est morte des suites d'un décollement placentaire. Gravure de Jan van Rymsdyk, dans William Hunter, *Atlas of the Gravid Uterus*, 1774.

### *Contrôle de l'hémorragie*

La reconnaissance des pathologies de la grossesse et de l'accouchement a entraîné la recherche de méthodes permettant de corriger les anomalies. Hier comme aujourd'hui, l'hémorragie et l'infection étaient les principales causes de décès des parturientes, tandis que la douleur constituait un obstacle débilitant à l'intervention. Les hémorragies post-partum répondaient à l'ergotamine, un médicament dérivé du champignon *Secale cornutum* du seigle, qui provoque la contraction des muscles lisses des artérioles et de l'utérus. L'Allemand H. F. Paulizky et l'Américain John Stearns ont tous deux préconisé l'ergot (en 1787 et 1807, respectivement) dans les cas de retard d'accouchement dû à l'inefficacité des contractions, de rétention placentaire, d'hémorragie ante-partum et post-partum, voire d'hémorragie anticipée. Stearns a également noté ses effets secondaires. Stearns et Paulizky étaient davantage des diffuseurs de sagesse populaire que des innovateurs. En tant que contaminant de la farine, l'ergot avait provoqué l'apparition d'une maladie appelée feu de Saint-Antoine, au moins décrite depuis le IX$^{e}$ siècle. Cet empoisonnement se caractérisait par un vasospasme généralisé, de fortes sensations de brûlure, des crampes et parfois la mort. Les guérisseurs populaires et les sages-femmes connaissaient les bienfaits de l'ergot de seigle contre les saignements depuis de nombreuses années, peut-être grâce à des observations fortuites du travail chez les malades. Stearns a reconnu un prédécesseur anonyme: « J'ai été informé des effets puissants produits par cet article, dans les mains d'une femme écossaise ignorante » (« Observations on the Secale cornutum, or ergot ». *American Medical Recorder* 5, n° 3 [juillet 1822]:76.)

### *Contrôle de la douleur*

L'utilisation de l'anesthésie en obstétrique était controversée. Les premières expériences avec le protoxyde d'azote (gaz hilarant) ont été tournées en dérision, les mégères étant censées s'adoucir au grand soulagement de leur mari en souffrance depuis longtemps. L'anesthésie à l'éther est de plus en plus acceptée dans la pratique chirurgicale après 1846 (voir chapitre 10). L'année suivante, James Young Simpson préconise le chloroforme pendant la parturition. Cependant, l'anesthésie des femmes en travail se heurte à une résistance farouche, non seulement par souci du nourrisson, mais aussi pour des raisons philosophiques: les médecins, les clercs et d'autres encore croyaient que les douleurs du travail avaient une valeur intrinsèque. Ils citaient la Bible (Genèse 3:16) pour décrire la douleur des femmes comme une punition de Dieu pour le « péché originel » de la chair, qui (comme par hasard) était aussi la « cause originelle » du travail lui-même. Les partisans de l'anesthésie ont fait valoir qu'un seul membre du couple pêcheur souffrait et ont également cité les Écritures: avant de prélever la côte d'Adam pour créer Ève, Dieu avait endormi l'homme (Genèse 2:21-22).

Le débat sur l'anesthésie a été résolu, du moins pour l'Angleterre, lorsque la reine Victoria prit elle-même du chloroforme en 1853 et 1857 pour deux de ses nombreux accouchements, assistés par John Snow (celui-là même qui intervint sur la pompe de Broad Street à Londres, voir chapitre 7). Une image figurant dans le traité de Snow de 1858 montre une dame raffinée, qui ressemble à une version jeune et indiscutablement ressemblante au monarque britannique, inhalant discrètement du gaz (voir figure 11.4). Bientôt, les femmes instruites d'Europe et d'Amérique du Nord font pression sur leurs médecins pour obtenir du chloroforme.

Seuls quelques médecins utilisaient l'anesthésie et toutes les patientes ne pouvaient pas se la permettre. L'influent Charles D. Meigs, de Philadelphie, y était toujours opposé. En menant des recherches sur un cabinet rural ontarien du XIX^e^ siècle, j'ai découvert que les femmes qui prenaient du chloroforme pendant l'accouchement étaient les épouses d'éminents professionnels (avocat, ministre, rédacteur en chef du journal et médecin lui-même). Avaient-elles recours à l'anesthésie parce qu'elles étaient mieux informées que leurs voisines plus pauvres et savaient-elles insister pour l'obtenir? Les maris leur ont-ils fourni l'anesthésie en la tolérant ou bien en la payant? Le dossier ne le dit pas. En tout cas, le recours à l'anesthésie doublait le coût de l'accouchement.

D'autres historiens ont montré que les femmes ont peu à peu préconisé le soulagement de la douleur offert par les nouvelles techniques. Diverses formes d'anesthésie générale ont été appliquées à l'accouchement jusqu'au milieu du XX^e^ siècle, notamment le « sommeil du crépuscule » (*Dämmerschlaf*), amnésique et analgésique. Induit par la scopolamine, la morphine ou d'autres narcotiques, il a été testé pour la première fois sur cinq cents femmes en 1906 par C. J. Gauss à Fribourg, en Allemagne.

Ces méthodes systémiques ont finalement été remplacées de deux manières. Premièrement, l'anesthésie régionale ou locale était moins risquée pour l'enfant et moins intrusive pour la mère. Deuxièmement, l'accouchement naturel ou préparé mettait l'accent sur l'éducation plutôt que sur les médicaments contre la douleur (voir ci-dessous).

Peu à peu, les anesthésistes ont étendu leur mandat de l'endormissement à la réanimation des personnes. Le domaine de la néonatologie a été stimulé au milieu du XX^e^ siècle par l'anesthésiste new-yorkaise Virginia Apgar, qui a mis au point une méthode rapide et fiable d'évaluation des nouveau-nés. Les mentors d'Apgar l'avaient détournée de la chirurgie, dans laquelle elle s'était qualifiée, pour l'anesthésie. Elle s'est ensuite dirigée vers la périnatalogie et l'étude des handicaps congénitaux.

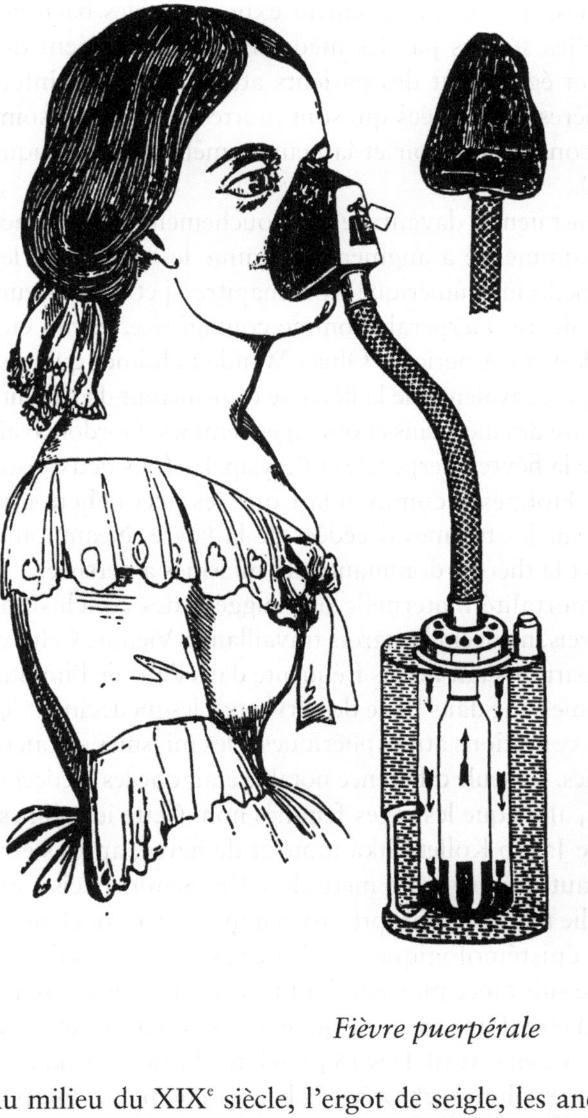

Figure 11.4 Femme ressemblant au monarque régnant inhalant du chloroforme. D'après John Snow, *On Chloroform*, 1858, 82.

### *Fièvre puerpérale*

Au milieu du XIX^e^ siècle, l'ergot de seigle, les anesthésiques et les forceps avaient permis de maîtriser en partie les hémorragies, les douleurs et les accouchements prolongés. Toutefois, le problème mortel de la fièvre de l'enfantement (ou fièvre puerpérale) demeurait. On sait maintenant qu'elle est causée par une infection bactérienne de l'endomètre, notamment par les streptocoques, qui provoquent l'érysipèle. Cependant, avant l'avènement de la théorie des germes, on pensait que la fièvre puerpérale résultait de miasmes environnementaux, plutôt que d'une contagion. Dans certaines pratiques, elle provoquait une morbidité et une mortalité plus importantes que l'hémorragie. Les historiens ont montré qu'elle était probablement moins fréquente chez les mères suivies par les sages-femmes, qui étaient rarement exposées à des bactéries dangereuses, que chez celles suivies par les médecins, qui utilisaient des instruments et examinaient également des patients atteints d'autres infections. La proportion de mères accouchées qui sont mortes à cause des soins médicaux ne sera jamais connue. L'espoir et la peur se mêlent dans chaque grossesse (voir figure 11.5).

Comme les médecins assistaient à davantage d'accouchements, l'incidence de la fièvre puerpérale a commencé à augmenter, comme le confirment les statistiques de la nouvelle médecine numérique (voir chapitres 4 et 7). Plusieurs médecins considéraient la fièvre puerpérale comme contagieuse, parmi eux l'Écossais Alexander Gordon et l'Américain Oliver Wendell Holmes qui, respectivement en 1795 et 1843, écrivaient que la fièvre se transmettait de patiente en patiente par l'intermédiaire des médecins et des sages-femmes. Gordon avait même observé un lien entre la fièvre puerpérale et l'érysipèle. Tous deux insistaient sur la propreté, et Holmes recommandait que les accoucheurs ne pratiquent pas d'autopsie sur les femmes décédées de la fièvre. Néanmoins, leur sagesse a été ignorée, et la théorie dominante des miasmes a persisté.

Les statistiques sur la mortalité maternelle ont suggéré des conclusions similaires à Ignaz Semmelweis, médecin hongrois travaillant à Vienne. Celui-ci observa que la fièvre post-partum était moins fréquente dans l'aile de l'hôpital desservie par les sages-femmes que dans l'aile desservie par les médecins et les étudiants en médecine. Les conditions atmosphériques – les miasmes – étaient identiques dans les deux ailes. La seule différence notable était que les médecins pratiquaient des autopsies, alors que les sages-femmes non. Cette idée lui est venue lorsque son collègue Jacob Kolletschka mourut de fièvre, après s'être blessé en pratiquant une autopsie sur une mère décédée. Semmelweis s'est rendu compte que la maladie n'était pas propre aux femmes qui accouchaient, levant ainsi un obstacle épistémologique sur les causes de la maladie. Semmelweis pensait qu'une substance morbide était transportée sur les mains des médecins depuis le cadavre d'une mère jusqu'aux tissus tendres et traumatisés de la prochaine femme en travail. Dès 1847, il introduisit un protocole de lavage des mains avec une solution chlorée et observa une baisse impressionnante de l'incidence de la maladie.

Malgré ce succès, Semmelweis fut critiqué, ridiculisé et finalement licencié. En 1861, il publia un livre répétitif et délirant (qui ne fut traduit en anglais qu'en 1983). Dans l'intervalle, ses recommandations s'étaient répandues de bouche à oreille. Les mesures efficaces de Gordon, Holmes et Semmelweis sont antérieures à la théorie des germes, ce qui prouve une fois de plus qu'il n'est pas nécessaire de connaître précisément les causes pour contrôler leurs effets (voir chapitre 7). Incidemment, l'opposant à l'anesthésie Charles Meigs à Philadelphie s'élevait également contre l'antisepsie en obstétrique.

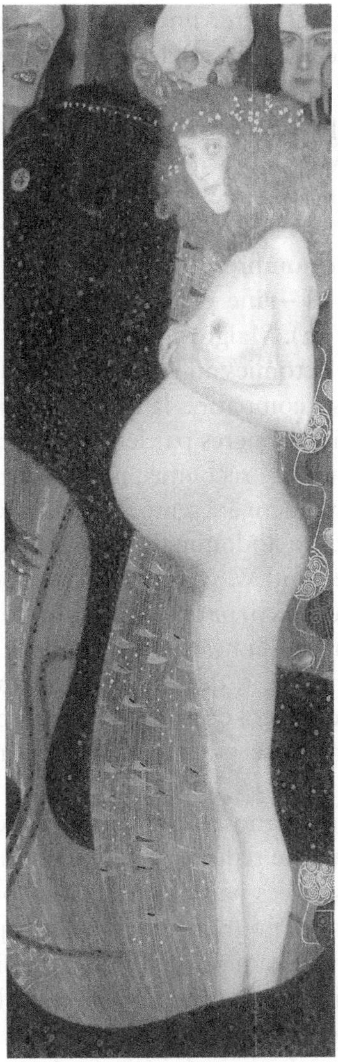

Figure 11.5 *Espoir I*, de Gustav Klimt, 1903. Galerie nationale du Canada.

### *Chirurgie gynécologique : ovariectomie, cancer du col de l'utérus, réparation des fistules et affirmation du genre*

La chirurgie gynécologique, comme toute chirurgie, a été stimulée par l'avènement de l'anesthésie et de l'antisepsie au milieu du XIXe siècle. Cependant, certaines opérations pour les femmes, comme la césarienne et l'ablation des ovaires, s'appuyaient déjà sur une longue préhistoire. La première ovariectomie réussie a été réalisée en 1809 par le médecin du Kentucky Ephraim McDowell. Sans anesthésie, McDowell opéra une femme au ventre très gonflé et souffrant de fortes douleurs abdominales pour lui retirer un ovaire de dix kilos. La femme survécut de nombreuses années à son médecin. McDowell opéra d'autres personnes, utilisant plus tard l'alcool et le laudanum pour soulager la douleur. La propreté était sa seule précaution. Il admit plus tard qu'il ne s'attendait pas à ce que ses patients vivent.

McDowell soulageait les patientes désespérées qui acceptaient d'être des sujets expérimentaux. À la fin du XIXe siècle, cependant, l'ovariectomie était devenue un antidote de routine pour de nombreux maux féminins, y compris l'hystérie et d'autres maladies mentales – une persistance remarquable de l'ancien utérus vagabond (voir chapitre 12). Malgré nos impressions négatives, les médecins qui pratiquaient des ovariectomies affirmaient servir les intérêts des femmes et invitaient leurs collègues à compatir à la tyrannie de la biologie féminine. Bon nombre d'entre eux étaient vénérés par leurs patientes.

Les problèmes de l'utérus ont toujours été reconnus, mais l'hystérectomie et l'amputation du col de l'utérus n'ont guère été tentées avant 1800, et uniquement par voie vaginale. Une approche abdominale a été introduite pour le cancer de l'utérus en 1878 par l'Allemand W. A. Freund. En 1900, l'Autrichien Ernst Wertheim avait inventé l'extirpation radicale combinée à l'ovariectomie et au curage ganglionnaire. James Young Simpson a qualifié cette opération de « totalement injustifiable », qui est toutefois rapidement devenue le traitement habituel du cancer du col de l'utérus, des fibromes et du prolapsus. Ces pathologies ont également servi de prétexte à la régulation chirurgicale des naissances.

Le « frottis », un test cytologique de diagnostic du cancer, fut conçu par George Papanicolaou en 1928. Il permit de réduire la nécessité d'une hystérectomie radicale. Le nombre de vies sauvées par le frottis est inconnu, mais son utilité est supposée dans les tentatives pour encourager l'acceptation de ce test. Actuellement, celui-ci est comparé comme méthode de dépistage à la sérologie du virus du papillome humain (VPH). L'hypothèse selon laquelle le VPH cause le cancer du col de l'utérus fut établie dans les années 1970 par l'Allemand Harald zur Hausen ; un vaccin fut introduit en 2006 et zur Hausen partagea le prix Nobel 2008 avec les découvreurs du VIH (voir chapitre 7).

Au milieu du XIXe siècle, le chirurgien américain J. Marion Sims travailla à la réparation de la fistule vésico-vaginale. Il s'agit d'une connexion anormale entre la vessie et le vagin qui est généralement une séquelle de l'accouchement, engendrant incontinence, infection chronique, ostracisme social et pauvreté. Entre 1845 et 1857, il expérimenta diverses techniques, s'appuyant sur la position latérale pour la chirurgie et ses inventions d'un spéculum, de sutures en fil d'argent et d'un cathéter autorétensif. Sims rédigea également une description physiologique du vaginisme et développa une « guillotine utérine » pour amputer le col de l'utérus. Ses procédures ont permis de guérir des conditions morbides qui avaient été négligées, en partie parce qu'elles ne mettaient pas nécessairement la vie en danger. À sa mort, il fit l'objet d'un éloge chaleureux et, en 1894, une statue fut érigée grâce aux dons d'admirateurs en Europe et en Amérique. Toutefois, dans les années 1970, des chercheurs ont remis en question l'éthique de Sims. Ce dernier avait perfectionné ses techniques en répétant les opérations sur des esclaves non anesthésiés. Il en nomma trois : Anarcha, Betsey et Lucy. Les contorsions subséquentes du « oui, mais » de ses descendants professionnels constituent une lecture dérangeante et fournissent un autre sujet approprié pour le jeu des héros et des méchants (voir chapitre 1). En 2018, en réponse à des années de protestation, la statue de Sims fut retirée de son emplacement sur la Cinquième Avenue, devant l'Académie de médecine de New York ; les conférences furent renommées et les portraits retirés. En Alabama, une statue de ces trois femmes esclaves, intitulée *The Mothers of Gynecology* (« Les mères de la gynécologie »), a été érigée en 2021.

Howard A. Kelly, l'un des fondateurs cliniques de l'école de médecine Johns Hopkins, améliora les techniques de réparation vésico-vaginale, d'hystérectomie et d'ovariectomie, et inventa le cystoscope à air. Kelly contribua également à la chirurgie gastro-intestinale et urologique. Il prouva l'ambivalence liée au sexe quant au statut de la chirurgie gynécologique (voir citation dans l'encadré).

Identité de genre et identité professionnelle

> La question essentielle qui se pose aujourd'hui en gynécologie est la suivante : est-elle destinée à vivre toute sa vie comme une vieille fille ? Car nous la voyons d'une part courtisée par son ancêtre obstétricien, qui cherche à l'entraîner [...] dans une alliance impie et infructueuse, destinée à lui ôter sa virilité, à la bercer dans une inoffensive désuétude pour le reste de ses jours dans le berceau obstétrical, en suçant le doigt flétri de l'ancêtre dans le vain espoir d'être nourrie (avec des excuses pour la métaphore mixte). D'autre part, nous la voyons courtisée par un prétendant vigoureux et viril, le chirurgien général, qui cherche à l'arracher à son autonomie pour la faire entrer dans sa propre maison, sous son propre nom, en effaçant son identité.

Howard Kelly, cité dans F. H. Garrison,
*An Introduction to the History of Medicine*, 3ᵉ éd.
(Philadelphie : Saunders, 1922), 652

Les attitudes à l'égard des femmes sont invariablement liées aux réponses médicales à leurs problèmes; un traitement approprié doit être conforme aux attentes de la société. Des statistiques récentes montrent une grande variation géographique dans la fréquence des hystérectomies, même au sein d'une même juridiction. Marc Keirse décrit ce phénomène avec malice comme l'« utérus éternellement vagabond » (*Birth* 20, n° 3 [1993]: 159-161). Les critères dépendent davantage de l'attitude que de la biologie. Comme dans le cas de l'amygdalectomie, des taux d'intervention plus élevés peuvent indiquer des normes moins importantes (voir chapitre 10).

De même, la controverse sur l'altération du sexe fut nourrie et largement médiatisée après l'affaire Christine Jorgensen au début des années 1950. Les gens se sont interrogés: un homme devrait-il devenir une femme s'il le pouvait? Une femme devrait-elle devenir un homme? Aujourd'hui, dans certains pays, le changement de sexe est un traitement accepté pour une maladie auparavant inconnue: la dysphorie de genre. Aujourd'hui possible, cette intervention est généralement considérée comme une opération sûre. Le terme est entré dans le DSM en 1980 après des décennies de travail de psychiatres et d'obstétriciens qui ont plaidé pour que l'on prête attention à la rigidité des identités de genre socialement construites. Parmi eux figure Betty Steiner à Toronto. L'acceptation de cette idée est loin d'être complète (voir chapitre 16).

### *Physiologie de la grossesse et de l'accouchement*

Tout comme la grossesse a acquis une physiologie, le travail et l'accouchement sont également devenus des objets d'investigation physiologique pour des chercheurs tels que John Braxton Hicks à Londres. Peu à peu, des définitions physiques et chimiques ont été données au travail normal et les problèmes pouvaient ainsi être anticipés avant de devenir des urgences. Ces connaissances ont conduit à la pratique (déplorée par certains) de placer des électrodes sur le ventre des femmes en travail et sur la tête du fœtus. Le motif exprimé n'était pas de priver les femmes de tout contrôle, mais de minimiser la possibilité (faible, mais réelle) que quelque chose se passe mal avant que l'on puisse intervenir. Au milieu des années 1950, Emmanuel A. Friedman, à Buffalo, établit une représentation graphique du travail (la courbe de Friedman) qui servit de norme pendant un demi-siècle jusqu'à ce que les observateurs se rendent compte que l'utilisation d'analgésiques en avait modifié l'allure. Il n'existe pas d'études contrôlées sur les avantages de la surveillance, comme c'est le cas pour le test de Papanicolaou. Certains invoquent les pressions économiques pour expliquer l'omniprésence de cette pratique.

Les hormones du cycle menstruel et de la grossesse sont un concept du XX$^{e}$ siècle. Leur découverte rappelle le décalage entre la visualisation du sperme et celle de l'ovule, et reflète l'idée ancienne selon laquelle la féminité était l'absence de quelque chose de masculin. Les hormones testiculaires ont été mises en évidence en 1775 par le médecin français Théophile de Bordeu. L'expérimentation animale, menée dès 1845 par le physiologiste allemand A. A. Berthold, a suggéré que la transplantation de gonades mâles pouvait inverser les effets de la castration. L'existence des hormones ovariennes n'a été postulée qu'en 1923 dans les travaux des physiologistes américains E. A. Doisy et E. Allen. Les gonadotrophines hypophysaires ayant des effets sur la grossesse et le cycle menstruel ont été décrites simultanément à la fin des années 1920 par plusieurs chercheurs, dont S. Aschheim et B. Zondek, qui mirent au point un test de grossesse en 1928. Le Canadien Henry Friesen découvrit la prolactine humaine à la fin des années 1960.

Les tests de grossesse sont aujourd'hui si courants qu'il est difficile de se souvenir de l'incertitude, des délais et du mystère qui entouraient autrefois le décodage de signes subtils tels qu'absence de règles, seins douloureux, mamelons foncés, col de l'utérus bleuâtre, nausées matinales, croissance de l'utérus et animation (mouvements du fœtus).

## *Aide et prévention de la conception*

Les techniques modernes sont désormais appliquées non seulement à l'accouchement, mais aussi à la conception et à la contraception. Dans de nombreux pays, des lois et des enquêtes nationales sont apparues en réponse aux controverses sur l'accès aux tests de diagnostic de la fertilité (perméabilité tubaire, ovulation, compétence cervicale et dates fœtales) et sur les techniques de procréation assistée (PMA), comme la fécondation in vitro ou la gestation pour autrui. Auparavant, l'infertilité était considérée comme un « état » dont les femmes « stériles » pouvaient être accusées médicalement, spirituellement ou moralement. Aujourd'hui, elle est devenue une maladie. Disponible aux États-Unis depuis 1981, la procréation assistée est soumise à une loi de 1992 exigeant la publication annuelle des taux de réussite par les *Centers for Disease Control and Prevention*. Au Royaume-Uni, la loi de 1990 sur la fécondation humaine et l'embryologie a été revue par une enquête officielle en 2004 et modifiée en 2008. Dans l'Union européenne, les pratiques varient d'un pays à l'autre. Au Canada, la Commission royale sur les nouvelles techniques de reproduction, présidée par Patricia Baird, généticienne de Vancouver, a rendu son rapport en 1993 ; une loi régissant l'accès entrait pleinement en vigueur en 2007. En Australie, chaque État organise sa législation en la matière : certains n'ont aucune loi, tandis que d'autres ont des lois datant de 1983. En juin 2021, la France a modifié sa loi de 1994 sur la PMA, qui était limitée aux couples hétérosexuels, en l'étendant aux femmes célibataires et aux lesbiennes de moins de 43 ans. Contrairement à la plupart des autres procédures de soins de santé, la technologie de la reproduction suscite des contrôles sociaux et législatifs.

La compréhension des cycles chimiques des femmes a été la condition *sine qua non* de la planification des naissances contemporaine. De nombreuses personnes ont tenté de synthétiser un contraceptif oral. Le mérite en revient généralement au chimiste américain d'origine autrichienne Carl Djerassi, qui synthétisa la noréthindrone, un analogue de la progestérone, tout en travaillant pour l'industrie pharmaceutique. Approuvée en 1960, la pilule a joué un rôle important dans le mouvement féministe, dans la révolution sexuelle des années 1960 et 1970, ainsi que dans l'évolution des maladies sexuellement transmises. Pourtant, les statistiques de l'Organisation mondiale de la santé révèlent que l'accès à la contraception est inégalement réparti ; malgré les merveilleuses nouvelles technologies, la limitation des naissances est mieux corrélée à l'éducation des femmes et à l'amélioration de la santé des enfants. Pour en savoir plus sur les aspects non médicaux de la planification des naissances, voir ci-dessous.

### *L'OBGYN en tant que leader*

L'obstétrique et la gynécologie ont été les premières spécialités à appliquer la médecine fondée sur les preuves (EBM ; voir chapitres 5 et 14). En 1979, Archie L. Cochrane a décerné la « cuillère de bois » à l'obstétrique comme étant la spécialité *la moins* influencée par les essais contrôlés randomisés (ECR). C'est ainsi que Iain Chalmers (Oxford), Murray Enkin (Université McMaster) et le Néerlandais Marc Keirse (Université Flinders) ont appliqué les principes de l'EBM à l'obstétrique dès le début des années 1980. Leur évaluation critique des essais cliniques randomisés permit d'établir la confiance en certaines pratiques, d'en remettre d'autres en question et de définir les lacunes en matière de preuves pour certaines interventions étonnamment répandues. En conséquence, la médecine périnatale a pris la tête du mouvement EBM dans ce qui est devenu la Collaboration Cochrane. Cette discipline a peut-être accepté le défi plus tôt que d'autres pour des raisons historiques : les statistiques de mortalité ont conduit Semmelweis à ses découvertes ; ses successeurs respectent également les chiffres.

Dans un autre domaine, l'obstétrique a été prévoyante. Ayant rapidement adopté le laparoscope pour le diagnostic vers 1970, les gynécologues l'ont appliqué aux opérations pelviennes bien avant que les chirurgiens généralistes ne commencent à l'utiliser au milieu des années 1980 (voir chapitre 10). Ont-ils écouté plus attentivement les préférences des patientes pour une chirurgie minimale, ou leurs patientes étaient-elles plus éloquentes ?

## LE POINT DE VUE FÉMINISTE : CRITIQUE DES IDÉES MÉDICALES TRADITIONNELLES

Jusqu'à présent, cette histoire a eu tendance à se conformer à la représentation de Cianfranci, qui a augmenté les avantages de façon exponentielle. Une perspective similaire a été approuvée par l'historien Edward Shorter dans son livre à succès *Le corps des femmes*. Il y raconte comment les femmes ne pouvaient envisager la libération du droit de vote ou du travail tant qu'elles n'avaient pas obtenu le contrôle de leur propre biologie. Shorter a peut-être raison quant au moment choisi, mais les féministes ont critiqué son livre : pour celles-ci, les femmes et la société dans son ensemble ont également contribué à ces changements. Loin d'être des soutiens, les médecins praticiens se sont souvent opposés à la libération des femmes. Tout au long du résumé des étapes historiques qui précèdent, j'ai déjà fait des références éparses aux critiques féministes, telles que les stéréotypes sexuels et sociaux ancrés dans l'anatomie féminine, les attitudes cruelles et racistes en recherche, les conséquences parfois mortelles de l'innovation et la résistance au changement. Il convient à présent d'aborder cette histoire sous un angle différent pour illustrer davantage la dichotomie des interprétations introduite au début de ce chapitre.

### *Les femmes dans le domaine de la santé*

Les principaux acteurs de la médecine moderne étaient des hommes et, jusqu'au début du XX^e^ siècle, ils n'accueillaient pas volontiers leurs collègues féminines. Les interdictions faites aux femmes ont même peut-être été plus sévères au XIX^e^ siècle que dans un passé plus lointain. Selon l'écrivain médical du VI^e^ siècle, Aetios d'Amida, une femme médecin exerçait à Athènes au V^e^ siècle avant J.-C. : Aspasie, la maîtresse de Périclès. Les femmes médecins étaient également connues à Rome. Dans l'école médiévale de Salerne, Trotula di Ruggerio (Trotula de Salerne) était une professeure, médecin et sage-femme très respectée qui est identifiée par un traité anonyme sur l'accouchement. Avec l'avènement des sages-femmes masculines au début de la période moderne, les femmes se sont retirées de la médecine et de l'obstétrique, surtout dans les villes. En revanche, dans les zones rurales et dans le Nouveau Monde, les sages-femmes demeuraient toujours les principales accoucheuses.

Les femmes ont toujours voulu étudier et pratiquer la médecine. Ironiquement, les valeurs sociales du XIX^e^ siècle qui ont contrecarré leurs désirs ont fini par leur ouvrir la voie, à travers les insuffisances perçues dans les soins apportés aux femmes par les hommes. L'homme en tant que sage-femme avait souvent fait l'objet de moqueries. Par exemple, au XVIII^e^ siècle, Mary Tofts s'est mise en scène pour donner naissance à une portée de lapins et a convaincu plusieurs médecins éminents de ses affirmations, à leur grand embarras par la suite. La société victorienne avait particulièrement du mal à accepter que les femmes soient assistées par des hommes, surtout pour les questions touchant aux organes génitaux. Pour éviter de heurter les sensibilités, on apprenait aux médecins effectuant un examen interne à ne pas regarder la nudité d'une patiente, mais à la regarder dans les yeux ou dans le vide.

## SOINS INFIRMIERS

Traditionnellement, en tant que membres de la famille et en tant que religieuses dans les hôpitaux où elles prenaient soin des corps et des âmes, les femmes étaient les principaux soignants en cas de maladie. Au début du XIX^e siècle, les femmes sont entrées dans la vie professionnelle, d'abord comme enseignantes, puis comme infirmières. Au milieu du siècle, animée d'un zèle singulier et disposant de peu d'exemples antérieurs, Florence Nightingale a amélioré les soins prodigués aux soldats pendant la guerre de Crimée. Elle souhaitait que les soins infirmiers complètent la médecine. Elle fonda la profession sur les vertus « féminines » de la propreté, de la patience, de l'ordre et du service. Son héritage fut remis en question par les historiennes féministes, qui dénoncent la position servile et désintéressée que les infirmières de Nightingale (toujours des femmes) devaient adopter par déférence pour leurs supérieurs (toujours des hommes). Dès le départ, le sexisme victorien fut ancré dans les soins infirmiers. Toutefois, à partir de ce moment, les ordres des religieuses infirmières furent rejoints par des infirmières professionnelles laïques.

Les infirmières ont été formées dans les hôpitaux jusqu'au milieu du XX^e siècle, lorsque certaines écoles se sont alliées aux universités. Les étudiants et les infirmières devaient travailler de longues heures dans des conditions stressantes. Les historiens du travail ont montré qu'ils constituaient une ressource vitale pour les hôpitaux. Les élèves infirmières étaient soumises à une discipline personnelle stricte dans les résidences – des rituels étaient construits autour de leurs uniformes, le temps était réglementé et elles ne pouvaient pas se marier. Au sein des hiérarchies hospitalières, les médecins étaient perçus comme des pères ou des chefs de famille, les infirmières comme des épouses soumises, tandis que les patients et les étudiants étaient des enfants. Les infirmières de Grande-Bretagne et d'autres pays européens ont également suivi une formation de sage-femme, avec sa tradition séculaire de pratique féminine. Ce n'était pas le cas en Amérique du Nord, où les médecins masculins avaient déjà consolidé leur contrôle sur les accouchements. Par conséquent, la formation des infirmières professionnelles présente des différences marquées d'une nation à l'autre.

Les infirmières ont permis la diffusion de la technologie dans les hôpitaux par l'enseignement et en veillant à l'observation des patients. Fidèles à leurs origines, les infirmières formées ont également servi dans l'armée durant les périodes dangereuses de la guerre. Beaucoup ont été tuées. Les infirmières ont également accepté de travailler isolément, dans des régions reculées, où elles remplaçaient les médecins inexistants en prescrivant, en suturant et en réduisant les fractures. Certains considèrent ces infirmières des avant-postes comme les ancêtres des infirmières praticiennes d'aujourd'hui, qui (avec les sages-femmes) sont toujours confrontées à des problèmes d'acceptation par les médecins. Les lettres et les journaux intimes de ces infirmières font l'objet d'une littérature en plein essor. Lorsque les écoles d'infirmières hospitalières ont fermé, une vague d'écriture a donné lieu à d'excellentes histoires institutionnelles, motivées par la nostalgie et la mémoire.

### *Planification des naissances*

L'incapacité à contrôler la conception conditionnait l'existence des femmes. L'historienne Judith Leavitt a utilisé le journal intime d'une Américaine pour montrer comment, pendant la majorité de ses vingt-deux années de vie conjugale, elle était soit enceinte, soit allaitante. En 1873, un théologien catholique de Louvain recommandait les rapports sexuels durant le cycle stérile comme moyen de contraception ; cette « méthode du rythme » ainsi que l'abstention et le *coitus interruptus* englobaient la planification des naissances. Toutes les autres méthodes – y compris les douches, les éponges, les préservatifs, les capuchons, les diaphragmes et l'avortement – étaient non seulement désapprouvées, mais aussi illégales en Europe et en Amérique du Nord. La loi américaine Comstock de 1873 ou ses équivalents canadien de 1892 et français de 1920 signifiaient que la diffusion de contraceptifs était une obscénité passible de prison.

Les femmes ont joué un rôle déterminant dans le mouvement en faveur de la planification des naissances. La science a peut-être fourni le mécanisme de ces techniques, mais les professionnels de la santé – y compris les femmes médecins – ont rarement contribué à les rendre disponibles. Des femmes engagées ont créé des centres gratuits d'information sur la planification des naissances à Brooklyn, New York (1916), Londres, Royaume-Uni (1921), Paris, France (1956), et au Canada à Vancouver (1923), Kitchener (1930) et Hamilton (1932). Certains champions de cette cause ont été emprisonnés ou poursuivis en justice pour leurs efforts : l'infirmière américaine Margaret Sanger, la paléobotaniste britannique Marie Stopes, la gynécologue française Marie-Andrée Lagroua Weill-Hallé et la volontaire canadienne Dorothea Palmer.

Partisane de l'amour libre, Sanger a fui les États-Unis pour l'Angleterre lorsqu'elle a été inculpée, mais est revenue en 1915 pour être jugée dans le cadre d'une tentative très médiatisée visant à obtenir un soutien pour son mouvement; les accusations ont été abandonnées. Un an plus tard, elle et sa sœur ont été condamnées pour avoir dirigé une clinique d'information. Autrefois célébré dans toute l'Amérique, l'héritage de Sanger a été remis en question pour sa défense de l'eugénisme (voir chapitre 13). La fougueuse Marie Stopes a également ouvert des cliniques gratuites et écrit des manuels: *Married Love* et *Wise Parenthood*. Souvent menacée de poursuites judiciaires, elle a poursuivi avec succès un homme qui avait demandé son emprisonnement, mais cette décision a été annulée par la Chambre des Lords. On sait moins de choses sur Palmer, qui a été jugée pour avoir travaillé avec A. R. Kaufman, un philanthrope et fabricant de chaussures en caoutchouc à Kitchener, en Ontario. Il n'a pas été inculpé. Après son procès de dix-neuf jours à Eastview, Palmer a été acquittée le 17 mars 1937; c'était la première affaire canadienne à utiliser la défense du « bien public ». Parmi les témoins de la défense de Palmer figurait le psychiatre torontois Brock Chisholm, qui allait devenir le premier directeur général de l'Organisation mondiale de la santé (voir chapitre 15).

Bien que les contraceptifs oraux aient été approuvés aux États-Unis en 1960, des restrictions concernant certains États entiers ou des statuts matrimoniaux ont retardé d'une décennie leur disponibilité pour tous les Américains. Le Royaume-Uni les a approuvés rapidement; la France en 1967. Dans les autres pays, les retards s'expliquent davantage par des facteurs sociaux que par la biologie. En 1969, grâce aux efforts internationaux des représentations des Églises protestantes et des citoyens militants, la loi canadienne de 1892 a été modifiée pour autoriser la pilule. La même année, les actes homosexuels entre deux personnes consentantes de plus de vingt et un ans ont été décriminalisés, un processus qui a duré jusqu'en 2003 pour l'ensemble des États-Unis (voir chapitre 16). Les contraceptifs oraux et les préservatifs sont restés illégaux en Irlande jusqu'en 1980, un retard qui s'explique, entre autres, par des protestations très médiatisées. Au Japon, l'approbation de la pilule n'est intervenue qu'en 1999, en partie à cause de décennies de pressions exercées par les médecins à son encontre. En Pologne, toute contraception reste peu utilisée.

L'avortement est une autre question controversée. Interdit par le serment d'Hippocrate, il était néanmoins pratiqué dans certains milieux gréco-romains. Dans certaines régions d'Europe, le fœtus n'était pas considéré comme vivant tant que la mère n'avait pas ressenti ses mouvements. Une longue tradition anglaise de tolérance de l'avortement découle de cette notion. Au début du XIX$^{e}$ siècle, la législation contre l'avortement était motivée par des préoccupations de sécurité concernant des prestataires non formés. Accessible au Royaume-Uni depuis 1967, l'avortement est resté illégal en Irlande et en Irlande du Nord jusqu'en 2019. Aux États-Unis, le choix était garanti depuis la décision *Roe versus Wade* de 1973. Cependant, elle était vivement contestée par de nombreux politiciens, ce qui entraîna des disparités régionales et, le 24 juin 2022, la Cour suprême américaine invalide l'arrêt *Roe versus Wade*. Les cinquante États américains disposent désormais du droit d'interdire l'avortement. En France, l'avortement est devenu accessible en 1974, alors que la vasectomie – vue comme une mutilation corporelle – est restée illégale jusqu'en 2001. Au Canada, la loi régissant les avortements a été invalidée en 1988 (car elle était contraire à la Charte des droits et libertés) et l'avortement reste possible.

L'avortement est peut-être légal, mais des médecins et des bénévoles travaillant dans des cliniques ont été abattus et parfois tués par le mouvement des « homicides justifiables ». Parmi les morts figurent les docteurs David Gunn en 1993 et John Britton en 1994, tous deux de Pensacola, en Floride ; Barnett Slepian d'Amherst, dans l'État de New York, en 1998 ; et George Tiller de Wichita, dans le Kansas, en 2009. Des employés de cliniques et des agents de sécurité ont également été tués aux États-Unis et en Australie. Au Canada, des médecins ont été blessés par balle : Garson Romalis de Vancouver en 1994, Hugh Short de Hamilton en 1996 et Jack Fainman de Winnipeg en 1997. Les incendies criminels, les attentats à la bombe et les menaces d'anthrax contre les cliniques se sont accumulés dans cette vague de violence anti-avortement, que l'on peut aussi qualifier de « terrorisme à but unique ». Seuls certains des auteurs de ces actes ont été arrêtés.

Dans d'autres sociétés, cependant, l'intervention n'a pas été stigmatisée comme elle l'est dans certains secteurs de l'Amérique du Nord. Par exemple, les Amérindiens utilisaient des méthodes efficaces faisant appel à des dilatateurs naturels du col de l'utérus. Les techniques modernes sont de plus en plus sûres, mais la controverse ne porte pas sur la sécurité maternelle. Elle tourne autour de l'éthique du meurtre du fœtus. La vision religieuse de l'avortement comme un péché influe inévitablement sur les lois. Cette même philosophie a restreint le financement américain de la recherche sur les cellules souches embryonnaires humaines jusqu'au décret du président Obama de mars 2009. Au cours des quarante dernières années, le médecin canadien Henry Morgentaler a été poursuivi, puis acquitté à plusieurs reprises pour avoir ouvert des cliniques d'avortement dans plusieurs provinces. Lorsque l'Université de Western Ontario lui a décerné un doctorat honorifique en 2005, celle-ci fut l'objet d'une avalanche de pétitions, de rassemblements et de menaces. La vision personnelle des observateurs détermine s'il est considéré comme un criminel ou un saint.

Le contrôle de la biologie féminine a effectivement entraîné des changements : les taux de fécondité ont baissé, les femmes étudient, travaillent et votent. Toutefois, la bataille contre le sexisme n'est pas terminée. Les femmes représentent près de la moitié de la main-d'œuvre, souffrent davantage du chômage et sont moins payées pour un travail de valeur égale. Les conséquences économiques de la pandémie de COVID-19 ont touché de manière disproportionnée les mères de jeunes enfants. Dans un monde comptant près de huit milliards d'habitants et où des milliers d'enfants meurent de faim chaque année, certaines administrations s'inquiètent de la baisse du taux de natalité. Les craintes qui reposent sur la xénophobie et le nationalisme s'expriment sous forme de dilemmes moraux. Les femmes en font les frais.

### *Retour aux sages-femmes*

Au fil des ans, l'accouchement et les interventions en milieu hospitalier sont devenus la norme dans les pays développés. En 1989, dans certaines régions des États-Unis et du Canada, plus de 25 % des accouchements se faisaient par césarienne, soit le taux le plus élevé au monde. Sans rejeter les avantages de l'obstétrique moderne, certains s'interrogent sur sa nécessité. Chaque naissance doit-elle être médicalisée ? De plus en plus de femmes s'élèvent contre cette intrusion dans ce qui devrait être un événement naturel, joyeux et sain. En outre, les statistiques médicales révèlent des inégalités géographiques dans la qualité des soins obstétricaux. Diverses campagnes visent à améliorer la santé des femmes, et des installations de première ligne d'infirmières sages-femmes sont recommandées.

Le mouvement pour la naissance naturelle est apparu dans les années 1950 avec des « innovations » qui évoquent un passé préhistorique : les positions d'accouchement des sociétés non industrialisées, l'assistance des membres de la famille et l'accouchement à domicile. Parmi les pionniers, citons l'obstétricien britannique Grantly Dick-Read, auteur de *Childbirth without Fear* (1944, toujours en vente) et son homologue français Fernand Lamaze, qui a adapté une méthode russe de « psychoprophylaxie » pour préparer l'accouchement que l'on connait en France sous le nom de « méthode d'accouchement sans douleur ». Ces techniques ont été adoptées par les femmes et les sages-femmes, mais souvent ignorées dans les milieux universitaires. Elles ont été lancées au Canada au milieu des années 1960 par l'obstétricien Murray Enkin de l'Université McMaster, qui autorisait les pères à assister aux accouchements. Aux États-Unis, Robert A. Bradley s'est inspiré d'idées similaires pour sa méthode d'« accouchement assisté par le mari », décrite dans son livre de 1965 (toujours publié). Des environnements spéciaux, tels que ceux préconisés par les accoucheurs français Frédéric Leboyer ou Michel Odent, visent à atténuer les traumatismes de l'accouchement grâce à des pièces faiblement éclairées, des bains d'eau chaude et de la musique – des procédures privées qui, en France du moins, sont très coûteuses. Ces médecins ont souvent été critiqués par leurs pairs pour leur recours à des méthodes alternatives. Tous les promoteurs de ces méthodes n'ont pas nécessairement une formation médicale ; par exemple, l'anthropologue britannique Sheila Kitzinger est connue dans le monde entier pour ses conseils en matière d'accouchement.

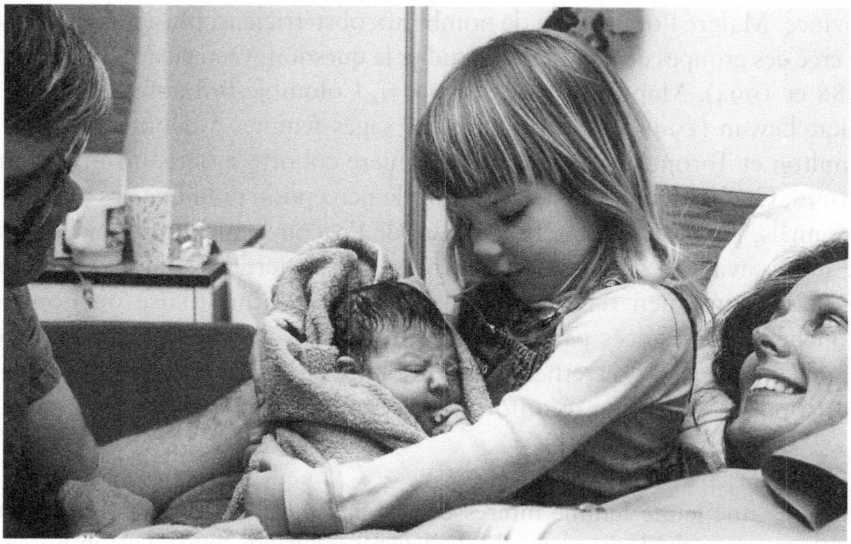

Figure 11.6 Les heureux résultats d'une naissance centrée sur la famille. Photographie d'Eleanor Enkin, Hamilton, 1977.

Les partisans de l'accouchement à domicile centré sur la famille soutiennent qu'il est au moins aussi sûr qu'à l'hôpital: il permet d'éviter les organismes résistants aux médicaments et offre des avantages psychologiques (voir figure 11.6). Ils ont également volontiers partagé leur travail avec les sages-femmes. En Grande-Bretagne, où les infirmières sages-femmes faisaient déjà partie de l'*establishment*, ces méthodes ont rapidement rencontré un écho favorable.

Cependant, l'ancienne profession de sage-femme a dû être reconstruite en Amérique du Nord. Une fois de plus, la profession médicale n'a pas été d'un grand secours. L'enseignement de la profession de sage-femme avait commencé à l'hôpital de Pennsylvanie en 1765, mais la plupart des sages-femmes nord-américaines avaient étudié dans d'autres pays, comme l'Angleterre ou les Pays-Bas. L'American College of Nurse Midwives a été fondé en 1955 et le Columbia Presbyterian Hospital de New York a accueilli les jeunes diplômées dès cette année-là. Toutefois, l'opposition des médecins de famille américains et d'autres groupes a entravé la possibilité pour les sages-femmes de trouver une couverture d'assurance professionnelle jusqu'en 1993. À la fin des années 1990, la profession de sage-femme est devenue une profession réglementée offrant des possibilités de formation et d'examen. Néanmoins, elle est toujours illégale dans certains États.

De même, le Canada faisait partie des quelques pays membres de l'Organisation mondiale de la santé qui ne réglementaient pas la profession de sage-femme. Comme aux États-Unis, les décisions sont prises dans chaque province. Malgré l'opposition de nombreux obstétriciens, plusieurs provinces ont créé des groupes de travail pour étudier la question : Ontario (1987), Alberta (1988 et 1994), Manitoba (1988 et 1993), Colombie-Britannique (1993) et Saskatchewan (1996). La formation des sages-femmes a débuté à Sudbury, Hamilton et Toronto en 1993, et la première cohorte a obtenu son diplôme en 1996. Ce changement s'est appuyé sur la perception publique des avantages personnels, psychologiques et médicaux de l'accouchement à domicile, ainsi que sur les avantages économiques perçus du transfert des soins à des professionnels moins bien rémunérés. Mais que cela nous plaise ou non, les accouchements financés par l'État continueront d'être médicalisés dans une certaine mesure. Les gouvernements qui souhaitent éviter la responsabilité des catastrophes trouvent un réconfort dans l'expertise médicale.

### FEMMES MÉDECINS

Autrefois, une jeune femme intéressée par la médecine avait peu d'options. Certaines ont caché leur genre afin de devenir médecins, mais il est impossible de déterminer combien d'entre elles l'ont fait. Le Dr James Miranda Barry, diplômé en médecine à Édimbourg, était un officier militaire et un chirurgien britannique qui a été nommé inspecteur des hôpitaux en 1857 (voir illustration 11.7). Son sexe n'a été découvert qu'au moment de son enterrement en 1865. On dit qu'elle a pratiqué la première césarienne dans l'Empire britannique peu après 1816. Comme elle voyageait avec l'armée britannique, elle a été la première femme à exercer dans plusieurs pays, dont l'Angleterre, le Canada et l'Afrique du Sud. Barry a rencontré Florence Nightingale en Crimée. La dame à la lampe était furieuse parce que le médecin la maintenait debout au soleil pendant que « lui » la réprimandait à cheval. L'opinion de Nightingale sur la délicatesse féminine appropriée est résumée dans son récit de leur rencontre.

Florence Nightingale sur James Barry

> (Il) m'a fait rester debout au milieu d'une foule de soldats,
> de fonctionnaires de l'intendance, de partisans du camp, etc.,
> qui se sont tous comportés comme des gentlemen pendant que
> je me faisais gronder, alors qu'elle s'était comportée comme une
> brute. Après la mort de (elle), on m'a dit que (lui) était une femme.
> Je dois dire que (elle) était la créature la plus endurcie que j'aie
> jamais rencontrée.

Cité dans C. Hacker, *The Indomitable Lady Doctors*
(Toronto : Clarke Irwin, 1974), 10

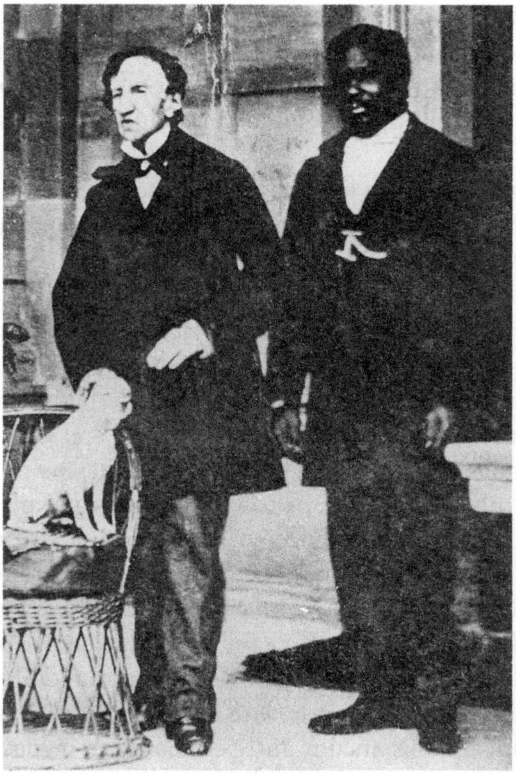

Figure 11.7 James Miranda Barry avec son servant et son chien en Jamaïque, 1856. Largement considérée comme la première femme à avoir pratiqué la médecine occidentale au Canada, Barry aurait passé sa vie déguisée en homme. Avec l'aimable autorisation du RAMC Historical Museum, Aldershot, Royaume-Uni.

Des femmes éminentes ont commencé à insister sur le fait que les meilleurs médecins pour les soins maternels et infantiles devaient être d'autres femmes. Ces mêmes militantes ont soutenu les mouvements de tempérance et étaient en faveur du droit de vote. Après 1850, les écoles de médecine ont lentement commencé à accepter des étudiantes en réponse à ce besoin perçu de prendre soin des leurs. Néanmoins, comme l'a écrit l'historien Thomas Bonner, les femmes qui souhaitaient suivre une formation médicale étaient obligées de se rendre « au bout du monde ». En 1849, Elizabeth Blackwell est devenue la première personne ouvertement féminine à obtenir le diplôme d'une école de médecine américaine à l'époque contemporaine ; elle a étudié au Geneva College dans une région rurale de l'État de New York. La sœur de Blackwell, Emily, est également devenue médecin à Cleveland. Ensemble, elles ont aidé la sage-femme Marie Zakrzewska (née à Berlin) à obtenir son diplôme de médecine en 1856. Elizabeth Blackwell et Elizabeth Garrett Anderson, qui a étudié à Paris, étaient les seules femmes connues pour exercer en Angleterre avant 1877. Deux autres Américaines ont obtenu leur diplôme en Europe en 1871 : Mary Putnam Jacobi à Paris et Susan Dimock à Zurich. La première femme médecin en France, Madeline Brès, a été contrainte d'obtenir deux diplômes avant d'être autorisée à entrer à la faculté de médecine de Paris, contre l'avis du doyen et à la suite de trois étrangères qui l'ont précédée. Après avoir obtenu son diplôme en 1875, elle a été, comme tant d'autres, expressément orientée vers la pédiatrie.

Cependant, les portes qui s'étaient à peine ouvertes se referment hermétiquement. En conséquence, des écoles ségréguées pour la formation des femmes ont été fondées à Philadelphie (1850) et à New York (1863, ouvertes par les sœurs Blackwell). Lorsque l'école de médecine de l'Université Johns Hopkins a ouvert ses portes en 1893, elle a été obligée d'offrir 10 % de ses places aux femmes en raison de l'attitude intransigeante d'une donatrice clé, Mary Garrett. Des histoires similaires de lutte sont maintenant racontées à propos de l'éducation médicale des Noirs, des Juifs et d'autres minorités (voir chapitres 6 et 16).

Parfois, la formation médicale s'accompagnait d'attentes étroites, voire de stipulations, pour la pratique ultérieure. Emily Stowe, l'une des premières femmes médecins du Canada, s'est vu refuser l'accès à l'éducation à Toronto et a obtenu un diplôme d'un collège ségrégationniste de New York en 1867. Cependant, malgré ses titres de compétences, on lui a refusé (ou elle n'a pas cherché à obtenir) une licence d'exercice avant 1880. En 1883, sa fille, Augusta Stowe-Gullen de Toronto, est devenue la première femme à obtenir un diplôme d'une école de médecine canadienne. Choquée par cette décision, l'alma mater de Stowe-Gullen (et la mienne) n'a admis aucune autre étudiante en médecine pendant un quart de siècle, renvoyant toutes les candidates à des écoles ségréguées. Sa réussite a marqué un tournant dans l'enseignement supérieur pour les femmes : peu de temps auparavant, l'Université Mount Allison avait décerné les premiers diplômes de premier cycle à deux Canadiennes en 1875 et 1882. Stowe et sa fille étaient de ferventes défenseuses de la tempérance, de l'éducation et du vote pour les femmes, et elles limitaient leurs pratiques aux femmes et aux enfants.

La plus ancienne école canadienne pour la formation professionnelle des femmes a ouvert ses portes le 8 juin 1883 à Kingston, en Ontario, après l'échec d'une tentative d'intégration des étudiantes à l'Université Queen's. Le Women's Medical College tenait ses cours dans l'hôtel de ville et ses trois premières diplômées étaient Elizabeth Smith-Shortt, Alice McGillivray et Elizabeth Beatty. McGillivray est devenue professeure d'obstétrique et a ensuite consacré sa carrière aux femmes et aux enfants de Hamilton, en Ontario. Beatty est devenue missionnaire et Smith-Shortt a joué un rôle important dans la société de Kingston. Environ quarante femmes ont obtenu leur diplôme de médecin au cours des onze années d'existence du collège. Cependant, une institution rivale s'est empressée d'ouvrir ses portes à Toronto (en octobre 1883), et le Women's Medical College a fini par fermer ses portes en raison de la concurrence.

Comme Beatty, bon nombre des premières femmes médecins sont devenues missionnaires; les historiens suggèrent que les forces étaient centrifuges aussi bien que philanthropiques, en raison de l'hostilité des collègues masculins.

Fondatrice des hôpitaux pour enfants de Montréal et de Québec, Irma LeVasseur (1877-1964) a étudié la médecine aux États-Unis, mais a dû se tourner vers le gouvernement provincial en 1903 pour obtenir une licence lui permettant de pratiquer à domicile.

Les femmes médecins se concentraient sur les femmes, les bébés et les accouchements et promouvaient également la santé publique. Elles s'intéressent particulièrement aux conditions épouvantables dans les hôpitaux. De même, les femmes médecins soutiennent l'attaque contre les remèdes brevetés, composés principalement d'alcool, d'opium ou d'eau, et censés tout guérir. De nombreux clients confiants sont devenus dépendants de ces produits inutiles et évitent depuis les médecins.

Exceptionnellement, deux femmes médecins canadiennes ont fait le choix inhabituel de promouvoir la planification des naissances, à savoir Elizabeth Bagshaw et Helen MacMurchy. Diplômée de Toronto en 1900, MacMurchy a été la première femme à faire un stage à l'hôpital général de Toronto et l'une des premières à occuper un poste bureaucratique de haut niveau. Elle a écrit des brochures sur la planification familiale et s'est préoccupée de la mortalité infantile et du bien-être des mères et des enfants. Un examen historique révèle toutefois que MacMurchy a concentré ses efforts sur les pauvres et les « faibles d'esprit », et a mis en évidence ses liens, comme Sanger, avec le mouvement eugéniste aujourd'hui discrédité (voir chapitre 13).

Les femmes médecins ont largement évité – ou ont été exclues – des académies de médecine, sauf dans les écoles ségréguées et alternatives. Depuis la fin du XIX$^{e}$ siècle, des femmes ont occasionnellement été doyennes des écoles de médecine pour femmes aux États-Unis et en Angleterre, notamment Ann Preston, qui est devenue doyenne à Philadelphie en 1866, et Elizabeth Garrett Anderson, qui est devenue doyenne à Londres en 1883. Les grandes écoles intégrées ont mis du temps à reconnaître leurs talents: l'Université Duke a nommé, à grand renfort de publicité, la biologiste Nancy Andrews en 2007 et Harvard n'a toujours pas nommé de femme. Dans le domaine de la santé publique, la première femme médecin-chef des États-Unis était la néphrologue pédiatrique Antonia Novello, nommée en 1990. Quant à sa successeure, l'endocrinologue pédiatrique (et Afro-Américaine) Joycelyn Elders, elle a été contrainte de démissionner en 1994, après seulement un an, pour ses recommandations progressistes sur la sexualité et la santé publique. Elle est retournée à la médecine universitaire (voir figure 11.8).

La première femme à diriger un département de médecine universitaire au Canada a été l'obstétricienne Elinor F. E. Black à l'Université du Manitoba

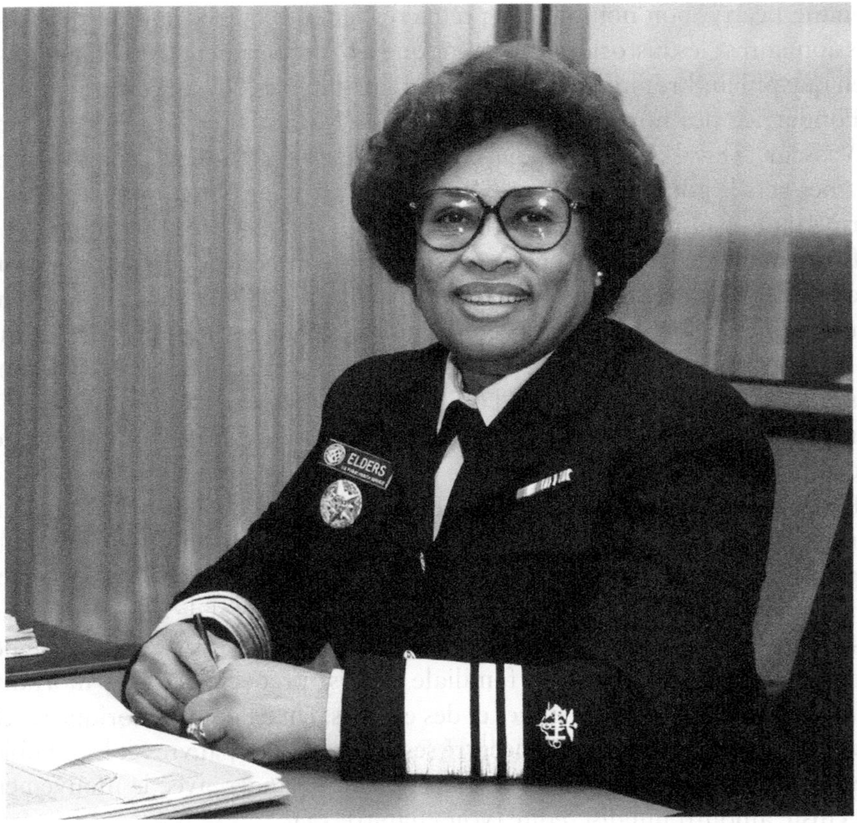


Figure 11.8 Joycelyn Elders, son portrait officiel en tant que chirurgien général des États-Unis, le premier Afro-Américain à occuper cette fonction, 1993.

en 1952. La première femme chirurgienne générale du pays a été Wendy Clay, experte en santé communautaire et pilote d'avion à réaction, qui a servi de 1994 à 1998. Aucune femme canadienne n'a été choisie comme doyenne d'une école de médecine avant 1999, lorsque les universités Dalhousie et Western Ontario ont fait le grand saut. À l'heure où nous écrivons ces lignes, le nombre d'étudiantes en médecine et de praticiennes est égal ou supérieur à celui des hommes ; cependant, les femmes leaders dans la profession sont rares. Des études lancées en 2018 et 2019 cherchent à en comprendre les raisons et à rétablir l'équilibre.

La procréation est beaucoup plus sûre qu'il y a un siècle, mais la solution technologique n'a pas résolu tous les dilemmes. La multiplicité des options a généré de nouveaux problèmes éthiques. Quant aux femmes médecins, les historiennes féministes constatent qu'elles ont abandonné les objectifs de leurs prédécesseurs qui ont fait face aux besoins sociaux et biologiques des femmes et des enfants. Les femmes qui choisissent la médecine aujourd'hui deviendraient des médecins ordinaires, indifférenciées et tout aussi conservatrices que leurs homologues masculins.

La médecine des femmes et les femmes de la médecine sont maintenant confrontées au défi passionnant d'intégrer deux traditions historiquement riches dans un ensemble cohérent et efficace.

## SUGGESTION DE LECTURES COMPLÉMENTAIRES

Sur le site Internet : http://www.histmed.ca

# 12

# Lutter contre les démons : histoire de la psychiatrie

Celui qui, comme moi, évoque le plus maléfique de ces démons à demi apprivoisés qui peuplent la poitrine humaine, et cherche à lutter contre eux, ne peut espérer sortir indemne de la lutte.

Sigmund Freud, *Dora* (1905), dans *Standard Edition*, vol. 7, 109

Les maladies mentales sont uniques, car elles continuent d'être définies par l'évaluation des symptômes du patient – humeurs ou comportements –, plutôt que par des tests physiques, chimiques ou anatomiques. De nombreux thèmes présentés précédemment entrent en jeu dans ce chapitre. Ils comprennent la centralité de la force vitale dans l'explication des fonctions des êtres vivants (voir chapitre 3) et la rivalité qui existe entre deux conceptions dualistes de la maladie : c'est-à-dire maladie provoquée par des causes externes contre maladie provoquée par des causes internes, et maladie de l'individu contre maladie du groupe (voir chapitre 4).

L'esprit a souvent été assimilé à un élan vital. Tout comme le concept de Galien d'une force vitale a trouvé un écho chez les théologiens chrétiens qui y voyaient l'âme, le vitalisme a eu un pouvoir explicatif dans les théories psychologiques de la maladie (voir chapitre 3). Ce dernier fait un retour triomphal dans les théories psychosomatiques qui relient les affections physiques à une souffrance émotionnelle antérieure. Par conséquent, les troubles mentaux entrent en résonance avec les concepts physiologiques ou holistiques de la maladie lorsqu'ils sont diagnostiqués par l'observation de la relation perturbée entre un corps et son environnement.

Les troubles mentaux sont également liés aux concepts ontologiques de la maladie, lorsque leurs causes impliquent des changements discrets à l'intérieur

Les objectifs d'apprentissage pour ce chapitre se trouvent à la p. 485.

du corps provoqués par des agents externes, qu'il s'agisse de démons ou de dérèglements chimiques (voir chapitre 4). Une grande partie de la recherche médicale récente s'appuie sur ce dernier point de vue, en analysant les déclencheurs externes et la raison pour laquelle ou la manière dont divers médicaments produisent leurs effets bénéfiques.

Le mot « psychiatrie », dérivé de deux mots grecs signifiant « âme » (ou « esprit ») et « guérisseur », a été inventé par le médecin allemand Johann Christian Reil et utilisé pour la première fois en anglais il y a seulement deux siècles. Le mot « psychiatrie » implique que ces affections concernent la *psyché et* non le *soma*. Par définition, donc, la maladie psychiatrique est un trouble de l'esprit, et non du corps, en ce qui concerne sa cause et ses manifestations. Les maladies mentales peuvent présenter des symptômes dans le corps – tremblements, transpiration, fatigue –, mais elles ne sont pas identifiées par ceux-ci. Elles se distinguent plutôt par des changements dans le comportement, la perception, la pensée ou l'affect. Pourtant, à l'inverse et tout au long de l'histoire, les maladies mentales étaient généralement considérées comme le produit de causes *physiques* invisibles, telles que l'alimentation, les empoisonnements, les infections occultes ou les changements structurels et biochimiques.

Avant l'intégration de l'anatomie à la médecine de chevet, la classification de toutes les maladies, ou nosologie, était basée sur l'étude des symptômes des patients (voir chapitre 4). Au fur et à mesure que la pathologie physique s'est développée, certaines maladies autrefois considérées comme relevant de l'esprit ont été reclassées en maladies du cerveau, des nerfs ou du métabolisme : épilepsie, syphilis tertiaire, tétanos, déficience mentale congénitale, crétinisme et surdité. Elles n'apparaissent aujourd'hui dans la littérature psychiatrique qu'en raison des symptômes associés, tels que la dépression et l'anxiété. Les troubles psychiatriques étant des affections « résiduelles », ils ne peuvent pas (encore) être classés dans un domaine anatomique ou physiologique.

La classification des maladies dans la psychiatrie moderne reste à l'état de symptomatologie subjective, semblable à la nosologie du XVIIIe siècle. Malgré les découvertes passionnantes des scientifiques, aucune analyse sanguine, biopsie, échographie, scintigraphie ou étude électrodynamique ne peut confirmer objectivement un diagnostic psychiatrique.

## TROIS THÈMES DANS L'HISTOIRE DE LA PSYCHIATRIE

Premièrement, la tension entre les causes physiques et psychologiques des maladies mentales est apparue tout au long de l'histoire de la maladie mentale. Jusqu'à récemment, la neurologie, en tant qu'étude du cerveau et des nerfs, était indissociable de la psychiatrie. On supposait que les troubles de l'esprit étaient dus au cerveau ; la détection pré-mortem de lésions spécifiques dépassait les capacités des médecins. En fait, pendant une bonne partie du XX^e^ siècle, les praticiens se sont souvent spécialisés à la fois en neurologie et en psychiatrie. Ce n'est qu'avec l'avènement des définitions anatomiques, et surtout de l'imagerie, que les neurosciences ont commencé leur essor distinct (voir chapitre 3). La dichotomie entre les causes physiques et psychologiques de la maladie mentale a persisté, et un débat sur leur importance relative imprègne aujourd'hui la psychiatrie.

Deuxièmement, le comportement « normal » est déterminé par la société et la culture ; par conséquent, les comportements qualifiés d'« anormaux », de « fous » ou de « déments » peuvent également être déterminés par la société. Les actions considérées comme normales dans une culture peuvent être inacceptables dans une autre, par exemple l'inceste, le cannibalisme, le meurtre, les mutilations génitales, le fait d'entendre des voix, la prédiction de l'avenir et la dissidence politique. Par conséquent, l'état mental qui conduit un individu à des actions socialement inacceptables peut être considéré comme criminel, pécheur ou malade. Les diagnostics psychiatriques pouvant être et ayant été socialement construits, la psychiatrie est donc vulnérable aux abus en tant qu'instrument de contrôle social. Le système judiciaire exploite la nature subjective du diagnostic psychiatrique, lorsque des témoins experts sont sélectionnés pour se contredire au tribunal sur des questions de santé mentale. En outre, la reconnaissance et l'expérience de la maladie mentale varient d'une culture à l'autre. Notre préoccupation dans ce chapitre, comme ailleurs dans ce livre, est l'histoire de la psychiatrie en Occident. (Pour l'histoire d'autres médecines, voir l'annexe en ligne sur le site : http://www.histmed.ca.)

Enfin, la maladie mentale a été stigmatisée par des jugements souvent injustifiés sur le manque apparent de fiabilité, l'imprévisibilité, la tendance à la violence ou la responsabilité perçue de la maladie. Contrairement à la plupart des affections corporelles, les troubles mentaux peuvent parfois être feints. L'Ulysse d'Homère, le roi David de la Bible et d'autres héros de l'Antiquité prétendaient être fous pour atteindre des objectifs précis. Cette connaissance commune tend à impliquer que les personnes qui se comportent de manière inacceptable peuvent avoir consciemment choisi des comportements qu'elles pourraient ou devraient être en mesure de contrôler ou de prévenir.

## APERÇU HISTORIQUE

La folie est reconnue depuis les temps les plus reculés, mais elle n'a pas toujours été un problème pour les médecins. Dans l'Antiquité, elle était identifiée par des symptômes très variés, notamment des convulsions, des pleurs, des rires, des cris, de la violence, des douleurs émotionnelles et l'incapacité d'apprendre ou de se souvenir. Dans les traditions helléniques et judéo-chrétiennes, les personnes ainsi atteintes étaient parfois considérées comme des prophètes, à l'instar de la princesse troyenne Cassandre et le saint chrétien Jean Baptiste. Quelques auteurs anciens ont cité des causes psychologiques ou émotionnelles pour expliquer le comportement, mais la plupart ont trouvé des explications physiques résidant dans les théories naturalistes et matérielles des humeurs (voir chapitre 3). Par exemple, dans les écrits d'Hippocrate, l'épilepsie était le résultat de l'obstruction du cerveau par le flegme; la dépression était due à une accumulation de bile noire – d'où le terme « mélancolie » (du grec, *melanos* [noir], *khole* [bile]) –; les afflictions des femmes, tant physiques que mentales, étaient attribuées à un utérus vagabond (*hystera*) – l'origine du terme « hystérie », inventé beaucoup plus tard (voir chapitre 11). L'« hypocondrie », aujourd'hui limitée à l'inquiétude excessive face à la maladie, désignait à l'origine tout symptôme, généralement une douleur, situé sous (*hypo*) les côtes (*chondros* [cartilage]), c'est-à-dire dans la partie supérieure de l'abdomen; le terme était indifférent à la cause perçue, qu'elle soit physique ou mentale.

Au IIe siècle après J.-C., Arétée de Cappadoce, qui a décrit de façon très vivante le diabète et d'autres maladies physiques, a défini la « manie » comme un délire sans fièvre, en la distinguant de la « phrénite », qui était un délire avec fièvre. Il reconnaissait également que des périodes de manie (ou de fureur) pouvaient alterner avec des périodes de dépression (*Maladies chroniques* I, v, vi). En mettant l'accent sur les causes physiques de ces maladies, les traitements étaient également physiques: régimes, bains, onguents, médicaments et repos. Les sociétés grecque et romaine ont créé des lois pour protéger les familles des dangers suscités par les aliénés, qui étaient craints, évités, priés et le plus souvent abandonnés.

Les premières institutions de soins aux aliénés ont été les *mauristans* des IXe et Xe siècles dans les villes de Bagdad, du Caire, de Fès et de Damas. Les sociétés musulmanes croyaient que les aliénés étaient d'inspiration divine plutôt que possédés par des démons; les mots pour les décrire étaient *majnoon* (voilé) ou *majthoob* (tiré, par la grâce de Dieu). Comme les fous étaient saints, on mettait l'accent sur un hébergement confortable plutôt que sur le traitement ou l'enfermement. On dit que les *mauristans* étaient luxueux, mais qu'ils utilisaient des moyens de contention pour contrôler les accès de violence.

Les premiers établissements psychiatriques européens sont apparus dans des endroits qui avaient subi l'influence de l'islam, notamment dans l'Espagne du XIVe siècle, à Grenade, Valence, Saragosse, Séville, Barcelone et Tolède. Un orphelin d'origine portugaise, João Duarte Cidade, qui avait été adopté par un berger espagnol, a souffert d'un épisode psychotique pour lequel il a été enfermé et battu. Duarte fonda par la suite un ordre d'hospitaliers qui se consacrait aux soins humains des personnes malades de corps ou d'esprit. Il est mort à Grenade en 1550 et a été canonisé sous le nom de saint Jean de Dieu en 1690; son ordre existe toujours dans de nombreux pays. À l'instar de leurs prédécesseures du Moyen-Orient, ces institutions très répandues fonctionnaient comme des hospices destinés à soigner décemment, et non à guérir, les personnes souffrant de tous les maux, physiques et mentaux (voir chapitre 9).

Citant des sources littéraires, certains chercheurs ont suggéré que les médecins médiévaux envisageaient des causes émotionnelles aux troubles mentaux et cherchaient par conséquent des remèdes émotionnels. À la fin du Moyen Âge et à la Renaissance, le contrôle social de la déviance et de la différence est devenu une préoccupation majeure. On pensait que les personnes au comportement inhabituel avaient baissé leur garde morale pour être possédées par des démons. Néanmoins, les médecins étaient convoqués aussi souvent que les prêtres, et des études récentes entretiennent l'idée que la possession était une forme de discours sur l'altération de la personnalité, faute de meilleurs termes. Les « traitements » ressemblaient à des persécutions et comprenaient les coups, le fouet, l'expulsion et l'exécution. Les soins aux personnes atteintes de troubles mentaux relevaient de la responsabilité de chaque communauté, et les patients avaient de la chance s'ils étaient simplement négligés. Certaines communautés d'Europe du Nord éliminaient les indisciplinés, d'où la *Nef des fous*, une histoire allégorique de la condition humaine rédigée à la fin du XVe siècle en Allemagne qui, selon Michel Foucault, avait un certain fondement dans la réalité – une notion aujourd'hui rejetée. Néanmoins, sur une période de trois siècles, un nombre inconnu de femmes non conventionnelles ont été exécutées comme sorcières par des auteurs qui craignaient des épidémies de folie, lesquels étaient eux-mêmes dépeints, plus récemment, comme des victimes d'hystérie collective. Celles dont la détresse ne représentait aucune menace se débrouillaient seules, doutant que la médecine puisse leur venir en aide.

Esprit et médecine

> Quelle médecine, quelle chirurgie, quelle richesse, quelle faveur, quelle autorité peuvent soulager, apaiser ou chasser une conscience troublée ? Un esprit tranquille guérit tout.
>
> Robert Burton, *Anatomie de la mélancolie* (1651), part. 3, 4.2.4

Les hôpitaux fondés pour fournir des soins humains sont progressivement devenus d'horribles lieux d'incarcération. La Charité de Senlis, en France, dirigée par l'ordre hospitalier de Saint-Jean-de-Dieu, interdit les contentions et les thérapies punitives, mais cette indulgence est l'exception. Sous prétexte de protéger la société, les criminels, les mendiants, les prostituées, les pauvres, les malades chroniques et certains fous étaient détenus indéfiniment dans des endroits sordides, infestés de rats et soumis à des « traitements » punitifs, conçus pour les choquer ou les humilier afin qu'ils se comportent « rationnellement ». Les administrateurs de ces prétendus hôpitaux en France, en Allemagne et en Grande-Bretagne jouissaient d'un pouvoir absolu sur les occupants et d'une immunité vis-à-vis des tribunaux et de la police.

Au XVIIIe siècle, l'hôpital St. Mary of Bethlem de Londres, construit en 1247, était devenu le redoutable « Bedlam ». Dans sa série de gravures, *The Rake's Progress*, William Hogarth a dépeint Bedlam comme la fin misérable et méritante d'un bon vivant. De type carcéral plutôt que médical, ces institutions employaient peu de médecins et ignoraient la santé physique. Leurs occupants apparemment moins qu'humains devinrent des objets de divertissement payants jusqu'en 1770. Toutefois, l'historienne Patricia Allderidge a expliqué que l'affirmation souvent répétée selon laquelle 96 000 spectateurs annuels payaient un penny chacun pour se promener dans les salles de Bedlam est probablement très exagérée. À l'hôpital de Bethlem, quatre générations de la famille Monro ont occupé le poste de directeur ; le livre de cas de John Monro, datant de 1766, nous éclaire sur l'importance (ou non) accordée par les surintendants au diagnostic et aux soins des patients.

La réforme de l'asile s'est répandue dans le monde occidental à la fin du XVIIIe siècle. Le terme « asile » implique un lieu sûr où l'on peut se retirer, se soigner et se restaurer. Le mouvement a été encouragé par Benjamin Rush à Philadelphie, William Tuke en Angleterre (un Quaker qui n'était pas médecin) et Christian Reil en Allemagne. En France, après la révolution, Philippe Pinel a été nommé directeur de deux hôpitaux parisiens – le Bicêtre pour les hommes et la Salpêtrière pour les femmes – où il a mis en œuvre un « déchaînement » figuratif des aliénés (voir figure 12.1). Influencé par les écrivains anglais, il affirmait que de nombreux patients étaient malades pour des raisons émotionnelles ou « morales » et que leur traitement devait être basé sur des principes émotionnels ou « moraux ». Le déchaînement, une métaphore appropriée pour le travail de Pinel, a été représenté à de nombreuses reprises dans l'art médical, bien que le moment précis n'ait probablement jamais eu lieu au sens littéral. Les contrôles n'ont pas été abandonnés. Les patients continuaient à être confinés et leur violence était maîtrisée par des camisoles de force modifiées et d'autres formes de coercition, comme l'hydrothérapie (bains). Ironiquement, une entreprise fabriquant des dispositifs de contention porte le nom de Pinel. Cependant, pour atténuer les horreurs gothiques attribuées à ce passé, R. J. Esther compare l'utilisation des moyens de contention dans un hôpital d'État américain de la fin du XIXe siècle à celle de la fin des années 1990 : dans les deux cas, ils étaient utilisés environ 10 % du temps. Elle est confirmée par des enquêtes plus récentes en Europe, même si les pratiques varient beaucoup.

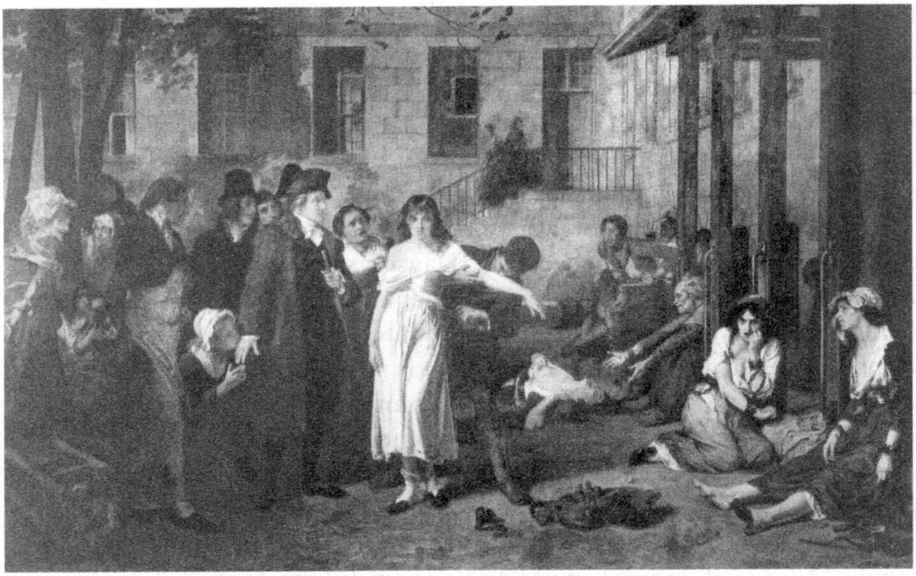

Figure 12.1 *Pinel délivre les aliénés.* Peinture de Tony Robert-Fleury, 1876. Bibliothèque Charcot, Hôpital de la Salpêtrière, Paris

Les asiles rassemblaient de nombreuses personnes présentant des symptômes similaires et donnaient aux médecins l'occasion d'observer les schémas de la maladie mentale. Leurs objectifs étaient de protéger, de « consoler et de classer ». En conjonction avec l'esprit scientifique, la classification de la folie (également appelée « aliénation » ou « vésanie ») était à la pointe de la recherche sur les troubles mentaux. William Cullen, d'Édimbourg, a créé une catégorie appelée « névrose » – une latinisation du mot « nervosité ». Il pensait que les états fonctionnels résultaient de réactions très sensibles à des stimuli extérieurs médiés par les nerfs. Dans cette catégorie physiologique de la névrose, Cullen a situé les concepts plus anciens de mélancolie, d'hystérie, d'hypocondrie et de déviation sexuelle. En France, Pinel et son élève Jean-Étienne Dominique Esquirol ont également élaboré des classifications : ils ont distingué l'arriération mentale, le crétinisme, la sénilité, la mélancolie et une catégorie appelée monomanie, dans laquelle les descriptions des névroses utilisées aujourd'hui pourraient être regroupées (voir figure 12.2). Ces médecins étaient connus comme des « aliénistes », spécialistes des maladies qui éloignent les patients de la réalité.

Comme expliqué dans les chapitres 4 et 9, tous les concepts de maladie sont devenus de plus en plus anatomiques au cours du XIX^e^ siècle. En liaison avec le mouvement de l'asile (*asylum movement*), les scientifiques ont tenté de forger des liens entre les modifications physiques du système nerveux et certains troubles du comportement. En 1825, à Paris, un concours est lancé pour le meilleur essai sur les causes anatomiques des maladies mentales. Peu à peu,

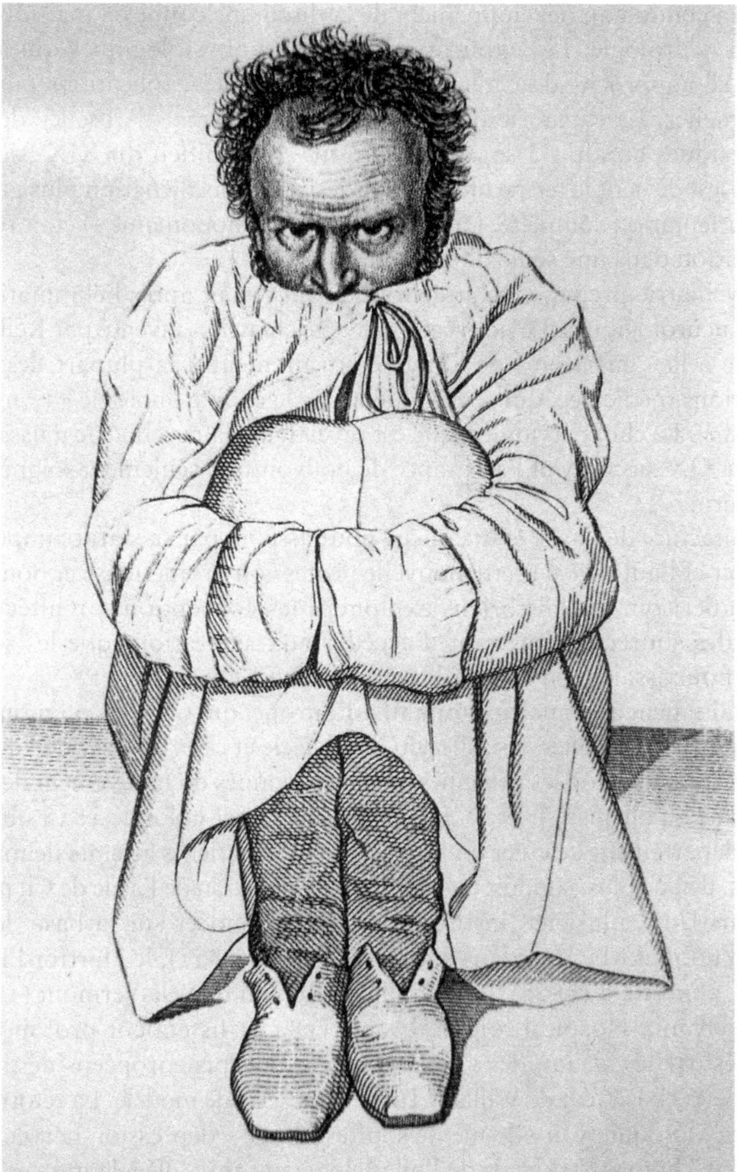

Figure 12.2 *La manie suivie de la démence*. Gravure d'Ambroise Tardieu, dans J.-E. D. Esquirol, *Les maladies mentales*, vol. 2, 1838.

des corrélatifs organiques furent identifiés pour expliquer des affections qui ne pouvaient plus être considérées comme des maladies de l'esprit : épilepsie, syphilis tertiaire, vascularite, allergie, accident vasculaire cérébral. La localisation anatomique rigoureuse de changements spécifiques dans le système nerveux a conduit au développement de la discipline connexe, mais distincte, qu'est la neurologie. Les explications anatomo-physiologiques qui avaient caractérisé l'approche de Cullen ont fait place à des explications purement fonctionnelles. La catégorie de la névrose persiste, mais l'absence de résultats physiques conduit à sa « dénervation ». Au milieu du XIXe siècle, la « psychose » devient le terme utilisé pour désigner une aliénation plus grave ou une désorientation complète. La « névrose » (ou « monomanie ») était réservée à l'aliénation dans une seule dimension.

La psychiatrie prenait en charge tout ce qui restait après l'élimination des troubles neurologiques. Le nouveau mot « psychiatrie » inventé par Reil faisait référence à la « guérison » de l'âme, contrairement à la plupart des autres désignations médicales, qui se terminent par le suffixe « -ologie » (= mots ou théorie sur). Le choix étymologique est révélateur : la psychiatrie naissante du début du XIXe siècle avait l'assurance de pouvoir non seulement soigner, mais aussi guérir.

L'architecture de l'asile était conçue pour asseoir, par sa stature imposante, le pouvoir et l'autorité de cette nouvelle profession prometteuse et pour favoriser la guérison. Les historiens exploitent les conceptions architecturales comme des sources permettant d'accéder aux aspirations que les sociétés d'antan nourrissaient en faveur de ces projets.

Contrairement aux anciens hôpitaux d'Europe, qui ont plus ou moins mué en entrepôts pour aliénés, les asiles du XIXe siècle et ceux d'Amérique du Nord ont été construits selon les principes bien intentionnés du mouvement de l'asile.

En France, l'aliéniste J.-É. D. Esquirol a fait voter la loi de 1838 obligeant chaque département de créer un hôpital pour les patients atteints de maladies mentales. Il a, de plus, conduit une totale réorganisation de l'asile de Charenton. Aux États-Unis, plusieurs institutions ont été fondées sur la base de soins dignes : l'hôpital Maclean dans le Massachusetts (1811), le Hartford Retreat dans le Connecticut (1822), le Brattleboro Retreat dans le Vermont (1834) et le Pennsylvania Hospital for the Insane (1841). Ils étaient profondément influencés par les idéaux des Quakers et les concepts européens de thérapie morale ; le York Retreat de William Tuke leur a servi de modèle. La réformatrice Dorothea Dix, qui avait elle-même souffert d'une « dépression nerveuse », et le médecin Thomas Kirkbride de Philadelphie ont travaillé à la mise en œuvre de ces plans à grande échelle.

Au Canada, le premier asile à usage unique a été achevé en 1850 au 999, rue Queen West, à Toronto (voir figure 12.3). Il a rapidement été rempli au maximum de sa capacité avec plus de 500 patients venus d'autres hôpitaux, de greniers, de sous-sols, de granges et d'abris. À Hamilton, l'asile de 1875, conçu pour 200 patients, en accueille plus de 1 300 à la fin de 1914. Au cours de la même période, l'asile de London (Ontario) est passé de 120 lits à 1 130.

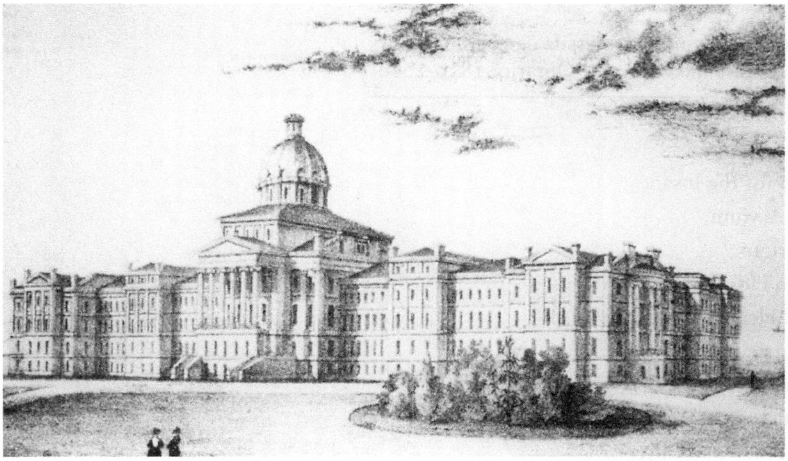

Figure 12.3 Plan du Provincial Lunatic Asylum, Toronto, vers 1854. Extrait de Henry Hurd, *The institutional care of the insane in the United States and Canada*, 4 vol. (Baltimore : Johns Hopkins University Press, 1916-1917), vol. 1.

Les surintendants, Joseph Workman à Toronto et Richard Maurice Bucke à London, se sont fait connaître pour leur pratique bienveillante, fondée sur des principes de retenue morale comme ceux des gardiens d'asile ailleurs.

Le mot « asile », qui évoque toujours des notions de sécurité et de refuge dans un sens politique, a progressivement été stigmatisé et associé à la maladie mentale. Divers autres termes ont ainsi été choisis pour le remplacer (voir tableau 12.1). Étrangement, plutôt que d'abolir le stéréotype négatif, le stigmate a fini par s'attacher au nouveau nom et un autre lui a alors été décerné. Pour l'asile de Toronto, l'adresse 999 elle-même est devenue synonyme de folie et a été changée dans les années 1970 pour devenir 1001, rue Queen West, dans une tentative d'oblitérer ses associations négatives. De nombreuses autres institutions ont ainsi changé de nom.

Comme ces institutions tenaient des registres minutieux, l'étude récente de leurs pratiques et de leurs directeurs a donné lieu à une véritable éclosion des écrits historiques, car ils révèlent de nombreux éléments sur la société et la médecine. Certains explorent la vie et le travail d'un gardien d'asile individuel comme une fenêtre sur les pratiques d'une époque et d'un lieu : Kirkbride, Monro, Workman, Bucke, Cotton et d'autres ont été examinés de cette manière. Plus récemment, les chercheurs ont utilisé des sources remarquables produites par les patients pour découvrir les expériences personnelles et la nature de la vie à l'intérieur de ces structures. Les registres d'admission et de sortie ont été analysés pour produire des statistiques qui révèlent les dimensions de la vie et de la mort à l'asile, et la mesure dans laquelle les patients étaient forcés de travailler.

Tableau 12.1
Changements de nom successifs dans les hôpitaux pour maladies mentales de l'Ontario, 1850-2000

| |
|---|
| Lunatic Hospital |
| Lunatic Asylum |
| Asylum for the Insane |
| Insane Asylum |
| Sanatorium |
| Ontario Hospital |
| Mental Health Centre |
| Psychiatric Hospital |
| Regional Centre |
| Retreat |
| Developmental Centre |
| Continuing Care Centre |

Les historiens sont divisés sur la question de savoir si les gardiens d'asile étaient des héros ou des méchants. Dans les histoires plus traditionnelles, ils sont dépeints comme des héros parce qu'ils ont tenté d'améliorer les conditions de vie, cherché à mieux comprendre les troubles psychiatriques, adopté les idéaux de la cause et du traitement moraux et essayé de trouver des remèdes. Cependant, en dépit de leurs attributs médicaux, verbaux et architecturaux, les asiles restaient des lieux d'enfermement, où les diagnostics intégraient souvent des notions préjudiciables de classe, de sexe et de race. Certaines nouvelles thérapies se sont avérées plus qu'inutiles ; on a fini par démontrer qu'elles étaient nocives. Pourtant, ces thérapies n'ont pas été conçues pour blesser délibérément les patients. Comment ont-elles pu un jour sembler rationnelles, justifiables et efficaces ? La réponse se trouve dans les concepts généralement admis de la maladie mentale aux XIX^e^ et XX^e^ siècles et peut-être aussi dans la fréquence variable, mais significative, des rémissions spontanées, avoisinant 30 % de l'ensemble des maladies mentales. Les rémissions naturelles suggéreraient l'efficacité du traitement par le biais du sophisme logique du *post hoc ergo propter hoc* (une chose se produisant avant une autre, elle *semble* en être la cause).

À la fin du XIX^e^ siècle, la psychiatrie perdait sa crédibilité professionnelle. L'anesthésie, l'antisepsie, la théorie des germes et la santé publique avaient favorisé des interventions efficaces pour d'autres problèmes humains et avaient suscité un grand optimisme chez les chirurgiens, les internistes, les obstétriciens et leurs patients. Les psychiatres, en revanche, n'avaient pas encore fait de découvertes équivalentes – des découvertes qui pouvaient expliquer, prédire, guérir ou prévenir. L'historien canadien Ian Dowbiggin a cité ce désespoir professionnel comme l'une des raisons pour lesquelles les psychiatres se sont accrochés avec passion et obstination aux théories étiologiques de l'hérédité, de la dégénérescence et de l'abus de soi. Ces hypothèses tendaient à rendre les patients responsables de leur incurabilité, plutôt que la médecine, et ont plus tard alimenté le mouvement eugéniste.

En dépit de l'hypothèse de la cause morale et du traitement moral, les troubles psychiatriques étaient de plus en plus perçus comme des troubles du cerveau, et non de l'« âme ». Si les processus mentaux résidaient dans le cerveau, les traitements physiques et physiologiques semblaient justifiés. En Allemagne, Joannes B. Friedreich a adopté une approche fortement somatisée des troubles mentaux, tandis que Wilhelm Griesinger a combiné des thérapies physiques et émotionnelles. Le neurologue français Jean-Martin Charcot a étudié l'hystérie et sa modification par l'hypnotisme, mais certains contemporains et historiens ont démontré que son désir de trouver l'hystérie incitait ses patients à la reproduire pour lui.

L'observation sophistiquée des malades mentaux s'est poursuivie avec l'étude longitudinale d'histoires de cas et d'autopsies ; les schémas de classification ont été modifiés. En 1899, Emil Kraepelin a défini les deux principales psychoses comme la maniaco-dépression (aujourd'hui le trouble bipolaire) et la démence précoce, en subdivisant cette dernière en hébéphrénie, catatonie et paranoïa. Deux ans plus tard, Paul Eugen Bleuler a baptisé la démence précoce « schizophrénie ». Avec des modifications considérables, ces catégories sont toujours utilisées.

## PSYCHIATRIE DU XX$^{E}$ SIÈCLE

La recherche psychiatrique s'est développée dans quatre directions différentes, qui se poursuivent toutes : la psychanalyse, la psychosomatique, la psychobiologie (y compris la psychopharmacologie) et l'épidémiologie psychiatrique.

### *Psychanalyse*

La psychanalyse a eu des précurseurs, mais n'a pas reçu d'approbation médicale avant les travaux de Sigmund Freud. Celui-ci a commencé sa carrière en tant que médecin intéressé par les troubles physiques et neurologiques. En 1885-1886, il passa quelques mois à Paris avec Charcot et Pierre Janet, où ses intérêts se tournèrent de la neuropathologie vers la psychopathologie. Comme Freud lui-même l'a affirmé plus tard, c'est à travers les « enseignements » de ses propres patients, pour la plupart riches et névrosés, qu'il a été conduit à ses théories de l'inconscient.

Les idées exprimées dans les nombreuses publications de Freud sont devenues des icônes culturelles : l'interprétation des rêves, l'inconscient, le moi et le ça, l'importance de l'expérience infantile, les conflits sexuels, la théorie hydraulique des mécanismes de défense névrotiques, le refoulement, les fixations (anales, orales et génitales), les fantasmes, la réalisation des désirs, les symboles (phalliques et autres), la catharsis, l'association libre, l'analyse et les complexes nommés d'après des figures mythiques de l'Antiquité. Les critiques affirment que le travail de Freud ne s'appliquait qu'à lui-même ou aux hommes de la classe moyenne supérieure de l'Europe du début du siècle, et que ses concepts ethnocentriques et androcentriques, tels que l'envie du pénis, le rendaient non pertinent pour les autres. Pourtant, que l'on encense ou que l'on déplore Freud, la médecine, la psychiatrie et la culture occidentale en général ont été irréversiblement modifiées. La diffusion rapide de sa pensée témoignait d'un besoin d'articuler des étiologies non physiques.

Freud a commencé à publier dans les années 1890. Alors que ses idées rencontrent une certaine opposition, lui et ses collaborateurs – Carl Jung et Alfred Adler – trouvent presque immédiatement des partisans. Son livre influent *L'interprétation du rêve* est publié en 1900; le premier congrès international sur la psychanalyse se tient à Salzbourg en 1908 et, en 1911, l'American Psychoanalytic Association est fondée.

Les théories psychanalytiques de la maladie ont connu un essor important pendant les deux guerres mondiales, lorsque les psychiatres ont interprété la débilité des soldats exposés au stress de la guerre: les soldats « sains » acceptaient la menace constante de tuer et d'être tués sans être entravés par la détresse ou la peur. L'examen psychiatrique des « malsains » a révélé que leurs symptômes étaient des réponses raisonnables au traumatisme. Contrairement à d'autres spécialités, et peut-être en raison de l'influence de Jung, la psychanalyse a parfois accueilli le leadership des femmes, comme Marie Bonaparte, Karen Horney, Anna Freud (fille de Sigmund), Melanie Klein et la Canadienne Grace Baker.

Deux des huit fondateurs de l'American Psychoanalytic Association étaient originaires de Toronto: Ernest Jones, né au Pays de Galles, et John T. MacCurdy, né au Canada. Jones a entendu parler de Freud pour la première fois en 1903. Il apporte l'analyse à Toronto en 1908, lorsqu'il commence à travailler pour le doyen et premier professeur de psychiatrie, Charles Kirk Clarke. Jones a été accusé d'inconduite sexuelle à plusieurs reprises, mais n'a jamais été condamné. Peut-être les accusations étaient-elles un risque professionnel lié à l'application zélée de la nouvelle théorie psychanalytique dans une société incrédule. Jones était l'un des nombreux biographes de Freud, et sa connaissance personnelle du maître conférait à ses opinions une autorité qui n'a été remise en question que récemment par de nouveaux historiens libres de toute dévotion filiale. Comme les analystes canadiens participaient aux organisations américaines, la Société canadienne de psychanalyse n'a été créée qu'en 1952.

Des clivages théoriques se sont développés dans la psychanalyse. Par exemple, la Société Psychanalytique de Paris, fondée en 1926 notamment par Marie Bonaparte, a vu naître une société rivale entre 1953 et 1963. Les clivages se reflètent dans l'étude médico-historique de Freud, dans laquelle sa vie, ses patients et l'évolution de ses théories sont débattus avec passion. Les restrictions d'accès à ses papiers ont conduit à des scandales médiatiques.

Les idées de Freud ont été un prototype important, sinon la base, de toute psychothérapie – traitement par la parole, sans médicaments ni autres modalités physiques. Parmi les autres formes de psychothérapie les plus connues, la thérapie cognitivo-comportementale (TCC) a été développée dans les années 1960 par le psychiatre américain Aaron T. Beck pour gérer la dépression, l'anxiété, la colère et d'autres problèmes. Reflétant les préjugés de ses créateurs, la psychothérapie parait généralement aider les névrosés éduqués des classes moyennes ou supérieures et être peu utile aux personnes sans éducation, aux pauvres ou aux psychotiques, surtout lorsqu'elle est inabordable.

Au cours des trois dernières décennies, Freud a pratiquement disparu des programmes des écoles de médecine, bien que ses idées soient plus vivaces ailleurs. Certains historiens de la médecine, comme Edward Shorter, considèrent que cette disparition est un juste retour des choses après un bref moment aberrant où les causes émotionnelles plutôt que physiques ont été mises en avant, où des médecins trompés ont investi du temps dans les divagations des patients plutôt que de sonder leur cerveau avec des scalpels, des électrodes et des médicaments.

Résoudre les conflits

> Heureusement, l'analyse n'est pas le seul moyen de résoudre les conflits intérieurs. La vie elle-même reste un thérapeute très efficace.
>
> Karen Horney, *Our Inner Conflicts* (New York : Norton, 1945), 240

## *Psychosomatique*

Les idées de Freud et de Kraepelin arrivent aux États-Unis par l'intermédiaire du Suisse Adolf Meyer, de l'Université Johns Hopkins, où il devient en 1913 le directeur fondateur d'une clinique de soins et de recherche. Il réussit à faire pression pour que la psychiatrie adopte des procédures qui étaient depuis longtemps courantes dans les hôpitaux généraux : examens physiques standardisés, dossiers individuels des patients, autopsies, conférences de cas pour le personnel, formation de spécialistes et planification des soins avec visites à domicile (aujourd'hui appelée travail social). Il soutient que le corps et l'esprit sont les deux faces d'une même pièce biologique, un concept qu'il appelle « psychobiologie », et que les troubles psychiatriques sont des réactions inadaptées qui nécessitent des études de cas détaillées pour être comprises et traitées. Meyer a influencé deux générations de psychiatres dans le cadre de ses formations et dans son rôle auprès d'associations nationales. Il a utilisé de nombreuses théories de Freud, mais n'a pas pratiqué la psychanalyse.

L'approche de Meyer a favorisé une deuxième direction prise par la recherche psychiatrique : l'approche psychosomatique. Elle débute à la fin du XIXe siècle et prend son essor dans les années 1930 avec la création de revues spécialisées. Remettant en question les distinctions historiques et artificielles entre l'esprit et le corps, son approche donne lieu à des recherches sur les effets physiques des émotions fortes. En d'autres termes, les changements physiques n'étaient plus la cause, mais le résultat de l'agitation mentale. Le centre d'intérêt de l'enquête s'est déplacé des changements mentaux vers les dommages somatiques causés par une stimulation psychique prolongée. Parmi les pionniers dans ce domaine, citons le médecin Harold J. Wolff de New York, spécialiste de la migraine et auteur de *Stress and Disease* (1953), le physiologiste d'origine allemande James P. Henry, qui a participé au programme spatial américain, et le Montréalais Hans Selye, né à Vienne, qui a débuté en endocrinologie au moment où l'on a compris que les hormones surrénales étaient une réponse au stress.

Le corps et l'esprit

> En tant que médecins, nous ne pouvons pas nous permettre de perdre de vue les aspects physiques des états mentaux, si nous voulons essayer de comprendre la nature de la maladie mentale et apprendre à la traiter avec succès.
>
> Henry Maudsley, *Body and Mind* (New York : Appleton, 1870), 94

Ces scientifiques se concentrent sur les produits physiques d'un stress prolongé. La personnalité a été classée en « types », selon Jung, et mesurée sur des échelles nouvellement conçues, reflétant un spectre de normalité plutôt que de pathologie. On pensait que certains types de personnalité favorisaient certaines maladies ; par exemple, les facteurs de stress psychique associés à la « personnalité de type A » étaient corrélés aux ulcères et aux maladies coronariennes. Plus récemment, les chercheurs ont examiné les effets du stress, de l'épuisement professionnel, de la lumière du jour, du climat et de l'isolement pandémique sur le système immunitaire et d'autres fonctions de l'organisme pour expliquer des troubles tels que la dépression, le syndrome de fatigue chronique et le trouble affectif saisonnier. Les personnes atteintes de maladies mentales sont plus susceptibles d'être physiquement malades.

### *Psychiatrie biologique*

La troisième direction prise par la psychiatrie du XXe est l'adoption de traitements radicaux de nature physique. La découverte du microbe spirochète responsable de la syphilis a permis de compléter la définition anatomo-clinique de la neurosyphilis; en 1917, une cause a été trouvée pour l'encéphalite virale. L'établissement d'un lien entre ces troubles, autrefois « mentaux », et des germes ainsi que des organes a ravivé l'espoir, vieux d'un siècle, que des causes physiques seraient finalement trouvées pour tous les autres troubles.

Parfois, les traitements ont été développés avant que la cause ne soit connue. Les historiens ont tenté d'expliquer cet aspect du passé psychiatrique en rappelant la frustration ressentie au début du siècle par les psychiatres qui s'occupaient des handicapés mentaux sans parvenir à trouver de remèdes. Le développement des traitements, qui sont aujourd'hui considérés avec répugnance, constitue une collection fascinante, mais sobre, de vignettes cliniques et de raisonnements imaginatifs, comme le montrent les exemples ci-dessous.

L'ovariectomie (ablation des ovaires) est l'une des premières opérations gynécologiques, qui a vu le jour au début du XIXe siècle, avant l'avènement de l'anesthésie (voir chapitre 11). En 1872, un chirurgien américain, Robert Battey, a recommandé de l'utiliser sur les ovaires normaux de femmes souffrant d'une grande variété d'affections allant de la folie aux difficultés menstruelles. Le gynécologue allemand Alfred Hegar a fait la promotion de cette technique comme traitement de l'hystérie. À la fin du siècle, l'ablation d'ovaires normaux pour produire une ménopause prématurée était devenue un traitement standard de la maladie mentale chez les femmes nord-américaines et européennes. Les critiques, y compris certains médecins, ont mis en garde contre ses dangers et déploré l'absence apparente de résultats positifs. D'autres justifiaient l'intervention en affirmant que la vie des femmes était insupportable, étant soumises aux menstruations, à la procréation et aux variations hormonales. Les justifications culturelles de la castration des femmes découlaient à la fois d'anciens concepts de maladie et du malaise victorien face aux expressions de la sexualité féminine.

Les maladies mentales étaient également traitées en provoquant délibérément des maladies physiques. Constatant que les symptômes de la syphilis disparaissaient lorsque les patients avaient de la fièvre, le psychiatre autrichien Julius Wagner-Jauregg a instauré un traitement à base de fièvre paludéenne pour les patients atteints de syphilis tertiaire. Son objectif étant de produire une fièvre « curative », il a choisi le paludisme parce qu'il pouvait être traité et éliminé par la suite. Sa réussite a été saluée comme un modèle pour l'avenir de la psychiatrie, une maladie organique traitée de manière organique. En 1927, il reçoit le prix Nobel et est le seul psychiatre ainsi honoré jusqu'à Eric Kandel en 2000. Les théories connexes selon lesquelles l'infection est une cause plutôt qu'un traitement des troubles mentaux ont conduit à des traitements chirurgicaux radicaux, notamment ceux de Henry A. Cotton dans le New Jersey (voir ci-dessous).

La thérapie de choc à l'insuline a été découverte de manière tout aussi fortuite. De 1927 à 1933, Manfred Sakel, d'origine polonaise, a travaillé dans un hôpital de Berlin, où il a traité des personnes souffrant de dépendance aux narcotiques. Il a constaté que l'abstinence entraînait une surexcitation. Il a pensé que cette surexcitation était due à l'hyperactivité des glandes surrénales et thyroïdiennes, dont les produits hormonaux n'avaient été découverts que récemment. On dit que son intuition a été inspirée par une expérience clinique avec une célèbre actrice allemande qui était à la fois diabétique et dépendante des narcotiques : un coma insulinique accidentel a réduit son besoin de morphine. Sakel a d'abord utilisé l'insuline comme thérapie de la dépendance mais, lorsqu'il a traité un toxicomane qui était également psychotique, il a constaté une amélioration concomitante de la perturbation mentale. Entre 1933 et 1935, Sakel a écrit une série d'articles, affirmant avoir trouvé la première arme efficace contre la schizophrénie. Des explications psychologiques et physiologiques ont été développées (mais jamais prouvées) pour expliquer la régression des symptômes schizophréniques qui suivait le choc insulinique. Le traitement a été largement utilisé pendant une courte période, puis abandonné dans les années 1940 en raison de son danger, de son coût et de son remplacement par des moyens plus sûrs.

Des études sur l'épilepsie et la psychose ont conduit le psychiatre hongrois Ladislas Joseph von Meduna à la conclusion que les épileptiques n'étaient jamais psychotiques (ce qui est aujourd'hui faux). Il pensait que les agents convulsifs pouvaient guérir la schizophrénie. Ignorant les rapports antérieurs, Meduna pensait être le premier à avoir produit des convulsions avec du camphre en 1933 et, plus tard, avec son dérivé moins toxique, le Métrazol (pentylènetétrazol). Les réactions à ces drogues étaient imprévisibles et incontrôlables : les convulsions se succédaient à intervalles variables après leur administration, et les crises pouvaient être si puissantes que les os étaient brisés, les langues mordues et les dents perdues.

La thérapie électroconvulsive (TEC) a été mise au point par les Italiens Lucio Bini et Ugo Cerletti, qui avaient également étudié l'épilepsie. En faisant des expériences sur des porcs dans un abattoir, ils ont établi une dose sécuritaire d'électricité et ont administré leur premier traitement par électrochocs à un humain atteint de schizophrénie en avril 1938. En 1941, le curare était utilisé pour contrôler les violentes convulsions; les électrochocs, plus faciles à surveiller, étaient considérés comme plus sûrs et plus efficaces que les thérapies de choc chimique. Bien que très diabolisée dans la littérature populaire et les films, la TEC est encore utilisée aujourd'hui pour certains troubles psychotiques et pour la dépression endogène réfractaire. Une dose typique correspond aujourd'hui à 70 à 130 volts délivrés dans le cerveau pendant 0,1 à 0,5 seconde, mais des doses beaucoup plus élevées ont été utilisées dans le passé. Par exemple, en 1948, L. E. M. Page et R. J. Russell ont mis au point une thérapie intensive par ondes de choc utilisant 150 volts pendant une seconde entière, suivie de cinq chocs de 100 volts pendant la convulsion; le processus était répété une ou deux fois par jour. Malheureusement, de nombreux patients ont été grièvement blessés. Plus tard, avec les doses plus faibles, un combat défensif d'arrière-garde est mené par les psychiatres, les historiens et les patients pour faire exploser les mythes liés aux électrochocs. Les taux de satisfaction des patients sont souvent élevés, mais les résultats des études sont liés à l'opinion des auteurs. Comme pour toutes les enquêtes scientifiques, les résultats décevants ne sont pas publiés.

Les premières lobotomies préfrontales ont été réalisées en 1935 par Antonio Egas Moniz et Pedro Manuel de Almeida Lima. Neurochirurgien d'origine portugaise, Egas Moniz a inventé l'angiographie cérébrale en 1927 et a également été pendant vingt ans un homme politique libéral. Egas Moniz et Lima estimaient que les pensées morbides circulaient de manière répétée dans le cerveau des psychotiques et que l'interruption physique de ce cycle pouvait être bénéfique. Les expériences américaines sur les chimpanzés leur avaient appris qu'après une lobotomie préfrontale, les animaux captifs étaient plus faciles à gérer et moins facilement frustrés. Par extrapolation, ils ont prédit que les personnes obsessionnelles réfractaires aux traitements de choc pouvaient être « soulagées » par la chirurgie jusqu'à un état d'indifférence gérable. Leur premier rapport sur la lobotomie, publié en 1936, portait sur vingt patients humains: sept avaient été guéris, sept présentaient une amélioration et six ne révélaient aucun changement.

La lobotomie préfrontale (ablation du tissu du lobe frontal) et la leucotomie (coupe des voies tissulaires), son successeur moins invasif, ont été largement pratiquées dans les années 1930 et 1940. L'Américain Walter J. Freeman a pratiqué plus de trois mille lobotomies et a misé sa carrière sur cette procédure qui, selon lui, pouvait être réalisée simplement à travers l'orbite (orbite de l'œil) à l'aide d'un dispositif semblable à un pic à glace. Un tollé a progressivement amené le corps médical à reconnaître que certains patients traités étaient devenus des individus profondément altérés, sans tact ni caractère, des « zombies ». Loin d'être un remède, cette procédure irréversible n'était guère plus qu'une camisole de force chirurgicale. Ce qui était évident dans les années 1970 était presque insoupçonnable deux décennies plus tôt. Il est à la fois humiliant et instructif de constater que les histoires de la psychiatrie écrites par des médecins ignorent souvent le fait embarrassant que, en 1949, Egas Moniz, comme Wagner-Jauregg avant lui, a reçu le prix Nobel.

Freud lui-même pensait que les processus mentaux finiraient par trouver des explications biophysiques. En effet, certains modèles physiques de la maladie mentale ont rencontré le succès, notamment en génétique, en psychopharmacologie et dans le domaine plus récent de la neuromodulation. Dans les années 1960, des études portant sur des jumeaux schizophrènes ont examiné les anciennes théories de l'hérédité à la lumière de la génétique moderne. Toujours dans la seconde moitié du XXe siècle, la maladie d'Alzheimer et d'autres démences sont sorties du domaine de la psychiatrie pour entrer dans celui de la neurologie, de la génétique et de la pharmacologie. La cingulotomie pour les troubles obsessionnels compulsifs (TOC) et la stimulation cérébrale profonde sont les descendants plus précis de la psychochirurgie antérieure.

## PSYCHOPHARMACOLOGIE

La plupart des interventions psychobiologiques décrites ci-dessus ne se sont pas avérées être les remèdes miracles espérés. Cependant, la dernière émanation de ce mouvement est la psychopharmacologie, omniprésente et couronnée de succès. Certaines drogues étaient connues pour leur efficacité dans le traitement d'une variété de conditions psychiques, ne serait-ce que pour induire une sédation. Les bromures ont été introduits comme sédatifs au XIXe siècle. Au début du XXe siècle, ils étaient si populaires (en dépit de leur danger) qu'ils représentaient une proportion importante de tous les médicaments vendus. Cependant, les sédatifs n'avaient que peu d'effet sur les principaux troubles psychotiques. Au milieu du XXe siècle, les asiles étaient encore remplis de personnes qui ne pouvaient ni subvenir à leurs besoins ni prendre soin d'elles-mêmes. Cette situation a radicalement changé avec l'arrivée de médicaments psychoactifs efficaces.

Les premiers grands tranquillisants sont issus de la plante *Rauwolfia serpentina*, connue depuis longtemps en Asie pour ses propriétés sédatives; ses produits étaient également utilisés pour le traitement de l'hypertension, malgré de nombreux effets secondaires. Les phénothiazines ont été découvertes comme sous-produit de la recherche sur les antihistaminiques et introduites sous la forme de la chlorpromazine en 1952 par les psychiatres français Pierre G. Deniker et Jean Delay. Malgré leurs nombreux effets secondaires – hépatite, photosensibilité, dyskinésie tardive et réduction du seuil de convulsion –, les phénothiazines ne provoquaient pas autant de somnolence que les agents précédents. Elles calmaient les patients agités, réduisaient la fréquence des hallucinations et rétablissaient partiellement les schémas de pensée désordonnés. Elles ont été introduites en Amérique du Nord en 1953 par des Européens bien informés. Ruth Kajander, résidente en psychiatrie d'origine allemande nouvellement arrivée, a administré de la chlorpromazine à un patient à Oshawa (Ontario) avec de bons résultats. L'année suivante, elle a convaincu ses superviseurs à London (Ontario) de l'utiliser à titre expérimental. En août 1954, Roland Saucier, de retour de Paris, fait un rapport en français sur son utilisation auprès de deux cents patients de la région du Saguenay, au Québec. Cependant, le mérite revient généralement à un autre Canadien d'origine allemande, Heinz Lehmann, qui a été le premier à utiliser la chlorpromazine sur soixante et onze patients à l'Hôpital protestant de Verdun à Montréal en 1954 et qui a publié ses résultats en anglais. Cette querelle de priorité est poignante : elle révèle le pouvoir de la publication, à quel point les effets surprenants des phénothiazines avaient captivé l'imagination des médecins et dans quelle mesure leur condamnation ultérieure était peu anticipée.

D'autres médicaments psychoactifs ont contribué à nos concepts de maladie mentale. Deux types d'élévateurs de l'humeur ont été introduits en 1956-1957 pour traiter la dépression : d'abord les inhibiteurs de la monoamine-oxydase (IMAO), puis les antidépresseurs tricycliques. Les tranquillisants mineurs sous forme de benzodiazépines, en commençant par le chlordiazépoxide (Librium) puis le diazépam (Valium), ont d'abord été appliqués aux états dépressifs. Aujourd'hui, ils sont utilisés pour contrôler l'anxiété mais, dans les années 1960, ils étaient prescrits à l'excès, surtout chez les femmes.

Plus impressionnant encore était l'effet du lithium sur la maladie maniaco-dépressive, appelée de nos jours « maladie bipolaire ». En 1949, l'Australien John F. J. Cade était à la recherche de toxines dans la manie. S'appuyant sur des sources antérieures, mais non reconnues, ses étranges expériences ont étudié les quantités relatives d'urine humaine nécessaires pour tuer des cobayes. L'urine maniaque de patients psychotiques était plus mortelle que l'urine normale et devenait moins mortelle lorsqu'elle était mélangée à du lithium. Après avoir expérimenté l'administration de lithium (sans urine), d'abord sur des cobayes, puis sur lui-même, il a administré le médicament à des individus maniaques avec un succès surprenant. Le lithium entraîne une amélioration si marquée et si spécifique qu'il a été considéré comme un bon test diagnostique et une preuve de l'origine organique du trouble bipolaire. Des études de neuro-imagerie et de génétique rapportent des différences dans le fonctionnement du cerveau et la constitution polygénique de ces individus. La recherche de biomarqueurs se poursuit et l'étiologie est toujours considérée comme multifactorielle.

L'arrivée des phénothiazines et du lithium a entraîné un mouvement de désinstitutionnalisation, ou ce que les historiens appellent la « décarcération », les asiles se vidant à la fin des années 1960 et au début des années 1970. La création de foyers de groupe et de centres de soins ambulatoires dans des quartiers ordinaires a suscité la consternation du public. Les drogues hallucinogènes, comme le LSD (un dérivé de l'ergotamine et de la mescaline), semblaient imiter les états psychotiques et étaient utilisées dans la recherche sur la psychose. Toutefois, au milieu de ces succès pharmacologiques, les expériences avec d'autres drogues, comme les amphétamines et la vitamine $B_3$, étaient moins certaines.

La grande controverse canadienne sur la schizophrénie

À partir du milieu des années 1950, l'équipe d'Abram Hoffer et Humphry Osmond, de la Saskatchewan, a commencé à explorer les mégadoses de vitamines dans le traitement de la schizophrénie aiguë. Leur expérience a été motivée par l'inquiétude découlant des effets secondaires des nouveaux médicaments psychoactifs et de la compréhension biochimique de la maladie. Leurs revendications populaires de succès ont été contestées et finalement rejetées par l'*establishment* psychiatrique au Canada et aux États-Unis. En 1976, ils ont obtenu le soutien du lauréat du prix Nobel Linus Pauling et ont répondu par une attaque virulente contre l'objectivité de leurs critiques, les méthodes douteuses de financement de la recherche psychiatrique et la valeur putative de la méthodologie en double aveugle dans les essais contrôlés randomisés – l'une des premières objections épistémologiques à la médecine fondée sur les preuves, bien avant que le terme ne soit inventé.

Dans les années 1990, un nouveau groupe de médicaments entrés sur le marché est devenu l'un des produits pharmaceutiques les plus rentables des trois dernières décennies. Appelés inhibiteurs sélectifs de la recapture de la sérotonine (ISRS), ils comprennent les médicaments de marque Zoloft, Prozac, Paxil et Celexa, dont le brevet a été supprimé et qui ont tous de nombreux substituts génériques. D'une certaine manière, les ISRS sont des médicaments de conception élaborés grâce à une meilleure compréhension des substances chimiques présentes dans le cerveau : la dopamine et la sérotonine. Découverte pour la première fois comme neurotransmetteur du cerveau en 1957 par le neuroscientifique suédois Arvid Carlsson, la dopamine s'est rapidement avérée jouer un rôle dans la maladie de Parkinson ; Carlsson a également suggéré qu'elle pouvait être active dans la schizophrénie. En tant que médicament, la dopamine peut améliorer l'humeur, mais s'accompagne de nombreux effets secondaires. D'autres médicaments semblent améliorer l'humeur en augmentant les niveaux de sérotonine de manière plus stable. En réfléchissant à l'action mystérieuse des substances psychoactives qui semblaient agir par le biais du système sérotoninergique, Carlsson a suggéré qu'un médicament empêchant le recaptage de la sérotonine pourrait améliorer sa disponibilité et s'avérer efficace contre la dépression et l'anxiété. Son idée reposait sur l'hypothèse supplémentaire que quelque chose pouvait être défectueux dans le système sérotoninergique en cas de maladie mentale.

Les premiers ISRS, mis au point par Carlsson au début des années 1970, présentaient de nombreux effets secondaires et ont cessé d'être utilisés. En effet, le Prozac a été breveté en 1974, mais n'a été commercialisé qu'en 1988. En outre, il n'est pas nécessaire qu'il y ait un réel problème ou une pathologie dans le système sérotoninergique du cerveau pour que ces médicaments aient un effet sur l'humeur et la personnalité; ils ne corrigent pas une erreur. Par conséquent, ils sont appliqués à un large éventail de situations qui sont le produit de facteurs de stress sociaux et culturels plutôt que de maladies biologiques. Les fabricants ont été accusés de créer des maladies, telles que le trouble de l'anxiété sociale (timidité) et le trouble dysphorique prémenstruel, pour développer le marché. Néanmoins, beaucoup citent leur efficacité comme une sorte de « preuve » de l'origine biologique de la détresse mentale. Pour ses travaux sur la dopamine, Carlsson a partagé le prix Nobel en 2000 avec le neuroscientifique américain Paul Greengard et le psychiatre Eric Kandel.

Le psychiatre et historien irlandais David Healy s'inquiétait de la surutilisation des ISRS et de la possibilité qu'ils conduisent au suicide. Il a été puni pour avoir parlé de ses convictions lorsqu'une offre d'emploi de l'Université de Toronto lui a été retirée en 2000. Les observateurs suggèrent que l'université avait prévu une menace pour son soutien pharmaceutique en cas d'embauche. Après une vigoureuse protestation contre cette atteinte à la liberté académique, Healy a été dédommagé dans le cadre d'un règlement à l'amiable par l'octroi d'un poste de professeur invité et d'une somme d'argent non divulguée. Les effets sociaux des ISRS, notamment les comportements à risque et l'agressivité, font encore l'objet d'études.

Ces dernières années, l'enthousiasme pour la psychopharmacologie s'est émoussé. Aucune percée majeure n'est apparue depuis les ISRS, et certaines compagnies pharmaceutiques ont annulé la recherche sur les troubles mentaux. Néanmoins, les médicaments sont toujours utilisés comme soutien pour de nombreux troubles mentaux mineurs, ainsi que pour les psychoses et comme adjuvants à la psychothérapie pour d'autres problèmes. Les nouvelles orientations de la recherche comprennent l'épigénétique – l'étude des influences de l'environnement (y compris les médicaments psychoactifs) sur le contrôle génétique – qui pourrait permettre de mieux comprendre leurs mécanismes d'action et l'origine des symptômes mentaux.

Certains psychiatres observent désormais que leur travail consiste à fournir des méthodes biologiques, laissant les méthodes psychiques aux psychologues. Pour des raisons fiscales, pharmacologiques et pragmatiques, la plupart des patients psychiatriques sont pris en charge en dehors des hôpitaux, parfois par le biais de la télémédecine. Cependant, les critiques sociaux établissent un lien entre l'augmentation du nombre de sans-abri et la fermeture des asiles et l'incapacité des personnes atteintes de psychose non traitées et non prises en charge à se débrouiller seules.

### *Épidémiologie psychiatrique*

Après la Seconde Guerre mondiale, les psychiatres se sont intéressés à l'incidence et à la répartition géographique des maladies mentales. L'une des premières études de ce type a été lancée en 1948 dans le comté de Stirling, en Nouvelle-Écosse, sous la direction du psychiatre d'origine américaine Alexander H. Leighton, assisté de sa future épouse, la médecin Jane M. Murphy. Des informations continuent de circuler à partir de cette étude longitudinale qui a permis d'établir les taux de dépression et d'anxiété dans la communauté, et leur relation entre eux et avec la mortalité; il a également mis en évidence les causes socioculturelles de la maladie mentale. Les résultats préliminaires ont surpris les professionnels, les politiciens et le public, car ils ont révélé que la maladie mentale était plus répandue que prévu, avec seulement 17 % de la population ne présentant aucun symptôme. Les enquêteurs ont conclu que des ressources supplémentaires étaient nécessaires pour le traitement et l'éducation.

Constatations psychiatriques de l'étude du comté de Stirling

> Ce n'est pas la pauvreté, le manque d'éducation ou le statut social inférieur, en eux-mêmes, qui font la différence pour la santé mentale, mais plutôt un ensemble de facteurs tendant à être associés à ceux-ci et créant un environnement social dépourvu des caractéristiques qui sont d'une importance vitale pour la santé mentale. Pour améliorer la santé mentale, il faut mobiliser les ressources économiques… il faut assurer l'éducation… mais cela ne suffira pas si ces facteurs ne s'accompagnent pas des autres forces environnementales qui contribuent à donner à l'individu le sentiment d'être un membre valable d'un groupe valable.

A. H. Leighton et al.,
*American Journal of Psychiatry* 119, n° 11 (1963): 1026

Aux États-Unis, la sociologue Lee Robins a travaillé avec des enfants et des vétérans de la guerre du Vietnam, intégrant les sciences sociales au travail psychiatrique. Comme l'étude de Leighton, son projet épidémiologique a révélé qu'environ un tiers des Américains souffriraient d'une maladie mentale à un moment donné de leur vie. Peu d'études de ce type ont été réalisées au Royaume-Uni, bien qu'une étude de vingt-cinq ans sur les enfants de l'île de Wight ait débuté en 1963.

L'épidémiologie éclaire les enquêtes récentes sur le rôle des comportements sociaux, tels que l'intimidation et la cyberintimidation, dans la production de la dépression et du suicide. La psychologue canadienne Wendy Craig est une sommité mondiale sur ce sujet. Au moment où nous écrivons ces lignes, plusieurs études internationales examinent l'effet bénéfique de la simple fourniture d'un logement pour traiter les personnes souffrant de maladies mentales et de dépendances. Toutefois, l'épidémiologie psychiatrique, qui met l'accent sur les déterminants environnementaux et sociaux, est reléguée au second plan en termes de recherche, de financement et de publication, par rapport au poids de la psychiatrie pharmaceutique.

### *Le Manuel diagnostique et statistique (DSM)*

Les maladies mentales continuent d'être diagnostiquées « à la manière du XVIIIe siècle » par l'observation des symptômes et du comportement (voir chapitre 4). Reconnaissant ouvertement la subjectivité d'une telle approche, l'American Psychiatric Association (APA) a parrainé la production du premier *Diagnostic and statistical manual: mental disorders* (DSM-1) en 1952. Tel un arbre nosologique annoté, le DSM (*Diagnostic and Statistical Manual of Mental Disorders*) s'efforce d'établir des normes de nomenclature et de diagnostic en fournissant des analyses statistiques de groupes de cas similaires. Ce n'est pas un hasard s'il a coïncidé avec les nouveaux travaux scientifiques en épidémiologie psychiatrique. Depuis 1952, et à travers de nombreuses révisions ultérieures (1968, 1980, 1987, 1994, 2000, 2013), alors que de nouvelles maladies sont reconnues, définies et subdivisées, d'autres comme l'homosexualité sont éliminées. Les décisions d'établir ou de supprimer des catégories sont prises par un groupe d'experts éminents. Le DSM-III et le DSM-IIIR (1980-1994), qui ont connu une longue existence, se sont efforcés de fournir des orientations pour la reproductibilité du diagnostic avec des critères diagnostiques explicites. Sensible aux possibilités de préjugés socioculturels et de stigmatisation, le DSM-IV a souligné qu'aucun diagnostic ne devait être posé sans preuve d'une déficience dans la vie quotidienne.

La planification du DSM-5 a commencé en 1999 et, après des années de délibérations au cours desquelles la contribution du public a été accueillie favorablement, il a été publié en 2013. Il s'est heurté à un torrent de critiques sur les changements de diagnostics, les choix et la manière secrète dont le travail a été entrepris. Certains ont également accusé le *DSM* de privilégier les valeurs sociales par rapport aux preuves biologiques, tout en admettant que les facteurs sociaux et culturels ne doivent pas être négligés. À l'heure où nous écrivons ces lignes, le *DSM-6* se fait attendre et certains estiment qu'une impulsion pourrait éventuellement venir de la génomique.

## MOUVEMENT ANTIPSYCHIATRIQUE

Parallèlement à cet effort de normalisation du diagnostic et d'élimination des préjugés, un mouvement antipsychiatrique est apparu, motivé par les abus des thérapies physiques, les effets secondaires des médicaments, ainsi que les échecs et l'inaccessibilité de la psychanalyse. Certains trouvent ironique que l'antipsychiatrie se soit développée pendant la période de succès de la psychopharmacologie, dont le mouvement refuse de reconnaître les mérites. S'inspirant des philosophies de la critique sociale, notamment du féminisme et du marxisme, l'antipsychiatrie s'efforce de délimiter et de prévenir les abus de pouvoir. Les anciens patients sont appelés « survivants », le diagnostic est considéré avec scepticisme et tous les traitements, y compris la psychothérapie, sont considérés comme des méthodes de contrôle social, tandis que la psychiatrie elle-même est devenue l'ennemi, sinon la maladie. Le conflit entre le pouvoir psychiatrique et l'autodétermination a été exprimé de manière frappante dans le film hollywoodien acclamé « *Vol au-dessus d'un nid de coucou* » (1975), librement inspiré du roman de Ken Kesey. Comme la psychanalyse, les écrivains de l'antipsychiatrie, tels que Kate Millet, Paula Caplan et Bonnie Burstow, sont devenus des icônes de la culture populaire. En 2016, à l'instigation de Burstow, son institut d'enseignement de Toronto a lancé une bourse d'études supérieures sur la recherche en antipsychiatrie.

L'antipsychiatrie a reçu le soutien d'initiés bien informés, tels que Frantz Fanon et Thomas Szasz. Fanon a dénoncé le racisme ancré dans la psychiatrie française et le rôle de la subjugation coloniale comme cause de la maladie mentale dans son livre *Peau noire, masques blancs* (1952), qui avait été rejeté comme thèse de médecine. Szasz affirme que la maladie mentale est un mythe, car elle est vulnérable à la construction sociale et ne correspond pas au modèle médical (voir chapitre 4). Cette position illustre la mesure dans laquelle le diagnostic fondé sur la biologie a imprégné notre vision du monde, mais elle présente une faiblesse fondamentale. Selon Szasz, qu'adviendrait-il de ces « non-maladies » si on leur trouvait une base physique ? Deviendraient-elles de véritables maladies après tout, comme les nombreux troubles mentaux qui ont été rapidement transformés en problèmes neurologiques, métaboliques ou chimiques ? Par exemple, dans la décennie qui a suivi l'apparition de l'électroencéphalogramme (EEG), l'épilepsie a été distinguée des convulsions hystériques. De même, l'efficacité du lithium plaide en faveur de la base chimique des troubles bipolaires, et l'avènement des antagonistes de l'histamine-2, de l'Helicobacter pylori et des bêtabloquants a mis fin aux discussions prolixes sur les personnalités prédisposant à la maladie ulcéreuse et à l'hypertension artérielle. L'avènement du diagnostic technologique ou d'un médicament efficace invalidera-t-il les observations et corrélations psychiques antérieures ? Cela signifie-t-il que les récits subjectifs de la souffrance ne sont que des délires ou des fabrications ? La détresse mentale « pré-organique » qui provoque des changements physiques mérite-t-elle d'être ignorée ? Ou bien, la sagesse psychiatrique n'est-elle plus pertinente dans un monde médical réductionniste ?

Antipsychiatrie : Qui paie ?

Dans les années 1980, un périodique antipsychiatrique ontarien, *Phoenix Rising*, présentait des rapports complets aux titres dramatiques : « Death by Psychiatry », « A Close Up Look at the Enemy » (c'est-à-dire les psychiatres), « Psychiatry Kills » et « Abolish Forced Psychiatric Treatment ». Il a inspiré plusieurs publications dérivées, dont le récit personnel de David Reville sur les six mois passés à l'hôpital psychiatrique de Kingston, intitulé *Don't Spyhole Me*. *Phoenix Rising* a été soutenu par le Conseil des arts de l'Ontario jusqu'à la fin de l'année 1988, lorsque l'activité médicale financée par le gouvernement a été exposée. Les fonds ont été retirés, entraînant la chute fatale du phénix levant.

Le mouvement antipsychiatrique est alimenté par les préjugés systémiques qui ont contaminé la psychiatrie dans le passé. Par exemple, les asiles étaient utilisés dans l'ancienne Union soviétique pour incarcérer les dissidents politiques. En Amérique du Nord, des centaines de femmes ont été castrées parce qu'elles ne pouvaient pas se conformer aux normes de comportement de la société. On disait des esclaves noirs qu'ils souffraient du désir fou de s'échapper – la drapétomanie –, dont le traitement consistait à les fouetter. Les pauvres et les criminels étaient enfermés en l'absence de maladie et, parfois, malgré les protestations des gardiens d'asile. Les croyances culturelles, comme le mauvais œil et le vaudou, ont également été soumises à l'analyse psychiatrique d'une société différente, mais dominante. La certification a été utilisée comme un moyen de contrôle, et les individus souffrant de troubles mentaux ont été dépouillés de leurs droits et mutilés de manière inappropriée par l'expérimentation. Les électrochocs et les techniques chirurgicales ont été utilisés de manière disproportionnée en fonction de la race et de la classe sociale. Les critiques soulignent que les diagnostics psychiatriques deviennent des étiquettes tenaces assimilant les personnes à leurs maladies au sens physiologique (voir chapitre 4): une personne *est* « schizophrène », « maniaco-dépressive », « psychotique », « toxicomane ». Cependant, d'autres branches de la médecine ont depuis longtemps abandonné des termes tels que « lépreux » ou « victime du sida » au profit de « personnes vivant avec la lèpre/le sida/l'invalidité » (voir chapitre 16).

Parmi les activités qui ont inspiré le mouvement antipsychiatrique, on trouve également les anciens traitements physiques extrêmes. Par exemple, l'engagement de Henry Cotton en faveur de la théorie de l'infection comme cause de la maladie mentale a entraîné des opérations visant à supprimer les sites de « septicémie focale ». Il a ordonné des arrachages de dents, des amygdalectomies, des drainages de sinus, des nettoyages du col de l'utérus et des chirurgies abdominales; sa mauvaise supervision et ses taux de mortalité désastreux ont été révélés en 1925.

Un autre exemple provient des expériences de « conduite psychique » menées par Donald Ewen Cameron à l'Institut Allan Memorial de Montréal au milieu des années 1950. Cameron est né en Écosse et a suivi une formation aux États-Unis à l'Université Johns Hopkins et en Suisse. Son premier emploi a été d'organiser un réseau de cliniques de santé mentale au Manitoba. En 1943, il est recruté à McGill par le neurochirurgien Wilder Penfield, formé à Yale. Deux ans plus tard, il est l'un des trois psychiatres nord-américains invités à Nuremberg pour évaluer le nazi Rudolf Hess. Il y apprend les atrocités commises par les médecins nazis au nom de la science. Un historien de la médecine, Werner Leibbrand, qui a témoigné pour l'accusation à Nuremberg, a suggéré que les médecins nazis (45 % de tous les médecins allemands) travaillaient selon une attitude appelée « pensée biologique », dans laquelle le patient était devenu un simple objet d'étude scientifique. Malgré son voyage à Nuremberg, Cameron commettra des crimes similaires.

Pendant la guerre froide, Cameron et ses collègues craignaient les capacités de contrôle mental des ennemis communistes. L'aura d'urgence et l'importance internationale l'ont conduit à rechercher des moyens de prévenir le contrôle mental en le créant. En bref, il a mené des expériences sur des patients souffrant de troubles mentaux en leur administrant de prétendus traitements qui étaient non seulement inutiles, mais aussi dommageables. Le financement secret de ses recherches provenait du gouvernement canadien et de la Central Intelligence Agency américaine.

Cameron avait espéré que son institut à McGill deviendrait le premier centre à succès de psychiatrie psychosomatique ou biologique. Au milieu des années 1950, avec son associé Hassan Azima, il mit au point la « conduite psychique » en modifiant une technique russe de traitement du sommeil: les patients étaient lourdement sédatés avec des tranquillisants récemment découverts, parfois combinés avec des drogues hallucinogènes et des électrochocs. Durant leur sommeil, pendant des heures, des jours ou des semaines, ils étaient forcés d'écouter des messages personnels répétitifs, enregistrés sur bande, qui insistaient souvent sur leurs fautes. La théorie utilisée pour justifier une telle torture était que la régression ainsi induite perturberait la résistance à la psychothérapie.

En 1956, Cameron annonce le succès de sa technique ; cependant les résultats, qui n'ont émergé que trente ans plus tard, présentent de nombreux patients irrémédiablement endommagés par ce lavage de cerveau, dépouillés de leur personnalité, de leur gagne-pain et de leur famille. La relation entre Penfield et Cameron s'est refroidie, et ce dernier quitta Montréal en 1964 pour diriger un laboratoire à Albany, dans l'État de New York. Il meurt trois ans plus tard avec une réputation intacte, après avoir accédé aux postes les plus importants de la psychiatrie. En 1992, le gouvernement canadien a indemnisé les victimes des expériences de conduite psychique de Cameron.

Des histoires de ce genre permettent d'expliquer le mouvement antipsychiatrique et intéressent tout autant les historiens que les critiques sociaux. En conséquence, l'antipsychiatrie a envahi le domaine de l'histoire de la médecine, où les débats au sein de la psychiatrie elle-même sont désormais défendus par ses historiens, qu'ils soient pour ou contre. Comme le décrit l'historien Edward Shorter favorable à la psychiatrie biologique, les « historiens zélés », imprégnés d'une pensée freudienne aberrante, regardent les épisodes honteux du passé à travers certains prismes déformants. Comme de nombreux médecins, ils s'opposent à l'utilisation des mots « fou », « folie » et « asile » pour désigner le passé, les considérant irrespectueux. En revanche, d'autres historiens comme Andrew Scull, nous rappellent que les zélateurs de Shorter s'efforcent uniquement d'utiliser le langage du passé dans son contexte. Il est encore trop tôt pour prétendre au triomphe sur la maladie mentale ; « la chlorpromazine n'est pas de la pénicilline », écrit Scull. Le souvenir de certains épisodes peut être désagréable, mais il ne faut pas l'oublier ; il serait naïf de supposer que notre système actuel est dépourvu de préjugés ou de préjudices. Quant au terme péjoratif de « fou », il est désormais repris par les mouvements de survivants ou par des enseignants, comme Geoffrey Reaume et Megan Davies de l'Université d'York, déterminés à donner une voix à l'expérience des patients et à susciter la « Mad Pride ».

Dans ce contexte, il est fascinant de constater à quel point l'histoire récente de la psychiatrie s'est construite autour d'entreprises nationales, notamment dans des régimes oppressifs comme la Russie, l'Amérique du Sud, les Caraïbes, ainsi que dans les anciennes colonies africaines et asiatiques. La gestion des malades mentaux et autres personnes vulnérables ne peut être séparée de la vision qu'une nation a d'elle-même. En effet, grâce à l'exemple d'historiens qui ont affronté des moments bouleversants du passé de la maladie mentale, des sujets auparavant négligés dans d'autres domaines ont été repris: le handicap, l'appartenance ethnique, la maladie chronique, la déviance, la criminalité et le vieillissement (voir chapitre 16).

## LE STATUT AMBIVALENT DE LA PSYCHOTHÉRAPIE

Les diagnostics psychiatriques et l'acceptation des thérapies soulèvent des questions importantes. Le paiement des honoraires pour la psychothérapie ambulatoire est en train d'être reconsidéré dans certaines juridictions et la situation varie d'une nation à l'autre. La psychanalyse est partiellement remboursée par l'assurance maladie canadienne et la plupart des patients doivent payer eux-mêmes ce traitement coûteux. Les « thérapies par la parole », y compris la psychanalyse, font désormais l'objet d'une analyse fondée sur des preuves: entre 2000 et 2020, plusieurs centaines de revues concernant les psychothérapies, y compris la TCC, sont apparues dans la base de données Cochrane, englobant plus de 12 000 essais. La psychothérapie fonctionne. Des efforts sont déployés pour mieux intégrer sa prestation par des experts non-médecins.

Pourtant, pourquoi la psychothérapie ne devrait-elle pas bénéficier d'un financement public plus fiable ? Trop chère ? Inefficace ? Longue ? Inégalitaire dans une société qui exige l'égalité de tous en tout ? Est-ce parce que la psychothérapie tend à minimiser les causes biologiques ? Et si la psychothérapie n'est pas « couverte », seuls les riches pourraient se l'offrir ? Cela signifierait-il que les pauvres et les classes moyennes seront de plus en plus dirigés vers les traitements médicamenteux ? Le statut du financement de la psychothérapie et le temps de moins en moins important qui lui est consacré dans la formation psychiatrique deviennent des prises de position publiques et politiques sur la physicalité de la maladie mentale, conviction enracinée depuis l'Antiquité.

## LA MALADIE QUAND LES MÉDICAMENTS NE FONCTIONNENT PAS

Les diagnostics psychiatriques reposent sur l'observation, après avoir éliminé les troubles ayant des causes organiques identifiables. Il faut décider si le comportement, la pensée et l'humeur sont appropriés ou non, sains ou malades. Le fait d'assimiler un comportement inapproprié à une maladie expose la psychiatrie aux préjugés, décrits plus haut, liés à la culture, la race, la religion, la politique et la classe sociale. En d'autres termes, en psychiatrie plus que dans tout autre domaine médical, la définition du normal peut être ethnocentrique.

Les variations se produisent non seulement entre les cultures, mais aussi au sein des cultures à travers le temps. Certaines conditions autrefois considérées comme des maladies sont devenues des variations de la normale, par exemple l'homosexualité. Dans la Grèce antique, l'homosexualité était tolérée, voire approuvée. Dans les cultures judéo-chrétiennes, elle était un péché et, par extension, elle est également devenue un crime. À la fin du XIXe siècle, elle a été arrachée à la désapprobation morale (sinon légale) et reconstituée comme une maladie par Richard von Krafft-Ebing et Henry Havelock Ellis. Lorsque j'étais à l'école de médecine, au début des années 1970, l'homosexualité était encore une maladie, mais les médecins étaient mal à l'aise avec cette étiquette. En tant que maladie, l'homosexualité nécessitait théoriquement un traitement et, si le traitement n'était pas disponible, il fallait alors entreprendre des recherches. En fait, l'homosexualité ne met pas la vie en danger, elle est rarement « guérissable », et peu de ses « malades » souhaitent être soignés. Les homosexuels souhaitaient plutôt que la société soit guérie de son intolérance.

Une façon de traiter une maladie « incurable » qui ne tue pas ses victimes est de décider que ceux qui en sont atteints ne sont pas malades. En 1973, l'homosexualité a été supprimée du DSM par un vote non unanime de psychiatres majoritairement masculins, majoritairement blancs et majoritairement hétérosexuels. Un débat houleux a suivi sur le maintien d'une entrée destinée aux homosexuels éprouvant un mal à l'aise par rapport à leur orientation sexuelle. Désormais, l'homosexualité est reconnue comme une variation de la normalité. Des changements dans le climat culturel et sociopolitique ont contribué à cette décision; des changements auxquels certains résistent encore.

L'existence des maladies doit-elle être décidée par les votes de professionnels de la classe moyenne supérieure hautement éduqués ? Les diagnostics physiques sont-ils déterminés de cette manière, ou un accord universel est-il implicite dans leurs premières définitions ? Combien de fois a-t-on voté sur le statut de l'appendicite ? Du diabète ? De la leucémie ? De l'épilepsie ? Du cancer ? De l'arthrite ? Notre reconnaissance de la vulnérabilité particulière de la psychiatrie et de sa subjectivité culturelle devrait-elle nous permettre de rejeter cette méthode de diagnostic ? Ma réponse est non.

La psychiatrie est un mélange fascinant d'idéaux humanitaires sensibles et de recherches pharmacologiques ainsi que neurologiques de pointe. Son objectif est d'aider les personnes malheureuses à passer d'une incapacité chronique à une vie heureuse et à l'autosuffisance. Les résultats positifs restaurent le bien-être des patients et leur contribution à la communauté. Peut-être que l'ancienne ambition de trouver des remèdes radicaux aux « maladies », qui n'avaient pas encore été définies, s'est adoucie au profit d'un objectif plus réaliste, mais néanmoins louable : aider les gens à s'adapter à eux-mêmes et à leur monde. Unique parmi les spécialités médicales, la psychiatrie admet et traite sa sensibilité à la construction sociale. La réussite de la pratique de la psychiatrie n'est pas entravée par la reconnaissance de sa vulnérabilité à travers une prise de conscience des triomphes et des transgressions de son passé. En histoire, comme en analyse, « être vraiment honnête avec soi-même est un bon exercice » (Freud, 15 octobre 1897, *Origines de la psychanalyse* [1954], 223).

## SUGGESTION DE LECTURES COMPLÉMENTAIRES

Sur le site Internet : http://www.histmed.ca

# 13

# Pas de bébé, pas de nation : histoire de la pédiatrie

La pédiatrie ne s'occupe pas d'*hommes et de femmes miniatures*, de doses réduites et de la petite catégorie de maladies des petits corps, mais […] possède sa propre portée et son propre horizon, et donne autant à la médecine générale qu'elle en a reçu d'elle.

Abraham Jacobi, *Transactions of the American Pediatric Society* 1 (1889) : 15-17

L'idée que les nourrissons et les enfants étaient sujets à des maladies et à des problèmes spécifiques remonte à l'Antiquité. Les soins médicaux (par opposition aux soins parentaux) pour les enfants sont apparus aux XVII$^{e}$ et XVIII$^{e}$ siècles, en même temps qu'un changement marqué des attitudes sociales à l'égard des enfants. La spécialité de la pédiatrie (des mots grecs pour « enfant » et « guérisseur ») n'est apparue qu'au XIX$^{e}$ siècle. L'histoire de cette spécialité ne peut être séparée de l'histoire des concepts de l'enfance ; dans ce chapitre, nous examinerons brièvement les deux.

La pédiatrie s'est concentrée sur la prévention des maladies et des handicaps autant que sur leur traitement. Pour atteindre cet objectif, elle a été contrainte de s'attaquer aux déterminants sociaux et économiques de la santé plus tôt et plus efficacement que toutes les autres spécialités médicales.

## TOUS LES PEUPLES ONT-ILS AIMÉ LEURS BÉBÉS ? HISTOIRE DES ENFANTS ET DE L'ENFANCE

Avec son livre influent, *L'enfant et la vie familiale sous l'Ancien Régime* (1960), Philippe Ariès a affirmé que l'enfance était culturellement conditionnée – une construction sociale en d'autres termes (voir chapitres 4 et 7). Il entendait par

Les objectifs d'apprentissage pour ce chapitre se trouvent à la p. 486.

là que les soins apportés aux enfants en pleine croissance répondaient à des attentes sociales. À quelle fréquence les bébés doivent-ils être nourris ? Que doivent-ils manger ? Comment doivent-ils être habillés ? À quels jeux, où et à quelle fréquence doivent-ils jouer ? Quelles histoires peut-on leur raconter ? Quand et où doivent-ils dormir ? Et, la question la plus importante pour Ariès, doivent-ils être éduqués ? Et si oui, comment ? En examinant des témoignages allant du Moyen Âge au XX$^{e}$ siècle, il a constaté que les réponses à ces questions variaient considérablement et avaient lentement évolué au fil du temps. Il a conclu que la notion d'enfance comme période d'innocence, de jeu et d'apprentissage était entièrement moderne (voir figure 13.1).

Plusieurs auteurs ont modifié les arguments d'Ariès et certains ont cité des auteurs antérieurs qui avaient anticipé ses idées. Lloyd deMause (*The History of Childhood*) a affirmé que la protection de l'enfance était un indicateur de la civilisation humaine dans son évolution à travers six étapes d'amélioration, allant de la brutalité antique à l'accompagnement moderne. D'autres ont simplifié ces catégories rigides d'autosatisfaction pour en faire des manifestations de réalités économiques inscrites dans le temps et l'espace : les enfants étaient-ils perçus comme des « actifs financiers », nés pour accroître la richesse familiale et subvenir aux besoins de parents vieillissants ? Ou étaient-ils des « passifs financiers », dont l'éducation impliquait des investissements et des dettes volontairement contractées ? La mesure dans laquelle les sociétés ont adopté l'une ou l'autre attitude a déterminé la mesure dans laquelle les enfants se voyaient accorder une enfance. *Babies Make Us Modern* (2018) de Janet Golden, qui analyse les changements d'attitude au XX$^{e}$ siècle, illustre cette tendance.

De nombreux chercheurs rejettent aujourd'hui l'idée que la brutalité envers les enfants n'ait jamais fait partie d'une tradition socialement sanctionnée. Ils critiquent cette idée comme une projection présentiste injustifiée sur un passé difficilement connaissable. Ils soulignent également le fait que l'infanticide et la maltraitance continuent d'être des causes importantes de mortalité infantile dans les pays industrialisés et considérés comme « civilisés » du XXI$^{e}$ siècle. Néanmoins, tous les historiens qui écrivent sur les enfants reconnaissent que la durée et la nature de l'enfance ont varié.

## SOINS ET SANTÉ DES ENFANTS DANS L'ANTIQUITÉ

Dans l'Antiquité, la pédiatrie ne constituait pas un corps de connaissances médicales distinct. Plusieurs historiens ont parcouru les anciens textes existants pour trouver des références aux enfants. Le Corpus hippocratique (V$^{e}$ siècle avant J.-C.) comprend des traités sur la dentition et sur les prématurés, tandis que le célèbre *De la maladie sacrée* contient des observations astucieuses sur les enfants patients.

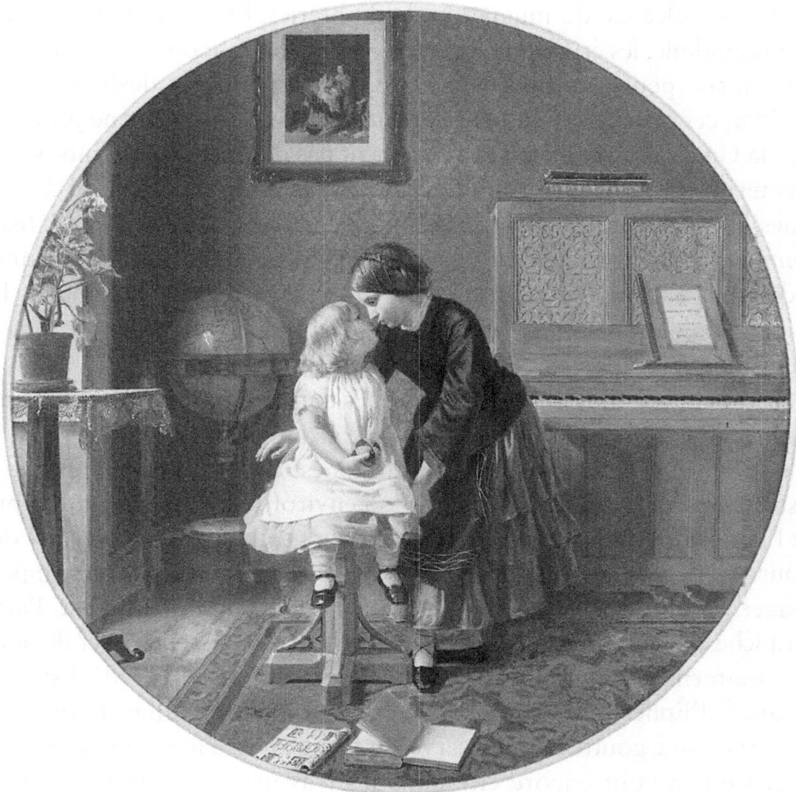

Figure 13.1 *Enfance*, par James Collinson, 1855. Galerie nationale du Canada.

L'épilepsie infantile

> Les patients qui sont déjà habitués à la maladie pressentent quand ils vont avoir un accès [aura] […] Voyez en effet les enfants : d'abord ils tombent là où ils se trouvent, à cause qu'ils ne sont pas habitués ; puis, quand ils ont eu plusieurs accès, ils pressentent l'attaque et s'enfuient près de leur mère ou de la personne qu'ils connaissent le plus, et cela par la terreur du mal qui les menace ; car, à des enfants, la honte est encore étrangère.
>
> Hippocrate, *De la maladie sacrée*, 12, trad. Émile Littré, 1861

Les travaux de Celse (Ier siècle après J.-C.), de Soranos d'Éphèse, d'Arétée, de Galien (IIe siècle) et d'Oribase (IVe siècle) font référence aux enfants. Les maladies infantiles reconnues dans l'Antiquité comprennent les *aphtes* (peut-être des ulcères, du muguet ou la diphtérie), l'hydrocéphalie, le rachitisme, l'ophtalmie, les éruptions cutanées, « l'épilepsie » (convulsions infantiles) et la *séiriasis* (peut-être une méningite, insolite ou une déshydratation). Cependant, ces citations indiquent par leur rareté que la médecine professionnelle de la Grèce antique n'était généralement pas destinée aux enfants. Comme pour entériner cette observation, Cecilia Mettler a rappelé que l'un des récits antiques les plus détaillés de la naissance humaine se trouve dans l'*Histoire des animaux* d'Aristote. Les enfants étaient peut-être la propriété de leur père (tout comme l'étaient leur mère et les esclaves), mais la responsabilité de leurs soins incombait aux femmes – mères, sages-femmes et nourrices –, et non aux médecins. Or, la plupart des femmes ne savaient ni lire ni écrire.

Quels étaient les soins apportés aux bébés dans l'Antiquité ? À la naissance, les enfants étaient « salés » avec de la soude alcaline, en évitant les yeux, puis lavés pour enlever le vernix. Cette pratique est probablement apparue à la préhistoire et a perduré jusqu'à l'an 1000 environ. Les auteurs arabes préféraient l'huile à la soude, et les auteurs ultérieurs recommandaient le vin dilué. Les nourrissons étaient « emmaillotés » (attachés fermement) pour les empêcher de bouger, les garder au chaud et s'assurer qu'ils grandiraient droit. Parfois, ainsi attachés, ils étaient suspendus à des crochets pour les empêcher de bouger. Le lait maternel était l'aliment de prédilection. Le traité d'obstétrique de Soranos d'Éphèse décrit le « test de l'ongle » pour évaluer la qualité du lait maternel : une goutte doit conserver sa forme, n'être ni trop liquide ni trop épaisse. Ce test était encore cité dans les travaux de William Smellie au XVIIIe siècle (voir chapitre 11). À l'âge d'un an, on proposait à l'enfant une bouillie composée de miel, de germes, d'orge et de lait de chèvre ou de vache. En cas d'irritabilité liée à la poussée dentaire et à d'autres affections, les nourrissons étaient drogués à l'opium ou au vin.

Des preuves controversées, tant littéraires que démographiques, suggèrent que les Grecs et les Romains de l'Antiquité auraient pratiqué l'infanticide de bébés difformes et de certaines femmes en bonne santé en pratiquant « l'exposition ». On ignore combien de nouveau-nés ont péri de cette manière. Dès l'Antiquité, les femmes appartenant aux couches supérieures de la société avaient recours à des nourrices rémunérées et cette pratique s'est finalement étendue à toutes les catégories sociales, y compris celle des esclaves. L'allaitement étant connu pour être un moyen de contraception, une esclave était plus « utile » si son bébé était envoyé au loin pour être allaité, ce qui lui permettait de travailler et d'engendrer un autre futur esclave. Si un enfant tombait malade, les médicaments étaient donnés à la nourrice qui les transmettait à son enfant par le lait. Quand les nourrices étaient introuvables, l'alimentation artificielle préoccupait ceux qui s'occupaient des enfants orphelins ou abandonnés. Les compositions efficaces étaient insaisissables et la mécanique de l'alimentation des petits enfants à partir d'éponges, de becs, de coupelles et de cuillères était compliquée et risquée. Jusqu'au XX^e^ siècle, l'alimentation artificielle était généralement synonyme de désastre.

Ce que nous savons des soins aux enfants provient non seulement de sources écrites, mais aussi d'œuvres d'art et d'objets tels que des biberons, des cathéters, des berceaux, des vêtements, des chaussures, des amulettes et des jouets. Certaines malformations congénitales, notamment le nanisme, le pied bot et la luxation de la hanche, sont reconnaissables dans l'iconographie antique. Le pédiatre et nutritionniste canadien Theodore G. H. Drake a rassemblé et étudié une vaste collection d'estampes, de livres et d'artefacts, dont 250 récipients d'alimentation, de l'Antiquité à nos jours, aujourd'hui propriété du Royal Ontario Museum de Toronto et analysée par Mary Spaulding et Penny Welch.

## PÉDIATRIE ISLAMIQUE, MÉDIÉVALE ET DE LA RENAISSANCE

Les auteurs islamiques ont adopté les pratiques de soins aux nourrissons de leurs précurseurs gréco-romains, mais ils ont également reconnu la responsabilité de la société envers les enfants. Peut-être parce que le prophète Mohammed était orphelin, le Coran prévoit des dispositions pour les enfants de parents divorcés ou décédés. Il condamne également l'infanticide féminin et la discrimination à l'égard des femmes.

Là encore, les preuves de l'existence de la « pédiatrie » au Moyen Âge sont rares. La plupart des écrits médicaux mentionnent à peine les enfants. Au X^e^ siècle, le Perse Rhazès (voir chapitre 4) distinguait la variole de la rougeole sur la base des symptômes et des signes et reconnaissait leurs particularités chez les enfants. Cependant, les maladies censées affecter les enfants avaient peu changé depuis l'Antiquité. Dans son *Canon,* Ibn Sina (Avicenne) a compilé les opinions de ses prédécesseurs sur les maladies infantiles. Comme eux, il considérait la nourrice comme un instrument thérapeutique. Par exemple, un bébé ne doit pas être saigné, mais la nourrice peut l'être ou recevoir une ventouse à sa place. Même les écrivaines médicales dont on pourrait supposer une familiarité existentielle avec les soins infantiles, notamment Dame Trotula de Salerne et Hildegarde de Bingen, font référence à l'accouchement, mais parlent peu des enfants.

Le silence relatif des médecins médiévaux sur le sujet ne doit pas nous laisser supposer qu'il n'existait pas de théorie de la puériculture. Ce savoir se trouvait dans des traditions orales transmises par des femmes sages (mais illettrées) à d'autres femmes, en dehors de la sphère des hommes savants. L'historien allemand Karl Sudhoff et le pédiatre américain John Ruhrah ont étudié des traités sur les soins aux enfants allant du VI^e^ au IX^e^ siècle. Ces auteurs médiévaux et leur public cible sont inconnus, mais leurs traités décrivent des pratiques similaires à celles des écrits antiques et islamiques.

Le genre très particulier des poèmes pédiatriques est un autre indicateur du rôle de la tradition orale dans les soins donnés aux enfants. Peu après l'avènement de l'imprimerie, des ouvrages versifiés sur les soins aux bébés et aux enfants sont apparus en langue vernaculaire, davantage qu'en latin. Le *Versehung des Leibs* (Les soins appropriés du corps), composé par le moine Heinrich Laufenberg, a été imprimé en 1491 à partir d'un manuscrit de 1429 conservé à Munich. On dit qu'il a été inspiré par un manuscrit latin beaucoup plus ancien et très copié, le *Regimen sanitatis* de Salerne (vers l'an 1000). L'apparition de ces poèmes au XVe siècle n'implique pas qu'ils relèvent de cette époque. Il est plus probable qu'ils aient été chantés pendant des générations, en vers faciles à retenir, avant d'être préservés par écrit, comme les chansons d'Homère, les sagas nordiques, le *Beowulf* anglo-saxon ou les comptines.

Le christianisme désapprouve l'infanticide, l'avortement et la contraception ; ces pratiques ont peut-être diminué, mais n'ont pas disparu pour autant. Alors que des enfants continuaient à être vendus ou volés comme esclaves, d'autres étaient mutilés pour devenir des mendiants plus efficaces. Durant le Moyen Âge, une nouvelle cause de décès d'enfants est apparue : le « recouvrement », un accident supposément mortel qui survient lorsqu'un adulte s'allonge sur un enfant partageant le même lit. Un dispositif spécial, l'*arcutio*, a été inventé pour l'éviter (voir figure 13.2). Les spécialistes doutent aujourd'hui de la possibilité réaliste de ce « recouvrement », suggérant que cette « maladie » a peut-être été inventée pour dissimuler un meurtre.

Contrairement au silence des auteurs précédents, parmi les premiers livres médicaux imprimés figurent de nouveaux ouvrages sur les maladies infantiles. Paolo Bagellardo a publié le premier traité consacré uniquement aux maladies infantiles – *De infantium aegritudinibus ac remediis* (Sur les maladies des enfants et les remèdes) –, imprimé à Padoue en 1472. L'année suivante, Bartholomaeus Metlinger d'Augsbourg a produit un ouvrage en langue allemande. Une décennie plus tard, Cornelius Roelans fait de même, mais son livre est si rare que l'on n'en connaît que deux exemplaires. Le traité de sages-femmes de Rösslin, *Rosengarten* (1513), très souvent réimprimé, contenait également des conseils sur les soins à prodiguer aux enfants (voir chapitre 11). Le traité illustré de 1577 d'Omnibonus Ferrarius contenait des images de divers gadgets ambitieux, notamment un tire-lait, un casque pour prévenir les blessures à la tête, un déambulateur et une chaise de toilette. Enfin, Hieronymus Mercurialis de Padoue a préparé en 1584 un compendium des maladies infantiles, généreusement annoté d'observations sur les vers parasites ainsi que sur d'autres sujets. L'alimentation artificielle demeure une préoccupation importante, des recettes sont fournies pour le bouillon (appelé « panada ») et les

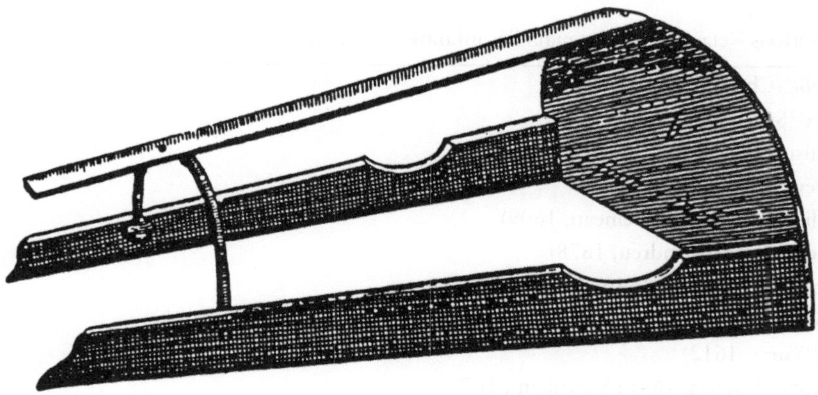

Figure 13.2 *Arcutio*, un dispositif destiné à empêcher le recouvrement. À l'intérieur de ce cadre, un bébé ne pouvait pas être écrasé accidentellement par un parent qui partageait le lit. Tiré de *Philosophical Transactions* 422 (1732), opp. 223.

mélanges à base de farine (appelés « pap »). Plutôt que de présenter de nouvelles découvertes, ces livres compilent les connaissances des Anciens, des Perses et des femmes, faisant enfin passer l'enfant de la sagesse populaire à l'attention des médecins.

## LES LUMIÈRES : LES MALADIES ET LA DÉCOUVERTE DE LA MORTALITÉ INFANTILE

Au cours des XVII^e^ et XVIII^e^ siècles, deux processus parallèles ont mis l'accent sur l'état de santé des enfants : d'une part, la nosologie (ou la définition de toutes les maladies, y compris celles des enfants) et, d'autre part, l'essor des statistiques médicales.

La nosologie est née de l'étude des symptômes pour classer et distinguer les maladies en tant qu'entités distinctes (voir chapitre 4). La plupart des maladies étaient déjà reconnues dans l'Antiquité, mais quelques nouveaux récits d'affections propres aux enfants distinguaient leurs souffrances de celles des individus plus âgés. Poursuivant le travail de Rhazès, qui avait distingué la rougeole et la variole au X^e^ siècle, plusieurs auteurs ont décrit des maladies infantiles au XVII^e^ siècle (voir tableau 13.1).

En 1689, Walter Harris, à Londres, avait rassemblé de nombreuses descriptions de maladies dans un traité latin, qui a été considéré comme le premier manuel moderne de maladies pédiatriques aiguës. Selon un historien, la réputation de ce livre allait « bien au-delà de ses mérites », mais il reconnaissait l'impact des dix-huit éditions publiées au cours du demi-siècle suivant en anglais, français, allemand et latin (G. F. Still, *The History of*

Tableau 13.1
Descriptions « classiques » des maladies infantiles au XVII$^{e}$ siècle

| |
|---|
| Varicelle (Chanael, 1610) |
| Chorée (Sydenham, 1686) |
| Crétinisme (Plat [t] er, 1602) |
| Diphtérie (Villareal, 1611) |
| Syphilis néonatale (Guillemeau, 1609) |
| Tétanos néonatal (Andreu, 1678) |
| Rhumatisme (Baillou, 1640) |
| Rachitisme ou nouures (Reusner, 1582 ; Whistler, 1645 ; Glisson, 1650) |
| Gale (Wurtz, 1612) |
| Scarlatine (Sennert, 1641 ; Sydenham, 1676) |
| Grive (Wurtz, 1612) |
| Mort thymique (Plat [t] er, 1614) |
| Coqueluche (Baillou, 1640 ; Willis, 1675) |

*Paediatrics* [1931], 291). Le traité de Harris trouva un successeur anglais dans l'ouvrage de Michael Underwood de 1784, dont la dernière édition parut près de soixante ans plus tard. Prolongeant la nosologie du siècle précédent, Underwood décrit l'ictère néonatal, la poliomyélite et les cardiopathies congénitales. Aux États-Unis, Benjamin Rush rédige une nouvelle description de l'ancien choléra infantile, une forme de diarrhée et de vomissement appelée « maladie de l'été ». Ces descriptions de maladies spécifiques invitaient à la recherche de remèdes particuliers.

Le deuxième processus qui a captivé les pédiatres en herbe a été la révélation choquante des taux de mortalité élevés chez les enfants en Europe et en Amérique du Nord. L'islam et le christianisme condamnant tous deux l'infanticide, des dispositions officielles avaient été prises depuis longtemps pour les enfants orphelins ou abandonnés. À Milan, dès 787, des asiles ont été créés dans toute l'Europe continentale par des évêques, des prêtres et d'autres clercs, dont saint Vincent de Paul. Toutefois, ces logements ne ressemblaient pas aux hôpitaux d'aujourd'hui, même si certains – comme l'hôpital des Innocents de Florence – en portaient le nom. Il s'agissait plus d'entrepôts que de lieux de guérison. Les enfants étaient amenés dans des chariots dont les porteurs exigeaient des frais pour l'utilisation de leurs circuits réguliers. Un système de tourniquet a été inventé pour assurer l'anonymat et protéger les enfants en attente de découverte à la porte de l'asile. Appelé « tour », ce dispositif comportait une petite porte sur le mur extérieur qui pouvait être ouverte pour placer l'enfant sur une table ou une étagère tournante. Une cloche pouvait être sonnée, puis quelqu'un à l'intérieur ouvrait une porte et récupérait l'enfant : pas de noms, pas de questions (voir illustration 13.3). Les villes avaient des systèmes d'accueil pour les enfants jusqu'à ce qu'ils puissent se nourrir

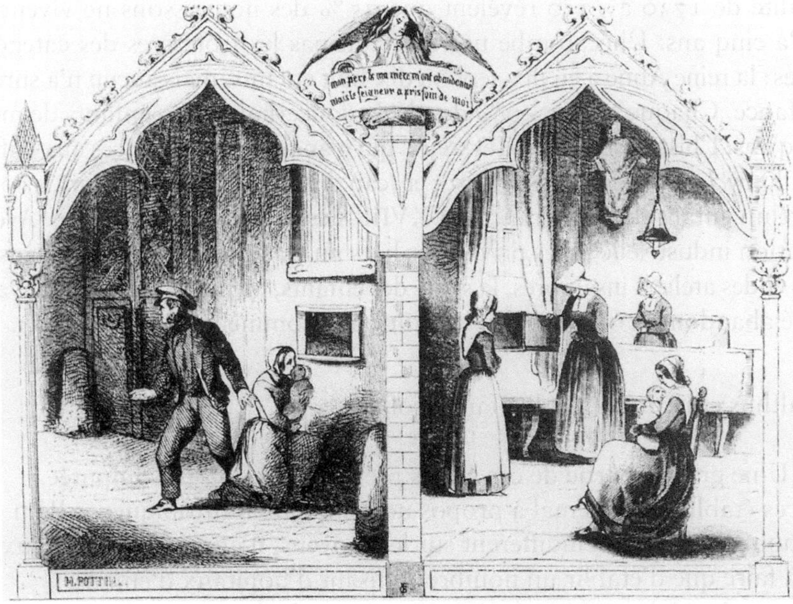
mon pere & ma mere m'ont abandonné
mais le seigneur a pris soin de moi
H. POTTIN

Figure 13.3 Une maison pour enfants trouvés. À l'extérieur, les parents laissent leur enfant; à l'intérieur, les religieuses se préparent à récupérer le bébé. *Enfants trouvés : Le tour, extérieur et intérieur*. Gravure d'Henri Pottin, d'après un original du XVII^e siècle. Collection Drake, Bibliothèque de livres rares Thomas Fisher, Université de Toronto.

eux-mêmes. Les survivants étaient soignés, apprenaient un métier et finissaient par être libérés, généralement à l'âge de huit ans. Les mères d'enfants illégitimes étaient parfois accueillies si elles pouvaient allaiter un ou plusieurs autres enfants, en plus du leur.

La découverte au XVIII^e siècle des taux de mortalité élevés dans ces institutions semble avoir été une surprise terrifiante. En outre, ces taux étaient en augmentation. L'historien Philip Gavitt a démontré que la mortalité des enfants trouvés dans la Florence du XV^e siècle variait de 12 à 60 %. Joan Sherwood a montré qu'à l'Inclusa de Madrid, 300 ans plus tard, le taux de mortalité annuel se situait entre 53 et 87 % des admissions, avec une tendance à la hausse. En raison de facteurs économiques et culturels, les admissions se sont accrues, les aumônes ont diminué et le prix du blé a augmenté; il y avait plus de bouches à nourrir et moins de ressources pour payer les nourrices et les provisions.

À Paris, à la veille de la Révolution, entre 5000 et 6000 enfants étaient abandonnés chaque année. Selon Dora Weiner, ces chiffres n'ont cessé d'augmenter au cours du XVIII^e siècle. Que les enfants trouvés soient placés dans les divers hospices de la ville ou qu'ils soient recueillis à la campagne, environ 60 % d'entre eux succombent au cours de leur première année et 30 % meurent avant l'âge de cinq ans. À Londres, le tableau est similaire. Les statistiques de mortalité de 1730 à 1750 révèlent que 75 % des nourrissons ne vivent pas jusqu'à cinq ans. L'hécatombe ne respectait pas les frontières des catégories sociales : la reine Anne a eu dix-sept ou dix-huit enfants, mais aucun n'a survécu à l'enfance. Chaque année, 40 % des décès concernaient des enfants de moins de cinq ans. L'historien Daniel Teysseire, qui a analysé les références aux enfants dans l'*Encyclopédie* de Denis Diderot et Jean d'Alembert (1751-1777), a conclu qu'être un enfant dans la France du XVIII<sup>e</sup> siècle, c'était être malade. Avec la révolution industrielle et les privations liées au travail mal rémunéré dans des usines et des ateliers insalubres, la santé des enfants, même de ceux qui n'avaient pas été abandonnés ou placés en institution, a commencé à se détériorer.

Malthus et les maisons d'enfants trouvés

> [U]ne grande partie de ces morts prématurées doit être imputée à ces établissements mal à propos nommés philanthropiques… [U]n homme d'ailleurs indifferent sur les moyens, n'aurait rien de mieux à faire que d'établir un nombre suffisant d'hôpitaux d'enfants trouvés, où les enfants fussent reçus sans distinctions ni limites.

T. R. Malthus, *Essai sur le principe de population*, 2 (Paris : Paschoud, 1809), tome 1, livre II, ch. III, p. 414, 417 (trad. Pierre Prévost)

Le sort des enfants innocents est devenu une question de fierté nationale. Avec la montée du libéralisme dans la pensée sociale et politique, les idées de philosophes tels que le médecin John Locke et Jean-Jacques Rousseau reconnaissent la valeur d'une période prolongée d'apprentissage et de jeu chez les jeunes. Associées aux statistiques effroyables, les nouvelles méthodes numériques en médecine ont également orienté les esprits médicaux vers la prévention (voir chapitre 4). Ces sombres perspectives poussent les réformateurs à agir. Mais que faut-il ou que peut-on faire exactement pour sauver la vie des enfants ?

## L'AUBE DE LA PROTECTION DE L'ENFANCE

Lorsqu'ils contractaient les maladies aiguës qui avaient tendance à les frapper, les enfants survivaient rarement. Il fallait admettre que la médecine ne pouvait pas les sauver. La plupart des enfants naissant en bonne santé, l'objectif devrait être de les garder ainsi. La prévention de la maladie devait être la meilleure médecine. Les réformateurs agissent à plusieurs niveaux à la fois : dispensaires et hôpitaux, politiques de promotion de l'hygiène, littérature de conseil, recherche médicale et chirurgicale, et législation.

Ce que les mères veulent et ce dont elles ont besoin

> La mère veut que son enfant soit heureux, qu'il le soit dès à présent, en cela elle a raison; quand elle se trompe sur les moyens, il faut l'éclairer.

Jean-Jacques Rousseau, épigraphe dans Michael Underwood, *Traité sur les maladies des enfants* (1784; Québec: Nouvelle Imprimerie, 1803)

## *Hygiène et conseils*

Les philanthropes ont tenté d'améliorer les conditions de vie dans les maisons d'enfants trouvés. Ils ont également créé des dispensaires pour des soins gratuits, dans un processus similaire au mouvement concurrent de l'asile pour les malades mentaux (voir chapitre 12). Contrairement aux grandes villes du reste de l'Europe, Londres n'avait pas d'hospice pour enfants jusqu'à ce que l'on se rende compte des taux de mortalité élevés. En réponse à cette situation, le marchand Thomas Coram a créé le Foundling Hospital de Londres en 1741. Toutefois, ce rassemblement d'enfants en bonne santé ne pouvait pas garantir leur survie. Coram et ses réformateurs ont immédiatement été mis au défi de trouver un moyen de maintenir en vie les enfants orphelins de mère; une fois encore, l'alimentation artificielle s'est avérée être un échec. Défenseur de l'alimentation artificielle (« allaitement à sec »), le praticien écossais George Armstrong a ouvert un dispensaire pour soigner gratuitement les « enfants pauvres » de Londres en 1767. Armstrong a également rédigé une description de la sténose pylorique. Trois ans plus tard, un dispensaire rival a été inauguré sous la direction de John Coakley Lettsom, qui a lancé des attaques au vitriol contre Armstrong. La philanthropie était devenue politiquement correcte et les médecins se disputaient les feux de la rampe. De 1730 à 1810, les factures de mortalité de Londres ont montré une baisse constante de la mortalité avant l'âge de cinq ans, de 75 à 40 %. De même, dans la France postrévolutionnaire, grâce aux nouvelles dispositions en matière de propreté et de responsabilité dans les établissements de soins pour enfants, la mortalité des nourrissons abandonnés de moins de cinq ans semble avoir chuté de 83 % en 1798 à 13,5 % en 1813.

L'éducation des parents, en particulier des pauvres, est devenue un autre volet de cette attaque sur plusieurs fronts contre la mortalité infantile. Les experts médicaux ont repris la vénérable pratique consistant à offrir des conseils sur la manière d'élever des enfants en bonne santé. Les directives de l'hôpital pour enfants trouvés de Londres étaient fondées sur l'*essai* de 1748 de William Cadogan, qui écrivait (d'abord anonymement) à contre-courant de la tradition en prescrivant des vêtements amples (plutôt que l'emmaillotage), un bain quotidien et l'allaitement maternel. En 1761, l'hygiéniste suisse Simon A. Tissot a établi des règles pour la santé physique et mentale par le chauffage et l'aération des maisons, une alimentation modérée et l'exercice. Tissot a été l'un des premiers à décrire les dangers de la masturbation, qui a été présentée comme une cause de dégénérescence somatique et morale jusqu'au XXe siècle. Des instructions similaires sont apparues en Allemagne, où l'« hygiène scolaire » a vu le jour. Dans son traité de 1780, Johann Peter Frank stipule les obligations de l'État en matière de soins et d'éducation des enfants. L'ouvrage de Frank a inspiré le *Catéchisme de santé (*1794) de Bernhard C. Faust, largement diffusé et souvent traduit. Par inadvertance, ou peut-être délibérément, le mouvement d'hygiène sociale avait toutefois tendance à rendre les mères et les infirmières responsables de la souffrance et de la perte de leurs enfants.

Communiquer ces conseils aux masses souvent analphabètes, en particulier aux mères, n'était pas toujours facile. En certains lieux, des récompenses monétaires pour la survie et le nombre d'enfants ont été établies. Des vestiges de ces programmes subsistent aujourd'hui: la France et le Québec maintiennent des allégements fiscaux pour *les familles nombreuses* dans le cadre de politiques de natalité actives, mais souvent critiquées. L'alphabétisation croissante des femmes a ouvert la voie à la littérature de conseil pour les familles (almanachs et manuels d'auto-assistance) qui contenait souvent des doses libérales de philosophie morale, à commencer par la *Primitive Physic* de John Wesley (1746). La *Domestic Medicine* (1769) du médecin écossais William Buchan a été publiée de nombreuses fois et traduite dans au moins sept langues, et ce, jusqu'en 1913. Une multitude d'imitateurs et d'« améliorations » ont suivi. Destinés à une élite rurale, ces livres de « médecine familiale » étaient novateurs en ce qu'ils mettaient l'accent sur les soins à prodiguer aux enfants. Les médecins universitaires ont également participé à ce mouvement.

En Allemagne, l'éminent professeur libéral Christoph W. Hufeland a publié une vulgarisation, *Die Kunst das menschliche Leben zu verlängern (L'Art de prolonger la vie des hommes)* (1798), deux ans après avoir lancé un premier périodique médical. De même, l'édition québécoise de 1803 du traité de Michael Underwood résume ses recommandations aux mères d'enfants malades. La pratique se poursuit avec les travaux de Séverin Lachapelle, professeur d'hygiène à Montréal, qui rédige plusieurs manuels de conseils destinés au grand public et traduit le populaire *Practical Home Physician* du professeur Henry M. Lyman de Chicago. Les recommandations pouvaient varier considérablement et certaines déclarations pleines d'assurance sur l'alimentation néonatale semblaient bien singulières (comme l'introduction précoce de l'œuf ou la suppression de la banane), mais celles-ci ont différé selon les époques. Avec des variations mineures, cette tradition s'est poursuivie avec le manuel populaire du milieu du XXe siècle du Dr Spock (voir ci-dessous) et ses nombreux descendants.

## *Progrès médicaux et chirurgicaux*

Les recherches anatomiques sur les maladies infantiles ont permis de trouver des solutions chirurgicales et médicales à des problèmes de longue date. Même le fœtus a commencé à attirer l'attention lorsqu'en 1827, Hufeland écrit un traité sur les maladies *in utero*. La méthode salvatrice de la trachéotomie pour la diphtérie, suggérée pour la première fois par plusieurs auteurs au début du XVIIe siècle, a été promue par Pierre Bretonneau en 1826. Parmi ces réalisations impressionnantes, il convient de citer la révélation de Jenner, publiée en 1798, selon laquelle la variole bovine pouvait protéger les gens de la variole (voir chapitre 7).

Les maladies chroniques sont également prises en compte. En 1741, Nicolas Andry introduit le mot « *orthopédie* » (dérivé du grec pour « droit » et « enfant »). Son traité décrit des procédures pour la correction du pied bot et des troubles de la hanche (voir figure 13.4). Ses recommandations n'étant pas toutes de nature chirurgicale, il prescrivait également des traitements contre les tics nerveux, la chlorose (anémie), les éruptions cutanées, les problèmes d'ongles, les boutons, les verrues, le zézaiement et le bégaiement. Les enfants sourds apprennent à communiquer grâce aux efforts de J. M. G. Itard en France et de Thomas H. Gallaudet aux États-Unis.

Enfin, la médecine et la chirurgie avaient quelque chose à offrir aux enfants malades ou handicapés. Des hôpitaux spéciaux ont été créés pour le *traitement* (par opposition à l'entreposage) spécifique des enfants souffrant de maladies particulières. Paris a ouvert l'Hôpital des Enfants Malades en avril 1802 sur le site d'un orphelinat beaucoup plus ancien. Aujourd'hui fusionné avec l'Hôpital Necker, il prétend être le plus ancien hôpital pédiatrique du monde dans un sens véritablement médical. Les nourrissons atteints de syphilis néonatale étaient immédiatement transférés dans un hôpital vénérien spécial à Vaugirard, où ils étaient « traités » selon l'ancienne tradition – par des nourrices qui prenaient du mercure, parfois pour leurs propres afflictions syphilitiques, parfois non (voir chapitre 7). Des hôpitaux pour enfants apparaissent également en Allemagne (dans les années 1840), à Londres (1852), à New York (1854), à Bâle (1852), à Philadelphie (1855), à Édimbourg (1860), à Chicago (1865), à Mexico (1868), à Boston (1869, après la fermeture d'un précédent hôpital datant de 1846), à Toronto (1875) et à Montréal (1904). Les médecins espéraient que ces hôpitaux fourniraient des traitements ainsi que des ressources humaines pour la poursuite des recherches. Comme la plupart des patients hospitalisés sont pauvres et sans instruction, les réformateurs envisagent également l'hôpital comme un lieu d'instruction morale.

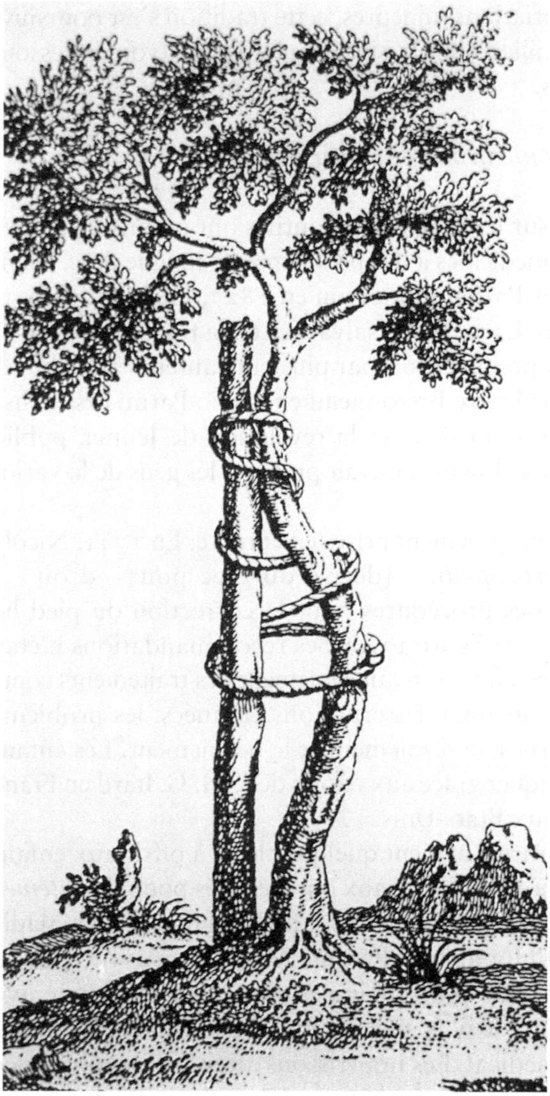

Figure 13.4 L'arbre attaché à un tuteur, symbolisant les objectifs de l'orthopédie. D'après Nicolas Andry, *Orthopédie, ou l'art de corriger et de prévenir les difformités des enfants*, vol. 1, 1743, opp. 211.

## *Professionnalisation de la pédiatrie*

Les décennies suivantes virent la professionnalisation de la pédiatrie en tant que spécialité à part entière, définie par des chaires, des départements, des associations et des revues. De nombreux périodiques consacrés uniquement à la santé des enfants sont lancés entre les années 1790 et 1920. Une chaire de pédiatrie est inaugurée à Paris en 1879 et à Berlin en 1894, tandis que des associations professionnelles de pédiatrie sont fondées en Allemagne (1883), en Russie (1885) et aux États-Unis (1888). Le conseil de spécialité américain est créé en 1933 et son équivalent canadien en 1937, la certification étant accordée en 1942 par « droits acquis » et en 1946 par examen. Les femmes médecins étaient mieux accueillies dans ce domaine qu'ailleurs (voir chapitre 11).

Convaincus que des solutions sociales pouvaient être trouvées aux problèmes biologiques, de nombreux pédiatres entretenaient des liens avec le libéralisme politique. Le premier président de l'American Pediatric Society, Abraham Jacobi, avait quitté son Allemagne natale après la révolution de 1848. Comme l'affirme le pédiatre et historien Peter C. English, la vision de la pédiatrie de Jacobi reposait sur son concept d'intervention sociale pour lutter contre la mortalité élevée dans les maisons d'enfants trouvés (qui culminait encore à 75 % ou plus). Jacobi pensait que les principales causes de mortalité infantile, notamment la diarrhée et les maladies respiratoires, pouvaient être éradiquées en s'attaquant simplement aux problèmes sous-jacents de la pauvreté et du logement.

Ces nouveaux corps professionnels ont suivi de près la découverte par Koch, en 1882, du *Mycobacterium tuberculosis* et la prise de conscience concomitante que cette tueuse notoire, la tuberculose, pouvait se transmettre par le lait de vache. Les pédiatres ont finalement été en mesure de concevoir des méthodes d'alimentation artificielle plus sûres pour les bébés sans mère, grâce aux innovations en matière de nutrition et de stérilisation. La technologie de la tétine en caoutchouc (brevet américain, 1845) avait été une bénédiction pour l'alimentation artificielle, tandis que la pasteurisation, mise au point par Louis Pasteur en 1864, promettait d'améliorer sa sécurité. À la fin du XIX^e^ siècle, garder les nouveau-nés orphelins en bonne santé semblait enfin être un objectif réalisable.

Au début du siècle, les hygiénistes publics se préoccupent de plus en plus de la mortalité infantile. Des dispensaires de conseils et de soins aux bébés ont été créés dans toutes les grandes villes, à commencer par Paris (1892) et New York (1893) (voir figure 13.5). De même, des dépôts de lait sont créés pour assurer un approvisionnement régulier et abordable en lait propre. La station laitière municipale ouverte à Rochester (New York) en 1897 se targue d'être la première d'Amérique du Nord. Le succès était mesuré par des examens annuels de la mortalité. Montréal avait la réputation d'avoir l'un des taux de mortalité infantile les plus élevés d'Amérique du Nord et ses cliniques de *Gouttes de lait* ont été ouvertes en 1901 pour offrir des services proposant du lait non contaminé (en français et en anglais). Le système s'est rapidement développé pour atteindre vingt-huit dépôts en 1915. Dans les villes et les campagnes, des infirmières de santé publique enseignent aux mères les principes d'hygiène et d'alimentation des nourrissons. Entre 1905 et 1911, des conférences internationales sur l'approvisionnement en lait se sont tenues

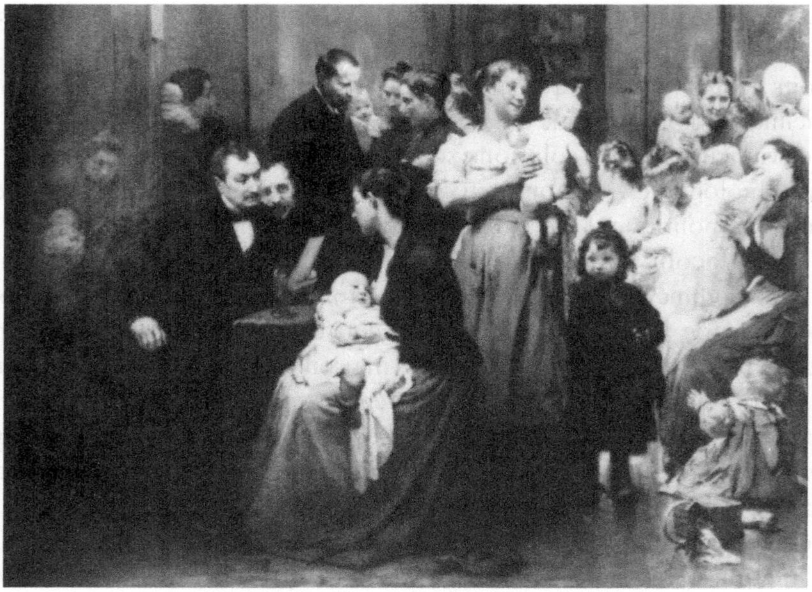

Figure 13.5 Dans une clinique d'une banlieue pauvre de Paris, des médecins donnent des conseils et du lait aux mères désireuses de garder leur bébé en bonne santé. *La Goutte de Lait de Belleville*, détail d'un triptyque d'Henri Geoffroy, Musée de l'Assistance Publique, Paris.

à Paris, Bruxelles et Berlin, mais les discussions se sont étendues à toutes les causes de décès des nourrissons.

Avec l'amélioration de l'hygiène, les taux de mortalité ont commencé à baisser; toutefois, avant l'apparition des antibiotiques et des vaccins contre d'autres maladies infantiles, le pouvoir salvateur de l'hygiène seule était limité. Dans leur étude sur les États-Unis vers 1900, Preston et Haines ont démontré que la mortalité infantile s'élevait toujours à 20 %. Parallèlement, ce chiffre se situait aux alentours de 17 % en France et au Canada. Partout une certaine baisse de la mortalité a peut-être été plus apparente que réelle, car elle a coïncidé avec une fiabilité accrue de l'enregistrement des naissances. Il est important de se rappeler, cependant, que les premiers succès peuvent également s'expliquer par une volonté générale de maintenir les enfants en vie (voir le paragraphe concernant la pédiatrie sociale, ci-dessous).

## LA MÉDICALISATION DE LA CROISSANCE

Au début du XXᵉ siècle, plusieurs découvertes passionnantes ont fait que ce qui relevait auparavant du domaine des femmes sages et des entrepreneurs est devenu la chasse gardée des médecins, des scientifiques et des géants industriels

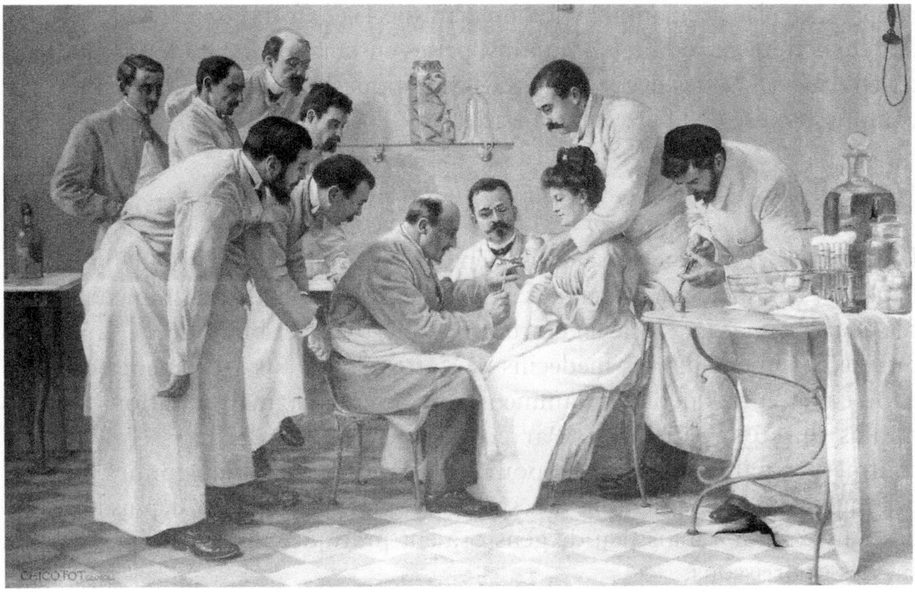

Figure 13.6 Entouré d'adultes inquiets, un enfant atteint de diphtérie est intubé par un médecin, qui est peut-être un partisan du débat sur l'intubation par rapport à la trachéotomie. Les lignes de fuite du tableau convergent vers la gorge de l'enfant. *Le tubage*, attribué à G. Chicotot, 1904, Musée de l'Assistance Publique, Paris.

(voir figure 13.6). Ces découvertes comprennent la théorie des germes, les vaccins, l'anatoxine diphtérique, les hormones, la génétique, les vitamines et les antibiotiques. Un à un, les fléaux de l'enfance ont été considérablement réduits, voire éliminés: rougeole, diphtérie, oreillons, coqueluche, scarlatine et rhumatisme articulaire aigu avec ses complications cardiaques et rénales. Une épidémie de poliomyélite au début des années 1950 a été endiguée par l'arrivée des vaccins Salk et Sabin; les experts prédisent aujourd'hui l'éradication mondiale de cette maladie (voir chapitre 7). Même les anomalies congénitales, notamment les cardiopathies et la dysplasie de hanche, qui condamnaient autrefois les enfants à une dépendance chronique, voire à une mort précoce, peuvent désormais être réparées, ce qui leur permet d'atteindre la maturité en tant que membres productifs de la société. De nombreux chirurgiens ont apporté une contribution importante à ces efforts (voir chapitre 10). Les handicaps de l'enfance, en particulier l'arriération mentale, ayant été considérés comme un problème de prévention, des efforts concertés ont été déployés pour éliminer les causes médicales de ce problème – syphilis congénitale, maladie hémolytique rhésus du nouveau-né, ictère nucléaire, rougeole, méningite à *Hemophilus influenzae*, hypothyroïdie congénitale, phénylcétonurie et syndrome de rubéole congénitale – grâce au dépistage néonatal et à la vaccination. Après un demi-siècle d'efforts concertés, ces causes ont été nettement réduites; toutefois, prises ensemble, elles ne représentaient qu'environ 16 % des décès en 1950. Les critiques estiment que cette prise en compte sérieuse de la prévention est ignorée et sous-financée.

### *Sous-spécialisation*

La pédiatrie commença à se diviser en diverses sous-spécialités, définies par l'âge de l'enfant. Les enfants plus âgés étaient les bénéficiaires immédiats des réalisations du XIXe siècle en chirurgie: l'anesthésie et l'antisepsie (voir chapitre 10). Cependant, les médecins ne s'attendaient pas à ce que les enfants handicapés et très petits, notamment ceux atteints de malformations congénitales du cœur, survivent. Par conséquent, les médecins n'étaient pas tourmentés par des tentatives pour les sauver. Les trachéostomies étaient pratiquées dans des situations désespérées, comme la diphtérie, depuis le début des années 1800, mais peu de gens osaient pratiquer une chirurgie élective sur des nourrissons.

Le chirurgien William E. Ladd de Boston s'est précipité en Nouvelle-Écosse avec de nombreux autres Américains à la suite de l'explosion massive de 1917 à Halifax, qui avait provoqué la mort de 2000 personnes et qui en avait blessé 9000 autres. De retour à Boston, son expérience du traitement des enfants blessés l'a incité à mener des recherches et à établir le premier programme de formation en chirurgie pédiatrique (1926). En 1941, il rédige le premier manuel de chirurgie pédiatrique avec son ancien résident Robert E. Gross qui, en 1938, avait été le premier à pratiquer une opération sur les « bébés bleus » souffrant d'une persistance du canal artériel.

En 1943, la cardiologue pédiatrique Helen Taussig a incité le chirurgien Alfred Blalock à se pencher sur un problème cardiaque congénital, la tétralogie de Fallot. Le jeune assistant compétent de Blalock, l'Afro-Américain Vivien Thomas, a exploré les possibilités en utilisant plus de deux cents chiens, jusqu'à ce qu'il ait mis au point une approche fiable (voir figure 13.7). Les trois premiers essais sur l'homme ont été publiés en 1945, sans que Thomas en soit crédité. Une anomalie cardiaque encore plus rare, la transposition des grands vaisseaux, a été corrigée par des procédures conçues par Åke Senning de Stockholm (1957) et William Mustard de Toronto (1963). Les survivants de cette maladie autrefois mortelle vivent aujourd'hui jusqu'à un âge moyen, après avoir été opérés alors qu'ils étaient encore des nourrissons.

La néonatologie est née de réalisations spécifiques dans les années 1950. En 1952, l'anesthésiste new-yorkaise Virginia Apgar a mis au point un score simple pour évaluer rapidement l'état du nouveau-né (voir chapitre 11). En 1958, la photothérapie a été introduite pour la jaunisse du nouveau-né,

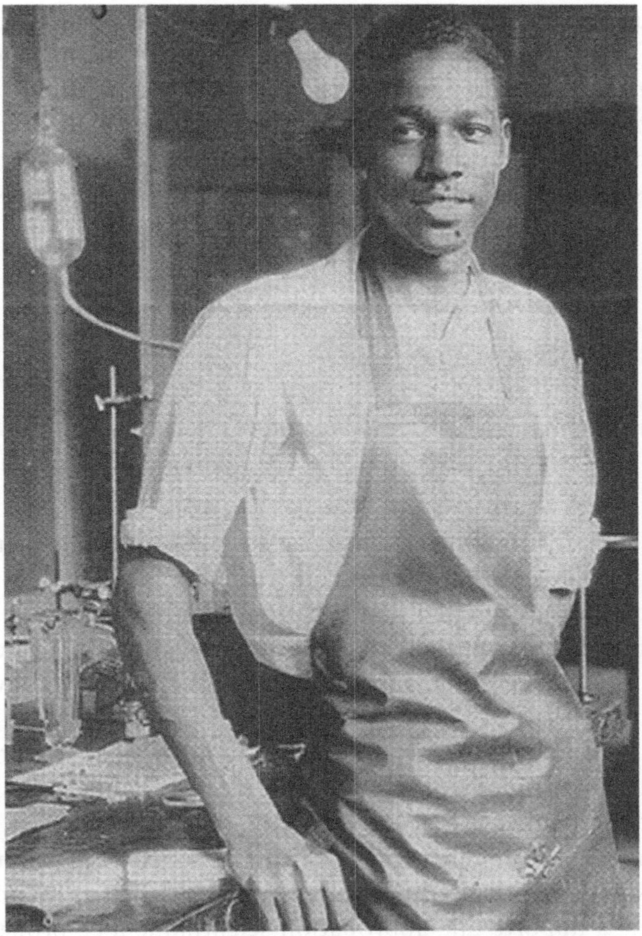

Figure 13.7 Vivien Thomas, l'assistant chirurgical talentueux, mais méconnu, d'Alfred Blalock. Domaine public, Wikimedia Commons.

réduisant ainsi considérablement les séquelles d'un problème très courant. Le rôle du surfactant dans le syndrome de détresse respiratoire des prématurés a été découvert par Mary Ellen Avery et Jere Mead en 1959; il est à l'origine des progrès technologiques qui ont permis de sauver la vie de nourrissons à seulement vingt-quatre semaines de gestation. À Philadelphie, C. Everett Koop a créé la première unité de soins intensifs chirurgicaux néonatals en 1956. Il a également conçu des procédures pour corriger les blocages du tube digestif et est devenu le premier rédacteur en chef du *Journal of Pediatric Surgery* (1966). Koop a ensuite occupé le poste influent et controversé de chirurgien général des États-Unis (1982-1989).

En continuant à mettre l'accent sur la prévention, les médecins ont rapidement pris conscience du danger du tabagisme, de l'alcoolisme et de la toxicomanie chez la mère. En 1963, la prévention immunologique de l'érythroblastose fœtale chez les enfants non encore conçus pouvait être réalisée par l'administration d'anticorps rhésus à la mère Rh-négative (voir chapitre 8). Au milieu des années 1960, la pédiatrie est fortement sous-spécialisée.

### *Génétique et eugénisme*

> Pas de bébé, pas de nation.
>
> Helen MacMurchy, *The Canadian Mother's Book*, The Little Blue Book Mothers' series, n° 1 (Ottawa : Ministère de la Santé, 1927), 8

Dès ses débuts, le mouvement d'hygiène sociale était intimement lié aux aspirations des nations développées. Les enfants représentaient l'avenir ; leur bien-être reflétait celui de l'État. Les nouvelles possibilités de sauver la vie des nourrissons ont soulevé une question plus profonde : toutes les vies doivent-elles être sauvées ? Ou, autrement dit, tous les citoyens devraient-ils devenir parents ?

Le mot « eugénisme » a été inventé en 1883 par le physiologiste britannique Francis Galton pour signifier « reproduction idéale ». D'une part, la science pouvait identifier et prévenir les maladies héréditaires ; d'autre part, les populations et les idéologies dominantes pouvaient utiliser ces connaissances à des fins politiques en définissant la « supériorité » (voir chapitre 15). La philosophie de l'eugénisme a apporté une approbation scientifique à ce projet. On sait depuis longtemps que les maladies sont héréditaires, mais on ignore comment cela se produit ; la nature et l'éducation font l'objet d'un débat animé. En 1902, A. E. Garrod a démontré que les lois mendéliennes régissaient l'héritage de l'alcaptonurie, ce qui en faisait la première maladie humaine à être identifiée comme « génétique ». Très vite, les scientifiques ont établi un lien entre une série d'anomalies congénitales et la génétique (voir chapitre 4). Le fait de situer ces problèmes complexes dans la structure de l'ADN a permis d'orienter le conseil génétique et d'inviter à la recherche de nouvelles biotechnologies pour les prévenir ou les contrôler. Les nations et les médecins ont eu recours à des mesures parfois draconiennes pour produire une génétique « idéale ».

Ni des « monstres » ni des « réactionnaires simples d'esprit », les eugénistes « se considéraient comme des progressistes qui cherchaient à marier la science, la médecine et le bien-être social » (A. McLaren, *Eugenics in Canada, 1885-1945* [1990], 166). Certains, comme Charles Davenport qui était directeur du Cold Spring Harbor Laboratory, étaient attirés par l'eugénisme à partir de travaux scientifiques sur l'hérédité. Davenport a étudié les effets dégénératifs présumés du « croisement des races » (métissage). Des bureaucrates et des éducateurs enthousiastes, comme la médecin canadienne Helen MacMurchy, ont également souscrit à un idéal blanc, de classe moyenne et protestant (voir chapitre 11). Leurs initiatives étaient présentées de manière séduisante sous la forme d'une « aide » aux « sans défense » et étaient centrées sur les questions d'immigration, d'éducation et de stérilisation des « faibles d'esprit ». Le caractère apparemment raisonnable de ces solutions, qui favorisent ce qui constitue aujourd'hui des atteintes choquantes aux libertés civiles, nous rappelle qu'il est difficile d'identifier toutes les subtiles complexités d'un processus d'intervention avant qu'il n'ait lieu. À partir des années 1930, l'eugénisme a été discrédité à différents moments dans les nations, mais son glas a été sonné par les révélations de l'après-guerre sur les expériences nazies. Néanmoins, il s'est poursuivi légalement sans consentement chez certaines populations et dans certains pays, comme chez les femmes autochtones ou celles avec déficience intellectuelle au Canada jusque dans les années 1970, et au Japon jusque dans les années 1990. L'indemnisation des victimes de la stérilisation forcée n'est toujours pas complète.

### *Vitamines et nutrition*

La découverte des vitamines est l'une des réalisations scientifiques du XXe siècle les plus fascinantes du point de vue pédiatrique. Depuis l'Antiquité, la manipulation du lait, de la nourriture et des pratiques alimentaires était le pilier de la thérapie pour les enfants. Avec le concept des vitamines, un certain nombre de maladies vagues et apparemment infectieuses ont été transformées en carences alimentaires spécifiques, qui pouvaient désormais être identifiées et prévenues par la science.

Bien avant que la vitamine C n'ait été concevable, on savait que sa maladie de carence, le scorbut, était le résultat d'une mauvaise alimentation. Au XVIe siècle, des indigènes ont montré à Jacques Cartier comment la prévenir et lui ont donné la recette d'un thé spécial (voir chapitre 5). En 1753, le capitaine anglais James Lind décrit son expérience de 1747 sur les propriétés antiscorbutiques du jus d'orange (bien que bouilli) ; l'habitude de transporter des agrumes serait à l'origine de l'épithète britannique « limey ». Ces maladies sont des exceptions. De nombreuses autres affections, dont on sait maintenant qu'elles résultent de carences alimentaires, ne pouvaient être distinguées des infections. Comme les épidémies de grippe ou de rougeole, les carences se manifestaient sous forme de « flambées » dans des populations spécifiques, localisées dans le temps et l'espace. Après l'avènement de la théorie des germes, des chercheurs avides de connaissances ont recherché les causes bactériennes de la pellagre ou du rachitisme et ont découvert que ces « épidémies » étaient d'origine nutritionnelle plutôt qu'infectieuse.

En 1896, le médecin néerlandais Christiaan Eijkman a remarqué que des pigeons nourris avec du riz poli, supposé de « meilleure qualité », développaient une maladie paralytique ressemblant au béribéri humain, qui disparaissait avec un régime à base de riz complet de « mauvaise qualité ». En 1901, son collègue Gerrit Grijns a émis l'hypothèse que la coque du riz contenait une substance anti-béribéri. De même, l'Américain Joseph Goldberger, travaillant dans les États du Sud, démontre que la pellagre est une carence alimentaire par des expériences sur des prisonniers en échange de leur grâce. Pourtant, ses résultats ne sont pas crus. En 1916, frustré, Goldberger tente de transmettre la pellagre à lui-même et à ses associés en inoculant ou en ingérant des sécrétions et du sang de personnes atteintes. L'échec de leur expérience fut considéré comme une preuve de la nature non infectieuse de la maladie, mais certains refusèrent encore d'abandonner la théorie infectieuse.

La recherche chimique sur les vitamines a finalement permis de trouver des causes et des traitements spécifiques pour des maladies auparavant vagues et aux effets très répandus. Le mot « vitamine » (de « vita » [vie] et « amine » [unité chimique]) a été inventé en 1912 par le biochimiste polonais Kazimierz Funk pour exprimer la nouvelle théorie des nutriments essentiels. Frederick Gowland Hopkins considérait également les vitamines comme des catalyseurs nutritionnels liés aux hormones. Il a étudié les régimes synthétiques et l'alimentation lactée chez les rats.

Au cours des cinquante années suivantes, les vitamines individuelles ont été reconnues, nommées, isolées et synthétisées (voir tableau 13.2). Une fois le concept biochimique mis en place, le temps écoulé entre la reconnaissance et l'isolement ou la purification de chaque vitamine a été considérablement réduit. Par exemple, dans le cas de la thiamine (B1), trente ans se sont écoulés; en revanche, le délai a été ramené à moins de deux ans pour la riboflavine (B2) et la vitamine K (appelée ainsi par Henrik Dam pour son rôle dans la *Koagulation*). Reflétant l'atmosphère enivrante générée par ces recherches, les prix Nobel ont été rapidement attribués: Hopkins et Eijkman (1929); Whipple (partagé, 1934); Szent-Györgyi (1937) et Dam (1943).

La réduction chimique des aliments pour nourrissons à des éléments constitués de vitamines, de protéines, de graisses et de glucides n'a fait que renforcer l'autorité croissante des médecins. Désormais, la composition des « préparations pour nourrissons » peut être très proche de celle du lait maternel. L'accent est mis sur la stérilité et les horaires stricts, tandis que les experts médicaux expliquent comment les bébés peuvent être nourris artificiellement pour répondre aux inquiétudes des mères et aux aspirations financières de

Tableau 13.2
Jalons de l'histoire des vitamines

| | *Nommé ou postulé par* | *Année*[a] | *Purifié ou isolé par* | *Année*[a] | *Découverte d'une structure ou d'une synthèse* |
|---|---|---|---|---|---|
| A | Bloch | 1924 | Karrer | 1931-1937 | 1937 |
| B1 | Eijkman et Grijns | 1896 | Jansen | 1926 | 1936 |
| B2 | BMRC/Warburg | 1927-1932 | Kuhn | 1933 | 1935 |
| B3 | Goldberger/Voegtlin | 1914-1915 | Funk/Subbarow | 1914-1937 | 1937 |
| B6 | György | 1936 | Keresztesy et al. | 1938 | 1938 |
| B12 | Whipple | 1922 | Rickes et al. | 1948 | 1955 |
| C | Funk | 1911 | Szent-Györgyi | 1928 | 1933 |
| D | Mellanby (chimie) | 1918 | Pappenheimer | 1921 | 1922 |
| | Huldschinksy (lumière) | 1919 | Angus | 1931 | |
| E | Evans et al. | 1922-1923 | Evans et al. | 1936 | 1938 |
| K | Dam | 1934 | Dam | 1939 | 1939 |

[a] Les années indiquent la date de la recherche ou de la publication.

*Sources*: *Goodman and Gilman's Pharmacological Basis of Therapeutics* (New York: McGraw-Hill, 2018, et éditions précédentes); Roman J. Kutsky, *Handbook of Vitamins and Minerals and Hormones*, 2e d. (New York: Van Nostrand Reinhold, 1980).

l'industrie. Les enfants orphelins de mère devaient en bénéficier, mais l'impact de cette réalisation s'est étendu aux nourrissons en bonne santé des femmes ordinaires, qui faisaient confiance à la science pour garantir que leurs bébés recevraient suffisamment de lait de bonne qualité. Les céréales pour nourrissons Pablum ont été inventées en 1931 à l'Hospital for Sick Children de Toronto par Theodore Drake, Frederick Tisdall et Alan Brown, qui s'inquiétaient de la malnutrition des enfants lorsque les femmes abandonnaient l'allaitement maternel. Ironiquement, les substituts du lait n'ont jamais pu égaler la valeur immunologique du lait maternel et la simple tétine en caoutchouc, autrefois louée pour avoir sauvé les nourrissons de l'étouffement ou de la famine, est devenue la cible de mises en garde toxicologiques.

Comme l'ont montré les historiennes Rima Apple et Katherine Arnup, les médecins ont continué à préconiser l'allaitement maternel, même s'ils ont fourni davantage d'informations sur l'alimentation artificielle. Mais les biberons ont gagné. Au début des années 1970, moins d'un tiers des enfants nord-américains étaient allaités au sein. Inquiets de cette tendance, la Ligue La Leche (fondée en 1956) et les professionnels de la santé ont activement promu un retour aux méthodes naturelles, craignant que l'allaitement maternel ne continue à décliner à mesure que les femmes se familiariseraient avec cette pratique. Une fois de plus, un changement des valeurs culturelles, combiné à un scepticisme accru à l'égard de l'expertise scientifique, a permis aux militants d'inverser la tendance et de favoriser le renouveau de l'allaitement maternel à la fin du XX$^{e}$ siècle. Néanmoins, l'industrie est critiquée pour continuer à promouvoir ses préparations pour nourrissons, plus coûteuses et moins efficaces, dans les pays en développement.

Seins, bovins et bébés

> Le lait maternel est pour les bébés ; le lait de vache est pour les veaux… Le lait maternel est le meilleur parce qu'il n'a pas besoin d'être réchauffé, que vous pouvez l'emmener en pique-nique, que le chat ne peut pas l'attraper et qu'il est présenté dans de si jolis récipients.

Alan Brown, cité dans K. Arnup, *Education for Motherhood: Child-Rearing Advice for Canadian Mothers* (Toronto : University of Toronto Press, 1994), p. 97

Une direction intéressante prise récemment par les chercheurs explore l'histoire de la nourriture elle-même (nutrition, recettes, régimes, préparation, goût) et l'accès à celle-ci ; certaines études explorent des articles individuels tels que le sucre, le café, les tomates, le chocolat. Bien qu'ils ne soient pas toujours considérés comme « médicaux », ces projets sont intimement liés à l'environnement, à l'économie, aux conflits, à la durabilité et, bien sûr, à la santé.

## CONSEILS DES EXPERTS AUX PARENTS : DR BLATZ ET DR SPOCK

La recherche comportementale et psychologique s'est installée dans le vide, créé par la conquête des tueurs biologiques dans les pays développés. L'étude de l'enfant et la médecine de l'adolescent sont devenues de nouveaux domaines distincts mettant l'accent sur le bien-être comportemental et psychologique. Le sociologue Sydney Halpern a suggéré que la tendance privilégiant le psychologique par rapport au biologique dans la pédiatrie universitaire était influencée par les agences de financement gouvernementales.

Dès 1924, le médecin et psychologue William Blatz était à la tête d'un centre d'étude de l'enfance à l'Université de Toronto, où il a développé une approche relativement permissive de l'éducation des enfants. Parmi ses nombreuses activités, Blatz dirigeait des recherches controversées sur les quintuplées Dionne (nées en 1934), dont la pouponnière est devenue un « laboratoire » pour l'analyse de la nature et de l'acquis dans le développement de l'enfant (voir illustration 13.8). Le gouvernement de l'Ontario a mis fin au projet en 1938

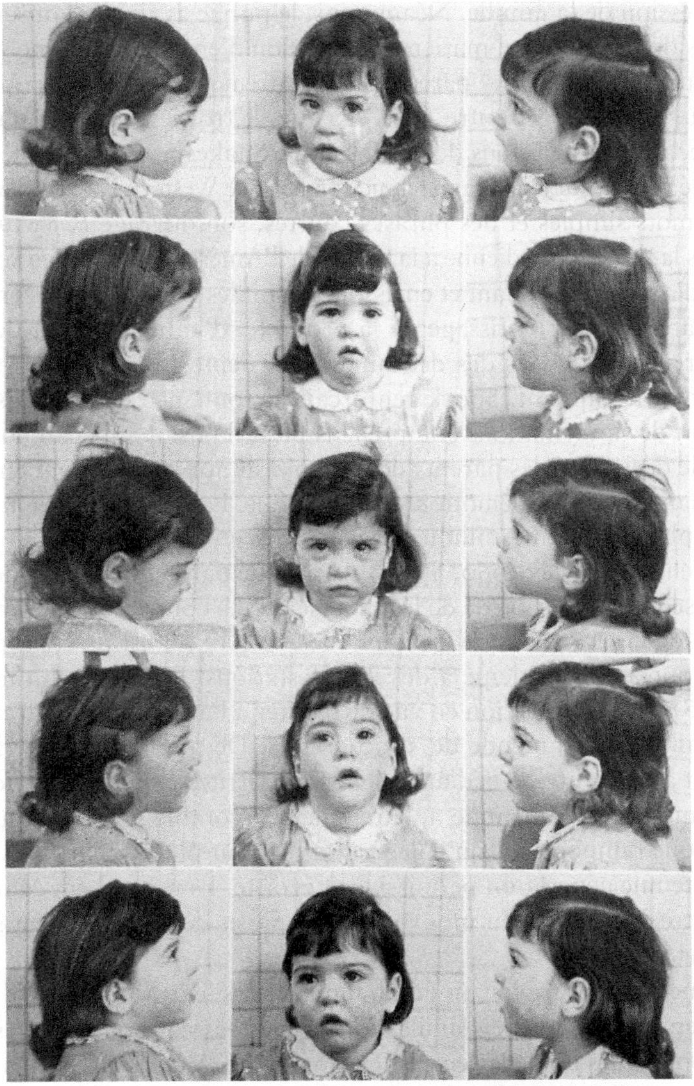

Figure 13.8 Cette image composite reflète les préoccupations des enquêteurs dans leur étude de l'inné et de l'acquis, mais elle est également éloquente quant aux incursions « scientifiques » désormais inacceptables dans la vie de ces cinq enfants et de leur famille. Extrait de J. W. MacArthur et Norma Ford Walker, « Biological Study of the Dionne Quintuplets », dans W. E. Blatz et al., *Collected Studies on the Dionne Quintuplets* (Toronto : University of Toronto Press, 1937), frontispiece.

sous la pression de la famille. Néanmoins, le public avait pris conscience des promesses de la science en matière d'éducation d'enfants en bonne santé.

Le manuel de conseils aux parents du pédiatre new-yorkais Benjamin Spock est devenu, à son apogée entre 1946 et 1992, le troisième livre le plus vendu au monde, après les éditions de la Bible et de Shakespeare. Diplômé de Yale, Spock a été professeur à la Mayo Clinic et à la Case Western Reserve University. Avec des mots simples et des phrases courtes, son ouvrage *Baby and Child Care* a mis la théorie freudienne à la portée de l'Américain moyen en soulignant le besoin d'amour de l'enfant et en assouplissant les normes rigides en matière d'alimentation, d'apprentissage de la propreté, d'habillement et de jeu qui avaient prévalu au cours des décennies précédentes. On ne peut pas gâter un enfant en le cajolant. Spock renforçait la confiance des parents en leur fournissant des informations compréhensibles; il faisait appel au bon sens et rassurait le désir inné des parents de faire plaisir aux enfants tout en guidant leur croissance physique, émotionnelle et morale. La première édition de 1946 se vend à plus d'un demi-million d'exemplaires en dix mois.

Au milieu des années 1960, Spock est choqué par la guerre du Vietnam et l'anéantissement d'une partie de la jeunesse qu'il a contribué à élever. En tant qu'ardent défenseur du désarmement et de la paix, il est arrêté à plusieurs reprises pour avoir participé à des manifestations. En 1968, il a même été condamné pour conspiration en vue de résister à l'appel sous les drapeaux et s'est vu infliger une amende de 5000 dollars. De nombreux Américains se retournent alors contre le pédiatre vieillissant, irrités par son adoption d'une position antigouvernementale apparemment favorable au communisme. Ils affirment que l'importance qu'il accorde à l'amour plutôt qu'à la discipline a rendu toute une génération permissive et égoïste. Ils reprochent également à Spock d'être à l'origine du mouvement hippie et de sa révolution sexuelle, politique et sociale.

Spock nie que son travail ait eu un impact aussi extraordinaire. Il fait état de bouleversements culturels similaires dans des pays où son œuvre est inconnue, et il oppose les bouleversements en Amérique à leur absence dans d'autres nations où son livre a eu le même succès. Il a également modifié sa position sur certains sujets, comme la circoncision. Les spécialistes sont réticents à accepter la modeste évaluation que Spock fait de sa propre influence, même s'ils critiquent des aspects datés de ses idées. En effet, on lui attribue aujourd'hui la perte d'environ 50 000 enfants victimes du syndrome de mort subite du nourrisson (SMSN), en raison de sa recommandation largement suivie selon laquelle les bébés doivent dormir sur le ventre pour éviter la pneumonie d'inhalation. Ce n'est que dans les années 1990 qu'il a été démontré que la position du sommeil était associée au SMSN, une maladie qui n'a été reconnue qu'en 1969, vingt ans après la parution de son livre. Cette information est souvent utilisée pour montrer l'énorme pouvoir de la littérature de conseil.

Ne craignant jamais la publicité, le pédiatre nonagénaire a participé à une conférence de presse en septembre 1992 pour défendre l'allaitement maternel et mettre en garde contre les dangers du lait entier au début et à la fin de la vie. Fidèle à lui-même, il a réussi à provoquer la colère des producteurs de lait et des intérêts commerciaux dans toute l'Amérique du Nord. Toujours un best-seller, *Baby and Child Care* a été traduit en trente-neuf langues et s'est vendu à cinquante millions d'exemplaires en 1998. La dixième édition est parue en 2018, vingt ans après la mort de l'auteur.

## PÉDIATRIE SOCIALE

Après le mouvement d'hygiène sociale, davantage de nourrissons ont survécu jusqu'à l'âge adulte, mais les statistiques trahissent toujours un déséquilibre fondé sur la classe sociale et la géographie. La prise de conscience du fait que les dispositions sociales définissent la santé de l'enfant n'est pas égale dans toutes les nations (ni même au sein de chaque nation). Les enfants américains des zones densément peuplées et ceux qui sont défavorisés par la pauvreté, l'appartenance ethnique ou l'abandon n'ont pas bénéficié de la même espérance de vie que leurs pairs plus privilégiés; des écarts considérables persistent. Au Canada, la mortalité infantile et juvénile a chuté entre 1900 et 2000, passant d'environ 300 décès pour 1000 naissances à seulement 6. Au cours des deux dernières décennies, elle a encore diminué pour atteindre 5 pour 1000, mais les différences régionales et économiques persistent. Néanmoins, certains enfants pauvres étaient en bonne santé. Peu à peu, les pédiatres ont commencé à réévaluer les avantages de pratiques d'éducation des enfants autrefois jugées primitives, comme l'emmaillotage, et ont redécouvert ce que les mères savaient depuis toujours.

### *Travail, expérimentation et abus des enfants*

Les lois contre l'infanticide, comme celles contre le meurtre, existent depuis longtemps dans les pays occidentaux, mais elles ne sont appliquées que sporadiquement. Les mères condamnées paient rarement la totalité de la peine, surtout si elles sont célibataires et pauvres. La législation visant à protéger les enfants est vulnérable à la façon dont la société estime leur valeur. Les lois sur le travail des enfants relèvent d'un mécanisme similaire.

Au début du XIX^e^ siècle, les jeunes enfants étaient recrutés comme main-d'œuvre dans des conditions intolérables, décrites de façon frappante dans les romans de Charles Dickens ou encore dans le roman emblématique *Les Misérables* de Victor Hugo. Dans les années 1830 en Grande-Bretagne et dans les années 1840 en France, des lois contre le travail des enfants dans les usines ont été promulguées. En Amérique du Nord, l'économie était fondée sur le travail agricole et l'industrialisation est arrivée plus tard. Par conséquent, la législation visant à protéger les enfants dans les usines et les mines sur ce continent n'a pas été adoptée avant les années 1870 et 1880. Toutefois, ces lois ne s'appliquaient pas de la même manière à tous les enfants. L'historien Stephen J. Taylor a mis au jour les horreurs subies par les enfants jugés fous et envoyés dans des asiles, ainsi que le travail des sociétés d'assistance qui jugeaient les parents en fonction de leur catégorie sociale.

Les orphelins de Londres (pour lesquels le travail était censé être interdit) sont de plus en plus nombreux et désespérés. Le prédicateur et médecin Thomas J. Barnardo fonda des foyers dans toute la Grande-Bretagne mais, en 1868, il envoya certains de ces enfants vers des familles ou des lieux de travail en Australie et au Canada. Le mince filet d'eau est devenu un torrent, entraînant l'émigration de près de 80 000 enfants britanniques (dont au moins 20 000 étaient des « garçons » ou des « filles Barnardo ») avant que cette pratique ne soit abolie en 1925. De nombreux enfants démunis se sont peut-être vu épargnés d'une courte vie dans les rues de Londres mais, comme Joy Parr l'a montré, la plupart sont devenus des enfants travailleurs plutôt que des enfants adoptés. Au moins un tiers des jeunes ainsi exportés n'étaient pas orphelins. Environ 10 % de ces derniers étaient issus de groupes sociaux défavorisés et furent ainsi exilés dans une forme d'« enlèvement philanthropique » contre la volonté ou à l'insu de leurs parents. Des mesures étaient prises pour assurer le bien-être des enfants pris en charge et leurs salaires étaient soigneusement collectés. Toutefois, le système Barnardo réduisait également les coûts de prise en charge des enfants abandonnés dans le pays d'origine, ce qui permettait d'assouvir les intérêts financiers des banques et des agences directement impliquées. Les circonstances particulières ont toujours fourni de nouvelles justifications pour maintenir les enfants au travail plutôt qu'à l'école. Le travail des enfants reste un problème d'importance mondiale, l'UNICEF estimant que 134 millions d'enfants âgés de cinq à quatorze ans sont engagés dans le travail en 2024.

Les « fermes à bébés » illustrent également l'ambivalence de l'application des lois visant à protéger les enfants. Les foyers pour mères célibataires et leurs enfants servaient de « marché noir » pour l'adoption. La législation de la fin du XIXe siècle visant à limiter cette pratique n'a pas été appliquée, et de nombreuses fermes à bébés ont fonctionné illégalement sous l'apparence d'hôpitaux privés. Par exemple, les normes d'hygiène laxistes, la cruauté et les taux de mortalité élevés (mais non signalés) de l'Ideal Maternity Home en Nouvelle-Écosse étaient bien connus des habitants de la région entre 1925 et 1945. Cependant, ils n'ont pas fait l'objet d'une grande attention avant le rapport de 1988 produit par la journaliste d'investigation Bette Cahill, intitulé *Butterbox Babies* – une sinistre allusion aux cercueils de fortune dont se souvenaient les anciens employés de la maison.

La médecine, elle aussi, a connu une évolution des attitudes législatives concernant les enfants en tant que sujets expérimentaux. Pendant plusieurs siècles, elle s'est efforcée d'aider les enfants en étudiant les maladies qui leur sont propres. Le vaccin antivariolique de Jenner a été testé sur un garçon de huit ans, qui a ensuite été contaminé par la variole active pour prouver son efficacité (voir chapitre 7). D'autres essais du XIXe siècle – sur la prévention de la rougeole, par exemple – consistaient à inoculer du sang de cas actifs à des enfants dans les hospices et les orphelinats des grandes villes. Comme l'ont montré plusieurs historiens, les enfants placés en institution ont été utilisés de la même manière dans le cadre de recherches sur d'autres vaccins, infections et maladies nutritionnelles – pour leur plus grand bonheur, pensait-on, lorsque les expériences étaient un « succès ».

Toutes les expériences ne sont pas couronnées de succès : elles peuvent aussi causer de la douleur et de la souffrance. En 1970, l'indignation publique a accueilli la découverte que, pendant quinze ans, des enfants souffrant de lourds retards mentaux avaient été délibérément infectés par une hépatite « inévitable » à la Willowbrook State School de New York, avec le prétendu consentement des parents. Il en est résulté une législation visant à contrôler la recherche biomédicale (États-Unis, 1974 ; Canada, 1978) et l'établissement ultérieur de lignes directrices et de codes de conduite pour l'utilisation éthique de tous les sujets humains, en particulier les enfants. De même, en 2013, l'historien Ian Mosby a révélé des expériences menées entre 1942 et 1952. Il s'agissait de protocoles qui impliquaient la malnutrition délibérée d'enfants autochtones. Elles étaient parrainées en partie par le Milbank Memorial Fund américain et dirigées par les Canadiens Percy Moore et Frederick Tisdall, experts en nutrition et co-inventeurs du Pablum. Selon une recommandation de l'Union européenne (1975) et les lignes directrices de l'OMS (2002), d'autres pays ont suivi avec les lois, par exemple la France (1988).

Comme tout le monde le sait maintenant, la maltraitance des enfants peut se produire tout aussi bien à la maison qu'à l'école ou n'importe quel autre contexte social. Ce fléau répandu a été reconnu en tant que préoccupation médicale au milieu du XXe siècle. Proposé pour la première fois dans les années 1860 par le médecin légiste français Ambroise Tardieu, il a été largement oublié à une époque où aucune technologie ne permettait aux observateurs de remettre en question l'histoire des parents. À un autre niveau, les questions de vie privée et les attitudes à l'égard de ce qui est bon pour les enfants étaient différentes. En 1946, le radiologue américain John Caffey a attiré l'attention sur des modifications radiographiques spécifiques des os longs de six enfants qui présentaient des hématomes sous-duraux. En 1974, il décrit les éléments du « syndrome du bébé secoué ». N'étant pas du genre à reculer devant des vérités peu reluisantes, Caffey a également démontré qu'une grande ombre thymique chez un nourrisson était un résultat normal, ce qui a contribué à mettre fin à la pratique médicalement abusive de l'irradiation du thymus pour lutter contre une maladie qui en réalité n'existait pas. Le collègue de Caffey à Denver, Charles Henry Kempe, a élaboré une série de critères pour identifier le « syndrome de l'enfant battu » (*JAMA* 181, n° 1 [1962] : 17-24).

Erreur médicale : Quand la pathologie devient normale

> L'irradiation du thymus [... ] est une procédure irrationnelle à tout âge.
>
> La plupart des erreurs que j'ai vues n'étaient pas dues au fait que l'on ne connaissait pas une maladie, mais au fait que l'on ne savait pas qu'il s'agissait de quelque chose de normal.
>
> John Caffey (1945 et 1974),
> cité dans M. T. Jacobs et al., *Radiology* 210, n° 1 (1999) : 11-16

La « maltraitance des enfants » est devenue un *Medical Subject Headings* (MeSH, parfois traduit en français par « termes vedettes-matières en médecine ») en 1964, tandis que le « syndrome du bébé secoué » est devenu l'un d'entre eux en 2002. En 2004, une clinique très fréquentée de l'Arizona a signalé le fait qu'un dépistage actif de la violence domestique avait permis de détecter des enfants à risque dans une proportion allant jusqu'à 15 % de la population, soit au moins sept fois plus souvent que sans dépistage (*BMC Medicine* 2 [2004] : 25). Les médecins sont désormais formés à la vigilance.

En 2011, le pathologiste torontois Charles R. Smith s'est vu retirer sa licence d'exercice pour avoir interprété avec zèle les signes de maltraitance des enfants, ce qui a conduit à plusieurs condamnations injustifiées pour meurtre d'enfant. Ses erreurs ont été attribuées à un mélange délétère de confiance et d'inexpérience. La remarque de J. Caffey sur les erreurs est pertinente. En France, en 2008, deux médecins ont été reconnus coupables de ne pas avoir empêché le meurtre d'un enfant de cinq ans par ses parents. Ces derniers ont été condamnés à des peines avec sursis et à des amendes pour avoir accepté le récit de la mère sans examiner correctement l'enfant. L'horrible crime de « filicide » fait l'objet d'une enquête pour les motifs parfois prétendument « altruistes » du parent tueur tourmenté – motifs qui le distinguent des autres formes de meurtre. Chaque cas de ce type, comme l'enlèvement et le meurtre de deux fillettes au Québec en 2020, remet en question la politique de non-intervention : pourquoi ne l'avons-nous pas vu venir ? Depuis ses premières apparitions en 1958, le mot « filicide » n'est entré dans la littérature médicale que vers 2007 et apparaît encore dans moins de trente articles chaque année.

La reconnaissance tardive et la plus grande sensibilisation du public à la maltraitance des enfants n'impliquent pas une augmentation récente de ce crime. Elles reflètent plutôt un changement culturel qui ne tolère plus aucune forme de châtiment corporel pendant l'enfance et une nouvelle volonté d'accepter l'intrusion de l'État dans l'environnement domestique au nom de l'enfant. Depuis 1979, date à laquelle la Suède a rendu illégale toute forme de violence des adultes sur les enfants, la fessée à l'école a diminué dans ce pays et ailleurs. La plupart des pays membres de l'Union européenne (mais pas tous) ont également interdit la fessée sous toutes ses formes. L'Angleterre et l'Irlande du Nord envisagent de modifier les exemptions d'une loi vieille de 150 ans qui autorise les parents à administrer des « châtiments raisonnables » ; cette pratique a été interdite en Écosse et au Pays de Galles. Le Canada a adopté une position intermédiaire : l'article 43 du Code pénal autorise les parents et les enseignants à donner de légères claques aux enfants âgés de deux à douze ans, mais pas avec des objets et pas sur la tête. Cependant, nombreux sont ceux qui demandent l'abrogation de cet article, notamment dans le rapport de 2015 de la Commission de vérité et réconciliation (voir chapitre 16). Les États-Unis autorisent toujours le châtiment corporel des enfants pour tous les parents et pour les enseignants dans les États du Sud. Abandonnés par la Somalie en 2015, les États-Unis restent seuls à ne pas avoir ratifié la convention de l'ONU de 1989 sur les droits de l'enfant, garantissant la protection contre toute forme de violence tant physique que psychologique.

Ces changements d'attitude entraînent une modification marquée de la perception médicale de ce qui constitue une maladie, un traitement et le rôle du médecin.

## LA PÉDIATRIE ET LE MONDE EXTÉRIEUR

Grâce au contrôle des maladies infectieuses et de la diarrhée, les taux de mortalité infantile dans les pays développés ont chuté de façon spectaculaire au cours du XX^e^ siècle. Les pédiatres se sont progressivement tournés vers la santé des enfants de tous horizons. Les contributions de Cicely Williams dans le domaine de la nutrition infantile et du Dr Brock Chisholm, premier directeur général de l'Organisation mondiale de la santé (OMS), sont caractéristiques de ces efforts. Le réflexe des pédiatres pour prévenir les maladies en a fait des militants de la santé publique à l'échelle mondiale (voir chapitre 15).

Les statistiques de l'OMS indiquent que le problème de la mortalité infantile a peut-être diminué, mais qu'il est loin d'être résolu. L'OMS a lancé une stratégie mondiale pour la santé maternelle et infantile qui s'étendra de 2016 à 2030. Plusieurs pays africains perdent encore plus de cent enfants avant l'âge de cinq ans pour chaque millier de naissances. Au niveau mondial, chaque année, plus de cinq millions d'enfants de moins de cinq ans mourront, dont la moitié sont des nouveau-nés. Les principales causes de décès sont les complications à la naissance, le paludisme, la pneumonie, le tétanos néonatal, la diarrhée, la rougeole et le VIH, aggravés par la malnutrition et la pollution. Plus de la moitié sont évitables. Les causes de ces maladies étant aussi bien sociales que biologiques, un contrôle efficace implique inévitablement une interférence délicate avec les pratiques culturelles liées au sexe, à l'appartenance ethnique, à la religion et à la tradition. Les solutions à ces tueurs d'enfants aggraveront également le problème de la surpopulation, invoquant le spectre de la malnutrition et de la famine. Par conséquent, la contraception demeure une question importante. Les méthodes de limitation des naissances ont été développées comme un produit industriel lucratif – tout comme les préparations pour nourrissons avant elles. Cependant, des études récentes suggèrent que l'accès à la contraception avec la fourniture de médicaments ou de dispositifs modernes est également fortement corrélé à l'accès au savoir et à l'éducation des filles (voir chapitre 11).

Chisholm, Williams et d'autres ont amené les pédiatres du monde entier à faire face à une ironie brutale : les efforts déployés pour sauver les enfants de maladies infectieuses traitables sont dérisoires par rapport aux milliers d'enfants qui continuent de mourir chaque année de faim, à cause du manque d'hygiène, ou encore aux millions d'enfants qui risquent de mourir d'un conflit mondial susceptible d'exterminer l'espèce entière. Formés depuis longtemps à la prévention, les pédiatres étaient conscients qu'aucune médecine ne pouvait venir à bout d'une catastrophe nucléaire. Ils ont soutenu la création de l'International Physicians for the Prevention of Nuclear War et d'organisations similaires (voir chapitre 15).

Les enfants sans défenseurs – orphelins et « délinquants » – continuent d'être maltraités, en particulier ceux qui se trouvent dans des « refuges » ou qui sont sous la tutelle de l'État. Nous réalisons avec consternation que l'argent ne suffit pas à compenser le mal fait aux enfants en temps de guerre. En 2004, les Nations unies ont publié un rapport de vérité et de réconciliation pour les enfants de la Sierra Leone. Des abus ont également été commis au nom de « l'aide » : entre 2006 et 2015, la Commission de vérité et réconciliation du Canada a révélé les dommages subis par les enfants des Premières nations, Métis et Inuits dans les pensionnats dirigés par des institutions religieuses et soutenus par le gouvernement (voir chapitre 16).

Même s'ils bénéficient de soins attentionnés, les enfants pauvres sont désavantagés sur les plans physique, intellectuel et émotionnel. Depuis des décennies, les gouvernements des pays riches ont promis de s'attaquer à la pauvreté des enfants, mais les taux sont généralement stables et les plus élevés dans les nations qui dépensent le moins pour la protection sociale. Dans trente-cinq des quarante-quatre nations les plus riches (80 %), les enfants sont touchés de manière disproportionnée, souffrant davantage de la pauvreté (voir tableau 13.3). La répartition inégale du problème dépend de la région et de

Tableau 13.3
Estimations du pourcentage d'enfants vivant dans la pauvreté

| | *Années 1980* | *Années 1990* | *2000* | *2016* |
|---|---|---|---|---|
| Australie | 15,5 | 10,9 | 11,6 | 13,0 |
| Canada | 15,8 | 12,8 | 13,6 | 17,1 |
| Danemark | 4,0 | 1,8 | 2,4 | 2,9[a] |
| France | 6,6 | 7,1 | 7,3 | 11,7 |
| Royaume-Uni | 9,7 | 17,4 | 16,2 | 11,8 |
| États-Unis | 25,1 | 22,3 | 21,7 | 20,9 |

[a] Inférieur à la moyenne nationale pour tous les âges.

*Sources*: Peter Whiteford et Willem Adema, « What Works Best in Reducing Child Poverty: A Benefit or Work Strategy ? » *OECD Social Employment and Migration Working Papers*, n° 51 (Paris: OECD, 2007); OECD, « Poor Children in Rich Countries: Why We Need Policy Action », Policy Brief on Child Well-Being (Paris: OECD, 2018).

l'appartenance ethnique. Les progrès sont lents et ont été entravés par la récession de 2008-2009. Selon les rapports de l'Organisation de coopération et de développement économiques (OCDE), entre 2004 et 2016, le taux de pauvreté des enfants a baissé en Pologne et dans les États baltes d'Estonie et de Lituanie, mais a augmenté ou est resté stable dans la plupart des autres nations membres, y compris au Canada, au moins 10 % des enfants vivent encore sous le seuil de pauvreté. Les taux les plus élevés sont enregistrés dans les foyers monoparentaux ou confrontés au chômage, ou encore dans les communautés autochtones. Alors que les chiffres de la pauvreté infantile résistent à l'évolution, les problèmes de santé mondiale frappent plus près de nous.

En 2000, les membres de l'OMS ont reconnu le rôle de la pauvreté dans la santé et ont adopté à l'unanimité la Déclaration du Millénaire « pour délivrer nos semblables – hommes, femmes et enfants – de la misère, phénomène abject et déshumanisant qui touche actuellement plus d'un milliard de personnes ». L'objectif était d'éliminer l'extrême pauvreté d'ici 2015. Cela ne s'est pas produit. Ce plan a ensuite été remplacé par les objectifs de développement durable et le plan d'action mondial, qui visaient à éliminer la pauvreté partout, sous toutes ses formes, d'ici 2030. Les conséquences de la pandémie de COVID-19 vont à l'encontre de ce plan également. Ici aussi, les progrès sont lents.

Les pédiatres restent des experts en prévention, mais il réside une tension entre l'intervention raisonnable et l'intrusion inacceptable dans la vie privée des individus et des familles, surtout lorsqu'ils sont issus d'autres cultures. Certaines méthodes, autrefois présentées comme des sauvetages médicaux, ont été abandonnées comme des exploitations honteuses ou des erreurs regrettables, tandis que d'autres restent ancrées dans la loi. Au milieu d'un processus, il est parfois impossible de discerner quelle est la bonne voie. En mettant l'accent sur la prévention et sur les déterminants sociaux (ainsi que biologiques) de la santé, les pédiatres n'ont pas seulement influé sur le reste de la médecine, ils ont aussi créé un modèle pour améliorer la survie sur la planète.

## SUGGESTION DE LECTURES COMPLÉMENTAIRES

Sur le site Internet : http://www.histmed.ca

# 14

# Un joyau aux multiples facettes : le déclin et la renaissance de la médecine familiale

Je ne pourrais jamais me voir écouter toute la journée avec un stéthoscope les bruits de la poitrine ou regarder dans la gorge ou le rectum… La médecine générale [est] l'un des domaines les plus difficiles de la médecine, car un médecin généraliste habile doit être l'un des diagnosticiens les plus experts. Il doit non seulement savoir quand il peut aider, mais, ce qui est tout aussi important, il doit être prompt à reconnaître les situations qui dépassent ses compétences et à orienter ses patients gravement malades vers des soins plus spécialisés.

W. Victor Johnston, *Before the Age of Miracles* (Toronto : Fitzhenry and Whiteside, 1972), 8-9

Les historiens de la médecine familiale commencent souvent par s'étonner du peu d'écrits à leur sujet. Après tout, affirment-ils, la médecine générale est l'activité médicale la plus ancienne, antérieure à la formation de toute spécialité. Elle devrait donc avoir la plus longue tradition de documentation. Deux bonnes raisons expliquent cette apparente négligence.

Premièrement, la médecine générale ou familiale fait partie des spécialités les plus récentes. Au fur et à mesure que les spécialités médicales et chirurgicales se sont développées au début du XXe siècle, les médecins qui faisaient tout – les *omnipraticiens*, comme on les appelle de manière révélatrice en français – ont commencé à sombrer dans la nostalgie, devenant un objet de légende ou d'arriération. L'essor de la médecine familiale est un phénomène d'après-guerre.

Deuxièmement, l'histoire de la médecine – en fait toute l'histoire – a connu un changement d'orientation après 1950. Les historiens étaient auparavant

Les objectifs d'apprentissage pour ce chapitre se trouvent à la p. 487.

préoccupés par les élites médicales, les questions académiques et les vastes transformations intellectuelles et technologiques de la science. Les médecins généralistes n'avaient pas droit à leur attention. Ce n'est qu'au milieu du XXe siècle que les historiens se sont tournés vers la « vie quotidienne ». Plutôt que de se focaliser sur des moments charnières dont les conséquences ont des effets durables, ils ont commencé à explorer le contexte de l'ordinaire et de la continuité, à travers le concept de *longue durée*. Compte tenu de cette double réserve – le fait que la médecine familiale est assez récente et que les historiens ont eu tendance à ignorer l'ordinaire et le continu –, il n'est guère surprenant qu'une histoire synthétique de la médecine familiale reste à écrire.

Dans ce chapitre, nous examinerons brièvement la *préhistoire* de la médecine familiale – ce que l'on sait de la vie et du travail des médecins ordinaires du passé. Nous explorerons ensuite les forces sociales, politiques, économiques et intellectuelles qui sous-tendent la professionnalisation de la médecine familiale dans le troisième quart du XXe siècle. Enfin, nous examinerons l'influence de cette discipline sur les autres spécialités.

## PRÉHISTOIRE DE LA MÉDECINE GÉNÉRALE

Après l'avènement de l'accouchement par « sages-hommes » aux XVIIe et XVIIIe siècles ainsi que la fusion conceptuelle de la chirurgie et de la médecine au début du XIXe siècle, il s'en est suivi un siècle pendant lequel la plupart des médecins étaient des « généralistes ». Ils prescrivaient des médicaments, pratiquaient la chirurgie, effectuaient l'accouchement, puis s'occupaient des jeunes et des plus âgés (voir chapitres 10, 11 et 13). Seuls les professeurs et les chercheurs peuvent prétendre être des spécialistes, mais certains n'apprécient pas cette étiquette. Les règles d'exercice sont dictées par la législation de chaque pays et reflètent les attentes de la société. Au Canada, par exemple, à partir de la fin du XVIIIe siècle, les médecins sont agréés sur la base de titres et/ou d'examens dans les trois disciplines que sont la médecine, la chirurgie et la profession de sage-femme.

Notre connaissance des médecins généralistes (MG) s'est accrue avec le déplacement de la focalisation historique de l'exceptionnel vers l'ordinaire et avec l'avènement de l'informatique. Dans les projets couvrant une longue période et de nombreuses interactions, des volumes de données doivent être assimilés et manipulés pour produire des déclarations fiables sur la pratique, sa stabilité et son changement progressif. Des études récentes ont dévoilé le passé plus lointain de la médecine générale de diverses manières.

L'une de ces approches consiste à examiner les registres communautaires relatifs à la santé, à la maladie, à la naissance et à la mortalité dans des lieux et des périodes spécifiques. À partir des registres des dispensaires, des hôpitaux et des organisations religieuses et philanthropiques, l'historienne Hilary Marland a retracé les installations médicales de deux villes de l'Angleterre du XIXe siècle. Elle a découvert une variété de pratiques, allant de « l'auto-assistance » pluraliste aux soins « institutionnels ». De même, Estes et Goodman, qui ont entrepris de commémorer le centenaire d'un hôpital à Portsmouth, dans le New Hampshire, ont découvert une multitude de sources relatives à la ville et ont étendu leurs recherches à trois siècles et demi de naissances, de maladies, de mortalité et de praticiens – réguliers ou non. Leur analyse représente une ville américaine ordinaire, car peu de municipalités ont conservé des sources aussi riches. Les études futures sur les régions et les climats révéleront sans doute des schémas de maladies et de pratiques différents de ceux de Portsmouth.

Une autre approche a consisté à étudier des groupes de praticiens dans une période ou un lieu spécifique. De belles études de ce type existent tant pour la Grande-Bretagne que pour la France. L'historien Irvine Loudon a d'abord examiné la nature de la pratique médicale en Grande-Bretagne entre 1750 et 1850, en s'intéressant à ses relations avec la pharmacie, la chirurgie et l'obstétrique. Ses sources comprenaient des documents parlementaires, des périodiques médicaux, des archives professionnelles et les dossiers personnels de praticiens individuels. Il a constaté que le statut de la médecine générale s'est amélioré à la suite de l'Apothecaries Act de 1815 qui, malgré son nom, n'avait pas grand-chose à voir avec la pharmacie ; il s'agissait d'une tentative préliminaire de créer des normes nationales pour la pratique et pour les organismes régionaux d'octroi de licences. La loi sur les apothicaires a donné lieu à un mouvement conscient d'organisation de la médecine générale, mais les médecins généralistes ont dû attendre un autre siècle avant d'acquérir une autonomie complète en matière d'accréditation. Anne Digby reprend le sujet en 1850 et s'appuie sur des sources tout aussi diverses pour retracer les aspirations des médecins généralistes jusqu'au début du National Health Service. Loudon revient sur le sujet avec John Horder et Charles Webster et suit l'évolution de la médecine familiale de 1948 à 1997.

Utilisant une approche similaire pour son travail sur la France péri-révolutionnaire, l'historien Matthew Ramsey a parcouru les archives d'un grand nombre de *départements*, de facultés de médecine et d'organismes professionnels pour trouver des documents relatifs à la santé et à la médecine afin de dresser un tableau complexe de divers praticiens. Il a montré qu'en 1770, les frontières de la pratique étaient diffuses : les médecins « officiellement » formés travaillaient en collaboration et en concurrence avec un large éventail de guérisseurs populaires, de montagnards, d'empiriques, de droguistes et de « sorciers ». En 1830, la législation et la coutume avaient considérablement modifié la scène ; une seule profession de praticiens certifiés était apparue, se distinguant clairement de ses concurrents et théoriquement capable de réaliser tous les types de travaux médicaux. Des études similaires sur des périodes ultérieures ont été menées par Toby Gelfand, Jacques Léonard et George Weisz. L'étude de Weisz sur la spécialisation en Grande-Bretagne, en France et aux États-Unis fournit un corollaire intéressant avec les informations sur la médecine générale. D'autres historiens ont étudié des groupes de médecins réguliers et leurs concurrents alternatifs pour découvrir des modèles d'identité, de travail et de revenus.

La mesure dans laquelle la pratique a été réglementée par la législation indique dans quelle mesure le grand public était disposé à accorder une autonomie aux médecins ayant reçu une formation officielle. Aux États-Unis, la profession médicale a réussi de manière impressionnante à garder le contrôle sur les licences et la pratique. L'American Medical Association, créée en 1846, est un lobby monopolistique contre les homéopathes et autres « irréguliers » (voir chapitre 6). En revanche, les pays européens et le Canada étaient relativement plus tolérants à l'égard des soins de santé alternatifs – non pas, il faut le reconnaître, parce que les médecins les accueillaient favorablement, mais parce qu'ils n'ont pas réussi à convaincre leur gouvernement d'interdire la concurrence. Par exemple, un représentant de l'homéopathie a siégé au conseil du Collège des médecins de l'Ontario jusqu'en 1967.

Une variante de l'approche de l'histoire de la médecine générale basée sur les médecins est l'étude des praticiens individuels. Certains médecins ont en effet écrit leur propre histoire, leur journal intime ou leur autobiographie. Ces documents ont constitué une lecture divertissante pour des générations de médecins, mais ils ont été ignorés ou du moins méfiés par les historiens en raison des distorsions potentielles inhérentes à toute écriture subjective. Aujourd'hui, cependant, les chercheurs comprennent que ces récits classiques et anciens révèlent des questions qui étaient importantes pour le médecin et le patient, même si elles semblent avoir peu de conséquences pour leurs successeurs. Un certain nombre de ces récits de première main ont été publiés récemment, sur la base de documents, d'entretiens ou de souvenirs (voir tableau 14.1). Certains, comme la récente édition de Richard J. Kahn du traité de Jeremiah Barker du Maine datant du début du XIX$^{e}$ siècle, sont des sources remarquables de modèles de maladies dans le temps et dans l'espace. Souvent publiés à titre privé, ces essais ouvrent des perspectives fascinantes sur la vie médicale du passé, notamment dans les régions reculées – en effet, à quelques exceptions près, ils vantent les mérites de la pratique rurale. Lorsque l'on analyse des groupes de ces sources, on constate que la triade médecine-chirurgie-sages-femmes est caractéristique des travaux, tandis que l'écart entre la formation théorique de l'école de médecine et les réalités de la pratique est une plainte courante.

Tableau 14.1
Quelques témoignages de première main sur la médecine générale

| *Période* | *Lieu* | *Auteur/rédacteur*[a] |
|---|---|---|
| *Grande-Bretagne* | | |
| 1606-1635 | Stratford | Lane |
| Années 1690 | Londres | Cook |
| 18e siècle | Écosse | Fulton |
| 1780-1870 | Yorkshire | Marland |
| 1790-1990 | Yorkshire | Hainsworth |
| 1800-2000 | Cornouailles | Pocock |
| 1818-1873 | Écosse | Pairman |
| 1826-1829 | Newcastle | Johnson |
| 1880-1987 | Édimbourg | Jellinek |
| 1882-1925 | Lancashire/Londres | Mair |
| 1870-1952 | Édimbourg | Ashworth |
| 1918-1939 | Dartmouth | White-Cooper |
| 1967 | Orkneys et Shetlands | Ditchburn |
| *Canada* | | |
| 1751-1858 | Ontario | Cooke et al. |
| 1826-1876 | Île-du-Prince-Édouard | Shephard |
| 1832-1842 | Colombie-Britannique | Tolmie |
| 1849-1889 | Ontario | Duffin |
| 1871-1930 | Ontario | Groves |
| 1881-1995 | Nord de l'Ontario | Taylor |
| 1885-1886 | Québec | Paradis |
| 1885-1965 | Sud-ouest du Québec | Geggie |
| 1893 | Labrador | Curwen |
| 1907-1912 | Saskatchewan | MacLean |
| 1912-1938 | Labrador | Rompkey |
| 1920-1970 | Cap-Breton, NS | Mullally |
| 1929-1931 | Nord de l'Alberta | Jackson |
| Années 1930 | Sud-ouest de Terre-Neuve | Rouillé |
| 1933-1947 | Yukon | Duncan |
| 1935 | Aklavik | Urquhart |
| 1924-1954 | Ontario | Johnston |
| 1946-1976 | Gaspésie | Rioux et Joncas |
| 1963-1969 | Territoires du Nord-Ouest | Billington |
| *États-Unis* | | |
| 1623-1983 | New Hampshire | Estes |
| 1650-1750 | Nouvelle-Angleterre | Berman |

Tableau 14.1 (*suite*)
Quelques témoignages de première main sur la médecine générale

| *Période* | *Lieu* | *Auteur/rédacteur*[a] |
|---|---|---|
| *États-Unis* | | |
| 1798-1803 | New York rural | Ackerman |
| 1822-1855 | Ohio et Indiana | McDonell |
| 1792-1820 | Maine | Kahn |
| 1830-1870 | Kentucky et Vieux Sud | Stowe |
| 1848 | Caroline du Sud | Simons |
| 1852-1900 | Wisconsin | Leavitt |
| 1863-1865 | Floride/Caroline du Sud | Reid |
| 1881-1927 | Corning, NY | McNamara |
| Années 1880 | Wisconsin | Coombs |
| 1894-années 1930 | Kansas | Hertzler |
| 1897-1926 | Boston | Crenner |
| 1930-1982 | Wyoming | Wilmoth |
| 1934-1935 | Minnesota | Haddy et al. |
| Milieu du 20e siècle | Caroline du Nord | Crellin |
| 1940-90 | Sud de l'Illinois | Mitchell |
| *France* | | |
| 1750-1780 | Strasbourg | Doldé |
| 1770-1811 | Sud | Weston |
| 1865-1939 | Paris | Maurange |
| 1880-1900 | Vosges et l'Ain | Fiessinger |
| 1889 | Bretagne | Ganche |
| 1908-1920 | Vendée | Hidier |
| 1927-1973 | Quercy et Périgord | Ayzac |
| 1937-1953 | Pays basque | Dufilho |
| 1950-1990 | Landes | Mouchès |
| 1968-2012 | Haute-Loire | Vieilledent |
| 1985-2015 | Haute-Savoie | Bressler-Campana |

[a] Pour des références complètes, voir les suggestions de lectures complémentaires pour le chapitre 14 sur le site Internet : http://www.histmed.ca.

La pratique médicale ordinaire peut également être explorée à travers les journaux médicaux et les dossiers hospitaliers. Ici, en particulier, les micro-ordinateurs permettent d'exploiter le potentiel historique des documents qui décrivent la vie quotidienne des médecins. Pour analyser la pratique du médecin ontarien James Miles Langstaff, j'ai transcrit les informations contenues dans quarante ans carnets et comptes rendus dans un programme de base de données afin d'établir un profil de ses patients, de leurs maladies, de ses méthodes diagnostiques et thérapeutiques, des journaux qu'il lisait et de l'argent qu'il gagnait. Les résultats ont montré comment sa pratique a évolué au fil du temps, mais ne permettent pas de savoir s'il était typique de son époque ou non.

Un médecin se souvient

> Ma première introduction à la tragédie des maladies… Une longue file d'attelages descendait lentement cette route. Le conducteur de tête […] était mon père… Dans le lit du chariot de ferme se trouvaient trois boîtes oblongues… Au fil des jours, j'ai appris que le chariot avait transporté les cercueils contenant les corps de trois de mes camarades de jeu. Cinq autres ont suivi en succession rapide. Huit des neuf enfants de cette famille sont morts de la diphtérie en dix jours. Il ne restait qu'un bébé de neuf mois. La mère a commencé à porter cet enfant en permanence, même lorsqu'elle effectuait les travaux de la ferme. Serré contre le sein de sa mère, cet enfant semblait avoir les yeux exorbités, comme s'il était affecté par le chagrin silencieux qui l'entourait…
>
> Les prières de protection remplissaient littéralement l'air en ces jours de malheur. Il n'y avait pas d'appel à la science de la médecine parce qu'il n'y en avait pas.

A. E. Hertzler, *The Horse and Buggy Doctor* (New York et Londres: Harper, 1938), 1-2

La pratique médicale moyenne de la fin du XIX^e^ siècle et du début du XX^e^ siècle est difficile et diversifiée. Les patients étaient vus lors de visites à domicile par tous les temps, même si les médecins avaient également un cabinet à leur domicile (figure 14.1). Comme nous le rappelle si bien Hertzler, les maladies infectieuses, notamment la diphtérie, les problèmes de poitrine, la diarrhée, la fièvre du post-partum et la scarlatine, dominaient l'éventail des diagnostics. Les médecins étaient également appelés à intervenir lors des accouchements, utilisant souvent des forceps à la demande des accoucheuses. Ils pratiquaient de petites opérations, comme l'extraction de dents, le traitement d'abcès, la suture de plaies ou la réduction de fractures et de dislocations. En de rares occasions, ils entreprenaient des opérations majeures, notamment des amputations, des mastectomies et la réparation d'anomalies congénitales, comme le pied bot et le bec-de-lièvre. Opérant sur une table de cuisine à Fergus, en Ontario, en 1883, l'intrépide Abraham Groves aurait été le premier en Amérique du Nord à enlever un appendice (voir chapitre 10). Groves avait déjà effectué une hystérectomie vaginale, une ovariotomie et une petite

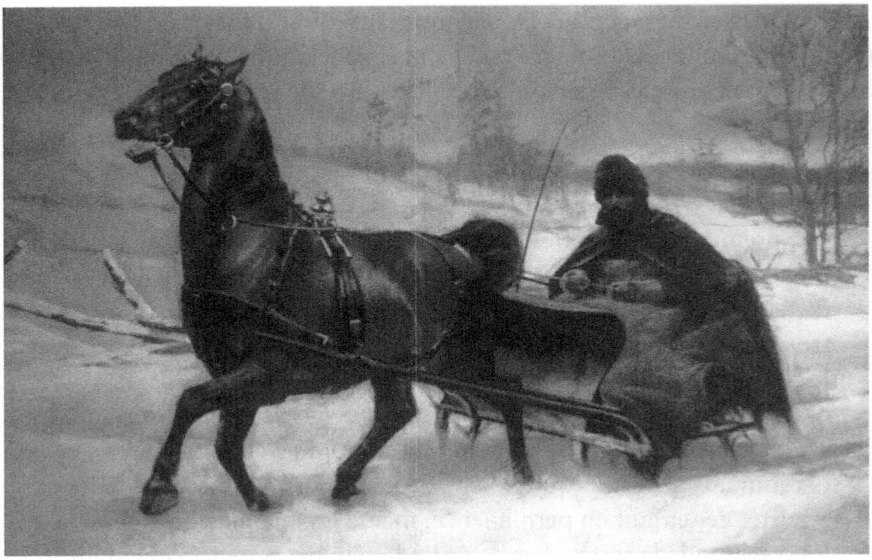

Figure 14.1 *The Country Doctor* par Paul Wickson, vers 1905. Photo : Dr John Fowler.

transfusion. À propos de ses longs voyages pour faire des visites à domicile, il écrit : « On avait le temps, quand on conduisait seul, de passer en revue tous les aspects du cas, et je trouvais que le temps ainsi passé était loin d'être perdu » (*All in a Day's Work* [1934], 5).

Pratique générale en matière de fiction

Une liste similaire à celle du tableau 14.1 pourrait être établie à partir des fictions de plusieurs médecins-écrivains qui se sont inspirés de leur propre expérience. Il s'agit de John Brown (Écossais), Anton Tchekhov (Russe), Oliver Wendell Holmes (Américain), Tobias Smollett (Anglais) et William Carlos Williams (Américain).

Les écrivains non-médecins ont également créé des tableaux mémorables de la médecine générale. Parmi les plus célèbres, citons les histoires de médecins dans *Le médecin de campagne* (1833) d'Honoré de Balzac, *Madame Bovary* (1857) de Gustave Flaubert et *Middlemarch* (1871-1872) de George Eliot.

Les travaux sur les registres de facturation suggèrent que les médecins du XIX^e^ siècle s'attendaient rarement à être payés en totalité. Lorsque Haddy et ses collègues ont comparé les finances d'un médecin américain du milieu des années 1930 à celles d'un cabinet de médecine générale soixante ans plus tard, ils ont constaté que le nombre de procédures chirurgicales avait diminué et que les diagnostics les plus courants des années 1930 avaient presque disparu en raison des vaccins ou des antibiotiques. Cette évolution dans le temps se manifeste même au sein des cabinets individuels. Les habitudes de prescription de Langstaff ont évolué plus lentement, mais de concert avec les changements décrits pour les grands centres. Les médecins de campagne ont également adopté les nouvelles technologies de diagnostic et de traitement, telles que l'anesthésie, l'antisepsie, les thermomètres et les instruments électriques. Dans les années 1880, la pratique chirurgicale de Langstaff semble s'essouffler, peut-être en raison de la concurrence des spécialistes de la ville voisine de Toronto (ou d'une reconnaissance moindre de leur part).

Bien qu'ils aient rarement du temps libre et, encore plus rarement, qu'ils soient payés intégralement, les médecins ruraux parvenaient généralement à vivre confortablement et à jouir du respect de leur communauté. Au début du siècle, cependant, des doutes sur les compétences ont terni l'image du gentil médecin généraliste, et le respect a commencé à diminuer.

Spécialistes et généralistes

> L'accroissement rapide des connaissances a fait de la concentration du travail une nécessité ; la spécialisation est là, et elle va durer… Le désir de connaissances spécialisées est […] si grand aujourd'hui qu'il existe un grave danger que le médecin de famille devienne […] la relique d'un passé révolu.

William Osler, *Boston Medical and Surgical Journal* 126 (1892) : 457-459, spéc. 457

## « JE NE SUIS QU'UN GÉNÉRALISTE » : LA MENACE QUI PÈSE SUR LA MÉDECINE GÉNÉRALE

La menace qui pèse sur la médecine générale se manifeste d'abord par une diminution des effectifs dans certaines régions et par des accusations d'incompétence. À la fin du XIXe siècle, les spécialistes étaient de plus en plus nombreux dans les zones urbaines. La médecine générale est devenue l'équivalent de la médecine rurale et s'est caractérisée par des hypothèses culturelles sur la « ville moderne » et la « campagne arriérée ». La confiance optimiste dans la science signifiait que les spécialistes étaient considérés comme plus efficaces que leurs humbles collègues ruraux parce qu'ils étaient perçus comme plus « scientifiques ». Avant le téléphone, l'automobile, les autoroutes et le transport aérien, la disponibilité préservait le rôle des généralistes, car les habitants des régions isolées devaient se contenter d'un seul médecin pour tous leurs besoins. Avec la réduction des distances et l'augmentation du nombre des internes, certains généralistes ont commencé à prédire la disparition éventuelle de leur métier avec des « craintes lugubres » en « regardant dans l'obscurité » (W. H. Hattie, *CMAJ* 22, n° 4 [1930] : 548).

Dans les centres plus peuplés des États-Unis, de la France et de la Grande-Bretagne, la proportion de médecins généralistes au sein de la profession a commencé à diminuer. Le sociologue William G. Rothstein a montré que, de 1930 à 1962, le nombre de généralistes aux États-Unis a chuté en termes absolus et relatifs de 90 à 37 pour 100 000 habitants, passant de 71 % de tous les médecins à seulement 27 %. Au Canada et en Australie, où les distances sont importantes et où les régions sont peu peuplées, la spécialisation est à la fois peu pratique et peu rentable. Les spécialistes se concentrent dans les villes, mais le nombre total de généralistes reste proportionnellement plus élevé. Cependant, en 1948, plus des deux tiers des diplômés de Toronto prévoyaient de suivre une formation spécialisée, bien qu'au moins trois quarts d'entre eux se soient finalement retrouvés en médecine générale. Cette issue était perçue comme un choix de second ordre pour certains médecins.

Un tableau de l'île de Vancouver

> Quand [la ville de] Victoria était jeune [...] vous n'aviez pas de médecin spécialiste pour chaque partie du corps. Le Dr. Helmcken s'occupait de tous nos maux... Vous commenciez à aller mieux dès que vous l'entendiez monter les escaliers. Il avait les médicaments les plus horribles... Une fois, je me suis agenouillée sur une aiguille qui s'est enfoncée dans mon genou... Le docteur a fait des entailles dans mon genou et a remué ses doigts à l'intérieur pendant trois heures à la recherche des morceaux de l'aiguille... Il a dit : « Crie, ma belle, crie ! Cela fera sortir la douleur. » J'ai crié, mais la douleur est restée à l'intérieur.

Emily Carr, *The Book of Small*
(Londres et Oxford : Oxford University Press, 1942), 199-200

Au milieu des années 1940, la médecine générale connaît une grave crise d'identité, ce qui constitue pour elle une menace supplémentaire. Avec peu de mécanismes pour maintenir et garantir les normes, la compétence du généraliste peut être remise en question. Le public et la profession sont conscients que certains médecins sont plus consciencieux que d'autres. Considérés comme des citoyens de seconde zone, de nombreux médecins généralistes semblent presque résignés à la disparition inévitable de leur mode de vie. Toutefois, les plus optimistes ont formé des associations professionnelles, vantant les mérites indéniables de leur entreprise : travail acharné, défi diagnostique, diversité, continuité et soins complets. Les appels à la reconnaissance de la médecine générale comme spécialité à part entière se font plus insistants et plus fréquents.

En décrivant la concurrence du début du XX^e^ siècle entre les obstétriciens et les médecins généralistes aux États-Unis, Charlotte Borst a observé une ironie fondamentale : les médecins généralistes, qui étaient autrefois les mêmes médecins à plaider en faveur des accouchements assistés par un médecin, allaient être éliminés des accouchements par des spécialistes rivaux. L'historien David Adams a trouvé une évolution similaire dans la tentative, en 1945, d'un hôpital de Cincinnati (Ohio) de limiter les privilèges de l'amygdalectomie aux spécialistes de l'oreille, du nez et de la gorge (ORL). De plus en plus nombreux, les spécialistes ORL savaient que l'incidence des amygdalites médicalement ingérables était stable ou allait probablement diminuer avec la promesse des antibiotiques : plus de médecins, moins de procédures. Ils ont perçu le médecin généraliste opérant comme une menace financière, mais ont dissimulé leur opposition sous la question moralement supérieure de la sécurité des patients. Cette posture a échoué. Les médecins généralistes ont formé leur propre association, et le tollé qui en a résulté a amené l'hôpital à revenir sur sa décision. L'élan organisationnel de ces médecins généralistes s'est propagé bien au-delà des frontières de la ville, jusqu'à l'échelle nationale. Les incursions de l'après-guerre dans l'étendue et la rentabilité de leur travail étant de plus en plus hostiles, les médecins généralistes se sont mis en colère et se sont mobilisés.

## PROFESSIONNALISATION DE LA MÉDECINE GÉNÉRALE

Le joyau de la couronne

> De même que le diamant, avec ses nombreuses facettes, est la plus belle des pierres précieuses, de même […] le médecin de famille, avec ses multiples points de vue, ne devrait être inférieur à aucun autre.

W. Victor Johnston (1948) ; cité dans D. Woods, *Strength in Study. An Informal History of the College of Family Physicians of Canada* (Toronto : Collège des médecins de famille du Canada, 1979), 28

Stanley R. Truman écrivit sur le sentiment de « désespoir et de découragement », qui a envahi la première réunion de la section des médecins généralistes de l'AMA à San Francisco en 1946. Il prit la parole pour raconter comment lui et ses collègues d'Oakland, tout comme ceux de Cincinnati, avaient repoussé la tentative des spécialistes de limiter leurs privilèges hospitaliers en formant leur propre association constituée en société. L'idée s'est répandue comme une traînée de poudre et l'ambiance de la réunion s'est immédiatement améliorée. Créée en 1947, l'American Academy of General Practice (aujourd'hui l'American Academy of Family Physicians, AAFP) a tenu sa première réunion en juin de la même année à Atlantic City en présence d'environ deux cents médecins généralistes. En 1948, elle a établi son siège à Kansas City pour échapper à la « dictature de Chicago » de l'AMA, bien que la deuxième réunion se soit tenue à Chicago en même temps que celle de l'AMA. La troisième réunion de 1949, comme il se doit, s'est déroulée à Cincinnati, où le Dr Truman s'est souvenu d'une participation sans précédent de membres enthousiastes remplissant les salles. Combien d'entre nous sortent de réunions professionnelles avec ce genre d'exaltation ?

En Grande-Bretagne, le Royal College of General Practitioners (RCGP) a été fondé en 1952, presque comme une mesure d'autodéfense en réaction aux exigences extraordinaires imposées aux médecins généralistes avec l'introduction du nouveau système d'assurance maladie (voir chapitre 6). N'ayant plus à payer pour leurs soins, les patients affluent de plus en plus nombreux dans les cabinets de médecins généralistes. Une enquête sur les normes, le rapport Collings de 1950, a révélé l'état lamentable des soins dispensés par des médecins débordés. Le RCGP devait soutenir les médecins généralistes, les aider à maintenir et à améliorer leur pratique. Sa première réunion s'est tenue dans le grand hall de la British Medical Association House en 1953, dont le premier président était William Pickles, un généraliste des Yorkshire Dales intéressé par l'épidémiologie. Au fil du temps, les médecins généralistes britanniques ont maintenu leur distance par rapport aux services de santé publics grâce à des contrats de financement spéciaux et constamment révisés, afin de préserver leur indépendance.

Le Collège canadien des médecins généralistes (CCMG ; plus tard, le Collège des médecins de famille du Canada, CMFC) a été inauguré en 1954 lors d'un déjeuner au saumon à Vancouver et son siège permanent sera à Toronto. W. Victor Johnston, un omnipraticien de Lucknow, Ontario (population : 1100), a été nommé premier directeur général, poste qu'il a occupé pendant une décennie. Pour marquer l'occasion, la société hippocratique des médecins de l'île grecque de Kos a offert au nouveau collège un marteau, enlacé du serpent d'Asclépios et sculpté dans du « bois provenant du platane sous lequel Hippocrate a enseigné » (voir figure 14.2). Le CCGP a immédiatement demandé conseil et soutien à ses frères et sœurs un peu plus âgés des États-Unis et de Grande-Bretagne.

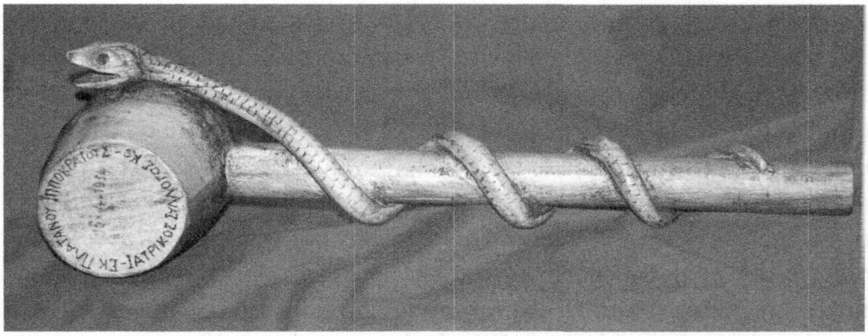

Figure 14.2 Marteau représentant le serpent et le bâton d'Asclépios, fait de bois provenant de l'arbre sous lequel Hippocrate aurait enseigné. Présenté au Collège canadien des médecins de famille en 1954 par les médecins de Cos. Photo CCMF, 1997.

Ces associations professionnelles nouvellement créées se sont immédiatement mises au travail sur plusieurs fronts. Elles ont contré l'accusation d'incompétence de deux manières : d'abord, en organisant des ateliers pour la formation et l'éducation continue de leurs collègues ; ensuite, en exigeant le droit de certifier leurs propres internes. Elles ont également cherché à obtenir une reconnaissance au sein des hôpitaux et des écoles de médecine. Comme ils l'ont rappelé à leurs détracteurs, la plupart des patients ne sont pas hospitalisés et les soins ambulatoires constituent l'essentiel de la pratique après l'obtention du diplôme – il en est de même pour les spécialistes. L'enseignement médical devrait d'une manière ou d'une autre refléter ce fait. L'initiative a immédiatement remonté le moral des généralistes tant décriés, qui semblaient se délecter de leurs réunions annuelles (et bientôt déductibles des impôts), mais la réalisation de leurs objectifs a pris du temps.

L'opposition des spécialistes était un obstacle majeur aux objectifs des médecins généralistes. Truman a décrit une réunion tendue avec le rédacteur de *JAMA*, Morris Fishbein, qui était alarmé par l'augmentation du nombre de membres et accusait les médecins généralistes d'avoir un exécutif fantastiquement coûteux. La glace a été brisée lorsque le nouveau président de l'AAGP (Truman) a été présenté comme un Républicain. Fishbein tente d'absorber la nouvelle entité, convaincu que l'AMA peut offrir tout ce qui est nécessaire, et doit cependant admettre que l'exigence de l'AAGP en matière de formation et d'études post-universitaires est originale. Les premiers organisateurs au Canada se souviennent d'un accueil tout aussi glacial de la part de l'exécutif du Collège royal des médecins et chirurgiens du Canada (CRMCC), qui avait été fondé en 1929 pour certifier les spécialistes. Les deux organismes ont tenu une réunion conjointe en 1960 pour tenter de se réconcilier, mais les frictions ont persisté pendant un certain temps.

Les spécialistes, qui dominaient la formation médicale de premier cycle, étaient peu enclins à céder aux généralistes un espace structurel ou curriculaire. Les hôpitaux étaient un peu plus réceptifs et les médecins généralistes ont continué à obtenir des privilèges d'admission et de pratique dans les départements d'obstétrique, de pédiatrie et de psychiatrie, où ils effectuaient des tâches de routine pour des honoraires inférieurs à ceux des spécialistes. Le gouvernement canadien a parrainé des projets pilotes visant à développer la formation des médecins généralistes à Calgary, en Alberta et à London, en Ontario. En 1960, trente-trois hôpitaux canadiens offraient une formation post-universitaire en médecine générale, bien que la certification et les départements universitaires n'aient pas encore été établis.

Les différences politiques, réelles ou perçues, ont sans doute joué un rôle dans ce processus. Les spécialistes, qui étaient bien formés ainsi que plus âgés et mieux payés, avaient tendance à être conservateurs, tandis que les jeunes médecins, les étudiants en médecine et les internes penchaient politiquement plus souvent vers la gauche. Pendant la guerre, les jeunes médecins canadiens avaient été intrigués par les initiatives décentralisées de soins de santé communautaires et par le système de *feldsher* de leur allié russe, envisageant volontiers des arrangements similaires pour leur pays. Ces médecins idéalistes, qui se préoccupaient moins de l'argent ou du prestige que du bien-être public, se sont joints aux praticiens ruraux fatigués pour promouvoir les questions de médecine générale. Ils ont également soutenu la lutte simultanée pour des soins de santé universels (voir chapitre 6). Ils ont appelé à la collaboration avec les infirmières praticiennes, les travailleurs sociaux, les rééducateurs et les autres prestataires de soins de santé. Toutefois, dans le cadre de la guerre froide des décennies suivantes, leur zèle a été qualifié de naïf, d'amateur et de dangereux. Cette multiplicité de perspectives politiques au sein de la profession médicale canadienne constitue une différence frappante entre celle-ci et son voisin du sud.

Une fois que le groupe de spécialistes canadiens s'est finalement résigné à la ténacité des généralistes, il a essayé de les séduire en promouvant la certification en médecine générale comme une branche du CRMCC. Les généralistes ont fermement résisté à cette nouvelle menace, considérant le droit de certifier leurs propres médecins comme une condition préalable nécessaire à leur autonomie, et ont conservé leur propre collège. D'autres obstacles sont apparus en 1963 avec la formation de la Fédération des médecins omnipraticiens du Québec (FMOQ), qui défendait les intérêts politiques et économiques des omnipraticiens du Québec, mais s'opposait à la certification.

Le processus de professionnalisation de la médecine familiale se déroulait à l'échelle mondiale. Cherchant la force du nombre, les collèges professionnels et les associations de médecine générale ont commencé à s'unir dans un mouvement qui transcendait les frontières nationales. Ayant vu le jour à l'ère des voyages en avion à réaction – ce qui lui permettait d'être facilement relié à des événements qui se déroulaient ailleurs –, le Collège canadien a servi de mentor à des groupes similaires dans d'autres pays. En 1964, Montréal a été choisie pour accueillir la première conférence internationale de médecine générale. Cette réunion a marqué le début de ce qui, en 1972, a été appelé l'Organisation mondiale des collèges nationaux, des académies et des associations académiques de médecins généralistes/médecins de famille (WONCA, également appelée Global Family Doctor). Elle organise régulièrement des conférences depuis 1980 et ces premières réunions ont incité les médecins généralistes à rentrer chez eux et à continuer à se battre.

Les résidences canadiennes ont commencé en 1966. Le CMFC a considéré cette réalisation comme une victoire majeure et les premiers certificats d'examen ont été décernés en 1969. Cinquante ans plus tard, ces organismes professionnels semblent avoir oublié leur méfiance initiale, entretenant des relations cordiales et réciproques. Toujours en 1969, la médecine familiale est reconnue comme la vingtième « spécialité » américaine.

Après avoir résolu le problème de la résidence, les généralistes se sont attaqués à la dernière frontière : les facultés de médecine. Certaines universités avaient déjà fait un signe de tête en direction de la médecine générale. Par exemple, des non-spécialistes ont été employés comme petites mains pour enseigner dans les programmes de spécialité ; les étudiants pouvaient recevoir des crédits pour des préceptorats dans des cabinets privés ; et des unités de médecine générale ont été créées au sein des départements existants d'épidémiologie et de santé publique. Des départements ou chaires de médecine générale ont été créés à Édimbourg (1963), Utrecht (1966) et Oslo (1968).

La résidence en médecine familiale de l'Université McMaster a été le premier programme lancé par la jeune école en 1967. L'année suivante, l'Université Western Ontario a attiré de Grande-Bretagne le gourou de la médecine générale, Ian R. McWhinney, pour en faire son premier professeur. L'Université McMaster a également été la première à offrir une formation dans les régions nordiques et rurales. D'autres universités ont rapidement emboîté le pas. En 1976, le gouvernement a utilisé des subventions pour faire passer le pourcentage de facultés de médecine dotées de départements de médecine générale au-dessus du niveau de 67 % atteint cette année-là. En 1979, les seize facultés de médecine du Canada de l'époque possédaient toutes un département de médecine familiale.

Les écoles de médecine britanniques et américaines n'ont pas tardé à s'orienter dans la même direction, les associations professionnelles ayant activement encouragé ce changement. Le premier département américain de médecine familiale faisait partie du tout nouveau Penn State College of Medicine à

Hershey, en Pennsylvanie, qui a ouvert ses portes aux étudiants en 1967. En 1969, lorsque la médecine familiale est devenue la vingtième « spécialité » américaine, de nombreuses écoles ont créé des départements. La première chaire britannique de médecine familiale a été créée à Manchester en 1972 (voir tableau 14.2). Les mêmes changements ont pris du temps en Europe. Cependant, à la suite d'une directive européenne de 1993, la médecine générale est devenue une spécialité en France après 2002. De plus, une loi française de 2008 impose trois ans de formation en internat pour obtenir le Diplôme d'Études Spécialisées (DES) en médecine générale.

Néanmoins, la présence d'un département académique et de résidences n'a pas garanti la visibilité de la médecine générale dans le programme d'études de premier cycle; celui-ci était encore dominé par les spécialistes. Le temps consacré au programme d'études est une forme de monnaie ou d'immobilier dans l'enseignement médical. En 1983, selon William Rothstein, seulement 56 % des écoles américaines et canadiennes exigeaient des rotations en médecine générale au cours de la dernière année de formation. La présence de la médecine générale était encore moins visible au cours des premières années. Une nouvelle dénomination a favorisé le mouvement.

## L'AVÈNEMENT DE LA « MÉDECINE DE FAMILLE »

Qu'y a-t-il dans un nom ?

Les fondateurs américains du Board of Family Medicine ont jugé nécessaire de rejeter le nom de « médecine générale » en raison de son association avec un type de pratique déploré dans les milieux universitaires… Le nom « médecine familiale » pour notre discipline et de « médecins de famille » pour ses membres sont à la fois descriptifs et dignes. La plupart d'entre nous, cependant, reculeraient devant un changement formel de nom et se contenteraient, je pense, de laisser l'évolution suivre son cours.

Ian R. McWhinney,
*The Lancet* 287, n° 7434 (1966) : 419

Irvine Loudon a retracé l'utilisation des mots « general practice » jusqu'en 1809, mais a prévenu que chercher l'expression dans un passé plus lointain était un acte désespérément anachronique. Utilisée aux XVIII^e^ et XIX^e^ siècles, l'expression « médecine générale » ne faisait pas référence au travail du médecin de famille ou de l'*omnipraticien*, mais à la ligne de conduite habituelle ou coutumière de tous les cliniciens, médicaux ou chirurgicaux, spécialistes ou non. L'ancien usage a refait surface à la fin du XX^e^ siècle, lorsque la « médecine

Tableau 14.2
Quelques jalons de la pratique générale/familiale

| | *Association professionnelle* | *Formation spécialisée* | *Passage à la médecine familiale* |
|---|---|---|---|
| États-Unis | 1947 | 1969 | 1971 |
| France | 1986 | 2002 | |
| Grande-Bretagne | 1952 | 1965 | |
| Canada | 1954 | 1966 | 1967 |
| Australie | 1958 | 1973 | |
| Singapour | 1971 | 1972 | 1975 |
| Nouvelle-Zélande | 1973 | 1977 | |

interne générale » et « l'interniste général » sont venus menacer les généralistes sur la question des soins primaires. En revanche, le terme « médecin de famille » apparaît rarement dans la littérature médicale du XIXe siècle. Il était plutôt utilisé dans les titres d'encyclopédies médicales « d'auto-assistance » et d'autres formes de littérature de conseil pour les personnes qui souhaitaient démystifier ou éviter leur médecin. Dans son étude de la littérature populaire française, l'historienne Martha Hildreth a constaté que les nouvelles sciences de la maladie signifiaient que l'accent mis sur la « famille » pouvait servir d'antidote à la crainte que la pratique médicale ne devienne trop scientifique.

Les noms sont symboliques. Le changement de nom conscient et presque universel de la « médecine générale » en « médecine familiale » en Amérique du Nord anglophone était un acte politique et étymologique, avec des implications économiques et culturelles, qui se situe étroitement à la fin des années 1960. Il est intimement lié à une autre question menacée – les soins primaires.

En 1966, le Canada a adopté un système de soins de santé qui devait offrir un accès universel à des services gratuits ou abordables. Les médecins seraient payés pour tous leurs services, mais ce sont les contribuables anonymes plutôt que les patients individuels qui seraient tenus de payer les frais médicaux. Confiants dans le statut de leur formation scientifique, les pédiatres, les obstétriciens et les internistes généralistes savaient que les différences relatives de leurs honoraires n'inhiberaient plus les patients désireux de bénéficier de leur attention. Il est certain que la demande de leurs services allait et devait augmenter. Quel moyen plus agréable de remplir les coffres que de s'occuper de personnes qui ne sont pas très malades ? Déjà, aux États-Unis, les personnes aisées s'en remettent aux spécialistes pour les soins primaires, tels que les pédiatres pour les enfants, les gynécologues pour les femmes ainsi que les internistes pour les adultes et les personnes âgées. Le spécialiste en tant que prestataire de soins primaires est devenu une possibilité nouvelle et intrigante, occupant une place croissante dans la littérature médicale.

Au Canada, les médecins généralistes ont contribué à étouffer ce processus dans l'œuf de deux façons. Premièrement, l'opposition généraliste/spécialiste est devenue une question de responsabilité fiscale dans le cadre des nouveaux barèmes d'honoraires. Les spécialistes demandaient des honoraires plus élevés en raison de leur formation plus longue. Cependant, les contribuables ne devraient pas avoir à payer pour des services inutilement coûteux. Pour consulter un spécialiste, les patients ont normalement besoin de la recommandation d'un autre médecin ; sans recommandation, le spécialiste doit accepter le tarif le plus bas. En Ontario, par exemple, ces restrictions sont énoncées dans les « Termes et définitions » des barèmes d'honoraires et suivent les sections sur les « Principes de facturation éthique ». Tout à coup, la pratique des soins primaires a semblé moins attrayante pour les spécialistes au Canada, bien qu'elle fasse encore l'objet d'un débat animé aux États-Unis.

Deuxièmement, les médecins généralistes ont redéfini leur activité en tant que « médecine familiale ». Le mot « famille » implique une pratique globale d'une manière positive qui évoque des images confortables de foyer et de maison. Le mot « famille » élimine également – ou « répudie » pour utiliser le terme de Ian McWhinney – les connotations négatives du mot vague « général », qui a toujours semblé inviter l'accusation d'incompétence. Comment un médecin pourrait-il être un expert en tout ? Contrairement au mot « général », le mot « famille » n'est pas apologétique et n'a pas besoin de justification. Il implique qu'un médecin puisse bien servir les uns sans oublier le contexte particulier des autres. Les enfants, les femmes, les personnes âgées – tout le monde – peuvent faire confiance à un médecin de famille pour assurer les soins primaires.

Le changement de nom du CCGP en CCFP a eu lieu officiellement en 1967, juste au moment du lancement des résidences canadiennes. En 1968, Malcolm Hill et ses collègues ont mené une enquête à Hamilton, en Ontario, pour évaluer la validité du terme « médecin de famille » : 86 % des répondants représentant 600 familles suivies par quatre médecins différents ont déclaré qu'un seul médecin s'occupait de toute la famille. Le terme « médecin de famille » est-il valable ? La réponse, ont-ils conclu, est un « oui » retentissant ! Pour notre propos, la date de l'enquête et le fait que la question ait dû être posée illustrent un changement révélateur. Un tournant similaire a eu lieu aux États-Unis en 1971 qui, selon l'AAFP, reflétait plus fidèlement la nature mouvante des soins de santé primaires (voir tableau 14.2).

McWhinney avait prédit que les médecins généralistes britanniques résisteraient à la tendance ; en 2020, les collèges britanniques ainsi que ceux des antipodes et de la francophonie hors Canada utilisent toujours le terme « médecine générale ». Toutefois en 1984, lorsque l'Université d'Oxford a lancé sa nouvelle revue, le titre choisi était *Family Practice*.

## LA RECHERCHE EN MÉDECINE FAMILIALE : OXYMORE, PHÉNIX OU CONCESSION ?

La condamnation de Collings

> Mes observations m'ont conduit à écrire ce qui est effectivement une condamnation de la médecine générale dans sa forme actuelle, mais elles m'ont également amené à reconnaître l'importance de la médecine générale et les dangers de continuer à prétendre qu'elle est quelque chose qu'elle n'est pas.
>
> Joseph S. Collings, « General Practice in England Today A Reconnaissance », *The Lancet* 255, n° 6604 (1950) : 555

Après s'être assurée une place dans l'enseignement universitaire et post-universitaire de nombreux pays, la médecine familiale a commencé à consolider sa position en prétendant offrir des possibilités de recherche exceptionnelles. L'idée que des médecins généralistes fassent de la recherche était ridiculisée par de nombreux professionnels de la médecine. Les médecins généralistes eux-mêmes étaient divisés sur la question. Certains craignaient que la recherche n'aille à l'encontre de l'objectif central des soins cliniques holistiques, complets et continus. La recherche semblait être une concession inutile au nouveau statut universitaire durement acquis – une concession qui transformerait inévitablement les médecins de famille en spécialistes en faisant d'eux des experts sur des sujets de moindre importance qui se prêtent à l'investigation scientifique. Après avoir résisté avec succès aux spécialistes de la certification, ils ne voyaient aucune raison d'offrir ce cadeau à la vieille structure académique dominée par les spécialistes.

D'autres, comme le chef de file américain John P. Geyman, voyaient un énorme potentiel de recherche dans la nature même de la médecine familiale, car celle-ci met l'accent sur la continuité et les soins complets. Ils ont fait valoir que des regroupements de médecins généralistes pouvaient utiliser des méthodes épidémiologiques sur les dossiers de leur cabinet pour répondre aux questions brûlantes qui laissaient les spécialistes perplexes. En Grande-Bretagne, des ouvrages classiques ont été réimprimés sur la recherche en médecine générale, la décrivant, selon les mots de M. C. Stone, comme « la plus séduisante des professions ».

L'un des premiers projets de recherche en médecine générale a été une enquête épidémiologique britannique, publiée en 1956, qui a démontré que la pénicilline n'était d'aucune utilité dans la rougeole. Plus récemment, des comités internationaux de la WONCA ont collaboré à la création de systèmes de classification pour l'évaluation de la capacité fonctionnelle, qui peuvent être appliqués à la recherche sur des problèmes biologiques communs. Dans certains endroits, cependant, la recherche basée sur la population – en particulier lorsqu'elle concerne les schémas de morbidité et de mortalité – semblait empiéter sur le domaine des experts en santé publique, qui doutaient de la sophistication conceptuelle et statistique de leurs collègues médecins de famille.

Les médecins généralistes ont également orienté leurs recherches sur eux-mêmes et leur propre travail, ou ont invité des sociologues à le faire en leur nom. Quelles hypothèses influencent les individus et les services qui composent la pratique familiale ? Comment rendre les activités plus efficaces ? Le travail en solo était-il préférable au travail en groupe ? Un bureau bien équipé pourrait-il éliminer le besoin de visites à domicile ? S'appuyant sur le célèbre rapport Collings (1950), plusieurs études britanniques ont recommandé des changements. En 1963, Kenneth Clute analyse la médecine générale canadienne en comparant deux provinces. Il a décelé des problèmes de répartition des médecins et de stress lié au travail, notamment le manque de temps pour le renouvellement professionnel, les patients, la famille et les amis. Il a prédit que les changements imminents dans la prestation des soins de santé seraient néfastes. Dix ans plus tard, les sociologues Samuel Wolfe et Robin Badgley ont repris le même thème, se demandant si les médecins de famille avaient déjà disparu. Les études sur la qualité et la quantité de vie et de travail des médecins constituent toujours une question de recherche majeure au sein de la discipline.

Ensuite, la recherche en médecine familiale est passée des enquêtes épidémiologiques aux questions comportementales et psychothérapeutiques. La désillusion à l'égard des statistiques peut avoir été l'une des raisons de ce changement. Selon Thomas Osborne, les médecins généralistes percevaient les limites de la recherche sur la population et n'étaient pas à l'aise avec les enquêtes collectives à distance. Sensible au modèle centré sur la personne, il a observé que les médecins généralistes étaient formés pour se concentrer sur les individus. Par conséquent, ils ont porté leur attention de manière subjective sur eux-mêmes en tant qu'individus plutôt que d'étudier objectivement les affections des populations de patients. La recherche a été motivée par une idéologie qu'Osborne a appelée salvatrice, centrée sur l'amélioration des relations entre médecins et patients, la communication, la responsabilité et l'introspection.

Un demi-siècle plus tard, la recherche reste une question controversée en médecine familiale. Les médecins généralistes ne se sont pas précipités dans la recherche scientifique et la publication, bien que les systèmes universitaires de promotion et de titularisation les incitent à le faire avec des récompenses tangibles. Le début des années 1990 a vu l'avènement de la « médecine fondée sur les preuves » pour la validité des questions de pratique, telle qu'elle est décrite par les épidémiologistes et les internistes, notamment à l'Université McMaster de Hamilton, en Ontario (voir chapitre 5). Les médecins de famille ont observé cette nouvelle tendance avec scepticisme et intérêt. Cependant, ils ont préféré s'intéresser aux questions de prestation de soins de santé, non seulement chez eux, mais aussi dans les régions du monde déchirées par la guerre, comme la Bosnie-Herzégovine – des endroits sans tradition de médecine générale. Lors de la réunion de la WONCA à Vancouver en 1992, les 4000 délégués ont été exhortés à préserver la santé mondiale en promouvant la paix et en protégeant l'environnement. Les médecins de famille expérimentent également des technologies, telles que l'informatisation et la télémédecine, et travaillent sur de nouvelles méthodes pour améliorer la répartition des médecins et attribuer des crédits pour la formation continue. Dans certaines juridictions canadiennes, un mouvement de réforme des soins primaires, encouragé par le gouvernement, fait entrer les médecins de famille dans un nouveau système d'équipes interprofessionnelles dont les salaires sont basés sur la capitation. L'adoption de ce système est lente.

La recherche vise également à encourager les diplômés à choisir une carrière en médecine familiale, non seulement dans leur pays, mais aussi dans le monde entier, avec le lancement du Centre Besrour du CMFC en 2015. Le déclin relatif du nombre de médecins de famille constitue un défi dans l'ensemble du monde développé au début du XXI^e^ siècle. Choix de résidence d'environ 40 % des diplômés au Canada en 1990, la médecine familiale n'en attirait plus que 30 % en 2007. Malgré des efforts constants pour promouvoir ce choix, 32,4 % l'ont classé au premier rang en 2020, et certains postes n'ont pas été pourvus. Le déclin canadien a été lié à la forte augmentation des frais de scolarité dans les provinces les plus peuplées depuis 1995, ce qui a poussé les diplômés à se tourner vers des spécialités plus lucratives.

Aux États-Unis, les chiffres sont encore plus faibles. Ils ont diminué régulièrement depuis un « pic » relatif de deux décennies de près de 16 % en 1995 ; en 2008, 8,2 % des candidats ont été jumelés à des programmes de médecine familiale. Selon un rapport de 2017, le nombre de résidents en médecine familiale a été stabilisé par les diplômés internationaux, tandis que les résidents formés aux États-Unis préfèrent les spécialités. Le choix est influencé par la faculté de médecine, l'origine des diplômés et le mode de vie. Les soins primaires dispensés par des spécialistes sont plus coûteux, mais il manque de médecins de famille pour remplir les rôles qui les attendent.

La médecine rurale a encore besoin d'être encouragée. Dans certains endroits, des associations et des revues distinctes ont été créées pour soutenir la pratique rurale, notamment au Japon (1952), en Australie occidentale (1990), au Canada (1992) et en Suède (2002). Aux États-Unis, elle est encouragée par l'AAFP, les États individuels et de nombreuses organisations d'étudiants. Sous les auspices de la WONCA, la première conférence internationale sur la médecine rurale s'est tenue à Shanghai en 1996. Après plusieurs changements de nom, la fonction persiste au niveau international sous le nom de « World Rural Health », ce qui permet d'intégrer les préoccupations des médecins de famille dans le domaine plus large de la santé publique (voir chapitre 15). La WONCA elle-même est passée de 18 nations membres en 1972 à plus de 133 pays représentant 500 000 médecins généralistes en 2023. Le premier doyen de l'École de médecine du Nord de l'Ontario, Roger Strasser, et ses collègues, dont l'historien Geoffrey L. Hudson, ont apporté une contribution importante à ces efforts dans les communautés autochtones et autres communautés éloignées. Les questions de recherche connexes concernent le rôle, l'éducation et même le « débauchage » des médecins formés à l'étranger, qui sont invités à combler les pénuries et l'effet des choix de style de vie des médecins qui travaillent moins d'heures.

Plus récemment, les médecins de famille affichent des intérêts de recherche supplémentaires dans le domaine du langage et des sciences humaines, en écrivant des articles sur la métaphore, la littérature, les arts et la narration. En 1999, l'AAFP a lancé un réseau national de recherche pour donner aux médecins les moyens d'aider leurs communautés et le monde par la recherche. Reconnaissant la valeur de la recherche en sciences humaines pour les soins de santé, elle parraine également un centre d'histoire de la médecine familiale à Leawood, au Kansas.

## IMPACT DE LA MÉDECINE FAMILIALE SUR LES SPÉCIALITÉS

Vive la différence !

> La médecine familiale universitaire a fait des progrès considérables au cours des vingt dernières années, mais nous ne sommes toujours pas à l'aise dans le milieu universitaire. Pour être acceptée, dit-on, la médecine familiale doit devenir moins pragmatique, plus théorique et plus productive en matière de recherche quantitative.
>
> Je pense que la médecine familiale est marginale parce qu'elle diffère de manière fondamentale du courant académique dominant et que notre principale valeur pour la médecine réside dans ces différences. À terme, je pense que le courant académique dominant finira par nous ressembler davantage que l'inverse.

Ian R. McWhinney, « The Importance of Being Different »,
*Médecin de famille canadien* 43 (1997) : 193

La médecine familiale a influé sur l'ensemble de la pratique médicale de multiples façons, la plus évidente étant l'importance de la formation médicale continue et la nécessité d'une évaluation permanente. Dès sa création, le CMFC a exigé de ses membres qu'ils suivent un minimum de 100 heures d'études post-doctorales tous les deux ans. En d'autres termes, la reconnaissance historiquement informée que la médecine continuera d'évoluer est ancrée dans la structure de l'organisation. Les patients sont assurés qu'un médecin certifié par le CMFC a satisfait aux normes de pratique reconnues, non pas une fois, mais à plusieurs reprises. Grâce à son engagement envers l'apprentissage tout au long de la vie et la responsabilité publique, la médecine familiale a contribué à créer un marché pour l'industrie de la formation médicale continue et a stimulé la recherche de formes originales de communication pédagogique. Alors que la méfiance du public à l'égard des médecins grandissait, l'entreprise a déteint sur les groupes de spécialistes préoccupés par la responsabilité et la réputation. Trente ans après la fondation du CMFC, le Collège royal des médecins et chirurgiens du Canada a mis en place des programmes de « maintien des compétences » pour les spécialistes canadiens, et des programmes similaires sont utilisés ou envisagés par des groupes de spécialistes ailleurs dans le monde. En 2000, les médecins de famille étaient doyens de plusieurs facultés de médecine.

En essayant de se promouvoir auprès des écoles bien établies en tant que discipline académique, la médecine familiale organisée s'est également lancée dans la tâche philosophique de l'auto-définition. Non seulement elle a établi les limites de sa propre identité et de sa pédagogie, mais elle a également défini des critères qui pourraient éventuellement être appliqués à la reconnaissance d'autres nouveaux arrivants. Ce faisant, elle a invité des universitaires de plusieurs pays à élaborer des paramètres d'évaluation pour les programmes de formation, pour la formation médicale continue et pour l'évaluation des évaluations elles-mêmes. Peu de spécialistes universitaires, y compris les experts en éducation, réalisent que ces normes désormais familières sont nées du « modeste médecin généraliste ».

Les « miracles » de la technologie et de la sous-spécialisation fournissent une autre justification de la capacité d'intégration de la médecine familiale. Le médecin de famille permet au sous-spécialiste de travailler dans un espace restreint. Inversement, les problèmes chroniques d'une population vieillissante, la polypharmacie, les maladies iatrogènes et le visage impersonnel d'un établissement médical centré sur les hôpitaux se sont combinés pour créer un rôle permanent pour le médecin de famille. Le médecin qui connaît et se souvient réellement du patient et de sa famille est essentiel. Chercheur ou non, le médecin de famille *sélectionne*, *coordonne* et surtout *explique* les compétences spécifiques qui permettront de diagnostiquer ou de traiter un patient. Avec les caractéristiques bien établies de continuité et de contexte, seule la médecine de famille peut fournir les soins holistiques qu'un public de plus en plus sceptique exige aujourd'hui.

## SUGGESTION DE LECTURES COMPLÉMENTAIRES

Sur le site Web : http://www.histmed.ca

# 15

# Quand le patient est pluriel : santé publique et internationale

L'amélioration de la médecine peut éventuellement prolonger la vie humaine, mais l'amélioration des conditions sociales peut permettre d'atteindre ce résultat plus rapidement et avec plus de succès.

Rudolf Virchow, *Öffentlichen Medizin* (1879) ;
cité dans H. Waitzkin, *Social Medicine* 1, n° 1 (2006) : 7

Dans ce chapitre, nous explorons l'aide médicale organisée pour les collectivités. Les réponses les plus anciennes et les plus évidentes sont généralement apparues en période d'épidémies, lorsque les urgences ont dicté les politiques en matière de libertés et de soins (voir chapitre 7). Les lois régissant la santé publique (et l'immigration) sont des réponses à des épidémies ou à des menaces de maladies antérieures. Les politiques sont fondées sur la meilleure estimation de ce qui est approprié selon ceux qui détiennent le pouvoir à un moment et à un endroit donnés. Par conséquent, elles sont conditionnées par l'expérience passée et sont en retard sur la réalité du prochain problème. La santé publique s'oppose au « modèle médical » (voir chapitre 4) de deux manières distinctes : elle vise la prévention plutôt que le traitement et elle concerne des groupes plutôt que des individus. Elle se concentre souvent sur les personnes qui ne sont pas malades. Avec le tournant social et culturel de l'histoire de la médecine, la santé publique et internationale est devenue l'un des sujets les plus brûlants dans ce domaine. Certaines études sont comparatives mais, jusqu'à présent, la plupart des histoires se concentrent sur des pays particuliers, leurs colonies et les interactions entre les deux. Les chercheurs s'inquiètent du caractère « mondial » de l'histoire de la santé publique, craignant qu'il ne s'agisse que d'un label d'inclusivité plutôt que d'une analyse approfondie.

Les objectifs d'apprentissage pour ce chapitre se trouvent à la p. 487.

Sans ignorer le lieu, nous découperons cette histoire en fonction des projets qui ont contribué à l'allongement de la durée de vie : les épidémies, le travail, l'eau, la nourriture, la politique, la paix et l'environnement, pour finir par le mouvement international pour la santé. Au moins un contributeur clé est choisi pour illustrer la médicalisation de chaque sujet. Cette approche a été suggérée par mes collègues en santé communautaire et en épidémiologie, qui estiment que les étudiants en médecine ont parfois du mal à s'imaginer un avenir au service de populations entières, faute de modèles évidents.

Les histoires de la santé publique et internationale ont tendance à se situer entre deux extrêmes : soit la santé publique y est considérée comme une noble et généreuse croisade philanthropique, soit elle est perçue comme une incursion maléfique, motivée par l'égoïsme ou l'intolérance, dans les vies d'individus vulnérables. La position d'une histoire sur ce spectre est conditionnée non seulement par la recherche sur le passé, mais aussi par les sentiments politiques des auteurs du présent.

La maladie elle-même est vulnérable à la perception sociale (voir chapitre 4). Certaines différences ont été interprétées comme une pathologie alors qu'en réalité, elles représentaient des variations normales. Certains chercheurs ont utilisé le concept d'« autre » et d'« altérité » pour montrer comment les élites ont présenté ces différences comme des maladies. L'action médicale impliquait l'interférence, voire l'éradication de certaines cultures et communautés. Dans la plupart des cas (mais pas tous), les résultats draconiens étaient en réalité des conséquences involontaires. Alors que les nations se débarrassent politiquement de leurs oppresseurs coloniaux, certains travaux examinent la médecine et la santé publique mondiale comme des outils de colonisation.

## FLÉAUX

Le bien-être des citadins et des groupes de migrants (tels que les marins et les troupes militaires) pouvait être anéanti en quelques jours par une nouvelle contagion. Même épargné par la maladie, on pouvait perdre ses revenus, sa maison et son mode de vie. Les épidémies entraînent dans leur sillage des mesures de préservation de la santé et des économies. Par exemple, la quarantaine a été décrétée pendant la peste du XIV$^{e}$ siècle pour protéger les ports et obliger les voyageurs à prouver qu'ils étaient en bonne santé. Des règles s'appliquaient également au regroupement des malades et au traitement des cadavres. Des comités sanitaires municipaux ou des conseils de santé temporaires ont été mis en place lors d'autres épidémies. Ceux-ci pouvaient demeurer même après la fin du danger ou se réunir, à nouveau, quand ce danger réapparaissait. Souvent, les règles étaient appliquées en sacrifiant la sécurité des personnes considérées comme les plus vulnérables, et l'opposition se manifestait. La pandémie de COVID-19 présente toutes ces caractéristiques, malgré les nombreux nouveaux médicaments et technologies médicales. Pour ceux qui restent en bonne santé, il peut être difficile d'apprécier à quel point leur bien-être découle des recommandations sanitaires qui sont parfois considérées comme une tyrannie des tests négatifs. (Pour en savoir plus sur les réponses aux épidémies, voir le chapitre 7.) Les médecins de santé publique gagnent traditionnellement moins d'argent et suscitent moins de respect que les spécialistes qui sauvent des vies grâce à leurs habiletés. Or, certains d'entre eux sont pourtant morts au service de la population à laquelle ils s'étaient consacrés.

À la suite de la panique causée par la peste pneumonique en Inde en 1994, Ronald St. John, né et formé aux États-Unis, a mis sur pied un système de balayage Internet pour le Canada afin d'alerter le monde des dangers infectieux potentiels: il s'agit du Réseau mondial d'information sur la santé publique (RMISP). Lancé à titre expérimental en 1997, il a été intégré à la nouvelle agence de santé publique de ce pays à la suite de l'épidémie de SRAS de 2003. Au cours de la décennie suivante, il a émis plus de 1500 alertes précoces et est devenu une référence en la matière, utilisée par l'Organisation mondiale de la santé (OMS) et de nombreux autres pays. Préoccupé par les changements politiques, le gouvernement canadien a réduit son financement: sa maintenance a été négligée et son personnel redéployé. Le RMISP reçut l'ordre de se concentrer sur le Canada et de ne pas diffuser d'alertes. Sa dernière alerte fut donnée en mai 2019. Au moment où la COVID-19 a fait irruption plus tard dans l'année, le système avait été désactivé. De nombreux observateurs estiment que son absence a été une source de retard dans la réponse canadienne à la pandémie.

## PAUVRETÉ ET TRAVAIL

Bien que les hospices de bienfaisance aient une longue histoire en lien avec les communautés religieuses, l'aide sociale financée par des fonds publics trouve ses origines européennes au début de la période moderne. Des lois prévoyant la prise en charge des pauvres et des malades ont été établies dans de nombreuses villes au cours du XVIe siècle. Le médecin municipal est une invention de l'époque. Certains, comme Jodocus Lommius, au service de Bruxelles, ont profité de leur emploi pour rédiger d'utiles manuels de diagnostic et de thérapie. En outre, des confréries sont apparues pour aider les défavorisés, à la manière d'une philanthropie privée parfois (mais pas toujours) alignée sur la religion. La législation visant à apporter une aide – *Poor Laws* ou Lois sur les indigents – était utilisée de nombreuses manières, allant de la simple offre de nourriture jusqu'à l'enfermement dans des ateliers de travail où les pauvres constituaient une source de main-d'œuvre bon marché. Comme l'a montré l'historien John Eyler, ceux qui tenaient les pauvres responsables de leur propre situation s'opposaient à l'aide publique, tandis que d'autres considéraient la maladie comme un produit des conditions de vie misérables et plaidaient pour qu'une action soit entreprise pour y remédier. Cependant, jusqu'au XIXe siècle et au mouvement hygiéniste, les médecins ne se préoccupaient pas beaucoup de l'aide aux pauvres (voir la discussion sur Edwin Chadwick ci-dessous).

L'idée que le travail rendait malade n'était que vaguement appréciée avant que le médecin italien Bernardino Ramazzini n'observe les habitudes des travailleurs ordinaires. Un homme réparant un égout disparaissait brièvement sous terre, puis refaisait surface en haletant avant de replonger. Lorsqu'on lui demandait pourquoi, l'ouvrier expliquait que les fumées nocives pouvaient provoquer des problèmes respiratoires et des évanouissements, voire la mort. Fasciné par le fait que des ouvriers illettrés possèdent une telle sagesse médicale, Ramazzini commence à énumérer toutes les maladies qu'ils pouvaient contracter et comment ils pouvaient les éviter. Il était moqué, car il s'encanaillait avec des individus issus des catégories sociales inférieures. Dans l'introduction de son *De morbis artificum diatriba* (1700), il présente des excuses dans le cas où il offenserait certaines sensibilités en s'attardant sur de tels sujets. Chef-d'œuvre d'observation de personnes habituellement ignorées, ce livre définit avec une grande clarté les métiers de son époque et de son lieu de résidence, ainsi que leurs risques. Treize ans plus tard et un an avant sa mort, Ramazzini publia une édition augmentée (voir tableau 15.1).

Extrapolant les préoccupations relatives aux travailleurs, les réformateurs de la santé publique en Europe et en Amérique au XIXe siècle ont porté leur attention sur la pauvreté et le sort des enfants pauvres (voir chapitre 13). La médicalisation plus large de la pauvreté n'a pas eu lieu avant la fin des années 1970, lorsque les démographes ont prouvé mathématiquement qu'elle pouvait être un facteur de mortalité à tout âge (voir G. B. Rodgers, *International Journal of Epidemiology* 31 [2002]: 533-538).

La médecine du travail, en tant que spécialité moderne, est réputée discrète et bureaucratique. Pourtant, elle a le potentiel de préserver la santé de millions d'ouvriers des ravages des fumées, du bruit, des toxines, des accidents et des trop longues heures de travail. Souvent, le plus grand obstacle n'était pas de recenser les dangers, mais de convaincre les propriétaires des entreprises et les gouvernements d'investir pour les limiter. C'est toujours le cas aujourd'hui. Les médecins qui assument ces missions se retrouvent à travailler pour des salaires plus bas, souvent en confrontation avec des adversaires puissants dans le monde des affaires et de la politique.

Une association internationale visant à promouvoir l'étude de la santé au travail et de la santé environnementale a été fondée en 1982, en partie pour fournir un soutien mutuel. Appelée Collegium Ramazzini, elle a pour but de

Tableau 15.1
« Métiers » dans Ramazzini, *De morbis artificum diatriba* (1700 et 1713)

| | | |
|---|---|---|
| Mineurs | Métiers du grain | *Ajouts en 1713* |
| Doreurs | Tailleurs de pierre | Imprimeurs |
| Thérapeutes du mercure | Blanchisseuses | Scribes, notaires |
| Chimistes | Métiers du lin, du chanvre, de la soie | Tisserands |
| Potiers | Hommes de bain | Travailleurs du cuivre |
| Ferblantiers | Saulniers | Travailleurs du bois |
| Métiers du verre et des miroirs | Métiers debout | Métiers des rasoirs et bistouris |
| Forgerons | Métiers assis | Briquetiers |
| Métiers du gypse et de la chaux | Juifs (sédentaires) | Creuseurs de puits |
| Foulons | Palefrenier | Marins et rameurs |
| Métiers de l'huile, des tanneries et du fromage | Porteurs | Chasseurs |
| Métiers du tabac | Athlètes | Fabricants de savon |
| Croque-morts | Artisanat d'art | |
| Sages-femmes | Métiers de la voix, chanteurs | |
| Nourrices | Agriculteurs | |
| Vignerons, brasseurs | Pêcheurs | |
| Boulangers, meuniers | Soldats | |
| Métiers de l'amidon | Lettrés (sédentaires) | |

jeter un pont entre le monde de la découverte scientifique et les centres socio-politiques pour protéger la santé publique. Composée d'environ deux cent soixante membres élus qui représentent trente-cinq pays sur six continents, l'association organise des conférences, des publications et des projets de recherche. Elle produit des déclarations scientifiques sur les risques et décerne des prix pour des réalisations importantes. Les réunions annuelles ont lieu à Bologne ou à Carpi, la ville natale de Ramazzini.

La déclaration de 1993 du Collegium Ramazzini sur les dangers cancérigènes et pulmonaires de l'amiante chrysotile a été mise à jour en 2015. Les efforts visant à obtenir une interdiction mondiale de cette substance ont été entravés à plusieurs reprises par les nations qui la fournissent, notamment le Canada, qui a finalement fermé toutes ses mines en 2011 et interdit le produit en 2018. Il est encore utilisé dans une centaine de pays. Les producteurs font valoir que, sans amiante, les incendies feraient plus de victimes que son utilisation prudente ne fait de tort. D'autres raisons, moins souvent exposées, tiennent aux risques politiques et économiques que la fermeture des mines et l'exposition de ces marchés font courir aux travailleurs, aux industriels et aux politiciens impliqués. Plus récemment, le Collegium Ramazzini a fait des déclarations sur la maladie pulmonaire obstructive chronique, a émis des lignes directrices pour la qualité de l'air et a protesté contre le licenciement injustifié et le harcèlement judiciaire auxquels ont été soumis certains scientifiques aux États-Unis et en Turquie. En février 2023, il a condamné la guerre de la Russie contre l'Ukraine pour les dommages causés à l'environnement et à la santé humaine.

## EAU

Une eau propre et abondante est probablement le facteur le plus important de la santé, et cette connaissance est ancienne. Des méthodes de purification ont été mises au point par les Égyptiens, qui utilisaient la filtration et la coagulation. La qualité de l'eau était une question de sécurité : les Athéniens, confrontés à une épidémie au Ve siècle avant J.-C., soupçonnaient leur ennemi spartiate d'avoir empoisonné les puits (voir chapitre 7). Les gens ont également compris comment conserver la pureté de l'eau potable : par exemple, les armées antiques établissaient leurs camps en amont des chevaux. Face à cette sagesse ancienne, il est surprenant de découvrir que la théorie de l'eau sur les épidémies n'a pas été adoptée avant le milieu du XIXe siècle. Au lieu de cela, l'air vicié ou « miasme » était la cause présumée.

La découverte par John Snow, dans les années 1850, que le choléra pouvait être transmis par l'eau a eu lieu trois décennies avant l'établissement de la théorie des germes (voir chapitre 7). Pourtant, les implications dramatiques du travail d'investigation de Snow sur la pompe de Broad Street n'ont pas été immédiatement acceptées. Deux autres Anglais étaient concernés par cette histoire et aucun d'eux n'a cru Snow : l'un était médecin, l'autre avocat.

William Farr est issu d'une famille pauvre, mais a étudié la médecine en France et en Suisse grâce à un généreux bienfaiteur. En France, il apprend la médecine numérique de P. C. A. Louis (voir chapitre 4). Après la mort de sa femme, cinq ans seulement après leur mariage, Farr trouve un emploi au bureau de l'état civil général, où il applique les statistiques médicales pour identifier les facteurs affectant la santé. Son nouveau système d'enregistrement des décès étend l'initiative de Ramazzini en permettant de comparer la mortalité entre différentes professions. Pour le choléra, il accepte l'ancienne théorie des miasmes, trouvant des preuves apparemment en sa faveur : plus les individus vivent au-dessus de la Tamise, moins ils contractent le choléra. Ce n'est que plus tard qu'il accepta la théorie de l'eau.

L'avocat londonien Edwin Chadwick s'engage dans la réforme des *Poor Laws*. Plutôt que de blâmer les gens pour leur pauvreté, il affirmait que leur santé et leur capacité à travailler étaient minées par des conditions de vie sordides ; les lois perpétuaient le problème. Chadwick insiste sur l'importance de disposer de meilleures statistiques pour définir les problèmes, affirmant que l'enregistrement centralisé des naissances et des décès améliorerait la fiabilité des registres paroissiaux tenus par des prêtres bien intentionnés, mais plus ou moins diligents. Il pensait que c'était l'affaire d'un bon gouvernement de nettoyer le monde, en se concentrant sur les égouts où l'eau et les déchets stagnaient. Sans chasse d'eau, ils devaient être nettoyés manuellement par de braves ouvriers comme celui de Ramazzini. Le rapport de Chadwick daté de 1842 a été ignoré pendant cinq ans, jusqu'à ce qu'une autre épidémie de choléra mobilise l'action. Il a ensuite contribué à la conception d'un système d'égouts à chasse d'eau automatique, qui a considérablement amélioré la qualité de l'eau et de l'air et a bien fonctionné pendant des décennies. Néanmoins, il a offensé de nombreux médecins, ingénieurs, politiciens et bureaucrates. Certains mettant en cause son zèle et sa personnalité, il fut contraint de démissionner du Conseil de la santé en 1854. Son « idée sanitaire » ne le dissuade pas de la théorie des miasmes. En effet, elle correspond bien à ses observations : de meilleurs égouts sont corrélés à de meilleures statistiques sur le choléra. Il est fait chevalier un an avant sa mort en 1890.

Le mouvement sanitaire lancé par Chadwick s'étendit bien au-delà de l'Angleterre et fut soutenu par des personnes ordinaires, en particulier des femmes, qui étaient attirées par les idéaux vénérables d'hygiène et de propreté. Ces personnes dénoncent les « nuisances » et font pression sur les politiciens pour que ces derniers valorisent la propreté. Dans les années 1880, alors que la théorie des germes était établie (voir chapitre 4), les hygiénistes pouvaient s'appuyer sur la nouvelle science pour donner du poids à leur programme. Leurs organisations énergiques et prêtes à l'emploi ont aidé les nouveaux experts en santé publique à atteindre leurs objectifs.

Le contrôle de l'eau est désormais scientifique. Les municipalités ignorent cette responsabilité à leurs risques et périls ; désormais, toute maladie causée par une eau sale peut être évitée. Tout comme les patriciens du XIX^e^ siècle avaient tendance à rendre les pauvres responsables de leurs maux, les malades pouvaient désormais blâmer les politiciens. Alors que des conseils de santé temporaires étaient apparus autour des épidémies dans les années 1830, les structures gouvernementales permanentes, ainsi que les conseils et les laboratoires, sont apparues dans les trois dernières décennies du XIX^e^ siècle (voir tableau 15.2). Au début, elles se concentraient sur les marins et les immigrants, qui semblaient apporter la maladie ; cependant, les principes ont rapidement été appliqués à tous les citoyens. L'Angleterre froide et humide a également développé un intérêt particulier pour les maladies tropicales en raison de ses nombreuses colonies. C'est ici que l'histoire de la santé publique et celle de la médecine tropicale se recoupent. Ce n'est que lorsque les Européens blancs ont été exposés à des maladies peu connues chez eux que de vastes campagnes d'éradication ont vu le jour.

Tableau 15.2
Quelques jalons dans les institutions de santé publique

| | |
|---|---|
| *Grande-Bretagne* | |
| 1809, 1831 | Conseil de santé (central et local) – intermittent |
| 1848 | Loi sur la Santé publique |
| 1854-1858 | Conseil général de la santé – intermittent |
| 1899 | École de médecine tropicale de Londres |
| 1907 | Société royale de médecine tropicale et d'hygiène |
| 1919 | Ministère de la santé |
| *France* | |
| 1848 | Comité consultatif d'hygiène publique |
| 1853 | Compagnie générale des eaux |
| 1902 | Loi de santé publique |
| 1906 | Conseil supérieur d'hygiène publique |
| 1920 | Ministère de l'hygiène |
| 1979 | Éducation à la santé obligatoire |
| *Canada* | |
| Années 1830 | Commissions locales en cas d'épidémies |
| 1867 | Départements provinciaux de la santé - pour la plupart non opérationnels |
| 1882 | Premier conseil de santé permanent en Ontario |
| 1919 | Département de la santé du Dominion |
| 1927 | École d'hygiène, Toronto |
| *États-Unis* | |
| Années 1830 | Commissions locales en cas d'épidémies |
| 1871 | Premier chirurgien superviseur de l'hôpital de la marine (plus tard chirurgien général) |
| 1879 | Conseil national de la santé – permanent |
| 1887 | Premier laboratoire hygiénique fédéral, une seule pièce à Staten Island (devient NIH en 1930) |
| 1890 | Chaire d'hygiène à l'école de médecine de Georgetown (G. Kober) |
| 1902 | Service de la santé publique et des hôpitaux de la marine |
| 1916 | École de santé publique Johns Hopkins |

Remarque : NIH = National Institutes of Health (Instituts nationaux de la santé)

Dans les années 1890, des usines de filtration d'eau sont construites en Europe, aux États-Unis et au Canada. Souvent contestée en raison de problèmes de coûts, de contamination, d'emplacement et de contrats, leur mise en place s'est faite ville par ville, grâce à l'activisme social et aux intérêts privés. Ces installations ont utilisé des techniques améliorées de coagulation et de filtration sur sable ; elles ont également cherché des désinfectants, comme le chlore, pour tuer activement les bactéries nouvellement découvertes. En 1910, une forte incidence de la typhoïde a incité le Canada et les États-Unis à lancer une étude conjointe de la pollution dans les Grands Lacs pour la première fois, mais pas la dernière fois. Le taux de mortalité en Amérique a baissé plus rapidement à la fin du XIXe et au début du XXe siècle qu'à n'importe quelle autre époque ; les démographes Cutler et Miller soutiennent que la salubrité de l'eau est l'explication la plus probable. D'autres, focalisés sur l'Europe, soulignent l'amélioration de la nutrition.

Le maintien de la propreté de l'eau nécessite des infrastructures, des contrôles en laboratoire et du personnel coûteux. Même dans les pays développés, le choléra et d'autres infections, en particulier l'E. coli, réapparaissent si le système est négligé ou perturbé par des tremblements de terre, des inondations et des guerres. Un accident survenu en Grande-Bretagne en 1988 a entraîné une contamination chimique de l'approvisionnement en eau de 20 000 foyers en Cornouailles ; plus d'une centaine de résidents se sont plaints de séquelles pendant des décennies. En 1999, la présence d'E. coli dans un puits a causé deux décès et des centaines de maladies parmi les personnes qui ont participé à une foire du comté de New York. L'altération de l'eau par des porcs sauvages pourrait être à l'origine d'épinards contaminés par E. coli en Amérique du Nord en 2006, faisant deux cents malades et trois morts. Les mesures de réduction des coûts prises à Flint, dans le Michigan, entre 2012 et 2014, ont entraîné une grave contamination de l'eau par le plomb et d'autres polluants, provoquant des accusations de fraude et des procès en action collective qui se sont terminés par un règlement de 600 millions de dollars en août 2020. En avril 2023, les journaux français signalent qu'un tiers du pays boit de l'eau contaminée par des pesticides interdits.

Le Canada aussi a connu des problèmes d'eau. En 2000, la négligence des contrôles a entraîné une contamination bactérienne à Walkerton, en Ontario, avec 7 décès et 2 300 malades. La tragédie aurait été pire si le médecin hygiéniste Murray McQuigge n'avait pas agi sur des soupçons et donné un ordre d'ébullition de l'eau. De nouveau, la contamination de l'eau à Kashechewan, dans le nord de l'Ontario, a fait les manchettes nationales en 2005. Après avoir dû faire face à un avis d'ébullition de l'eau pendant deux ans, la petite communauté a dû être évacuée. La contamination au mercure des lacs du nord de l'Ontario est depuis longtemps responsable d'une toxicité neurologique chez les habitants de la Première Nation de Grassy Narrows. Un engagement a été pris en 2015 pour améliorer la qualité de l'eau au Canada, et certains progrès ont eu lieu. Cependant, au moment de la rédaction de ce chapitre, dans un pays riche disposant de l'une des plus grandes réserves d'eau au monde, des dizaines de communautés des Premières Nations vivent toujours sous le coup d'avis d'ébullition.

L'objectif simple d'une eau propre est encore plus difficile à atteindre et à préserver à l'échelle mondiale.

## ALIMENTATION

Cicely Williams est née dans une famille britannique vivant en Jamaïque. Son père lui a permis d'étudier la médecine, dit-elle, parce qu'elle avait peu de chances de trouver un mari. Après une formation à Oxford, elle est allée en Afrique et en Malaisie pour mener des recherches sur la santé des enfants et des mères. En Afrique de l'Ouest, elle a établi un lien entre une maladie de dépérissement des jeunes enfants et la nutrition, puis a publié en 1935 sa description classique du kwashiorkor en tant que carence en protéines. Le nom, issu d'un dialecte de la Côte d'Or africaine (aujourd'hui le Ghana), est compris comme la « maladie de l'enfant déposé ». Ces peuples avaient depuis longtemps compris la maladie de manière holistique, comme un problème social induit par la naissance dans une fratrie (voir figure 15.1).

Travaillant près de Singapour en février 1942, Cicely Williams a été capturée, avec des dizaines de milliers de soldats et de ressortissants alliés, y compris d'autres médecins. Confinée dans un camp d'internement où elle subit de graves privations, elle manque de mourir. À la libération, en août 1945, elle est soignée par ses compagnons de détention et par des soldats. Après la guerre, Cicely Williams est invitée à diriger la division de la santé maternelle et infantile de la nouvelle Organisation mondiale de la santé (OMS). La surpopulation et la sécurité alimentaire étaient des préoccupations majeures, mais elle savait que les femmes des pays en développement n'accepteraient pas la régulation des naissances tant que la mortalité infantile n'aurait pas été réduite. Il était important de donner aux enfants une nourriture suffisante et de bonne qualité (voir figure 15.2).

La nourriture, comme l'eau, est essentielle à la vie. Les anciens le savaient et accordaient une grande attention à la manipulation du régime alimentaire face à la maladie. D'une manière ou d'une autre, les progrès médicaux du XIX^e^ et du début du XX^e^ siècles ont permis aux médecins de laisser la qualité de la nourriture aux ménagères et aux nutritionnistes débutants ; sa quantité et sa mauvaise distribution étaient des problèmes mécaniques qui échappaient au radar des scientifiques. Cependant, Williams – comme Joseph Goldberger (voir chapitre 13) – a démontré que des affections auparavant considérées comme contagieuses, telles que le béribéri et la pellagre, étaient en fait des carences spécifiques qui avaient une base géographique et culturelle.

Avec la découverte des vitamines au milieu du XX^e^ siècle (voir chapitre 13), les éléments d'un régime alimentaire sain pouvaient désormais être analysés. Dans le monde développé, la science s'est préoccupée de la qualité et de la sécurité des aliments en les préservant des produits chimiques et des germes et, plus récemment, en affirmant l'innocuité des organismes génétiquement modifiés (OGM). Dans les pays en développement, l'absence d'une alimentation suffisante et de qualité est un problème grave, qui n'a pas encore été médicalisé

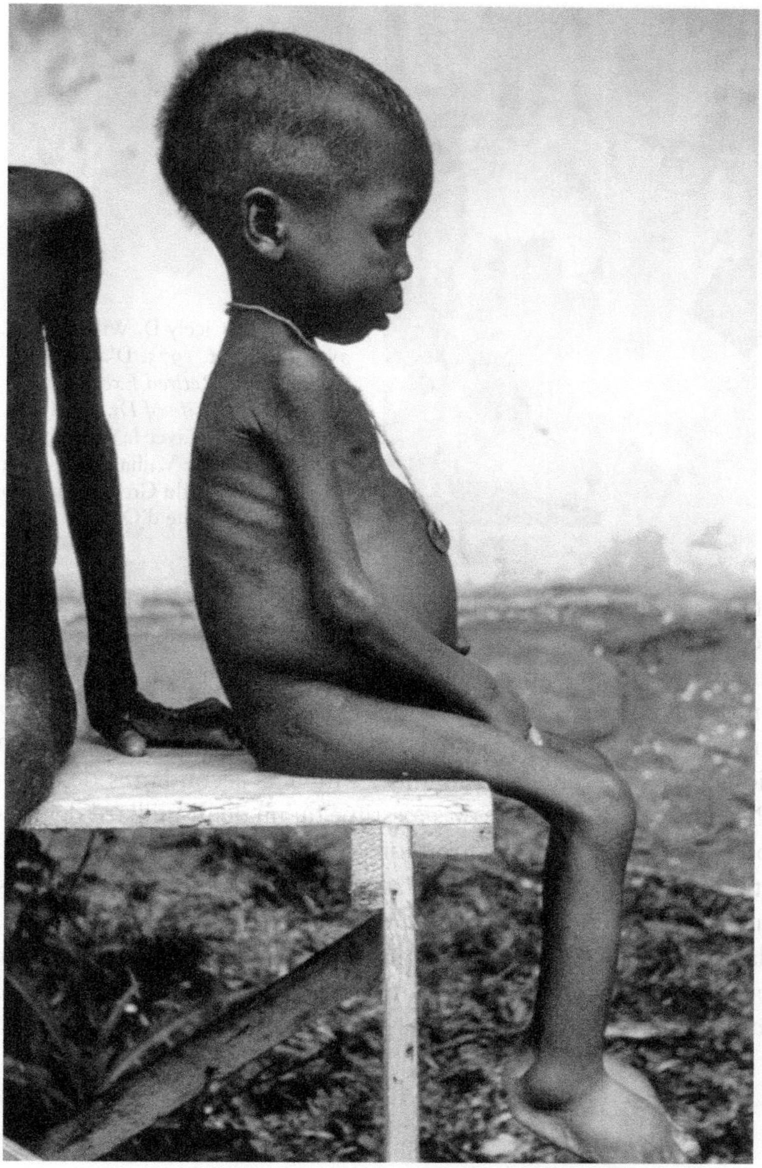

Figure 15.1 Le kwashiorkor, maladie de l'enfant déposé, touche un enfant pendant la Guerre du Biafra, fin des années 1960. Photo : Centre pour le contrôle et la prévention des maladies des États-Unis. Wikimedia Commons.

(à en juger par les publications). Par exemple, de 1950 à juillet 2020, Medline cite 212 603 articles sur l'« obésité » (rubrique MESH). Cependant, beaucoup moins d'articles traitent de la « faim » ou de la « famine » (moins de 25 000) et, parmi ceux qui le font, moins de 900 reconnaissent l'« approvisionnement

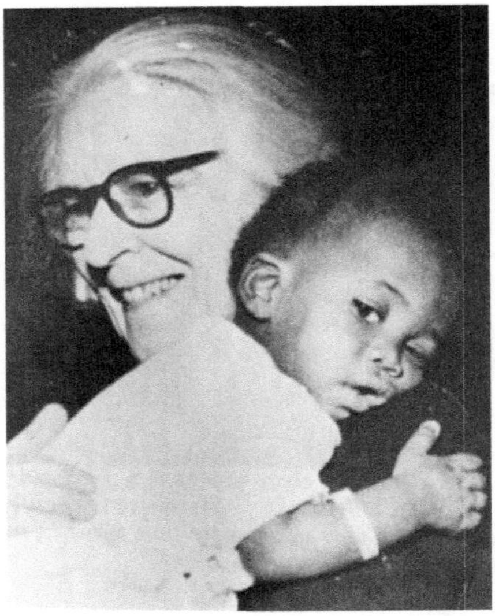

Figure 15.2 Cicely D. Williams avec un enfant, 1975. D'après S. Craddock, *Retired Except on Demand: The Life of Dr. Cicely Williams*, 1983, avec la permission de la nièce du Dr Williams, Josephine Cruickshank, et du Green Templeton College, Université d'Oxford.

alimentaire » comme sujet principal. Peu d'attention est accordée à l'Afrique, à l'Amérique du Sud et à l'Asie, les endroits où l'approvisionnement alimentaire compte vraiment (voir tableau 15.3). En effet, près de 3000 articles sur la « faim » traitent également de l'« obésité ». Il semble que la « faim » et la « famine » soient surtout présentes dans la littérature médicale en tant que conditions de recherche physiologiques ou effets secondaires de la perte de poids. Néanmoins, en 2018, l'OMS a estimé qu'un demi-milliard de personnes sont sous-alimentées et que 2,4 millions d'enfants meurent chaque année de malnutrition, tandis que l'obésité augmente. Les causes profondes sont politiques et économiques, mais aussi environnementales et biologiques. Avec l'eau, la sécurité alimentaire est le plus grand problème de santé au monde mais, peut-être à cause de ses connotations politiques, la plupart des médecins ne la considèrent pas encore comme leur problème.

## POLITIQUE

Qu'est-ce que la politique ?

> La médecine est une science sociale et la politique n'est rien d'autre que la médecine à grande échelle.
>
> Rudolf Virchow (1848) ; cité dans H. Waitzkin, *Social Medicine* 1, n° 1 (2006) : 6

Tableau 15.3
Nombre d'articles (1950-2020), utilisant les intitulés MESH : *Hunger* (faim), *Starvation* (famine), ou les deux, combinés à *Food Supply* (approvisionnement en nourriture) et à *Africa, Asia, South America, Canada, Great Britain,* ou *United States*

| | *Faim* | *Famine* | *Faim ou famine*[a] |
|---|---|---|---|
| | 14 995 | 9 879 | 24 666 |
| avec l'approvisionnement en nourriture[b] | 541 | 350 | 861 |
| sur l'Afrique | 80 | 91 | 161 |
| sur l'Asie | 40 | 59 | 99 |
| sur l'Amérique du Sud/latine | 27 | 1 | 28 |
| sur le Canada | 26 | 5 | 31 |
| sur la France | 17 | 33 | 50 |
| sur le Royaume-Uni | 11 | 12 | 23 |
| sur les États-Unis | 171 | 30 | 196 |

[a] Les totaux de la dernière colonne ne sont pas de simples additions, car certains articles utilisent les deux rubriques MESH *Hunger* et *Starvation*.

[b] *Food supply* était un titre MESH pour 12905 articles, dont 861 seulement concernaient la faim ou la famine.

*Source* : Basé sur une recherche Medline utilisant les intitulés MESH, réalisée le 19 juillet 2020.

Les initiatives en matière de prestation de soins de santé et de santé publique sont toujours politiques, car elles impliquent une redistribution des ressources des privilégiés vers les défavorisés. Les médecins politiques ne sont pas rares. À tout moment, dans la plupart des pays, au moins quelques politiciens ou militants sont titulaires d'un diplôme de médecine et ont exercé en clinique. Cependant, rares sont les médecins qui rejoignent la gauche politique, comme l'a fait le pathologiste du XIXe siècle Rudolf Virchow cité plus haut. Il a perdu son emploi pour avoir soutenu la révolution de 1848 et a ensuite été mis à l'index par Otto von Bismarck pour avoir obtenu un siège dans l'opposition au sein de la chambre des députés prussienne.

Contrairement à Virchow, les médecins évitent la plupart du temps la politique et ont du mal à voir sa relation avec la prestation des soins de santé. Même les universitaires spécialisés dans les soins de santé soutiendront que la politique n'est pas la médecine, ou qu'il est inconvenant, voire non professionnel et même contraire à l'éthique, que les médecins se prononcent sur des questions politiques. J'ai fait cette découverte en menant des recherches sur l'histoire des frais d'inscription en médecine au Canada : depuis au moins soixante ans, les médecins savent que leurs étudiants proviennent des secteurs les plus riches de la société, mais en élargir l'accès impliquerait un engagement politique, ce que les médecins ne sont pas à l'aise de faire.

L'absence des professions médicales dans les débats sur la prestation des soins de santé est encore plus frappante. Nous esquissons ci-dessous quelques rares exemples de ceux qui ont osé entrer dans la mêlée.

Dans l'histoire politique des régimes d'assurance maladie, les médecins n'ont pas joué un rôle de premier plan (voir chapitre 6). En 1944, lorsque Tommy C. Douglas est devenu premier ministre de la Saskatchewan en promettant des soins médicaux gratuits, son plus fidèle conseiller était le chirurgien Hugh Maclean. Diplômé de Toronto, Maclean a exercé dans les Prairies pendant la Dépression et a été choqué par les ravages de la maladie sur des familles déjà au bord de la ruine. Il s'est présenté plusieurs fois aux élections sous l'étiquette socialiste, mais n'a jamais été élu. Méprisé par ses collègues pour ses sympathies gauchistes, il se retire en Californie. Douglas lui demande de l'aider à faire campagne, et la vision de Maclean d'un hôpital et de soins médicaux gratuits avec des médecins salariés devient le modèle du plan médical du gouvernement.

Quelques jours après sa victoire, Douglas tient sa promesse de consulter les citoyens en réalisant une enquête sur les besoins. Il invite le célèbre médecin et historien d'origine suisse, Henry E. Sigerist de l'Université Johns Hopkins, à la diriger. Homme érudit qui parlait plusieurs langues, Sigerist avait étudié les systèmes de santé russes, avait déjà visité le Canada et avait fait la couverture du magazine *Time* en 1939. Avec une petite équipe comprenant une infirmière, Sigerist fait le tour de la province pour mener l'enquête (voir figure 15.3). Ses recommandations ressemblent étrangement à la vision de Maclean et sont rapidement mises en œuvre. Cependant, il était désormais difficile pour les médecins alarmés de ne pas être d'accord avec un éminent professeur provenant d'un autre pays.

Sigerist est rentré à Baltimore plein d'admiration pour la Saskatchewan. Pour lui, la médecine ne progressait qu'avec des développements parallèles dans la sagesse sociale et technique ; les pays développés ignoraient le côté social. Bientôt, soupçonné pour ses opinions de gauche, il est convoqué devant le House Un-American Activities Committee. Déconcerté, blessé et vaincu, il se retire en Suisse où il meurt d'une attaque en 1957.

Gro Harlem Brundtland a reçu une formation de médecin dans sa Norvège natale et a étudié la santé publique aux États-Unis. Après avoir travaillé pour la santé des écoliers, elle s'est présentée avec succès pour le parti socialiste travailliste, devenant ministre de l'Environnement. En 1981, à l'âge de 41 ans, elle est devenue la première femme première ministre de Norvège (et la plus jeune) et a occupé ce poste pendant onze ans. Le terme « développement durable » a été popularisé en 1987 par le rapport d'une commission des Nations unies qu'elle présidait. En 1998, Mme Brundtland est devenue directrice générale de l'OMS. Pendant son mandat de cinq ans, l'organisation s'est

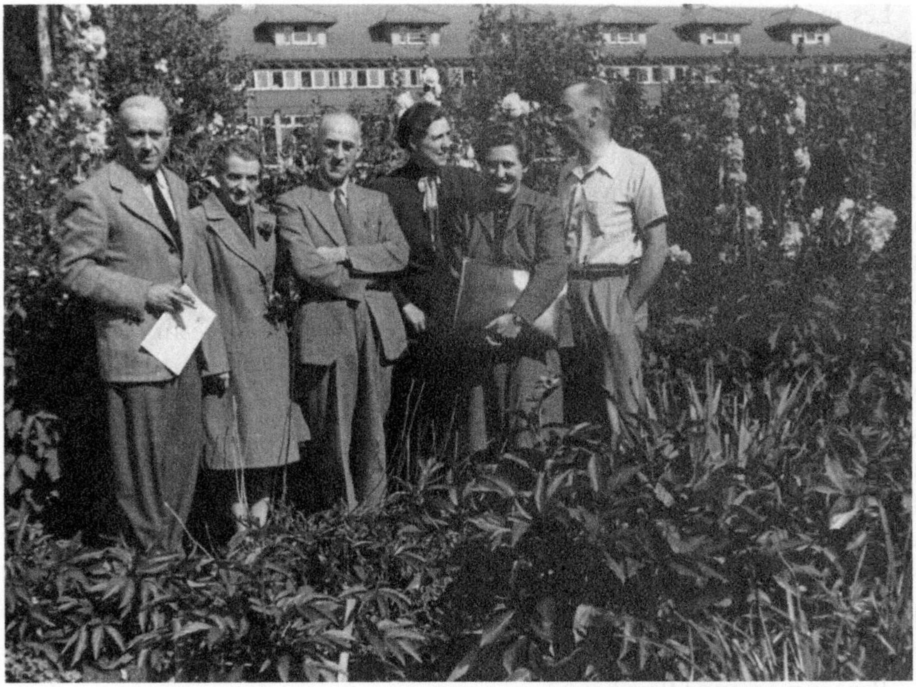

Figure 15.3 Henry E. Sigerist à gauche avec son équipe d'arpenteurs à Weyburn, Saskatchewan, 1944. Archives Alan Mason Chesney, Université Johns Hopkins.

attachée à promouvoir la santé dans les pays développés, ainsi qu'à lutter contre les maladies partout dans le monde. Elle a utilisé des arguments économiques pour convaincre les sceptiques que l'investissement dans la santé est bénéfique pour toutes les nations, qu'elles soient donatrices ou bénéficiaires. Les 17 Objectifs de développement durable des Nations unies, lancés en 2015, peuvent être considérés comme son héritage.

Ces personnes distinguées sont des exceptions. Depuis leur création, les grandes associations professionnelles, telles que la BMA (British Medical Association), la CMA (Canadian Medical Association) et l'AMA (American Medical Association), ont combattu les aspects des programmes de soins de santé qui limitent le revenu et la liberté des médecins. Elles justifient leur opposition par une philosophie politique selon laquelle l'intervention de l'État n'améliore pas les soins médicaux. Cependant, depuis la Seconde Guerre mondiale, des groupes d'étudiants et de jeunes médecins se sont organisés pour faire pression en faveur d'un meilleur accès aux soins de santé, parfois en opposition avec les grandes associations. Beaucoup ont fondé et desservi des cliniques gratuites. L'impact de ces initiatives souvent éphémères, mais passionnées, est difficile à évaluer.

Les médecins qui sont favorables à l'amélioration de l'offre de soins de santé – même si cela implique une baisse des revenus – s'organisent en dehors des limites de leurs associations professionnelles. Fondée en 1987, l'association Physicians for a National Health Program s'est engagée à améliorer l'accès aux soins médicaux pour les Américains et peut se targuer de compter plus de 20 000 membres, soit moins de 2 % du total des médecins, répartis de manière inégale dans le pays. Depuis 2016, ses membres s'engagent activement pour préserver et améliorer les acquis obtenus sous la présidence Obama. L'histoire de l'activisme en matière de santé en Amérique est préservée et mise en valeur dans la collection d'histoire de l'activisme en matière de santé aux États-Unis de l'Université de Pennsylvanie, basée sur les documents du médecin activiste Walter J. Lear. Même au Canada, les médecins se sont inquiétés de la privatisation croissante des services et de l'absence de protestations de la part des principales associations professionnelles. L'association Canadian Doctors for Medicare a été créée en 2006 et, en 2020, elle comptait encore moins de 2 % des médecins du pays. Ces tendances, aussi modestes soient-elles, suggèrent une augmentation du nombre de médecins qui reconnaissent l'action politique comme une responsabilité en matière de santé.

Pensée magique ? Prophétie ?

> Une chose qui m'a surpris de manière positive en faisant ce film, c'est le nombre de médecins aux États-Unis qui soutiennent maintenant la médecine socialisée. Ce n'était pas le cas auparavant. Ils étaient les plus grands combattants et opposants à cette médecine. Ils réalisent maintenant qu'ils se sont fait avoir. Ils ont soutenu les mutuelles au début. Ils pensaient que les soins gérés allaient faire baisser les coûts. Les compagnies d'assurance disaient « Vous gagnerez plus d'argent, nous gagnerons plus d'argent, nous gagnerons tous plus d'argent en fournissant moins de soins ». En réalité, ce que les compagnies d'assurance allaient faire, c'était s'assurer que les médecins ne seraient pas payés non plus… Maintenant, ils ont 5 ou 6 [employés] […] qui s'occupent de toute la paperasse, au téléphone, je les entends crier et hurler auprès des mutuelles, se battre pour qu'une facture de vingt dollars soit payée. Les médecins ont été ruinés par ce système. Ils ont été démoralisés par ce système. Maintenant, ils sont le plus grand partisan du vrai changement.

Michael Moore, interview du 27 juin 2007
réalisée par Edward Douglas pour le film *Sicko*,
https ://www.comingsoon.net/movies/features/21257-michael-moore-gets-sick

### *L'exemple du troisième Reich*

Dans cette discussion sur les contributions louables des médecins engagés en politique, il est important de ne pas négliger la relation de la profession médicale avec le national-socialisme en Allemagne. Élu en 1933, le parti nazi a attiré plus de médecins que toute autre profession. Il utilise la science pour affirmer la notion de supériorité aryenne, en s'appuyant sur les travaux du généticien Fritz Lenz, qui dirige le premier département d'eugénisme. Le Reich a élaboré une métaphore de la santé publique – « l'hygiène raciale » – pour justifier une « solution finale » de stérilisation forcée et de génocide des Juifs, des gitans, des homosexuels, des malades mentaux et des handicapés. Les médecins ont rejoint le parti en masse, certains affirmant que c'était le seul moyen de s'assurer une vie sûre et d'autres semblant être attirés par la rhétorique pseudo-scientifique. Plus affligeant encore, les médecins commettent des crimes : meurtres, tortures, séquestrations et « expériences » effroyables sans consentement.

Un « procès spécial des médecins » s'est tenu à Nuremberg en 1947 pour enquêter sur les crimes de vingt-trois médecins : seize ont été déclarés coupables, sept ont été exécutés. Les juges ont établi un code de comportement éthique qui a conduit à la Déclaration de Genève de 1948 concernant les objectifs humanitaires de la médecine. De nombreux historiens ont écrit sur l'implication de la médecine dans le Troisième Reich, en utilisant les archives au fur et à mesure qu'elles étaient ouvertes. Bien que seuls vingt-trois médecins aient été jugés, des milliers d'autres ont rejoint le parti nazi, soit environ 50 % de tous les médecins allemands. Nombre d'entre eux étaient des membres intègres de leur communauté, avant, pendant et après le conflit. Par exemple, Lenz a continué à travailler après la guerre, affirmant que les réactions à la Shoah feraient reculer la recherche eugénique.

Au-delà de la diabolisation de ces individus, il est important de reconnaître qu'ils pensaient que ces actions étaient bonnes pour la *santé collective* de leur nation. Et l'Allemagne n'est pas un cas isolé. L'« hygiène raciale » a été un élément précurseur du programme de « purification ethnique » des années 1990 d'un autre médecin et politicien, Radovan Karadžić, qui, comme Hitler avant lui, a invoqué des arguments médicaux comme prétexte au génocide des musulmans de Bosnie.

La race et la culture comme pathologie

Notre indignation à l'égard du Troisième Reich allemand ou des génocides cautionnés par la médecine rappelle qu'il est trop facile d'oublier que les notions eugénistes ont également cours en Amérique du Nord (voir chapitre 13). De plus, les efforts de santé publique approuvés politiquement pour « aider » les communautés racialement et culturellement différentes au sein de nos propres nations se sont avérés être des tentatives pour « guérir » la différence en l'éliminant. Les histoires critiques explorent maintenant les missions apparemment bien intentionnées, mais finalement dommageables pour aider les Amérindiens, les Afro-Américains, les Aborigènes océaniens et les peuples colonisés partout dans le monde.

## PAIX

On dit que l'opposition politique de Virchow à la militarisation, si elle avait abouti, aurait pu empêcher la guerre franco-prussienne de 1870. Les histoires de la chirurgie et de la réadaptation mettent parfois l'accent sur les leçons « positives » de la guerre, qui sont ensuite appliquées en temps de paix. L'opposition catégorique à la guerre n'a pas été médicalisée en tant que mesure de santé préventive avant la redoutable technologie des armes atomiques.

À la suite des attaques nucléaires américaines contre le Japon en 1945, la Commission des victimes de la bombe atomique a été chargée d'en étudier les effets. Ses premières conclusions étaient assez horribles, mais les effets à long terme n'étaient pas encore connus. Lentement, il est apparu que les personnes qui n'étaient pas mortes dans les secondes, les minutes et les semaines suivant l'explosion pouvaient développer des effets secondaires des années plus tard. L'ampleur et le danger des retombées radioactives n'ont pas non plus été pleinement appréciés au cours de la première décennie de l'après-guerre, lorsque les puissances de la guerre froide ont commencé à tester des centaines d'armes atomiques. En 1961, un groupe de médecins américains a fondé l'association Physicians for Social Responsibility (PSR), visant à mettre fin aux essais atmosphériques. Ils ont rassemblé des preuves scientifiques sur les dangers des retombées radioactives grâce à une étude sur la présence de strontium-90 dans la denture d'enfants américains. En 1963, la Russie, la Grande-Bretagne et les États-Unis ont déplacé les essais sous terre, mais la France et la Chine ont poursuivi les essais en surface jusqu'en 1974 et 1980, respectivement.

Les membres de la PSR ont notamment étudié la préparation médicale à la guerre. Ils ont fini par se rendre compte qu'aucune médecine ne pouvait atténuer une catastrophe atomique ; la seule réponse de santé publique était d'empêcher complètement la guerre nucléaire. Pour ce faire, la PSR devait devenir un mouvement international impliquant des médecins des deux côtés de la guerre froide. L'association internationale des médecins pour la prévention de la guerre nucléaire (IPPNW) a été fondée en 1980 lors d'une réunion à Genève par deux cardiologues, l'Américain Bernard Lown et le Russe

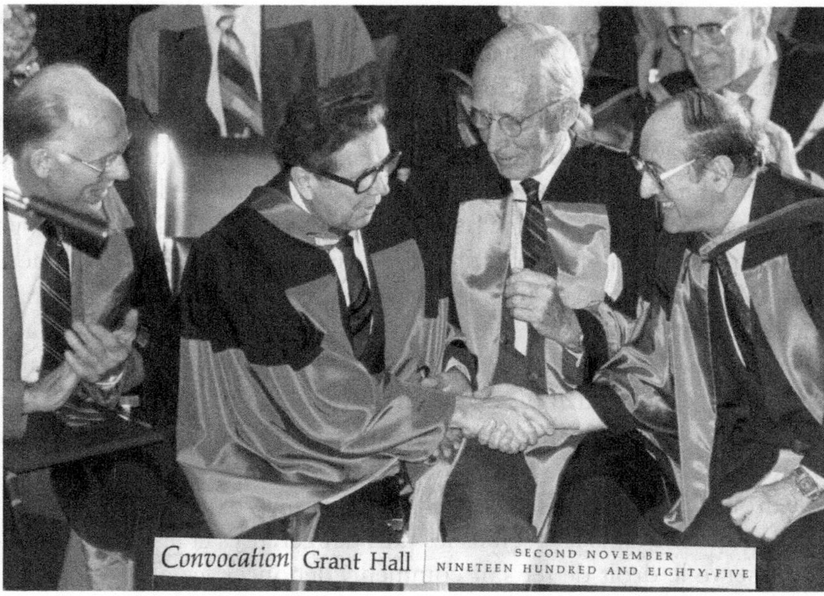


Figure 15.4 Peu de temps après l'annonce de leur prix Nobel, les fondateurs d'IPPNW ont reçu des diplômes honorifiques à l'Université Queen's, à Kingston (Ontario). De gauche à droite, le pédiatre (et membre d'IPPNW) Alex Bryans; E. Chazov, le doyen de la faculté de médecine E. H. Botterell et B. Lown, le 2 novembre 1985. Avec la permission du Dr Bryans et de la Faculté des sciences de la santé, Université Queen's.

Evgueni Chazov. Ils ont lancé une vigoureuse campagne d'information publique – la guerre nucléaire serait l'épidémie finale – et ont mené des recherches pour documenter les effets à court et à long terme des essais nucléaires dans l'atmosphère et sous terre. Le groupe a reçu le prix Nobel de la paix en 1985 (voir figure 15.4). En 2017, le prix Nobel de la paix a été décerné à la Campagne internationale pour l'abolition des armes nucléaires.

Après l'annonce de cette récompense, les essais nucléaires souterrains ont continué jusqu'à ce que les cinq grandes puissances les arrêtent progressivement entre 1990 et 1996, date à laquelle le traité d'interdiction complète des essais est entré en vigueur. L'Inde et le Pakistan ont testé des armes nucléaires pour la dernière fois en 1998, mais la Corée du Nord a effectué six essais souterrains entre 2006 et 2017. Au total, on estime que les huit puissances nucléaires ont testé plus de 2000 armes. IPPNW continue de faire pression pour l'élimination des armes nucléaires, la fin du système de défense antimissile « Guerre des étoiles » et la réduction des dommages causés par les armes conventionnelles. Ce dernier objectif est un constat résigné qu'après 5000 ans de « civilisation », les gens pensent toujours que c'est une bonne idée de s'entretuer. Le meilleur espoir réside dans la limitation des dégâts. Récemment, les États-Unis (2019) et la Russie (2023), dans le cadre de la guerre en Ukraine, ont tous deux suspendu leur participation à certains traités de réduction des armements : l'avenir semble bien sombre.

Sans abandonner les efforts pour la paix, certains médecins se sont portés volontaires pour aider à améliorer la vie des gens dans les endroits ravagés par la guerre. La Croix-Rouge a rempli cette mission avec des infirmières et des médecins et ses efforts ont été récompensés par trois prix Nobel de la paix (voir chapitre 10). Toutefois, à la fin du XXe siècle, certains ont reproché à la Croix-Rouge de devenir trop bureaucratique et trop proche des intérêts nationaux. Les endroits les plus nécessiteux (et les plus risqués) n'étaient pas aidés. Médecins Sans Frontières (MSF) a été fondée en 1971 par des médecins français travaillant avec des journalistes, dont le médecin et politicien Bernard Kouchner. Après avoir été membre de gouvernements socialistes et du parti communiste, il fut ministre français des Affaires étrangères sous le gouvernement de droite de Nicolas Sarkozy. Prenant des risques extrêmes pour apporter des soins de qualité dans les régions les plus dangereuses et les plus démunies, MSF se réserve le droit de (et sait comment) dénoncer les abus où qu'ils se produisent. L'association revendique également la neutralité. Il s'agit en fait d'un groupe transnational, correspondant à de nombreux autres exemples dans le vaste mouvement de la société civile, qui est centré sur l'action collective non contrainte autour d'intérêts communs. En 1999, alors que le médecin canadien James Orbinski en était le président, MSF a remporté le prix Nobel de la paix. Actuellement, plus de 65 000 volontaires travaillent dans plus de soixante-dix pays.

De nombreux autres groupes se sont formés autour de la nécessité de soulager les souffrances dans les pays déchirés par la guerre. Chacun d'eux doit être considéré comme une solution à un problème perçu comme créé ou ignoré par les insuffisances de ses prédécesseurs. Tous comptent sur les dons de charité et se font concurrence pour les obtenir ; par conséquent, leurs efforts comprennent de la publicité. Une liste exhaustive serait impossible. Examinons un exemple : War Child. Fondée en 1993 par deux cinéastes britanniques choqués par le sort des enfants en ex-Yougoslavie, War Child a apporté son aide lors de conflits dans plus de trente pays. Elle a également créé une branche « internationale » composée de branches nationales « égales, mais autonomes » : Pays-Bas (1994), Canada (1999), Australie (2002), États-Unis (2013). La branche canadienne a été fondée par les médecins Eric Hoskins et Samantha Nutt, dont la bravoure et le travail acharné leur ont valu de nombreuses récompenses et des responsabilités beaucoup plus lourdes. Nutt a également fondé la branche américaine. Hoskins est entré en politique et a été ministre de plusieurs portefeuilles liés à la santé en Ontario et, en 2018, il a présidé le conseil consultatif sur l'assurance médicaments.

Ce labyrinthe d'organisations d'aide nous rappelle que les organisations caritatives dirigées par des médecins ne sont guère différentes des autres mouvements issus de la « société civile », avec leurs propres contradictions internes et leur dépendance à l'égard de la génération de fonds. À défaut d'histoire synthétique sur ce sujet, une abondante littérature issue de la sociologie et des sciences politiques en offre un aperçu.

## ENVIRONNEMENT

Lorsque la première édition de ce livre est parue il y a vingt-sept ans, le réchauffement climatique était encore controversé. Depuis, l'ancien vice-président américain Al Gore et le groupe d'experts des Nations unies sur le changement climatique ont remporté le prix Nobel de la paix 2007 en reconnaissance de leurs efforts pour convaincre le monde de l'existence de ce problème. Alors que les preuves s'accumulent, de nombreux dirigeants mondiaux refusent toujours de le reconnaître.

Bien avant 2007, les multiples aspects de la pollution étaient déjà bien compris. Même Hippocrate savait qu'un bon environnement était essentiel à la santé; son traité *Airs, eaux, lieux* était une sorte de géographie médicale avant même que le terme n'existe. Il est donc évident que les gens savent depuis longtemps que les dommages causés à l'air, à l'eau, à la nourriture et au climat ont un impact sur la santé. Cependant, il est difficile de trouver des exemples de médecins qui en ont fait leur cause. L'un des premiers fut Ramazzini, dont les contributions ont été évoquées plus haut. Mais la pollution touche tout le monde, pas seulement les travailleurs. Cette prise de conscience s'est réalisée lentement grâce au mouvement sanitaire pour l'eau potable (voir ci-dessus) et à la révolution industrielle du XIX$^{e}$ siècle.

Les plantes sont désormais connues à la fois comme des auxiliaires et des indicateurs de la santé des populations. Le fait qu'elles produisent de l'oxygène à partir du dioxyde de carbone est un fait établi depuis longtemps, élaboré par plusieurs observateurs, dont Joseph Priestley et le médecin allemand Julius Robert von Mayer. En 1845, les scientifiques avaient conçu l'équation de base dans laquelle la lumière du soleil transforme le dioxyde de carbone en oxygène et en eau. L'élaboration plus détaillée du processus chimique de la photosynthèse est apparue au début du XX$^{e}$ siècle. Alors que Mayer concevait le monde végétal comme une centrale électrique géante et la plus importante source d'énergie vitale au monde, peu de gens voyaient un lien médical entre les plantes et les humains.

Le médecin américain Joseph T. Rothrock, qui avait servi pendant la guerre civile et avait ensuite étudié la médecine à Philadelphie, s'est intéressé à ces nouvelles informations sur les plantes et l'oxygène. Il a reconnu l'importance

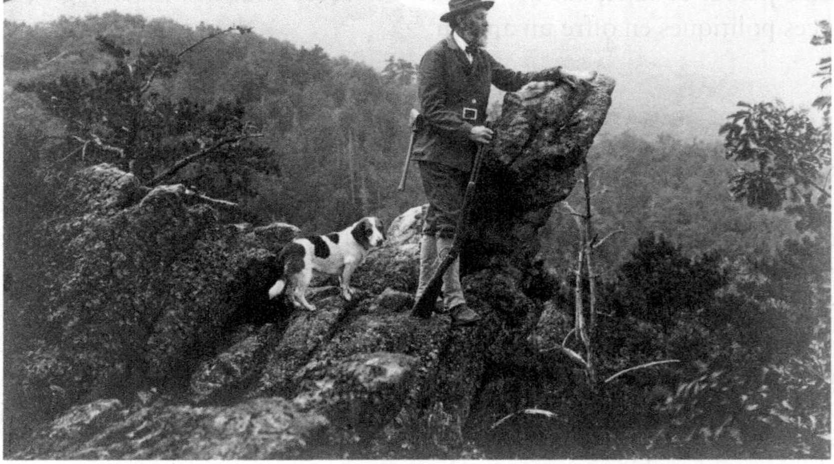

Figure 15.5 Joseph T. Rothrock avec un ami à Eagle's Rock, 1919. MG-4B Documents de la famille Dock, Archives d'État de Pennsylvanie.

des arbres pour la santé humaine, non seulement pour leurs bienfaits chimiques, mais aussi pour la qualité de vie. En 1873, il faisait activement campagne contre la déforestation – une voix criant dans le désert (littéralement). Quatre-vingts ans plus tard, la Pennsylvanie a mis en conservation une grande étendue de forêt en mémoire de ce médecin méconnu, pionnier de la santé environnementale. La littérature médicale l'ignore complètement (voir figure 15.5).

Le mot « smog » (fumée et brouillard) a été inventé au début du XXe siècle pour décrire l'atmosphère toxique de Londres, en Angleterre. Toutes les villes industrialisées avaient remarqué une augmentation des airs dangereux avec l'utilisation accrue de machines brûlant des combustibles fossiles. Pour certains, cela ne faisait que confirmer les anciennes théories miasmatiques. Les statistiques médicales nouvellement mises en œuvre en montraient les effets : lorsque l'air était particulièrement épais, les gens mouraient et les maladies pulmonaires augmentaient.

En octobre 1948, une inversion de température a créé un smog toxique à Donora, en Pennsylvanie, provoquant la pire catastrophe sanitaire des États-Unis : 6000 des 7000 habitants de la ville sont tombés malades, 400 ont été hospitalisés et 70 sont morts. Quatre ans plus tard, le « grand smog » de Londres a coïncidé avec une augmentation de 80 % de la mortalité par rapport à l'année précédente, allant jusqu'à 12 000 décès supplémentaires. Le nombre exact de décès liés au smog de 1952 fait encore débat. Le gouvernement a blâmé une épidémie concomitante de grippe. Ces catastrophes ont rapidement donné lieu à des enquêtes de santé publique et à la mise en œuvre d'une législation sur l'air pur (1955 aux États-Unis et 1956 au Royaume-Uni). Plus que jamais, la santé publique est en confrontation directe avec la grande industrie et les centrales électriques, source d'emplois et de richesse collective.

Les premiers articles de Medline sur les arbres et la qualité de l'air datent des années 1970. Ils décrivent les « dangers » des pollens et la toxicité des polluants sur la végétation. Ce n'est qu'au milieu des années 1970 qu'une poignée de scientifiques d'Europe de l'Est et de Russie ont commencé à rédiger sur les arbres, non pas en tant que coupables ou victimes, mais en tant qu'alliés dans la lutte contre l'empoisonnement de l'environnement – ce que Rothrock avait su un siècle plus tôt. À peu près à la même époque, il a été démontré que certains produits chimiques synthétiques endommagent la couche d'ozone de l'atmosphère, qui protège normalement contre les rayons ultraviolets nocifs, entraînant ainsi une augmentation des maladies de la peau et du réchauffement de la planète. Ce processus d'appauvrissement lent et régulier pourrait en fait être naturel, ont affirmé certains.

L'événement qui a finalement déclenché l'action, bien qu'il ne soit pas directement lié à la couche d'ozone, est peut-être une catastrophe industrielle survenue fin 1984. Des gaz toxiques se sont échappés de l'usine Union Carbide de Bhopal, en Inde, causant entre 3000 et 8000 décès et laissant de nombreuses personnes aveugles ou souffrant de lésions pulmonaires. À l'ère de la télévision par satellite, la misère humaine a pu être vue en temps réel dans le monde entier et ne pouvait être ni cachée ni ignorée. La colère suscitée par l'insouciance de l'industrie a détourné l'attention de l'indifférence et de la permissivité politiques, mais finalement, les gens ont compris que les États devaient s'engager.

La Convention de Vienne de 1985 correspond à une reconnaissance multinationale des dangers pour le climat, l'environnement et la santé humaine. Elle a débouché sur des mesures de contrôle d'une liste de substances appauvrissant la couche d'ozone, énoncées à Montréal deux ans plus tard. Soudain, une spirale terrifiante de destruction à croissance exponentielle se profilait à l'horizon. À la fin des années 1980, la « centrale géante » de la forêt a été redécouverte et tous les regards se sont tournés vers la forêt la plus grande et la plus précieuse du monde : l'Amazonie. Située dans un pays où les aspirations à l'indépendance et à l'amélioration de la qualité de vie entraient directement en collision avec l'avenir de la planète entière, la forêt tropicale était en train d'être détruite.

Tout comme dans la lutte contre les armes nucléaires, les médecins qui se sont engagés sur ces questions ont réalisé que la médecine ne peut pas combattre les effets du changement climatique. La tâche consiste à le prévenir par de petits et grands moyens. Par conséquent, toutes les questions abordées ci-dessus, en particulier la politique, entrent dans la relation élaborée entre les intérêts commerciaux, la richesse nationale, les libertés individuelles et la santé.

Bien que cela ne semble pas être une question environnementale, les tentatives de réduction du tabagisme sont emblématiques de cet effort et de ses complexités. Les débats continuent de porter sur la question de savoir qui savait quoi et quand, et sur la culpabilité flagrante de l'industrie du tabac, qui a minimisé les dangers et attiré des innocents vers leur perte. Le lien avec le cancer a été fermement établi en 1950 par l'étude de l'épidémiologiste britannique Richard Doll. La compréhension du tabagisme comme une dépendance plutôt qu'une habitude a finalement été acceptée dans les années 1960, rendant le rôle de la publicité industrielle d'autant plus important. Le salaire du tabagisme passif en tant que problème environnemental majeur est devenu évident au début des années 1980, créant un scénario plus urgent impliquant davantage de « victimes innocentes ». Alors que les maladies liées au tabagisme ont tué 100 millions de personnes au XX^e^ siècle, elles devraient en tuer un milliard au XXI^e^.

Depuis les années 1970, les responsables de la santé publique luttent avec les législateurs pour rendre le tabagisme moins accessible et moins attrayant et les succès sont obtenus progressivement par petites étapes. Elles sont toutefois plus difficiles là où le tabac est une culture rentable. Je me souviens des publicités pour la « marque préférée des médecins ». Et je me souviens très bien des protestations en 1975 contre l'interdiction de fumer dans le service de pneumologie d'un hôpital universitaire (où l'on utilise de l'oxygène) ; l'interdiction de fumer dans tout l'hôpital est apparue bien plus tard. L'expulsion des fumeurs dans les bâtiments publics, les restaurants et les bars dans les années 1990 a suscité la grogne. Les escarmouches se déroulent au niveau des municipalités, comme au début de l'ère moderne, et les plus grandes batailles sont à venir dans les pays en développement où, pour les riches comme pour les pauvres, fumer symbolise la réussite, le statut et la liberté.

L'activisme environnemental a été pris en charge par PSR et IPPNW – un choix naturel compte tenu de leurs origines dans la lutte contre la pollution nucléaire. Diverses autres associations professionnelles, telles que l'American Academy of Environmental Medicine (fondée en 1965), cherchent à étudier et à améliorer les conditions. Elles travaillent de manière pragmatique par le biais de partenaires commerciaux. Les organisations de médecins visant à faire du lobbying politique pour la santé environnementale sont jeunes et petites. En France, Médecins du Monde a été fondé en 1980 par des personnes qui avaient abandonné MSF en raison des ambitions journalistiques excessives de Kouchner. L'organisation est aujourd'hui présente dans 40 pays et a fait de la santé environnementale l'un de ses principaux objectifs. La British Society for

Ecological Medicine est née en 1993 de la fusion de groupes préexistants de spécialistes de la nutrition et de l'allergie ; son nom actuel date de 2005. En 2004, l'Alliance pour la santé et l'environnement (HEAL) a été créée en Belgique pour coordonner les activités de plus de soixante organisations dans toute l'Europe. L'Association canadienne des médecins pour l'environnement, fondée en 1993, a tenu sa première réunion deux ans plus tard et, en 1997, elle a lancé une nouvelle revue comme véhicule de recherche, *Healthcare Quarterly*. Le *Journal of Political Ecology* est une publication en ligne, à accès libre, évaluée par des pairs et de portée internationale, fondée en 1994 pour présenter des études de cas sur l'histoire et la société, qui utilise les outils des sciences sociales pour susciter des changements.

## SANTÉ INTERNATIONALE

Comme cela devrait être évident maintenant, les questions de santé publique ne respectent pas les frontières ; pourtant, les humains ne peuvent les traiter que par les voies législatives disponibles. Les gouvernements ont collaboré sur certains problèmes qui échappent à leur territoire ; par exemple, les travaux sur les rivières communes constituent un précédent qui remonte au XIX^e^ siècle. Cependant, la collaboration sur d'autres questions de santé a été moins fructueuse. En conséquence, les conseils municipaux débattent de l'interdiction de fumer, les États se disputent les responsabilités relatives en matière de pollution atmosphérique et de nettoyage de l'environnement, et les agences internationales s'efforcent de trouver des moyens d'obliger les pays retardataires à se comporter correctement en dépensant des fonds qu'ils n'ont pas. Ces mesures manquent de mordant et, vulnérables aux pressions économiques, elles manquent également de crédibilité.

Le mouvement international pour la santé est né en réponse aux épidémies. Les épidémies traversent les frontières depuis que l'écriture existe, mais les gens répugnent à partager des informations avec des étrangers. La sécurité était la principale raison : l'épidémie pouvait être une attaque ennemie délibérée ; dans le cas contraire, annoncer sa présence était un aveu de vulnérabilité et pouvait dévaster le commerce. À l'époque moderne, c'était aussi l'aveu d'un échec social honteux. La collaboration sur ces questions nécessite la paix, la stabilité, la confiance et l'assurance.

Après une deuxième vague de choléra en 1848-1849 et les terribles épidémies de typhus parmi les immigrants de l'Atlantique, les pays ont décidé de travailler ensemble. Ils ont été poussés par le mouvement sanitaire, l'avènement des statistiques médicales et une tendance générale à organiser de grandes conférences internationales. Ces réunions ont commencé avant que John Snow ne publie ses observations sur l'eau et le choléra (voir chapitre 7). En 1851, la première conférence sanitaire internationale s'est tenue à Paris. Douze États européens, ainsi que la Turquie et la Russie, ont envoyé chacun deux délégués, dont un médecin. Les principaux sujets de discussion étaient de deux ordres : « Le choléra est-il contagieux ? » et « Quelle est la valeur de la quarantaine ? » La réunion se poursuit pendant six mois sans qu'aucun consensus ne soit trouvé sur l'un ou l'autre sujet. Les délégués rentrent chez eux déçus.

Deux ans plus tard, en 1853 et toujours avant Snow, le premier congrès international de statistique s'est tenu à Bruxelles. Il recommandait une classification internationale des causes de décès afin que les États puissent au moins s'entendre sur le sujet de discussion ; il est devenu le précurseur de la Classification internationale des maladies (CIM). Effrayés par une nouvelle vague de choléra et quelque peu encouragés par les progrès réalisés dans la classification des maladies, les pays décident de retenter l'expérience. La deuxième conférence sanitaire internationale s'est tenue en 1859, toujours à Paris (un endroit idéal pour une longue réunion). Cette fois, cependant, les médecins en étaient exclus. Les délégués discutent des deux mêmes sujets que ceux de 1851. Avec la sagesse supplémentaire de Snow et sans les médecins, ils ont produit un accord, qui n'a pas toutefois été ratifié par les nations hôtes.

Les conférences sanitaires ont eu lieu à intervalles irréguliers, motivées par des épidémies (le choléra pour les quatre premières) et entravées par la guerre. La cinquième conférence de 1881 s'est tenue à Washington, motivée par une épidémie de fièvre jaune. Cette réunion a débattu d'une recommandation selon laquelle les pays devraient informer le monde de la présence d'infections. Elle échoue : peut-être pour d'anciennes raisons de sécurité, la France et les États-Unis s'y opposent. De la sixième à la dixième conférence, un certain consensus a été atteint sur les comportements nationaux en période d'épidémie, notamment en ce qui concerne les restrictions commerciales et la quarantaine. En particulier, la quarantaine entre nations ne devait pas être considérée comme un acte d'agression.

Cependant, aucun organe permanent n'existait pour assurer la continuité et surveiller la mise en œuvre des accords. Les délégués rentraient chez eux en satisfaits d'eux-mêmes, mais la situation ne changeait pas. Des efforts et des investissements financiers plus importants étaient nécessaires pour que ces idéaux fondamentaux soient atteints. Finalement, la onzième conférence de 1903, qui s'est tenue à Washington, a recommandé la création d'un Office international d'hygiène publique (OIPH) permanent ; les pays membres contribueraient aux coûts. Il est ouvert en 1907 avec neuf pays, mais le total passe rapidement à vingt-deux en 1911. Les objectifs étaient d'éliminer les puces et les rats, nouvellement reconnus comme vecteurs de maladies, de normaliser les vaccins et d'établir des contrôles autour des porteurs sains. Curieusement, en 1902, une autre organisation internationale est proposée, ses fondateurs agissant probablement par exaspération à l'égard des conférences sanitaires et par désir de rediriger l'attention de l'Europe vers les Amériques : l'Organisation panaméricaine de la santé (OPS). Elle a finalement ouvert un bureau permanent en 1921 avec un budget annuel de 5000 dollars et existe toujours en tant que branche régionale de l'OMS.

En 1914, une autre guerre interrompt rapidement la coopération naissante, et toute planification a été arrêtée. L'épidémie de grippe de 1918-1919 coïncide avec la paix et relance la coopération en matière de santé publique. Le nom de « grippe espagnole » est une erreur d'appellation due à l'hésitation des pays à déclarer la maladie (voir chapitre 7). Dans l'entre-deux-guerres, trois organisations internationales de santé, différentes, mais vaguement reliées entre elles, s'efforcent de remplir les objectifs insaisissables définis au siècle précédent : l'OPS, l'OIPH (qui s'effondre) et la Société des Nations. Mais en 1939, une nouvelle guerre a mis fin à tous les efforts.

Prévue dès 1946, l'Organisation mondiale de la santé (OMS) est initiée à Genève deux ans plus tard en tant qu'autorité directrice et coordinatrice de la santé au sein du système des Nations unies. Elle a absorbé l'OPS et l'OIPH, et comptait initialement cinquante-cinq pays. Dans l'espoir de tirer les leçons des échecs du passé, motivée par les récentes tragédies de la guerre et inspirée par l'optimisme scientifique de l'époque, l'OMS s'est fixé un programme sans précédent : outre la lutte contre les maladies infectieuses, elle combattra toutes les maladies et visera la santé, qu'elle définit comme « un état de complet bien-être physique, mental et social, et pas seulement en une absence de maladie ou d'infirmité ». Elle compte aujourd'hui 194 pays membres.

Le premier directeur général de l'OMS était le médecin canadien G. Brock Chisholm (voir figure 15.6). Après être passé de la médecine générale à la psychiatrie, il est entré dans la Seconde Guerre mondiale en tant que simple soldat et a gravi les échelons jusqu'à diriger les services médicaux de l'armée canadienne. La controverse a entouré les opinions de Chisholm sur l'éducation des enfants, en particulier sa position agnostique sur la religion et son opposition largement médiatisée à la perpétuation des mythes, notamment celui du père Noël. Les appels répétés à sa démission de la bureaucratie canadienne ne sont réduits au silence que par son élection quasi unanime à la direction de l'OMS.

Chisholm croyait que la guerre entre les nations persisterait si des efforts conscients et éclairés n'étaient pas fournis pour développer la tolérance et la compréhension mutuelle. Promoteur actif de la PSR, il préconise également la régulation des naissances, reconnaissant l'accent mis par Cicely Williams sur la nécessité préalable de contrôler la mort, décrite ci-dessus. En se concentrant sur la santé mondiale, Chisholm a mis en garde contre les armes nucléaires, la surpopulation et la pollution. Ces préférences ont marqué le cours futur de

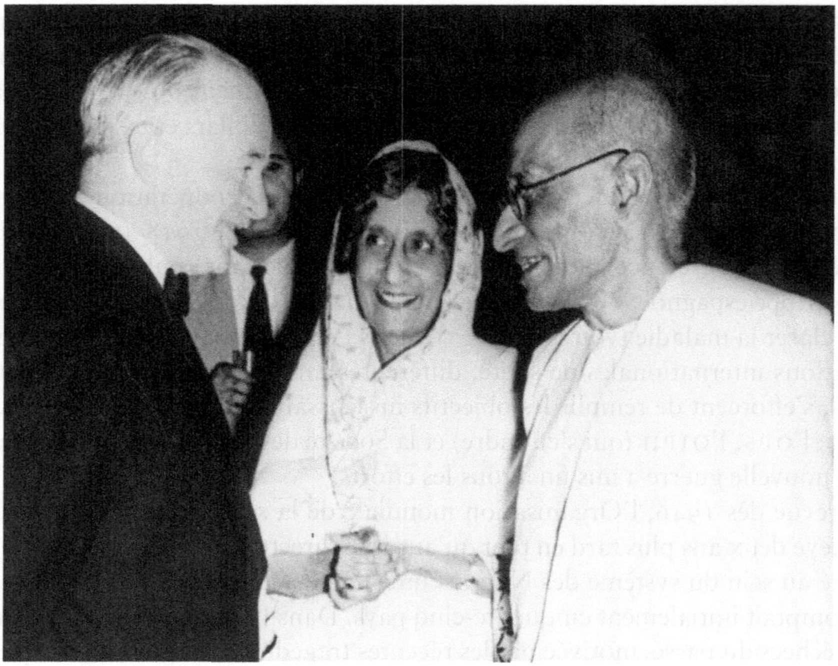

Figure 15.6 Brock Chisholm, bientôt directeur général de l'OMS, avec le ministre indien de la Santé Rajkumari Amrit Kaur et Mohandas Karamchand Gandhi, vers 1947. Avec l'aimable autorisation de John Farley et de la fille du Dr Chisholm, Anne Mentha.

l'OMS. Durant sa retraite sur l'île de Vancouver, Chisholm continue de s'impliquer dans la santé publique, promouvant activement l'éducation sexuelle, la contraception, le désarmement nucléaire et les initiatives en matière d'eau potable. En 1957, il est l'un des deux seuls médecins parmi les vingt-deux scientifiques qui participent à la première conférence Pugwash sur la science et les affaires mondiales. Ces conférences de la Nouvelle-Écosse ont souligné la nécessité pour les scientifiques d'assumer la responsabilité des utilisations de leurs inventions; près de quatre décennies plus tard, Pugwash a partagé le prix Nobel de la paix en 1995. Chisholm est mort d'un accident vasculaire cérébral en 1971, pratiquement inconnu dans son pays natal. Reflétant un demi-siècle de changement dans les valeurs sociales et médicales, il a été tardivement intronisé au Temple de la renommée médicale canadienne en 2019.

Au-delà de la prestation de services de santé, divers gouvernements, dont le Canada, ont cherché à élaborer des politiques visant à promouvoir la santé par la biologie, le mode de vie, l'environnement et la prévention. Outre l'amélioration de la qualité et de la durée de la vie, des avantages économiques découleraient des économies réalisées et de la productivité de la main-d'œuvre.

À cette fin, le rapport canadien de Lalonde en 1974 encourageait la responsabilité individuelle et communautaire. À peine trois ans plus tard, de nombreuses nations se sont unies pour publier la Déclaration d'Alma-Ata visant à protéger et à promouvoir la santé de tous les peuples, en faisant de la santé un enjeu socio-économique et un droit humain. Ils ont exhorté l'OMS et d'autres organisations internationales à s'engager dans ce programme, en mettant l'accent sur les soins primaires comme moyen d'y parvenir.

À l'heure où nous écrivons ces lignes, l'actuel directeur général de l'OMS, le biologiste éthiopien Tedros Adhanom Ghebreyesus, est critiqué pour les efforts déployés par l'OMS pour surveiller et contrôler la pandémie de coronavirus, comme si l'OMS l'avait en quelque sorte provoquée ou pouvait en prédire le cours. Au milieu de la pandémie de 2020, Donald Trump a décidé de réduire le soutien financier américain et de se retirer de l'OMS. Il a accusé l'OMS et la Chine d'être responsables de la pandémie, peut-être dans le but de détourner l'attention de la mauvaise gestion de son pays. L'une des premières actions de Joe Biden en tant que président fut de rétablir les contributions américaines à l'OMS mais, de nouveau élu, Trump les a retirées de nouveau.

L'OMS ne veille pas à ce que les engagements soient respectés. La volonté des États de s'entraider et de se protéger mutuellement est marquée par la transparence dans la notification des épidémies : un exemple récent en est la notification régulière de la grippe. Les efforts de l'OMS et d'autres organisations de santé publique font peu à peu la différence dans le monde en développement, du moins dans le domaine des maladies ; la variole a été éradiquée et la poliomyélite a fortement diminué. Elle signale également une diminution de l'incidence des maladies d'origine hydrique, de la plupart des grandes maladies infantiles et des infections contrôlées par la vaccination. Mais alors que les gens commencent à vivre plus longtemps, les maladies liées à un mode de vie riche et sédentaire font surface dans des pays où elles étaient autrefois rares. Cette observation a renforcé l'engagement de l'OMS en faveur de la promotion de la santé et de la lutte contre les maladies.

En 2005, l'OMS a créé une commission spéciale sur les « déterminants sociaux de la santé » afin de remédier aux grands écarts statistiques sur la mortalité et la morbidité. Mettant à jour les observations de Virchow, Ramazzini et Farr, le rapport préliminaire de 2006 a montré, une fois de plus, qu'au-delà des merveilles de la science médicale, certaines priorités fondamentales sont plus étroitement corrélées à la santé : le sexe, l'appartenance ethnique, l'alphabétisation, la richesse, l'emploi et l'environnement. Ces principes prolongent le concept plus ancien de « facteurs socio-économiques » et sont vantés depuis au moins deux décennies. Cependant, les « déterminants sociaux de la santé » ne sont devenus une rubrique MESH qu'en 2014 ! La médecine reste centrée sur la maladie – une cause louable, certes –, mais tant qu'elle ne reconnaîtra pas l'action sociale et politique comme une forme d'intervention médicale, la santé mondiale restera insaisissable, et les médecins ne seront pas responsables de sa réalisation.

## FAIRE LA DIFFÉRENCE

Chisholm a eu huit successeurs distingués au poste de directeur général, dont Gro Harlem Brundtland (1998-2003) et Margaret Chan (2006-2017), qui a obtenu son diplôme de médecine au Canada. Ces personnes et les autres décrites dans ce chapitre ont souvent travaillé à rebours des modèles sous-tendus par une formation médicale classique. Elles se sont mises au service de populations, et non d'individus; elles ont utilisé la science de pointe, sans s'y consacrer exclusivement; elles ont gagné moins d'argent; et elles sont devenues ennemies des riches et des puissants. Elles ont même passé beaucoup de temps à combattre les pulsions autodestructrices de l'humanité jugée pourtant saine.

Cependant, comme chacun le sait, les contributions à la santé mondiale se font par de nombreuses voies: nationales, religieuses, universitaires et indépendantes. Là encore, les ressources des initiatives internationales financées par le gouvernement font parfois pâle figure face à la puissance des fondations philanthropiques privées. Comme les organisations caritatives de guerre, chaque nouvelle organisation se présente comme une solution aux lacunes de ses prédécesseurs. Parfois, la motivation affichée de ces fondations philanthropiques n'est qu'un prétexte à d'autres objectifs plus égoïstes. Certaines disposent de ressources supérieures au produit intérieur brut de certaines nations: leur influence est indéniable.

Par exemple, la Carnegie Corporation a été créée en 1911 pour promouvoir l'éducation, la compréhension, la paix, la science et le développement. Sa mission initiale comprenait la construction de bibliothèques publiques dans toute l'Amérique du Nord, une reconnaissance anticipée de l'alphabétisation comme déterminant social de la santé. Elle a financé un programme de recherche massif sur le thème du « plus jamais ça » pour prévenir la guerre et a apporté des contributions majeures au développement de l'étude universitaire des relations internationales. En 2019, ses actifs étaient évalués à 3,4 milliards de dollars. La Fondation Rockefeller, également issue d'une riche famille américaine, a été créée en 1913 pour s'attaquer aux inégalités en matière de santé et éliminer les maladies de la pauvreté. En 2016, ses actifs dépassaient les 4 milliards de dollars. La Fondation Bill et Melinda Gates a été créée en 2000 avec pour mission d'améliorer la santé et d'éliminer la pauvreté. Ses projets spéciaux ont porté sur la lutte contre le paludisme ainsi que sur le développement et la distribution de vaccins contre la polio, l'encéphalite et la COVID-19, avec une attention particulière aux personnes vivant dans la pauvreté, y compris les Américains. En 2006, ses actifs ont été doublés par Warren Buffet; en 2018, sa dotation était de 46,8 milliards de dollars. Le montant qu'elle consacre chaque année aux soins de santé dépasse le budget de l'OMS. Le taux de pauvreté diminue, bien que lentement: en 1990, 43 % de la population mondiale vivait dans l'extrême pauvreté (moins de 1,90 dollar par jour). En 2020, elle ne sera plus que de 10 %, soit une personne sur dix, dont la majorité vit dans seulement vingt pays. Dans certaines parties de l'Afrique subsaharienne, les taux dépassent 80 % et sont en augmentation. De nombreuses personnes craignent que la pandémie de COVID-19 n'éradique ces récents et modestes progrès.

Des milliers d'autres organisations caritatives participent à l'amélioration de la santé, notamment en cas de catastrophe naturelle ou d'origine humaine. Il est parfois difficile de comprendre pourquoi un si grand nombre d'organismes est nécessaire et combien d'argent doit être gaspillé dans la duplication des fonctions d'administration et de collecte de fonds. Toutefois, il est difficile de critiquer la collecte de nourriture, d'abris et de vêtements chauds organisée dans le sous-sol de la mairie.

Peut-être l'historien doit-il se résigner au caractère inexplicable du présent? Quelle que soit la manière dont ces groupes parviennent à effectuer leur travail, de concert ou en opposition, nous ne pouvons qu'espérer qu'ils atteignent le plus noble et le plus ancien des objectifs médicaux: d'abord, ne pas nuire.

## SUGGESTION DE LECTURES COMPLÉMENTAIRES

Sur le site Internet: http://www.histmed.ca

# 16

# Lente comme un glacier, mais tout aussi implacable : la médecine centrée sur le patient

Parfois, vos patients doivent vous frapper sur la tête avant que vous ne les remarquiez.
attribué à Michael Balint

Dans une histoire qui couvre plus de deux millénaires de soins aux malades, l'idée qu'il puisse exister une forme de médecine qui *ne* soit *pas* centrée sur les patients semble risible pour de nombreux médecins et il leur paraît encore plus ridicule de penser qu'elle puisse être nouvelle. Pourtant, il s'agit bien d'un terme nouveau, apparu dans une tentative de rectifier les attitudes et les orientations qui se sont immiscées dans la pratique moderne comme un sous-produit indésirable des innovations décrites dans les chapitres précédents.

Le premier article indexé sur Medline préconisant une « médecine centrée sur le patient » pour les étudiants en médecine a été rédigé en 1969 par le psychanalyste d'origine hongroise Michael Balint, à Londres. Avant cette date, le terme n'apparaissait que rarement, principalement dans les revues d'infirmières. Balint a fait valoir que l'importance excessive accordée aux maladies et à leurs traitements avait conduit la médecine à négliger le « patient dans son ensemble », dont l'état émotionnel était alors ignoré (*Comprehensive Psychiatry* 10, n° 4 [1969] : 249-258). Son héritage comprend un mouvement international de prestataires de soins de santé qui se réunissent pour discuter des vertus et des problèmes de la relation médecin-patient. La véritable explosion de l'utilisation de l'expression « médecine centrée (ou axée) sur le patient » a eu lieu au début du XXI$^{e}$ siècle, lorsque les préoccupations relatives aux insuffisances des soins de santé se sont généralisées (figure 16.1).

Les objectifs d'apprentissage pour ce chapitre se trouvent à la p. 488.

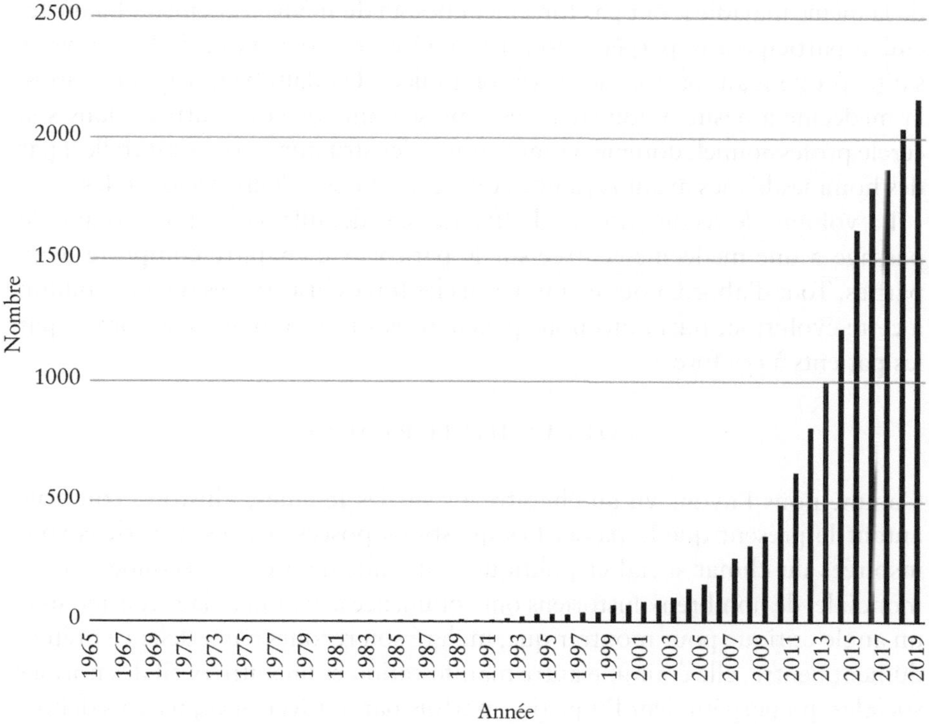


Figure 16.1 Utilisation croissante du terme « patient-centered medicine » (médecine centrée sur le patient) dans les articles de journaux, 1965-2019. Recherche par mots-clés dans Medline, 1er mai 2020.

Certaines des nouvelles forces à l'origine de cette montée en puissance s'inscrivent dans le cadre de la colère récente contre les privilèges et les abus de la médecine : paternalisme, autorégulation, revenus élevés, grèves de médecins et erreurs médicales – comme la thalidomide – (chapitres 5 et 6). Par l'intermédiaire des tribunaux et des médias, les patients ont exigé d'avoir leur mot à dire pour plus de compassion. Ils souhaitaient également un meilleur accès aux nouveaux traitements, une plus grande participation au contrôle de la recherche et des sanctions plus sévères pour les actes répréhensibles.

D'autres forces en présence n'étaient pas nouvelles, mais de nature plus dissimulée : elles étaient systémiques. Le climat social et politique de la fin du XXe siècle les démasquait par le biais de nombreux mouvements de défense des droits de l'homme, souvent aidés par des historiens dont les recherches mettaient en évidence des injustices de longue date dues au sexe, à l'appartenance ethnique, à la richesse, à la culture, à la religion, au handicap et à l'orientation sexuelle. La médecine moderne n'a pas tenu compte des différentes maladies, des différents besoins et des différents souhaits. Or, toutes les personnes atteintes de la même maladie n'ont pas forcément besoin du même traitement. La médecine a participé à la perpétuation des stéréotypes sociaux et de la mauvaise santé, provoquant parfois de graves préjudices. Pendant bien trop longtemps, la médecine a hésité à admettre des représentants de ces « autres » dans son cercle professionnel, dominé (comme toutes les structures socioculturelles) par des hommes blancs ayant reçu une éducation et des valeurs occidentales.

La volonté de reconnaître et d'affronter ces défaillances est à l'origine du passage à une médecine centrée sur le patient. Ce chapitre comporte deux parties. Tout d'abord, nous examinerons les forces historiques qui ont conduit à cette évolution, puis nous nous pencherons sur les réponses apportées par les patients à ces forces.

## FORCES HISTORIQUES

Comme nous l'avons vu au chapitre 11 sur les femmes, l'histoire concerne autant le présent que le passé. Les questions posées par les historiens sont inspirées du climat social et politique. Au lendemain de la Seconde Guerre mondiale, de nombreux historiens ont commencé à examiner la médecine sous un angle critique pour montrer que, malgré son recours à une science prétendument neutre, elle était une autre manifestation et un autre outil des normes sociales qui perpétuaient l'injustice, parfois par inadvertance, parfois délibérément. Le féminisme de la deuxième vague a suscité un déluge de travaux d'érudition qui ont mis en évidence les lacunes et la brutalité de la médecine à l'égard des femmes, qu'elles soient patientes ou soignantes. De même, comme le montre le chapitre 13 sur la pédiatrie, la médicalisation des préoccupations relatives à la santé des enfants est le produit d'un changement social et politique – la volonté collective d'investir des ressources pour sauver les enfants.

De nombreux ouvrages savants ont été écrits sur l'histoire médicale de ceux qui sont racialement, sexuellement, culturellement et physiquement différents, en tant que patients et en tant que praticiens. Dans cet espace, nous ne pouvons pas relater tous les événements qu'ils décrivent. Au lieu de cela, nous examinerons brièvement l'*historiographie* médicale (l'histoire et la nature des histoires) pour montrer comment les historiens ont contribué à améliorer le bien-être de ces groupes en se basant sur l'analyse des inégalités passées. Il s'agit d'un aperçu destiné à encourager une lecture plus large.

### *« Race », classe sociale et médecine*

On dit généralement que le mouvement des droits civiques aux États-Unis a commencé après la guerre civile, qu'il s'est étendu à la fin des années 1940 et qu'il s'est prolongé jusqu'à la fin des années 1960. Pourtant, le mouvement

Black Lives Matter, qui fait suite au meurtre en 2013 d'un adolescent non armé, nous rappelle que l'inégalité raciale n'a jamais disparu et continue d'être un grave problème dans le monde développé. Actuellement, la colère est dirigée contre la police, notamment à la suite des meurtres brutaux de Breonna Taylor en mars 2020 et de George Floyd en mai 2020. Les inégalités en matière de santé sont flagrantes, et la médecine – ou son absence – a été impliquée dans leur perpétuation.

De nombreuses publications médico-historiques parues depuis les années 1970 traitent de la santé et des soins médicaux prodigués aux Noirs et par eux pendant l'esclavage, la guerre civile américaine et après. Elles examinent la définition et la gestion de maladies spécifiques considérées comme liées à la race : la drépanocytose, le diabète et l'hypertension. L'utilisation inquiétante des Noirs comme sujets d'expériences nocives de recherche a été portée à l'attention d'un public horrifié par les historiens. Par exemple, des médecins et des journalistes inquiets se sont joints aux historiens qui ont révélé l'étude sur la syphilis menée à Tuskegee (1932-1972) pour faire pression, avec succès, afin d'obtenir une indemnisation et des excuses pour les quelques survivants en 1997. L'indignation a accueilli la publication en 2010 par Rebecca Skloot de l'histoire non rémunérée d'Henrietta Lacks, décédée en 1951, dont les cellules cancéreuses immortalisées sont devenues, à son insu, un outil indispensable de la biologie moléculaire. Sa famille n'a obtenu aucun droit en contrepartie de l'utilisation de ses cellules jusqu'en 2013. En 2021, ses héritiers ont intenté une action en justice contre les bénéfices que l'industrie avait retirés de leur utilisation.

D'autres ouvrages examinent la vie des médecins, des infirmières et des scientifiques noirs, hommes et femmes, à partir du XIX$^{e}$ siècle, une forme d'« histoire compensatoire » destinée à rattraper leur négligence d'une époque antérieure. Ils abordent également les luttes des hôpitaux, des écoles de médecine, des institutions fondés par des Noirs. Ainsi, la National Medical Association a été créée en 1895 par des médecins afro-américains parce que l'American Medical Association (AMA) était réservée aux Blancs. Cette politique de l'AMA, soutenue par le rapport Flexner de 1910, a conduit à la fermeture de toutes les écoles de médecine destinées aux Noirs, sauf deux. L'AMA n'a présenté ses excuses qu'en 2008.

L'esclavage existait également en France, en Grande-Bretagne, au Canada et dans les autres pays de l'Empire britannique, bien qu'il ait été progressivement abandonné à la fin du XVIII$^{e}$ siècle et aboli par la législation de 1833 (Royaume-Uni) et 1848 (France). Dès le début du XIX$^{e}$ siècle, au moins 30 000 esclaves américains d'origine africaine se sont échappés au Canada par le chemin de fer clandestin. Certains ont prospéré, notamment la famille d'Anderson Ruffin Abbott, arrivée de l'Alabama, qui est né et a étudié à

Toronto, et a obtenu une licence pour pratiquer la médecine en 1861. Il a servi dans l'armé de l'Union américaine pendant la guerre civile et était au chevet d'Abraham Lincoln avant sa mort. Il est retourné au Canada et a fait le reste de sa carrière en Ontario, avec un bref séjour à Chicago (voir figure 16.2).

Néanmoins, la ségrégation et la discrimination persistent dans la vie britannique et canadienne. Une loi sur l'immigration, adoptée en 1910, restreint sévèrement l'entrée au Canada pour toutes les personnes non blanches et reste en vigueur jusqu'en 1967. À partir de 1955, des exceptions sont faites pour les jeunes femmes antillaises célibataires recrutées comme domestiques avec la promesse d'obtenir la citoyenneté au bout d'un an. Les Noirs se sont vu refuser l'accès aux soins de santé, à l'emploi, au logement et à l'éducation, y compris aux écoles de médecine. Ces comportements discriminatoires étaient cautionnés par les normes sociales et mis en œuvre sous des prétextes peu convaincants, alors même que des lois les interdisant apparaissaient à partir de 1944 au Canada. L'Alliance noire a été fondée en 2000 pour remédier aux disparités marquées en matière de soins de santé et de statut. Après avoir été acceptés durant plusieurs années, les Noirs ont été exclus de l'école de médecine de l'Université Queen's à Kingston, en Ontario, en 1917, en vertu d'une règle qui a fini par être oubliée et n'a été annulée qu'en 2019, avec des excuses.

En France, l'article 1 de la Constitution française (1958) énonce que la France « assure l'égalité devant la loi de tous les citoyens sans distinction d'origine, de race ou de religion ». Cependant, l'interdiction de la discrimination raciale est principalement établie par une loi de 2008 (n° 2008-496).

L'Institut canadien d'information sur la santé (ICIS) accepte depuis longtemps l'idée noble que la race est une illusion, une construction sociale, que la plupart des ADN sont communs à tous et que les êtres humains présentent plus de variations au sein des prétendus groupes raciaux qu'entre eux. Par conséquent, le Canada n'a pas recueilli de données comparatives sur l'état de santé en fonction de la race. Les statisticiens et les épidémiologistes se concentrent plutôt sur d'autres paramètres comme la géographie et le revenu. Avec l'avènement de la COVID-19, l'ICIS a admis sur son site Internet en juillet 2020 que « le manque de données sur la race au Canada rend difficile la surveillance des inégalités raciales en matière de santé ». Par conséquent, « pour aider à harmoniser et faciliter la collecte de données de haute qualité », il a proposé « une norme provisoire de collecte de données sur la race ». L'expérience de Toronto a révélé une grande disparité en matière de vulnérabilité dans les quartiers à faible revenu, qui présentaient une forte corrélation avec ceux ayant le plus fort pourcentage de minorités visibles. Aussi noble qu'il puisse être d'ignorer la race parce qu'elle n'est qu'une construction sociale, on ne peut nier que la race et d'autres constructions sociales ont un pouvoir explicatif. Le tabou pourrait également expliquer pourquoi si peu d'écrits historiques ont été consacrés aux Noirs et à la médecine au Canada.

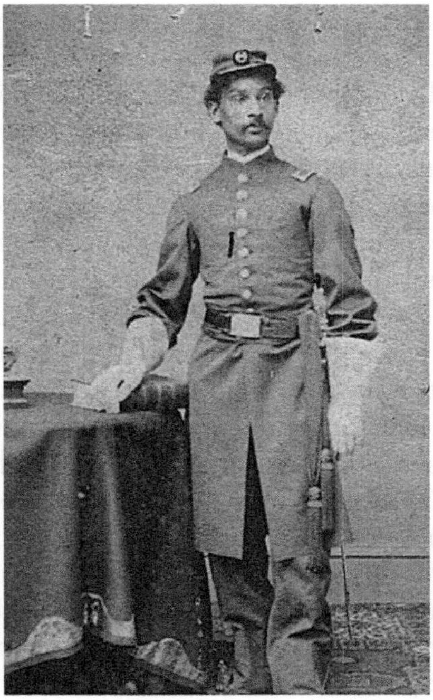

Figure 16.2 Anderson Ruffin Abbott, la première personne d'origine africaine née au Canada à obtenir une licence de médecine (Toronto, 1861). Bibliothèque publique de Toronto.

Les historiens ont montré que le Canada a un mauvais bilan en matière de traitement des Asiatiques et des Juifs. Les crimes sont anciens, mais les excuses officielles sont récentes. Les Chinois étaient soumis à des conditions de travail brutales dans les chemins de fer, accusés et assimilés au trafic de drogue, et soumis à une taxe d'entrée exceptionnelle (excuses présentées en 2006). Les migrants se voyaient refuser l'accès au pays, parfois sous prétexte qu'ils représentaient un danger pour la santé publique, comme lors de l'incident du *Komagata Maru* en 1914, au cours duquel près de 400 Pendjabis ont été menacés de mort, après s'être vu refuser l'entrée au Canada (excuses présentées en 2008). Lorsque les Asiatiques étaient mis en quarantaine, comme dans la colonie de lépreux de l'île D'Arcy près de Victoria, en Colombie-Britannique, leurs logements étaient sordides, ce qui favorisait les infections plutôt que de les prévenir. Les Juifs, également longtemps exclus de l'enseignement médical, ont cherché à se former ailleurs et sont revenus construire leurs propres hôpitaux pour faire face à la discrimination. Pendant la Seconde Guerre mondiale, les citoyens canadiens d'origine japonaise ont été rassemblés et internés dans des camps de concentration (excuses présentées en 1988), et les Juifs fuyant l'Europe ont été refoulés (excuses présentées en 2018). La xénophobie fondée sur la race est apparue lors de la crise du SRAS en 2003 et à nouveau avec la COVID-19 en 2020. Pourtant, certains se sont opposés à l'admission d'un racisme systémique au Canada par le premier ministre Justin Trudeau, en juin 2020.

En France, des historiens et des anthropologues ont récemment mis en lumière les préjugés profondément ancrés à l'encontre des populations noires de ses nombreuses colonies. Ces attitudes ont limité leurs possibilités de travail dans le domaine de la santé et sont devenues les piliers du mouvement eugéniste dans ce pays. De même, les clichés antisémites et racistes de longue date qui sous-tendent les mouvements d'hygiène raciale avant, pendant et après l'occupation nazie durant la Seconde Guerre mondiale ont également été dénoncés. De même, en Grande-Bretagne, la classe sociale – en particulier basée sur la richesse – plutôt que sur la race a fait l'objet d'une attention considérable dans l'histoire des soins de santé. Bien que le Royaume-Uni ait absorbé de nombreux peuples d'origine asiatique, africaine et caribéenne, les historiens britanniques s'intéressant aux problèmes raciaux en matière de santé se sont le plus souvent concentrés sur les anciennes colonies de l'Empire, en particulier l'Inde et l'Afrique. Peu d'études ont été consacrées aux différences raciales dans le pays. En revanche, les historiens britanniques ont été des leaders mondiaux dans l'examen de l'histoire de la classe sociale en tant que déterminant de la santé. Ce n'est pas un hasard si la Société internationale pour l'histoire sociale de la médecine a été créée au Royaume-Uni en 1970 ainsi que sa revue, fondée en 1988. Proclamant leur volonté d'exposer les torts passés de la médecine, les rédacteurs inauguraux ont répudié toute histoire qui vantait les vertus de la médecine. Il s'agissait d'une plateforme permettant de proclamer que le passé de la médecine était un outil d'oppression.

Un manifeste

> Notre société rejette l'histoire de la médecine qui se concentre sur une vision « progressiste » de la médecine comme émanant d'une science désintéressée, la vision selon laquelle l'histoire de la médecine est l'aboutissement des grandes découvertes et des avancées technologiques ou des réalisations des grands hommes (et parfois des femmes) du passé.

Linda Bryder et Richard Smith,
*Social History of Medicine* 1, n° 1 (1988): 135

*Peuples autochtones*

Certains regrouperaient l'histoire médicale des peuples autochtones sous la catégorie de la race; d'autres, comme l'ICIS, acceptent qu'ils soient différents – leurs caractéristiques peuvent être liées à la race, mais vont bien au-delà. Contrairement à tous les autres citoyens, les peuples autochtones ont « des droits inhérents et collectifs à l'autodétermination, y compris la propriété et la gestion de leurs données ». Bien que l'ICIS ne recueillait que récemment des données sur la race, il collecte depuis longtemps des renseignements fondés sur l'auto-identification des personnes en tant qu'Inuits, Premières Nations, Métis ou une combinaison de ces catégories.

Cette reconnaissance de droits n'a pas toujours été le cas. Les historiens ont été les champions de la croisade pour la reconnaissance des torts et le respect des droits des Autochtones, à commencer par le fléau infectieux du premier contact avec les Européens. À partir de ses recherches sur l'Amérique espagnole, l'historien W. George Lovell affirme que « le débarquement de Christophe Colomb pourrait bien avoir déclenché la plus grande destruction de vies humaines de l'histoire » (*Active History*, 23 juin 2020). Des groupes linguistiques et culturels entiers ont été exterminés par la violence ou la maladie, notamment les Béothuks de Terre-Neuve. Outre la propagation délibérée de la variole par l'armée britannique (chapitre 7), le commerce et la colonisation ont également fait des ravages. La géographe historique Jody Decker a montré comment la Compagnie de la Baie d'Hudson a propagé la variole par inadvertance. Les historiens ont également mis en lumière les inégalités nées et perpétuées par des efforts malavisés pour aider ou, pire, assimiler les peuples autochtones. Contre toute attente, certains Autochtones ont reçu une formation médicale et ont pratiqué la médecine : Peter Edmund Jones (Toronto, 1866) ; Oronhyatekha, également appelé Peter Martin (Toronto, 1867) ; Susan La Flesche Picotte (Philadelphie, 1889). Leurs réalisations remarquables étaient l'exception. En règle générale, les Autochtones étaient dépouillés de leur famille et de leur langue et envoyés dans des pensionnats, et ils étaient privés d'éducation et de possibilités. Ce sont les infirmières qui ont fait les premiers pas vers la décolonisation de la médecine, en cherchant à se former, en exerçant dans des régions reculées, puis en formant le premier groupe de professionnels autochtones avec les Registered Nurses of Canadian Indian Ancestry en 1975. Leurs objectifs étaient prémonitoires : ils préconisaient une plus grande participation des patients autochtones et encourageaient la compréhension mutuelle.

Cinq siècles après Christophe Colomb, l'état de santé des populations indigènes d'Amérique du Nord continue d'être une source de honte : eau insalubre et taux élevés de tuberculose, de diabète, de maladies sexuellement transmissibles, de toxicomanie et de suicide, aggravés par le manque d'autonomie, d'emploi, d'éducation et de soins de santé. On retrouve des inégalités similaires dans toutes les autres nations colonisées d'Asie, d'Afrique, d'Océanie et d'Amérique du Sud. En commençant par l'enquête sur les disparitions politiques en Ouganda au début des années 1970, suivie par des enquêtes en Bolivie et en Argentine dans les années 1980, les Commissions de vérité et réconciliation (CVR) sont devenues essentielles. L'Afrique du Sud a mené sa CVR de 1995 à 2000 pour faire face à l'héritage néfaste de l'apartheid et aux abus politiques perpétrés ou tolérés par la médecine. De nombreux autres pays sur tous les continents ont suivi son exemple. Dans ces enquêtes, la « vérité » représente le passé – une contribution à l'histoire – et la réconciliation, l'avenir.

Six mois à peine avant l'achèvement de la propre CVR du Canada (2007-2015), Makayla Sault, une jeune fille des Premières Nations âgée de onze ans, est décédée d'une leucémie, après avoir abandonné le traitement conventionnel d'un centre universitaire pour les méthodes traditionnelles, dont certaines étaient dispensées dans une clinique privée de Floride. La famille aimante de Makayla a affirmé qu'elle était morte des effets secondaires de sa chimiothérapie ; un oncologue a déclaré qu'elle était en rechute. L'histoire tragique de cette jeune patiente et sa voix courageuse ont alerté le pays tout entier sur la complexité des problèmes et la profondeur de la méfiance mutuelle. Sa mort a ravivé de nombreuses questions, vues auparavant dans le contexte de la religion, qui s'appliquent à tous :

- l'âge de consentement d'un enfant ;
- le droit des parents d'imposer des valeurs à un enfant si cela risque d'abréger sa vie ;
- le devoir de l'État de protéger la vie de tous les enfants ;
- l'obligation peut-être moindre de l'État envers les enfants autochtones par rapport aux autres ;
- la vulnérabilité des malades face aux fournisseurs prédateurs ;
- la supériorité confiante affirmée par la médecine scientifique.

Dans le rapport final de la CVR du Canada, sept points spécifiques demandaient une action en matière de santé, notamment un plus grand respect des pratiques de guérison autochtones, une éducation sur les besoins des Autochtones et l'admission d'un plus grand nombre de candidats autochtones dans les professions de la santé, en élargissant les programmes d'action positive qui avaient été lancés au début des années 2000. Ces recommandations sont toujours en cours de mise en œuvre. Il existe une volonté de les adopter, mais le processus est lent.

### *Handicap*

Depuis bien avant l'apparition de l'écriture, les personnes souffrant de handicaps physiques ou mentaux – congénitaux ou acquis – sont présentes dans toutes les sociétés. Certains nourrissons atteints de malformations congénitales étaient tout simplement tués, d'autres séquestrés, abrités ou emprisonnés. Ceux qui présentaient des malformations anatomiques étaient des curiosités – des monstres – que l'on évitait, que l'on inspectait sur le plan anatomique ou que l'on utilisait comme spectacles pour le profit et l'humour. Lorsque ces pathologies ont été médicalisées, elles ont posé des problèmes philosophiques au modèle médical (chapitre 4) : elles ne pouvaient jamais être guéries ; parfois, elles ne pouvaient même pas être améliorées ; et aucune cause apparente ne pouvait être combattue pour les prévenir. Ces affections ne se comportant pas comme les autres maladies, les personnes étaient identifiées et assimilées à leurs différences.

Au XIX^e^ siècle, diverses sociétés d'aide ont vu le jour, généralement focalisées sur un ou plusieurs besoins particuliers – cécité, surdité, incapacité de marcher ou d'apprendre. Par exemple, Jean G. Itard a tenté de mettre au point des méthodes d'éducation pour les sourds à Paris dès 1799, et T. H. Gallaudet a ouvert son école pour sourds à Hartford, dans le Connecticut, en 1817. Les historiens ont montré comment la médicalisation du handicap s'est accrue au XX^e^ siècle à la suite de l'épidémie de polio et des deux guerres mondiales. C'était une chose de ne pas tenir compte des personnes qui étaient « nées comme ça », mais c'en était une autre d'ignorer le sort des enfants paralysés par la maladie ou des hommes et des femmes qui avaient été mutilés par la volonté de l'État pour le prétendu bien de ses citoyens. Néanmoins, le président américain Franklin Roosevelt a caché qu'il utilisait un fauteuil roulant à cause de la polio, ne voulant ni susciter la pitié ni adresser un signe de faiblesse.

Les ravages de la polio ont entraîné la création d'autres organismes de bienfaisance et institutions : Fondation Papillon (Québec, 1930), APF France handicap (France, 1933), March of Dimes (États-Unis, 1938), Association canadienne de médecine physique et de réadaptation (1952) et Canadian Foundation for Physically Disabled Persons (1985). Au Canada, par exemple, les dates de fondation des organismes de bienfaisance et des institutions médicales après la guerre sont révélatrices : Institut national canadien pour les aveugles (1918), Amputés de guerre (1918), Association canadienne des paraplégiques (1945), Lyndhurst Lodge de Toronto (1945) et G.F. Strong Rehabilitation Centre de Vancouver (1949). Des chronologies similaires peuvent être établies dans de nombreux autres pays et institutions. Les Jeux paralympiques ont débuté en Grande-Bretagne sous la forme d'une petite compétition pour les vétérans de la guerre en 1948.

La médecine de réadaptation, la physiothérapie et l'ergothérapie se sont développées à cette époque, et les historiens ont couvert leur évolution. Après avoir traité les handicaps acquis, ces nouvelles spécialités se sont rapidement intéressées aux problèmes congénitaux, aux maladies chroniques, aux maladies génétiques et, finalement, aux maladies mentales, qui étaient auparavant ignorés. Des fauteuils roulants améliorés, de meilleurs membres artificiels, des approches informatisées de l'apprentissage et une éducation spéciale pour les besoins particuliers ont prospéré. Récemment, des défenseurs ont lutté contre les concepts socialement chargés de « masculinité » et de « courage » pour faire reconnaître le syndrome de stress post-traumatique (SSPT) comme une blessure de guerre.

Ayant conscience des bonnes intentions qui guident la technologie ainsi que de ses avantages, les personnes handicapées ont commencé à souligner la manière dont ces efforts pouvaient également être paternalistes et stigmatisants. Elles ainsi ont exigé des adaptations architecturales pour améliorer l'accès aux écoles, aux hôpitaux et aux bureaux gouvernementaux afin de pouvoir étudier, travailler et voter. Elles souhaitaient que l'accent ne soit plus mis sur ce qu'elles *ne pouvaient pas* faire – les aspects négatifs –, mais sur ce qu'elles *pouvaient* faire. Le langage devait également changer : les mots incapacitants véhiculant des images péjoratives et fréquemment utilisés dans les métaphores – estropié, retardé, monstre, fou – devaient disparaître. Certaines associations et institutions ont changé de nom.

Les historiens racontent également comment les personnes handicapées se sont engagées dans cette lutte pour l'acceptation et les opportunités, notamment les athlètes activistes canadiens, tels que Terry Fox, qui a traversé la moitié du Canada à la course avec une prothèse de jambe pour sensibiliser le public à la recherche sur le cancer (voir figure 16.3), et Rick Hansen, dont la tournée Man in Motion l'a amené à parcourir plus de 40 000 kilomètres dans trente-quatre pays pour sensibiliser le public au potentiel des personnes handicapées (voir figure 16.4). Le succès de la manifestation de 1988 contre la nomination d'un autre président entendant à l'Université Gallaudet de Washington, DC, a été une source d'inspiration pour d'autres. Le fait que la culture sourde soit considérée comme une chose à embrasser et à célébrer a donné lieu à des débats houleux sur le droit des parents à poser des implants cochléaires à leurs enfants. De même, la possibilité génomique d'éradiquer les déficiences intellectuelles, telles que la trisomie 21, a incité les familles confrontées à ces défis à comparer l'avortement thérapeutique aux anciennes pratiques d'infanticide.

Des programmes universitaires sur les études du handicap ont été lancés dans les années 1990 pour lutter contre la stigmatisation et promouvoir des études par et sur les personnes handicapées, y compris leur histoire. Une législation anti-discrimination (à l'égard des personnes handicapées) apparaît au Royaume-Uni (1995) et aux États-Unis (1990). La France proclame également une loi pour l'égalité des droits et des chances, la participation et la citoyenneté des personnes handicapées en 2005. L'année d'après, les Nations unies ont adopté une convention sur les droits des personnes handicapées. Le Canada a inscrit le handicap dans la Loi canadienne sur les droits de la personne (1985), tandis qu'une législation spécifique, la Loi canadienne sur l'accessibilité, a été présentée au Parlement en 2018. Aspirant toujours à « régler » les problèmes perçus, la médecine a mis du temps à adopter ces concepts : les

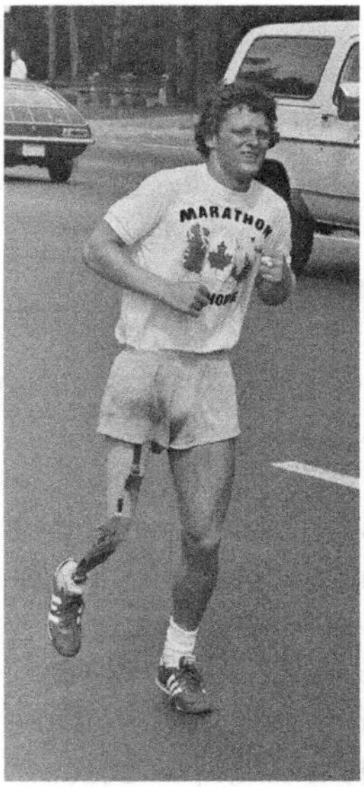

Figure 16.3 Ayant perdu une jambe à cause d'un ostéosarcome, Terry Fox a traversé la moitié du Canada en courant lors de son Marathon de l'espoir en 1980 afin de sensibiliser les gens à la recherche sur le cancer et au handicap. Il est mort un an plus tard à l'âge de vingt-deux ans. Photo : Jeremy Gilbert, 12 juillet 1980, Wikimedia Commons.

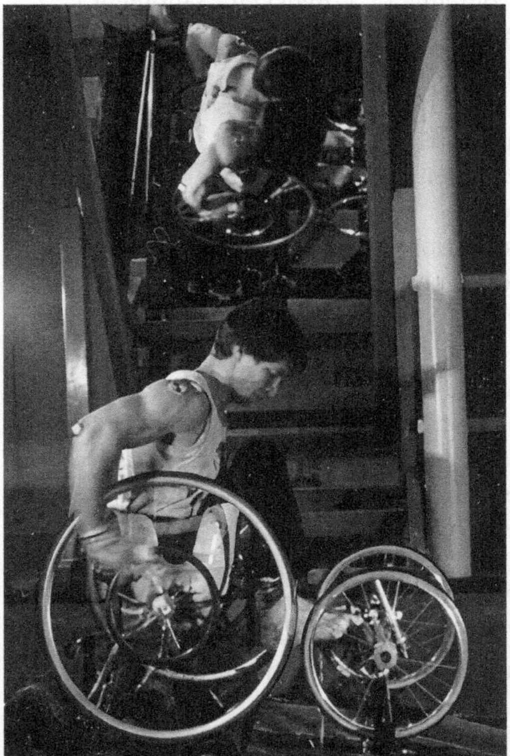

Figure 16.4 Paralysé à l'âge de 16 ans à la suite d'un accident de voiture en 1973, Rick Hansen a effectué une tournée Man in Motion de 1985 à 1987 pour attirer l'attention sur le potentiel des personnes handicapées dans le monde entier. Rick Hansen s'entraînant sur un ergomètre au laboratoire de biomécanique, Université de Colombie-Britannique avant sa tournée Man in Motion. Photo : D. Gordon E. Robertson.

« Disability Studies » (études sur le handicap) ne sont devenues un terme du Medical Subject Headings (MESH) qu'en 2019. Cependant, les facultés de médecine commencent à examiner les moyens pour les étudiants d'en apprendre davantage sur ce sujet.

Lettre ouverte à la profession médicale (extraits)

Cher docteur, je ne sais pas si nous devrions encore être ensemble… Je sais que vous pensez que je ne respecte pas votre savoir, mais je le fais… Chaque rendez-vous est une bataille […] dans la dynamique du pouvoir. Tout ce que je lis […] me dit que je dois défendre mes intérêts… J'ai essayé […] mais ça ne marche pas… Je me sens si seule… Mon corps fait des choses folles… C'est effrayant et difficile, et isolant et épuisant…

Mais le fait est que j'ai déjà cette relation dysfonctionnelle [avec mon corps] sur laquelle travailler. Je n'en ai pas besoin d'une autre. Vous êtes censé être là, dans mon équipe et à mes côtés, pour m'aider à gérer mon corps. Je voudrais quitter mes rendez-vous en me sentant soutenue […] [mais] en ce moment […] je ne me sens pas comme ça.

Je ne dois pas seulement me battre avec mon corps, je dois aussi me battre avec vous. Je dois vous convaincre de me croire, puis de m'aider. Je dois vous pousser à faire des tests et à essayer de nouveaux médicaments. Et puis je dois rentrer chez moi et m'éponger, gérer le doute et la frustration. Et ce n'est pas bien. Ce n'est pas juste.

Parce que vraiment, nous devrions être un couple puissant. Mes excellentes compétences en communication et la conscience de mon corps, associées à vos connaissances et vos ressources – nous devrions botter le cul de ma condition ensemble… Je ne veux pas rompre. Je pense qu'on peut faire en sorte que ça marche. Mais si nous restons ensemble, les choses doivent être différentes… Nous devons vraiment nous engager. L'un envers l'autre, et envers notre mission. Nous devons nous soutenir mutuellement et […] continuer à nous battre, ensemble.

Si vous croyez encore en moi, en nous, alors dites-le-moi et on trouvera un moyen de s'en sortir. Mais si vous ne le faites pas, je vais commencer à voir d'autres médecins. Parce que j'ai besoin d'un partenaire. Je mérite un partenaire. Et vous aussi.

Ophira Calof, artiste handicapée,
27 mars 2015, avec son autorisation

### *Orientation sexuelle*

L'homosexualité a généré différents degrés d'acceptation selon les endroits, allant d'un comportement admis, voire célébré dans certaines cultures, à un anathème, un péché, un crime et une maladie (voir chapitre 12). Bien qu'elle ait cessé d'être un crime dans plusieurs endroits (certaines parties du Royaume-Uni, en 1967; au Canada, en 1969; en Australie, de 1975 à 1997) et que son statut de maladie ait pris fin officiellement en 1973, elle était encore un crime dans certains pays en 1980, dont les États-Unis (jusqu'en 2003).

Dès le début des années 1980, les personnes atteintes du sida ont dû faire pression pour que soient menées des recherches sur la maladie qui ravageait la communauté homosexuelle. L'épidémie y étant apparue en premier, l'homosexualité était sous les projecteurs: pour certains, c'était une justification pour ignorer l'infection; pour d'autres, c'était un cri de ralliement pour dénoncer la discrimination. Tout le monde pouvait être vulnérable au sida, et la communauté homosexuelle a organisé sa réponse avec énergie et intelligence. Les demandes de la Coalition contre le sida pour libérer le pouvoir (ACT UP) ont conduit à la première conférence internationale sur le sida à Atlanta en 1985, qui a donné un accès sans précédent aux patients eux-mêmes. Depuis lors, la participation des patients est une caractéristique de ces conférences.

Le militantisme contre le sida s'est mêlé au militantisme pour les droits des homosexuels afin de faire prendre conscience que l'homosexualité est une variante de la normalité (voir figure 16.5). Ces mouvements ont assoupli les interdictions sociales relatives à la chirurgie de transition de genre (voir chapitre 11). Les gains juridiques se sont étendus aux lesbiennes (dont les activités en Amérique du Nord n'avaient jamais été considérées comme illégales) et aux personnes qui s'identifient comme transgenres, bisexuelles, bispirituelles ou queer. Finalement, la discrimination fondée sur l'orientation sexuelle a été légalement interdite au Canada (1995), au Royaume-Uni (2006) et en France (2008). En 2020, la Cour suprême des États-Unis s'est prononcée contre la discrimination, mais uniquement pour l'emploi. En commençant par les Pays-Bas en 2001, le mariage homosexuel est devenu légal dans plus de trente pays de l'ONU, dont le Canada (2005), la France (2013), l'Angleterre et l'Écosse (2014), l'Irlande (2015), l'Irlande du Nord et les États-Unis (2020). Toutefois, l'homosexualité reste un crime dans plus de soixante-dix nations; dans certaines, elle est punie de mort.

Les stratégies des militants du sida ont été adoptées par d'autres, notamment les militants du cancer du sein et le mouvement du ruban rose, ainsi que les défenseurs du contrôle des naissances et des maladies orphelines. En utilisant des marches amicales, des courses à pied, des courses de bateaux et des manifestations de colère, ils sensibilisent et suscitent la sympathie, attirant ainsi l'attention sur leurs causes.

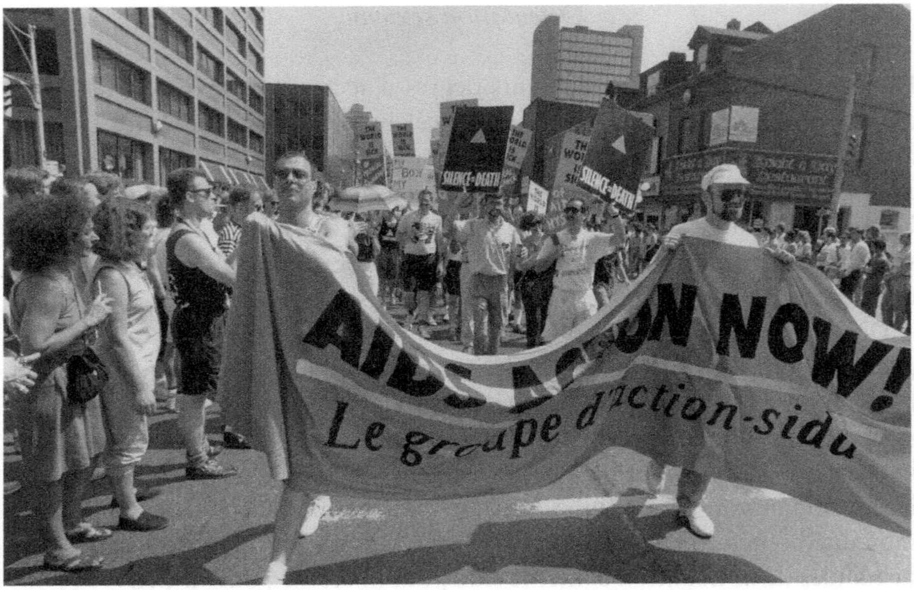


Figure 16.5 Activistes du sida défilant lors du défilé de la fierté gaie sur la rue Yonge, Toronto, 1989. Salle Baldwin, Bibliothèque publique de Toronto.

## RÉPONSES

D'après ce qui précède, il est évident que le mouvement des droits des patients, sous toutes ses formes, est récent et que les critiques articulées qu'il formule à propos du statu quo médical exigent des changements. Dans cette section, nous examinerons certains aspects nouveaux de la médecine qui en sont venus à caractériser la médecine centrée sur le patient.

### *L'essor de la bioéthique*

Depuis que l'écriture existe, la bonne conduite des médecins est un élément attendu du contrat médecin-patient (voir chapitre 6). Dans le Code d'Hammurabi et le serment d'Hippocrate, des règles ont été établies pour protéger les personnes vulnérables contre toute forme d'exploitation. Le décorum au chevet des malades faisait partie de cette tradition. Certains traités du Moyen Âge et du XVIIIe siècle contenaient des instructions explicites sur la manière de parler, de s'habiller et de se comporter dans les moments d'incertitude et en matière de paiement. L'un des fondateurs de l'éthique médicale moderne était Thomas Percival, dont le code de 1794 énonçait des règles pour les gentlemen professionnels, qui ont servi de modèle à l'American Medical Association lors de sa fondation en 1850. Ces codes rappellent aux médecins la nature négociée de leur contrat ; ils peuvent être praticiens parce que la société est d'accord (voir chapitre 6).

L'éthique médicale telle que nous la connaissons aujourd'hui a une histoire courte. S'appuyant sur le code issu du procès des médecins de Nuremberg (voir chapitre 15), l'éthique médicale a été nouvellement professionnalisée en tant que branche particulière de la philosophie morale dans les années 1960. Les facultés de médecine se sont détournées des cours d'éthique, si tant est qu'ils aient existé, enseignés par des médecins amateurs intéressés, pour les confier à des philosophes. D'une certaine manière, la bioéthique est devenue la science fondamentale qui sous-tend la prise de décision clinique. Cette évolution vers l'expertise doctorale en sciences humaines s'est également produite en histoire de la médecine, à peu près à la même époque. Pour distinguer cette nouvelle forme de philosophie des autres formes plus anciennes, le mot « bioéthique » a été inventé vers 1972. Simultanément, le « mouvement des droits des patients » s'est inscrit dans l'agenda des libertés civiles et des droits des consommateurs. Il a été suscité par un large éventail de groupes de soutien aux patients, aidés par des juristes et des spécialistes de l'éthique, comme l'Australienne Margaret Somerville à Montréal et George J. Annas à Boston, à qui j'ai emprunté l'expression pour le titre de ce chapitre.

L'essor de la bioéthique se reflète également dans la création de chaires et de départements, ainsi que dans le nombre croissant de revues de recherche, bien que plusieurs précurseurs informels soient apparus il y a plus de 50 ans : le *Hastings Center Report* (1971), le *Journal of Medical Ethics* (1975) et le *Journal of Medicine and Philosophy* (1976). Depuis lors, une ruche d'activités savantes a donné naissance à des dizaines de revues qui sont fondées ou ont disparu par échec ou fusion (voir figure 16.6). Après une activité intense, l'enthousiasme est peut-être retombé depuis 2008.

Plusieurs forces discrètes ont contribué à l'essor de la bioéthique. Par exemple, étant donné que les attentes du patient dans le contrat entre le médecin et le patient sont passées du soin à la guérison (voir chapitre 6), les médecins échouent plus fréquemment (et inévitablement) à répondre aux attentes. Cet échec signifie-t-il qu'ils sont de mauvais médecins ? L'analyse éthique promettait d'aider à faire face à ces situations angoissantes. De même, avec les exemples plus fréquemment exposés d'erreurs médicales, la douleur occasionnelle générée par des grèves de médecins et l'érosion du respect qui en résulte, les médecins devaient être conscients (et protégés) du climat de suspicion qui entoure leurs actes. L'éducation à la bioéthique implique une compréhension de la loi et de l'obligation morale. En effet, une pression supplémentaire pour la bioéthique provient des résultats de la nature litigieuse de la société moderne.

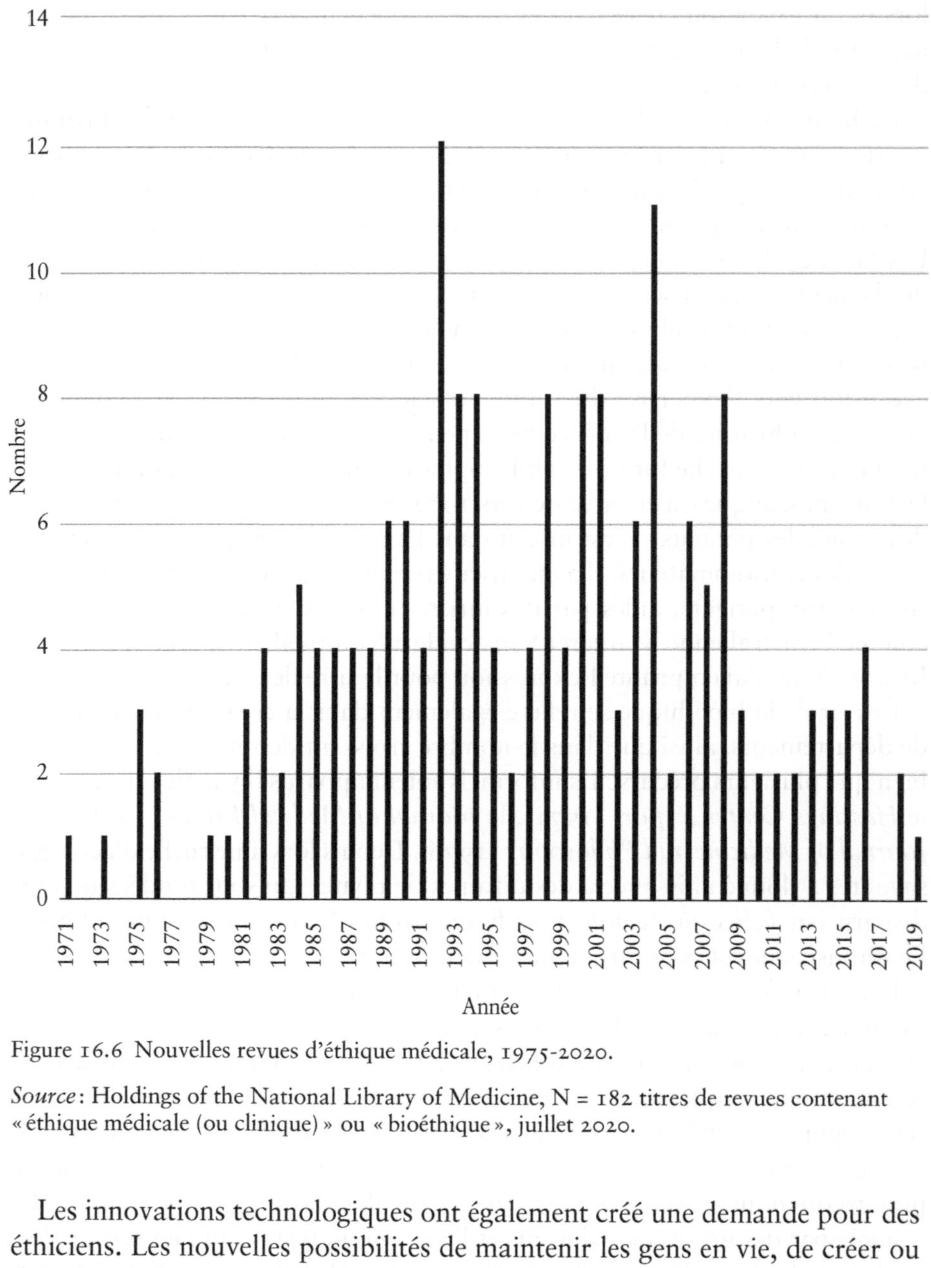


Figure 16.6 Nouvelles revues d'éthique médicale, 1975-2020.

*Source*: Holdings of the National Library of Medicine, N = 182 titres de revues contenant « éthique médicale (ou clinique) » ou « bioéthique », juillet 2020.

Les innovations technologiques ont également créé une demande pour des éthiciens. Les nouvelles possibilités de maintenir les gens en vie, de créer ou de prévenir la conception, de détourner le vieillissement et de déterminer le patrimoine génétique ont amené les médecins à se rappeler que ce n'est pas parce qu'ils *peuvent* faire quelque chose qu'ils *doivent le faire*. Depuis le milieu des années 1980, les éthiciens cliniques aident à déterminer la bonne marche à suivre au cas par cas. L'une des premières tâches du nouveau mouvement bioéthique a été de définir le moment et la qualité de la mort aux fins de la transplantation d'organes et des droits des personnes souffrantes, handicapées et mourantes. Il a débattu de l'euthanasie avec des résultats différents selon les pays (voir ci-dessous). Rapidement, les technologies de reproduction ont soulevé d'autres questions éthiques concernant le début de la vie et la propriété des biens génétiques.

Une autre raison de l'essor de la bioéthique depuis 1990 tient à la nature de la recherche médicale et à la prévalence des essais cliniques dans la pratique de la médecine factuelle (voir chapitre 5). Chaque essai devant désormais recevoir une approbation éthique, chaque comité a besoin d'un éthicien qui comprend suffisamment la médecine et la philosophie pour déterminer les paramètres du consentement. Les offres d'emploi pour les doctorats en philosophie morale n'ont jamais été aussi nombreuses.

Pour boucler la boucle, la montée de l'éthique a obligé les médecins à écouter plus attentivement les plaintes du public. Le mot « client » était censé remplacer le mot « patient » pour renforcer le respect et éliminer les connotations passives et impuissantes. Toutefois, en transformant les patients en simples consommateurs de santé, on a oublié que l'étymologie du mot « patient » venait du latin *patior* (souffrir, endurer). Même avec les meilleurs soins, tout le monde ne se rétablit pas automatiquement.

Des enquêtes menées dans les années 1950 ont révélé que les médecins ne comprenaient pas grand-chose au soulagement de la douleur et que mourir sous traitement médical pouvait être horrible pour les patients et leur famille. L'ancien rôle de soignant était trop facilement négligé par les nouvelles technologies et l'attente irrationnelle de la guérison. Les médecins craignaient souvent la mort plus que leurs patients et évitaient tout contact avec eux, lorsqu'ils ne pouvaient pas soulager leur souffrance.

Ce problème est le même que celui que les homosexuels et les personnes handicapées ont avec la profession ; les patients comprennent mieux que leurs médecins que certains problèmes ne peuvent être guéris, mais ils apprécieraient plus de soins et de compassion.

> Allez lire la médecine. Ce sont les médecins qui désertent les mourants et il y a tant à apprendre sur la douleur. Si vous ne le faites pas correctement, vous serez seulement frustré, et ils ne vous écouteront pas.
>
> Norman Barrett, chirurgien (v. 1948) ; cité par C. Saunders, *Journal of the Royal Society of Medicine* 94, n° 9 (2001) : 430-432

### *Soins palliatifs*

Le mouvement des hospices des années 1960 et l'essor des soins palliatifs en tant que spécialité distincte ont conduit les médecins, les patients et le grand public à réapprendre comment réconforter et servir les mourants ainsi que les personnes atteintes de maladies chroniques. La spécialité était fondée sur l'acceptation tacite du fait que les symptômes devaient être soulagés, même lorsque les maladies ne pouvaient être guéries. Souvent motivés par la foi religieuse, les leaders dans ce domaine comprenaient des femmes radicalement non conventionnelles : Elizabeth Kübler-Ross en Arizona, Cicely Saunders à Londres et Mère Teresa à Calcutta. Cette spécialité a été encouragée par deux voies distinctes : les soins aux personnes âgées et les soins aux mourants. Au Canada, les chefs de file ont été influencés par Saunders et comprenaient l'urologue Balfour Mount, qui a créé une unité à Montréal en 1975, et le gériatre (devenu prêtre) David Skelton, qui a créé un hospice à Winnipeg en 1974. Les revues de recherche en soins palliatifs ont commencé à paraître environ dix ans après celles de bioéthique et se sont multipliées au cours des années suivantes, s'étendant désormais à tous les continents. Bien que le soulagement des symptômes soit la plus ancienne forme de médecine, les « soins palliatifs » ne sont devenus une rubrique MeSH qu'en 1996. Son statut de spécialité officielle est encore en évolution, en partie à cause des conflits sur son objectif. Poussée par la pandémie mondiale de sida, l'Organisation mondiale de la santé (OMS) a établi un programme pour s'assurer que les soins palliatifs ne soient pas négligés dans les pays en développement, qui sont avides des derniers remèdes et technologies. En 2005, l'OMS a fait du deuxième samedi d'octobre la Journée mondiale des soins palliatifs pour une meilleure intégration des soins palliatifs dans la prestation des soins de santé.

Les experts en soins palliatifs soutiennent que les patients souffrant de n'importe quelle maladie – maladie cardiaque, cirrhose, emphysème, arthrite – méritent d'être soignés. Néanmoins, leur spécialité est intrinsèquement liée au cancer, comme si cette maladie seule impliquait une condamnation à mort automatique ; comme si personne ne pouvait souffrir ou mourir de (ou avec) d'autres maladies chroniques, qu'elles soient infectieuses, dégénératives, vasculaires ou toxiques. Dans notre société qui craint la mort, ce lien est si bien établi que de nombreux patients refusent encore d'être orientés vers les soins palliatifs parce qu'ils les considèrent comme un prélude à la mort, une forme d'« abandon », plutôt que comme un bon moyen d'améliorer la qualité du temps qui leur reste, qu'il soit long ou court. La mise en garde contre cette attitude est d'abord venue des gériatres, qui comprenaient l'idée que le contrôle des symptômes chez les personnes âgées souffrant de problèmes chroniques multiples méritait de faire l'objet de recherches plus poussées en vue d'obtenir de meilleurs résultats. Ils ont rappelé à leurs collègues que la vie elle-même était la seule maladie mortelle à 100 %, indépendamment de l'âge ou des capacités.

Le lien entre les soins palliatifs et la mort signifiait également que la société se tournait automatiquement vers les médecins spécialisés dans les soins palliatifs pour qu'ils soient les pourvoyeurs naturels de l'aide médicale à mourir. Dans de nombreux endroits, la société a été surprise de découvrir que nombre d'entre eux n'étaient pas en accord avec cette hypothèse et l'ont refusée.

### *Assistance médicale à mourir : l'euthanasie*

Les merveilles de la médecine moderne pouvaient maintenir les gens en vie pendant longtemps, même lorsque leur cerveau avait cessé de fonctionner. La question de savoir quand débrancher la prise est devenue une énigme à laquelle nos ancêtres des siècles précédents n'avaient jamais été confrontés. Cette question s'est posée pour la première fois avec les gigantesques machines à poumons artificiels mises au point à l'époque de la poliomyélite. Motivées par l'espoir de voir les problèmes de santé disparaître soudainement, les familles faisaient parfois pression sur les soignants pour qu'ils maintiennent leurs proches en vie. D'un autre côté, les ressources étaient limitées. Face à l'inefficacité, les soignants recommandaient l'arrêt des mesures de maintien en vie – une forme de meurtre passif. Des procès ont été intentés au sujet du « droit de mourir » et de la « mort dans la dignité ». Les gens ont commencé à préparer des testaments de vie qui établissent des directives anticipées. Il n'en fallait pas plus pour que les personnes en fin de vie demandent aux médecins de les aider à faciliter leur mort.

Cependant, le meurtre est proscrit dans toutes les religions du monde et il était interdit dans les codes d'éthique médicale, notamment le serment d'Hippocrate. Dans la plupart des pays, il était illégal pour les médecins de mettre fin à la vie de leurs patients, même lorsque ceux-ci les suppliaient de le faire. Le suicide lui-même est encore illégal dans de nombreux pays d'Afrique et d'Asie. La compassion a dicté certaines solutions de rechange inévitables : les médecins qui s'occupent de personnes souffrant de fortes douleurs leur donnent « suffisamment » de morphine, et ce geste est rarement remis en question. Néanmoins, certains médecins ont été arrêtés et poursuivis pour avoir assassiné leurs patients. Dans les années 1990, au moins trois médecins canadiens ont été inculpés : Alberto De La Rocha à Timmins, Nancy Morrison à Halifax et Maurice Généreux à Toronto. Seul Généreux a été condamné pour avoir prescrit des médicaments à des personnes séropositives du sida afin de les aider à se suicider à un moment ultérieur de leur choix ; il est allé en prison pendant neuf mois et a perdu son permis d'exercer. Ces cas très médiatisés ont fait que la plupart des médecins ont hésité à agir, demandant une clarification de la loi. Or, les patients confrontés à une maladie en phase terminale ne voulaient pas avoir à attendre l'agonie ou la dépendance totale : ils ont demandé une aide à mourir.

Plusieurs cas très médiatisés ont sensibilisé le grand public au fait que la médecine pouvait parfois constituer une torture. Aux États-Unis, à l'âge de vingt et un ans, Karen Ann Quinlan est tombée dans un coma provoqué par l'alcool et les drogues. Après avoir passé un an sous respirateur, les parents de Karen Ann Quinlan ont réussi à s'opposer à la recommandation de ses médecins de la débrancher en 1976, mais elle a continué à être alimentée par sonde pendant neuf ans. De même, Terri Schiavo a subi un arrêt cardiaque en 1990 et est restée dans un état végétatif permanent (sans respirateur) pendant huit ans. L'affaire a opposé ses parents à son mari, qui soutenait qu'elle devait être autorisée à mourir. Les procès ont duré jusqu'en 2005, date à laquelle on a ordonné le retrait de la sonde d'alimentation, et il a fallu près de deux semaines supplémentaires pour que Schiavo meure.

Pour les patients qui pouvaient prendre leurs propres décisions, Jack Kevorkian s'est vu attribuer l'épithète de « docteur de la mort » pour avoir aidé 130 personnes à mourir entre 1990 et 1998, en violation flagrante des lois et des normes professionnelles. Il a perdu sa licence, a été condamné pour meurtre en 1999 et a passé huit ans en prison. Après sa libération, il a continué à plaider pour un changement de la loi. Depuis l'Oregon en 1994, l'aide médicale à mourir est devenue légale (dans des circonstances très spécifiques) dans une poignée d'États américains.

Au Canada, Sue Rodriguez, une jeune femme atteinte de sclérose latérale amyotrophique (SLA), a échoué dans sa tentative d'obtenir de la Cour suprême l'autorisation de l'aide à mourir. Par défi, elle a choisi de mourir avec l'aide d'un médecin inconnu en 1994 (figure 16.7). Fin 1993, Robert Latimer a admis avoir tué par pitié sa fille Tracy, âgée de douze ans et gravement handicapée. Il a finalement été reconnu coupable de meurtre au second degré et a passé dix ans en prison jusqu'en 2010, bien que beaucoup aient jugé la peine trop lourde. En 2013, la famille d'Hassan Rasouli, qui était dans le coma et sous respirateur depuis trois ans à la suite d'une opération du cerveau, a obtenu l'aval de la Cour suprême pour le maintenir sous traitement contre les recommandations de ses médecins. La famille a ensuite tenté de poursuivre les médecins pour harcèlement, mais sans succès. Une autre contestation de la loi par la Cour suprême est née de l'histoire de deux patients. La première était la militante de la cause de la mort dans la dignité, Gloria Taylor, qui, comme Sue Rodriguez, était atteinte de la SLA, mais qui est décédée soudainement en 2012 de causes naturelles, peu après que la Colombie-Britannique lui a accordé le droit au suicide assisté. L'autre était la famille de Kay Carter, une femme de quatre-vingt-neuf ans atteinte d'une sténose spinale qui est décédée

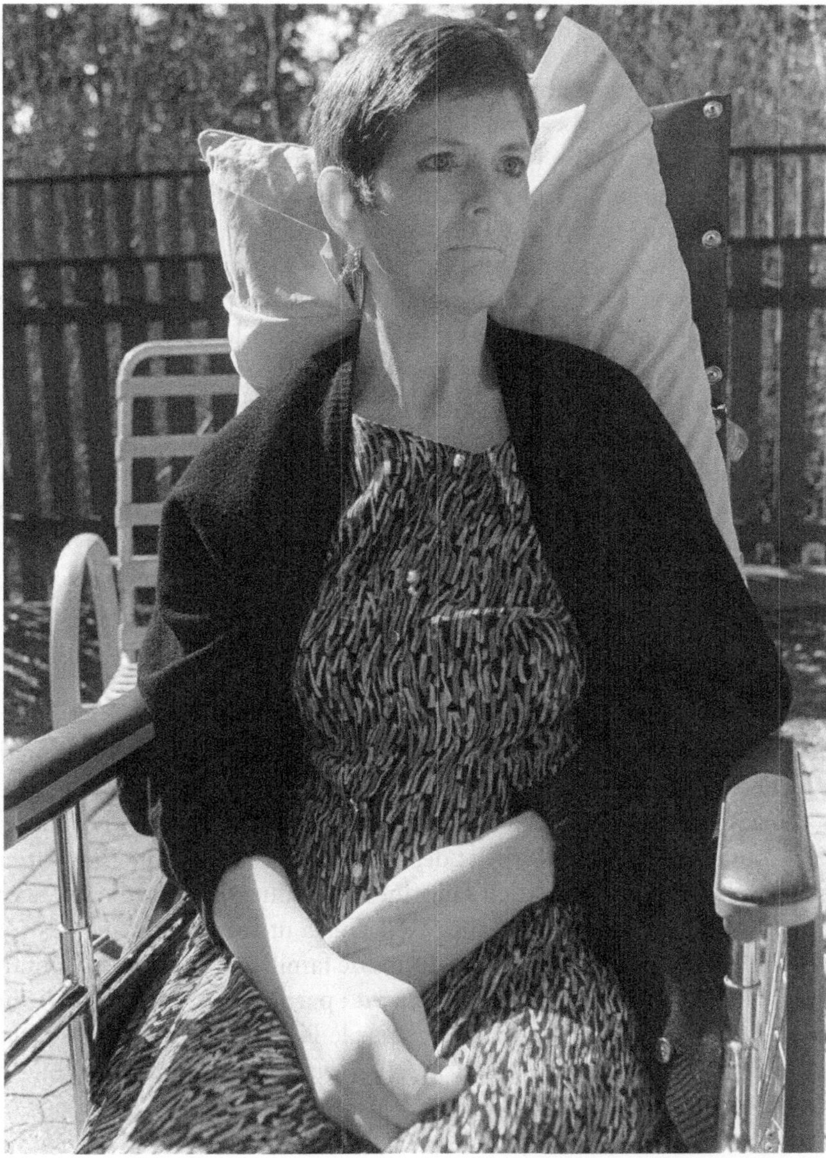

Figure 16.7 Sue Rodriguez, qui souffrait de la sclérose latérale amyotrophique, a contesté sans succès la loi canadienne sur la mort assistée en 1993. Elle est morte par suicide assisté en 1994 à l'âge de 43 ans. Photo : Chuck Stoody, Presse Canadienne.

par suicide assisté en 2010 dans une clinique en Suisse, où la procédure est légale en tant qu'acte de charité non médicalisé depuis les années 1980. Cette fois, la décision de la Cour suprême, rendue en 2015, a annulé la loi. Face à cet état de fait, le gouvernement de Justin Trudeau s'est empressé de tenir une promesse électorale et a promulgué en 2016 une loi sur l'aide médicale à mourir (AMM). La procédure avait des limites et ne pouvait pas être appliquée aux enfants ou aux personnes souffrant de maladie mentale. Elle faisait du Canada l'un des rares pays au monde à autoriser les médecins à exercer cette fonction, après les Pays-Bas (1981, officialisé en 2001), la Belgique (2002), le Luxembourg (2009) et la Colombie (2015). En 2020, l'Allemagne a annulé une interdiction qui était en vigueur depuis 2016.

Le changement de la loi canadienne en a pris certains au dépourvu. Qui serait admissible ? Est-il raisonnable d'appliquer la disposition selon laquelle la mort doit être « imminente » ? Qui ou quoi définit le terme « imminent » ? Qui fournirait le service ? Les personnes handicapées risquent-elles de perdre la vie ? Alors que certains médecins se sont engagés rapidement, les spécialistes de la palliation continuent de refuser la tâche, arguant que le monde ne s'est pas encore suffisamment intéressé aux thérapies qui devraient être disponibles pour réconforter ceux qui vivent avec la maladie. Les Nations unies et l'OMS sont d'accord. Elles et d'autres, notamment les militants des droits des personnes handicapées, s'inquiètent des abus de ces pratiques sur des citoyens vulnérables dont l'existence pourrait être jugée pénible.

### *Enseignement médical*

Les éducateurs médicaux, en particulier ceux qui travaillent dans le domaine de la médecine familiale, ont été parmi les premiers à adopter le langage des soins centrés sur le patient. En collaboration avec des experts en politique de santé, ils ont élaboré des objectifs et des stratégies pour impliquer les patients et ont écrit des livres et des articles destinés aux éducateurs médicaux, expliquant comment enseigner aux futurs médecins à utiliser le langage des soins centrés sur le patient. En 1995, les médecins de famille de London, en Ontario, ont publié le livre *Patient-Centered Medicine* ; parmi les exemples américains, citons le *Eye on Patients Report*, rédigé par le Picker Institute et l'American Hospital Association en 1996, et *Crossing the Quality Chasm*, publié par l'Institute of Medicine en 2001.

La médecine centrée sur le patient a eu un impact sur la structure de l'enseignement médical et le passage à un enseignement fondé sur les compétences. Aux États-Unis, l'essor de celle-ci a été lié à un mouvement en faveur du professionnalisme, surtout depuis 2000. Ce mouvement a été largement adopté et dominé par les éthiciens, et nombre de ses préoccupations découlent de la philosophie de l'éducation. Par exemple, le concept de « curriculum caché », bien connu des enseignants depuis au moins les années 1970, est devenu un outil utile pour les étudiants en médecine afin de reconnaître les messages subliminaux encodés dans les comportements et les actions de leurs professeurs, messages qui impliquent souvent le contraire de ce qui est dit (voir chapitre 6).

Au Canada, la réorientation de l'enseignement médical a été le résultat direct de la grève des médecins de l'Ontario en 1986 et de ses conséquences terribles sur la réputation des médecins. Un ensemble de prestataires de soins de santé et de patients ont lancé un programme axé sur la demande appelé Educating Future Physicians for Ontario (EFPO). Il définissait douze rôles complémentaires et parfois contradictoires pour les médecins. Ces premières étapes ont à leur tour influé sur les organismes nationaux de formation et d'accréditation des spécialités et ont évolué vers les « Rôles de compétence des médecins CanMEDS », marque déposée en 2005. Ces rôles mettent l'accent sur le professionnalisme et l'importance de la communication, de la collaboration et de la défense des intérêts des patients. Il est toutefois révélateur que la compétence de « gestionnaire » ait été remplacée par celle de « leader » en 2015, ce qui indique que la volonté des médecins de collaborer n'a pas été suffisante ; les médecins doivent toujours être aux commandes. Des variations de l'éducation basée sur les compétences sont devenues une norme éducative et sont utilisées dans plusieurs pays. Avant tout, il est rappelé aux futurs médecins qu'ils doivent chercher à savoir ce que veut le patient.

Les éducateurs se sont préoccupés de transmettre un sentiment de professionnalisme aux futurs étudiants. Toutefois, une fois que ces objectifs sont institutionnalisés, ils peuvent aussi se retourner contre eux et devenir des moyens dissimulés de perpétuer l'exclusion.

### Qu'est-ce qui pourrait clocher dans l'enseignement du professionnalisme ?

> Le « professionnalisme » tel qu'il est enseigné aux étudiants en médecine continue d'être un code pour « blanc », « inoffensif », « traditionnel », « hétéronormatif », « masculin ». Cela a été clairement illustré par la conférence sur le « code vestimentaire » à laquelle j'ai dû assister avant les entretiens [de résidence] [en 2019]. On nous a dit : « Les femmes peuvent porter du vernis à ongles neutre et des talons – pas des talons aiguilles, mais elles doivent porter UN QUELCONQUE talon ». « Portez du mascara pour faire ressortir vos yeux. » Soyez « nette » dans votre coiffure, c'est-à-dire n'ayez pas de cheveux de personnes noires ! La conférence d'une heure comprenait 38 diapositives avec 30 images de personnes, toutes des hommes et des femmes blancs et minces. Pas une seule personne de couleur n'était représentée. Cela a été

> enseigné dans le cadre de notre programme officiel. Pourtant, le cours n'était rien en comparaison du « curriculum caché » quotidien de professionnalisme qui nous endoctrinait tout au long de notre formation médicale, qui s'infiltre maintenant dans nos carrières médicales et, en réalité, dans tous les domaines de leadership de la société canadienne. Le concept de « professionnalisme » est l'un des concepts les plus néfastes de l'enseignement médical actuel… Il continue de transmettre les exclusions traditionnelles, patriarcales et racistes de ce qui est « acceptable » dans « notre » domaine de la médecine.
>
> Kate Rath-Wilson, MD, PhD,
> communication personnelle, octobre 2020

L'essor de la *médecine narrative* est une autre réponse éducative à l'approche centrée sur le patient. Les histoires sont racontées par les patients ou leurs soignants, pour être lues par des étrangers, d'autres patients et leur famille. Un des premiers exemples du genre est l'« autopathographie » de Norman Cousins, *Anatomy of an Illness* (1979), qui décrit comment il s'est soigné et s'est moqué de sa propre maladie. La méthode s'étend à la poésie, à l'art, au cinéma et à la lecture des classiques de la littérature. Des artistes et des spécialistes de la littérature enseignent désormais à des étudiants en médecine et travaillent avec des personnes malades. Comment cela fonctionne-t-il ? Si un homme est convaincu que son cancer est apparu parce qu'il a été cruel envers sa mère, son médecin devrait respecter cette notion, même s'il n'y croit pas lui-même. Si une femme souffrant d'arthrite considère sa douleur comme une occasion de croissance spirituelle, elle risque de mal tolérer ses médicaments. Les médecins écrivent également sur leurs observations et leurs sentiments dans la pratique.

Ce qui a commencé avec la création de la revue *Literature and Medicine* en 1982 et un petit nombre d'articles a pris de l'ampleur depuis 2000. La recherche – même celle fondée sur des preuves – sur la narration est discutée dans des conférences et des revues. Pour servir ces intérêts, la *base de données* en ligne *Literature, Arts, and Medicine*, fondée par la physiologiste Felice Aull à l'Université de New York (NYU), n'a cessé de croître depuis 1993 avec des milliers d'entrés. Supervisée depuis 2011 par la journaliste, cinéaste et enseignante clinique Lucy Bruell, cette base de données était utilisée par des personnes malades, leurs soignants et des étudiants du monde entier. Mais NYU a décidé de la fermer en 2023. Un programme a été lancé à l'Université de Columbia sous la direction de Rita Charon en 1996. La « narration » est devenue un terme MeSH en 2002 et les cours universitaires se multiplient.

En 2024, Bruell a lancé *Medhum.org* pour mission d'explorer la condition humaine à travers les interactions entre la médecine, la science, les arts et les sciences humaines, afin d'encourager la pensée critique et l'empathie. Son contenu – composé d'articles, de vidéos, d'interviews et de critiques – évolue constamment. L'histoire de ce mouvement reste encore à écrire.

La volonté d'intégrer le point de vue du patient a été un atout pour les autres sciences humaines dans l'enseignement médical. Certains citent ses racines académiques dans la professionnalisation de l'art-thérapie pendant la Seconde Guerre mondiale, même si les organisations nationales pour l'histoire de la médecine existaient depuis des décennies sans être vraiment intégrées à l'enseignement médical. Lors de l'essor de la médecine centrée sur le patient, certains se sont naïvement tournés vers les sciences humaines, pensant qu'elles pouvaient rendre leurs étudiants plus « humains ». L'art, la danse, le cinéma, la poésie, le théâtre et la musique sont devenus des composantes de ces nouvelles initiatives pédagogiques, encourageant les étudiants à mieux apprécier les perspectives des patients et leurs propres réactions émotionnelles.

Aux États-Unis, un département des sciences humaines a été créé à l'école de médecine de l'État de Pennsylvanie en 1967. D'autres écoles ont progressivement suivi. Les origines du *Journal of Medical Humanities* remontent à 1979, dans une revue de bioéthique, mais le mot « humanités » ne figurait pas dans son titre avant 1985. Deux groupes de bioéthique ont fusionné pour former l'American Society for Bioethics and Humanities en 1998. En 2015, le Health Humanities Consortium a été fondé pour servir de centre d'échange d'informations, et des programmes de sciences humaines en matière de santé ont été initiés pour les étudiants de premier cycle.

Au Royaume-Uni, le Wellcome Institute et, plus tard, le Wellcome Trust Centre for the History of Medicine cultivaient depuis de nombreuses années la recherche et l'enseignement historiques à Londres, centrés sur la fabuleuse Wellcome Library. Cependant, les sciences humaines dans l'enseignement médical lui-même étaient beaucoup moins visibles jusqu'à la fin des années 1990, lorsqu'une unité a été ouverte au Royal Free Hospital de Londres et une autre à l'Université de Durham. En 2003, l'Association for Medical Humanities a tenu sa réunion inaugurale. *Medical Humanities*, une revue du BMJ, a vu le jour en 2000 et est désormais l'organe officiel de cette association.

En France, un module obligatoire de sciences humaines et sociales a été introduit dans le cursus médical français. Son format et son contenu varient d'une école à l'autre. Le programme a l'objectif ambitieux d'encourager les étudiants à aller au-delà de l'enseignement des sciences humaines et sociales. « La seule lecture biomédicale de la maladie, du soin et des pratiques médicales consiste à les inscrire pleinement dans les enjeux éthiques, historiques, philosophiques, politiques ou encore sociaux. Elles contribuent à la construction d'un esprit critique et à la réflexivité qui leur permettent d'interroger les savoirs enseignés et pratiques professionnelles. » En 2008, un groupe pluridisciplinaire impliqué dans l'enseignement a constitué le Collège des Humanités médicales, qui organise régulièrement des conférences et des publications. Au Canada, l'unité d'études sociales en médecine de l'Université McGill a été créée en 1966, autour de la spectaculaire bibliothèque Osler. En 1974, des chaires d'histoire de la médecine ont été créées grâce aux largesses de la société philanthropique Associated Medical Services, dont le capital provenait d'une entreprise d'assurance maladie avant l'entrée en vigueur de l'assurance maladie. Le premier vaste programme des sciences humaines médicales au Canada a été créé par le neurologue et historien T. Jock Murray à l'Université Dalhousie, lorsqu'il a terminé son mandat de doyen en 1993. Ses manifestations légendaires ont formé le noyau d'un groupe national qui a créé l'Association canadienne des sciences humaines en santé lors d'une réunion tenue en 2018, comme il se doit, à Halifax. Elle a adopté la revue torontoise *Ars Medica*, qui avait été fondée en 2004.

Ce récent mouvement des sciences humaines médicales a balayé la communauté beaucoup plus ancienne et plus établie de l'histoire de la médecine, l'élevant parfois, l'engloutissant parfois. Lorsque les sciences humaines sont regroupées dans l'enseignement de la médecine, une seule discipline semble parfois suffire pour répondre aux besoins perçus; les écoles se demandent pourquoi elles devraient s'engager (ou consacrer du temps au programme) dans plus d'une discipline. Croyant que cela prouve leur intégrité morale, la plupart des écoles préféreront un éthicien à un historien. Les historiens s'inquiètent du fait que les aspects appréciés des autres sciences humaines puissent diminuer leur contribution, la transformant en une forme de « ludo-éducation » ou la faisant disparaître complètement. Ils savent que l'histoire est une discipline de recherche fondée sur des preuves et une forme de raisonnement qui aide à former de meilleurs médecins – non pas en prédisant l'avenir, mais en expliquant le présent. Dans le chapitre suivant, je propose quelques étapes sur la manière de procéder.

## SUGGESTION DE LECTURES COMPLÉMENTAIRES

Sur le site Internet : http://www.histmed.ca

# 17

# Enquête et science : comment mener une recherche en histoire de la médecine

J'aime ces petites choses, cette approche pointilliste de la vraisemblance,
la correction des détails qui, cumulés, donnent une telle satisfaction…
Comme des policiers dans une équipe de recherche, nous nous mettons
à quatre pattes et rampons vers la vérité.

Ian McEwan, *Atonement* (Toronto : Vintage Canada, 2001), 359

L'histoire, en tant que simple récitation de noms et de dates, est un sujet poussiéreux et ennuyeux. Toutefois, les questions sur les raisons pour lesquelles nous faisons ce que nous faisons, ou pensons ce que nous pensons, sont passionnantes. Il en va de même pour la recherche de réponses à des problèmes portant sur les raisons pour lesquelles les gens pensaient ou faisaient certaines choses, surtout si ces pensées ou ces actes sont aujourd'hui considérés comme erronés. Les historiens peuvent profiter de toute l'excitation et de l'intrigue du travail de détective avec un risque bien moindre de se faire tirer dessus.

Les mauvais antécédents médicaux conférant à l'ensemble de l'entreprise une mauvaise réputation non méritée peuvent expliquer pourquoi l'enseignement de l'histoire aux étudiants en soins de santé semble devoir être justifié. L'anatomie, la physiologie et la pharmacologie n'ont jamais à se justifier de leur présence dans le programme d'études. Une bonne histoire est directement liée à l'enseignement des soins de santé. Elle s'articule autour d'une vérité fondamentale : les choses changent, et ce, à des rythmes différents, en des temps et des lieux différents et pour des raisons différentes. L'exploration des dimensions des changements passés dans n'importe quel aspect des soins de santé, dans n'importe quelle culture et à n'importe quelle époque, est significative pour le

Les objectifs d'apprentissage pour ce chapitre se trouvent à la p. 488.

présent. La recherche historique est liée aux objectifs tant vantés de l'apprentissage tout au long de la vie et du choix fondé sur des preuves, qui sont essentiels pour une bonne pratique. En outre, une bonne recherche historique ressemble à bien des égards à l'entreprise scientifique : il s'agit de questions et de réponses.

Ce chapitre contient mes conseils pour mener des recherches historiques. Il s'agit du produit subjectif d'essais et d'erreurs personnels. Je ne prétends pas à l'originalité. Un projet d'histoire peut être abordé d'innombrables autres façons. Ma méthode a été et est encore façonnée par mes professeurs de médecine et d'histoire, ainsi que par des collègues, des écrivains, des rédacteurs et surtout des étudiants. Comme je ne suis pas en mesure d'en percevoir les faiblesses et les biais, je vous conseille d'utiliser ces idées avec précaution.

## FORMULER UNE QUESTION CLAIRE

La question est comme l'hypothèse dans une expérience scientifique.

Le chercheur en herbe en histoire doit comprendre exactement ce qu'il cherche et pourquoi. Présenter des diapositives, préparer un rapport ou un discours d'après dîner, envisager un changement de pratique, élaborer une politique, ou tout simplement le fait d'être curieux représentent quelques-unes des nombreuses raisons qui amènent les étudiants et les praticiens à poser des questions historiques. La question sera affinée par les sources d'information disponibles, par les résultats et par la personne qui mène l'enquête. Au terme de vos recherches, la version définitive de la question peut ne pas ressembler à l'original. En d'autres termes, il se peut que vous trouviez une réponse à une question totalement différente, que vous n'aviez pas imaginée au départ.

À tout moment, le chercheur doit avoir à l'esprit un énoncé honnête et concis de la question. Les questions sophistiquées tiennent compte des explications théoriques générées par d'autres chercheurs pour des problèmes similaires ; toutefois, les questions simples ne sont pas intrinsèquement ennuyeuses, et rien n'empêche de créer une nouvelle théorie.

Tout au long du processus, les bons historiens reconnaissent leur rôle personnel en tant que participants dans le projet – en matière de goûts relatifs à la sélection du sujet, dans le choix des voies de recherche retenues et dans la négligence des voies qui semblent moins prometteuses.

## IDENTIFIER LES SOURCES

Les sources sont comme les matériaux d'une expérience scientifique.

Les preuves des affirmations à propos du passé résident dans les sources. En général, les sources sont de deux types – primaires et secondaires –, mais elles peuvent se chevaucher. Il est parfois plus simple de commencer par les sources secondaires, les histoires déjà écrites, où vous pouvez trouver rapidement une réponse à votre question. L'annexe en ligne pour ce livre (http://www.histmed.ca) sur les ressources et les outils de recherche présente des sources secondaires générales sur divers sujets. Toutefois, les réponses tirées de sources secondaires doivent être traitées avec prudence, en examinant attentivement les notes de référence. Les meilleures preuves proviennent des sources primaires.

### *Sources primaires*

Les sources primaires sont des documents ou des objets produits pendant la période étudiée ou par le sujet de l'étude. Parfois – par exemple, dans le cas d'un manuscrit nouvellement découvert –, elles deviennent également la question, car leur origine et leur but sont inconnus. Si le projet se concentre sur une personne, les sources primaires englobent les publications et les documents manuscrits de cette personne, y compris les diplômes, les dossiers de pratique, les carnets de laboratoire, les journaux intimes, les lettres écrites et reçues, et les albums. Les sources primaires comprennent également d'autres collections de manuscrits, des livres contemporains, des revues, des journaux et des médias sociaux. Si le sujet est une maladie, un traitement ou une technologie, les sources primaires peuvent inclure les descriptions originales, les modifications ultérieures, les commentaires et éventuellement les objets matériels existants dans les musées, utilisés autrefois pour le traitement et les soins. Si le sujet est une institution, une période ou un lieu, les matériaux primaires se trouvent dans tout ce qui émerge de cette institution, de cette période ou de ce lieu. Pour connaître la santé des populations, il est essentiel de consulter les documents gouvernementaux, les statistiques de recensement et les enquêtes des agences.

Pour définir les sources primaires, le contexte est important. L'historien doit s'efforcer de situer le sujet dans le temps et l'espace. Aucun sujet médical – qu'il s'agisse d'une personne, d'une pratique, d'une maladie, d'une institution, d'une technologie ou d'une idée – ne peut être pleinement exploré sans étudier également son environnement politique, social, économique et culturel. Parfois, les conditions environnementales sont révélées par comparaison à celles qui s'appliquent ailleurs. Par exemple, une révolution ou une famine dans un pays influera sur sa médecine, tandis que la médecine d'un autre pays qui connaît la paix et la prospérité sera différente.

L'histoire, elle-même constituée d'écrits, a traditionnellement accordé une valeur particulière à l'écrit comme forme ultime de preuve. Cette pratique peut toutefois obscurcir ou fausser le passé en excluant le témoignage de ceux qui n'étaient pas en mesure de publier, de lire ou d'écrire – femmes, enfants, patients et populations analphabètes ou défavorisées. Par ailleurs, une chose écrite n'est pas forcément exacte. Les documents historiques sont des témoins puissants, mais ils présentent certains problèmes : seuls quelques-uns parviennent jusqu'à nous. Ils reflètent les priorités de leurs auteurs et leur contenu peut être défectueux. Il y a cinquante ans, l'intérêt historique s'est déplacé vers les grands hommes, les grandes découvertes et les grandes nations. Par conséquent, les sources primaires sont devenues plus éclectiques et comprennent les « histoires orales » (le résultat d'entretiens), la paléopathologie, les photos, les films, les romans, l'art, la musique, les bandes dessinées et les objets. Pris entre le constructivisme et le réalisme positiviste, de nombreux historiens choisissent une position intermédiaire, adoptant de nouveaux outils scientifiques, comme l'ADN, pour explorer le passé de manière interdisciplinaire – une position qui, selon certains critiques, comme Roger Cooter et Claudia Stein, réduit les sciences humaines à une forme d'abnégation.

Internet a rendu la recherche beaucoup plus facile. Pour trouver des livres pertinents, l'historien doit compter sur les bibliothèques – plus elles sont grandes, mieux c'est. WorldCat est très utile, tout comme les bibliographies, les index et les commerces de livres. Grâce aux ressources électroniques, il est possible de rester chez soi et de parcourir les catalogues de grandes institutions, comme la Wellcome Library, la National Library of Medicine (NLM) ou la bibliothèque Osler de McGill. Les catalogues en ligne de la plupart des bibliothèques nationales – par exemple, la Bibliothèque nationale de France, la British Library, la Bibliothèque apostolique du Vatican et la United States Library of Congress – peuvent être consultés. La *Bibliography* de Leslie T. Morton tentait de répertorier les contributions les plus significatives à la médecine occidentale ; sa cinquième édition de 1991 a été mise en ligne par Jeremy Norman et constitue depuis 2015 une base de données de plus de 15 000 articles qui ne cesse de s'enrichir. Plusieurs autres compendiums présentent de grands ouvrages médicaux, moins nombreux, mais plus commentés.

Les articles sont beaucoup plus faciles à trouver. PubMed, Medline et Web of Science permettent de dénicher la plupart des articles depuis 1950. Pour découvrir des articles de journaux historiques antérieurs à 1950, l'*Index-Catalogue of the Library of the Surgeon-General's Office* constitue un outil pertinent. Publié autrefois sur papier en plusieurs séries de plusieurs volumes à partir de 1880, il répertoriait les fonds de ce qui est aujourd'hui la NLM, fournissant des références à des articles de journaux et à certains livres, remontant à plusieurs siècles. Également numérisé, il est disponible gratuitement sous le nom d'IndexCat. Au moment de la rédaction de ce chapitre, vous devrez peut-être recourir au prêt interbibliothèques pour obtenir les articles qui y sont cités. Cependant, aucune étude sur des sujets liés à l'histoire de la médecine du XIX^e^ ou du début du XX^e^ siècle ne peut être considérée comme complète sans l'utilisation de cette ressource. Bien que les articles puissent offrir une excellente orientation sur un sujet, une bonne histoire exige la recherche de sources originales. Par exemple, lorsque l'on traite d'un sujet de l'Antiquité, les affirmations ou les citations trouvées dans un article doivent être vérifiées dans des éditions savantes (telles que la Loeb Classical Library ou le Corpus Medicorum Grecorum ou la Collection des universités de France). Ne citez pas Hippocrate ou Galien à partir de *La Revue du Praticien*. Recherchez l'original et, si vous ne pouvez pas lire les langues anciennes, veillez à identifier le traducteur.

Pour les sujets récents, les archives des journaux constituent un début (comme les archives du *Monde*, du *New York Times*, du *Times* et du *Canadian Business and Current Affairs*), même si elles ont des limites (voir ci-dessous).

La recherche de sources primaires non publiées est généralement plus compliquée. Les historiens sont rarement sûrs d'avoir examiné tous les bouts de papier qui pourraient être vus. Les archives existent sous une variété surprenante de formes et de lieux. Les archives nationales et institutionnelles sont de bons points de départ. Les catalogues publiés et en ligne des fonds d'archives sont utiles, mais le Web – bien qu'extrêmement utile – est insuffisant pour mener à bien ce travail. Seule une infime partie des fonds et des outils de recherche sont numérisés (du moins jusqu'à présent) et la sélection est inévitablement biaisée par la version de quelqu'un d'autre. Les collections spécifiques sont souvent indexées dans des guides non publiés appelés « Instruments de recherche ». Les archivistes répondent aux questions par courrier ou par courriel. Mais l'érudit doit savoir (ou imaginer) qu'une archive existe pour pouvoir la trouver. Là encore, les archivistes locaux peuvent vous aider.

Dans un monde parfait, tous les papiers importants seraient conservés dans des archives. Les documents gouvernementaux et institutionnels doivent être conservés en vertu de la loi. Chaque pays, chaque province ou État, de nombreuses villes, toutes les universités et la plupart des hôpitaux, organisations et associations conservent des documents. Dans la réalité, cependant, la préservation complète est rare. Même lorsque vous êtes convaincu que les documents doivent se trouver dans un service d'archives particulier, les localiser à travers un système de classification déconcertant peut être décourageant. Après avoir trouvé les documents gouvernementaux « officiels », vous devez vous rappeler qu'ils sont précisément officiels. Ils racontent l'histoire selon le point de vue d'un fonctionnaire. Des quantités inconnues de documents peuvent avoir été perdues ou délibérément détruites. En effet, les aspects les plus salaces, les plus controversés et les plus intrigants de la vie d'une personne ou d'une institution peuvent être supprimés à jamais de cette manière (ou « cachés » dans des dossiers mystérieux !). Certains documents peuvent appartenir à des amis, des parents ou des descendants qui refusent de les ouvrir aux historiens. D'autres encore sont retirés de l'érudition, étant devenus la propriété de marchands et d'investisseurs privés. Parfois, une notice nécrologique ou une entrée dans un dictionnaire biographique ou national indiquent où sont conservés les papiers d'un individu. Chronophage, la recherche de papiers est frustrante, mais aussi profondément gratifiante. Pour ce genre de découverte – un petit élément de preuve à l'appui d'une idée –, l'historien crie : « Eurêka ! » (Avouons-le, nous ne sortons pas beaucoup.)

La plupart des archives vous permettent désormais de prendre des photos, ce qui améliore l'efficacité. Assurez-vous de demander à l'avance si cela est autorisé.

## *Sources secondaires*

Les sources secondaires sont produites par des collègues historiens, encore en vie ou morts. Comme dans une revue scientifique de la littérature, l'historien doit trouver toutes les tentatives d'explorer les mêmes questions ou des questions similaires. Les auteurs peuvent être d'autres praticiens, des historiens, des sociologues ou des philosophes, ou encore des contemporains du sujet, comme des collègues, des panégyristes et des descendants. Aujourd'hui, avec Internet et l'éventail de bases de données décrites ci-dessus, il est trop facile de négliger les livres. Or, les livres sont l'étalon-or du travail historique.

Parfois, la source secondaire fournira une réponse immédiate et satisfaisante à votre question ; cependant, avant d'accepter une telle information pour argent comptant, il est sage d'envisager les neuf tâches décrites ci-dessous.

Sur les sources secondaires : Attention !

1 Supposez que quelqu'un d'autre a déjà posé (et répondu à) votre question.
2 Trouvez qui, quand et où, sans négliger les livres.
3 Si vous ne trouvez pas de prédécesseurs, vous l'avez probablement manqué : soyez donc créatif et cherchez dans des domaines tangentiels.
4 Exploitez les notes de bas de page des autres pour trouver des pistes vers des sources primaires et secondaires supplémentaires.
5 Sachez que vous n'êtes pas obligé d'être d'accord avec vos prédécesseurs.

6 Trouvez des critiques des sources sur lesquelles vous vous appuyez fortement. Votre opinion est-elle partagée par les experts ? Votre confiance est-elle bien placée ?
7 Ne faites pas confiance à l'histoire qui n'indique pas ses références. Il faut un « appareil critique ».
8 Ne croyez rien de ce que vous lisez si cela ne fait pas référence à des sources primaires.
9 Ne croyez rien de ce que vous lisez si vous ne comprenez pas pourquoi cela a été écrit.

Lorsque l'on me demande de l'aide pour une question de recherche, comme tout le monde, je commence maintenant par les étonnantes ressources du Web comme Google ou Wikipédia. Mais *rien de ce qui est trouvé de cette manière* ne peut être accepté sans tenir compte de la liste des tâches qui viennent d'être énumérées. Les choses ont rapidement changé. Les historiens sont maintenant confrontés à beaucoup trop d'informations plutôt qu'à trop peu. Toutefois, la plupart de ces informations ne sont pas évaluées par des pairs. Les étudiants semblent parfois incapables de faire la distinction entre l'érudition et les contenus sans valeur : si une information apparaît en tête d'une recherche Google, ils pensent qu'elle doit être vraie. Sachez que la vérité ne se décide pas à la majorité des occurrences. Par conséquent, il est important de recouper *toutes* les informations recueillies de cette manière avec les travaux savants qui se cachent dans la littérature moins visible examinée par les pairs. Comment les trouver ?

Medline (ou PubMed) est un excellent guide de sources secondaires évaluées par les pairs (ainsi que de sources primaires pour les sujets depuis 1950). Le système Medical Subject Headings (MeSH) comprend de nombreuses rubriques pour « Histoire », organisées par siècles et par périodes. Cependant, il est possible de trouver des entrées distinctes sur l'histoire de n'importe quel sujet MeSH en ajoutant simplement un sous-titre « /hi » (par exemple, « nursing/hi »). Pour affiner une recherche, il faut procéder à une combinaison stratégique de mots-clés. Toutefois, ne vous fiez pas uniquement à Medline. Il indexe des milliers de périodiques, mais seulement certains de ceux qui traitent d'histoire. Il n'attribue pas toujours des vedettes-matières historiques ou des mots-clés aux articles contenant des informations historiques. Il contient peu d'articles publiés avant 1950. Et surtout, comme nous l'avons noté plus haut, il ignore, tout comme Web of Science, les livres et les volumes édités (à moins qu'ils n'aient bénéficié de critiques d'essais dans des revues). Il est extrêmement embarrassant pour les historiens en herbe de faire ce qu'ils considèrent comme une recherche documentaire approfondie et de ne pas remarquer un livre clé sur le sujet même de l'étude. Cela arrive.

L'analyse documentaire doit aller au-delà des outils de soins de santé évidents. Des informations pertinentes peuvent avoir été publiées dans des périodiques consacrés à la philosophie, l'anthropologie, l'histoire, la sociologie, la littérature, l'économie, la géographie, les études politiques, les études féminines, le droit et l'administration publique. Des bases de données, semblables à PubMed, sont disponibles pour la littérature savante en sciences humaines et sociales, ainsi que pour les journaux et autres périodiques. Plus fiables que Medline, ces outils comprendront des livres. Demandez de l'aide à un bibliothécaire de référence.

La distinction entre sources primaires et secondaires peut s'estomper dans plusieurs situations. Par exemple, une notice nécrologique peut être à la fois une source primaire et secondaire. De même, une histoire écrite à l'époque du sujet étudié peut être une source primaire aussi bien qu'une source secondaire. Une enquête portant sur plusieurs volumes d'une revue et comptant la fréquence des articles sur un certain sujet à travers le temps transformera une source primaire en source secondaire, ou vice versa, car les résultats numériques soulèvent de nouvelles questions. L'analyse de ce que d'autres historiens ont dit sur un sujet donné transforme les sources secondaires en sources primaires, dans le cadre de l'entreprise fascinante qu'est l'historiographie. L'historiographie examine les tendances, les problèmes, les méthodes, les lacunes et les styles d'interprétation. Elle peut aider à orienter les passionnés désorientés (voir à nouveau les suggestions de lecture sur http://www.histmed.ca).

## MÉTHODE ET INTERPRÉTATION

> Pour les personnages du passé, y compris les autres historiens, la question la plus importante est la suivante : Comment les auteurs sont-ils parvenus à savoir ce qu'ils pensaient savoir ? En d'autres termes, comment ont-ils justifié leurs croyances ?
>
> Mirko Grmek, médecin et historien

L'analyse des sources révèle les preuves, ou « arguments », qui étayent la réponse à votre question. Les méthodes historiques sont le pendant direct des méthodes utilisées dans les expériences scientifiques. La lecture peut être leur base, mais ce travail implique également la sélection, l'interprétation et la manipulation – des actions fortement influencées à la fois par le goût et l'imagination de l'enquêteur ainsi que par les normes et les modes actuelles de la pratique historique (voir « L'histoire a sa propre histoire » ci-dessous).

Lors de la collecte de preuves, l'idéal est d'examiner toutes les sources primaires et secondaires pertinentes. Parfois, cependant, une abondance écrasante d'informations – par exemple, dans le cas des dossiers hospitaliers – ne peut être traitée qu'en concevant un système d'échantillonnage. Les micro-ordinateurs ont révolutionné la recherche historique et amélioré le potentiel des collections volumineuses, mais cette technologie exige une sélection. Les décisions de s'appuyer sur certaines données et d'en rejeter d'autres doivent être prises en compte avec soin, en raison de tous les préjugés que vous pouvez introduire en tant qu'historien.

Les sources secondaires doivent également être analysées. Tout comme dans une revue de la littérature scientifique, cette analyse relie votre recherche – les questions et les réponses – à d'autres histoires. En tant qu'êtres humains, les historiens aiment voir leur travail cité, mais la citation est bien plus qu'une ode à la vanité ou un hommage à la réputation. Elle permet de distinguer la bonne histoire de la mauvaise. Voici comment cela fonctionne.

Un bon produit historique n'est pas seulement une information sur le passé ; il se situe dans le domaine décrit par les prédécesseurs historiens. Il peut étayer des idées existantes à l'aide de nouvelles données ou, mieux encore, il peut introduire des idées originales pour expliquer le passé. De nouvelles théories passionnantes sur le pourquoi et le comment de l'existence des choses, ou de leur changement, peuvent être appliquées et testées dans des projets. En d'autres termes – et toujours en établissant des parallèles avec la science –, un projet d'histoire approfondi peut se conclure par de nouvelles questions pour guider les recherches futures.

Les tendances politiques et philosophiques d'un enquêteur influent sur l'interprétation des données, tout comme elles entrent dans la formulation de la question de recherche. Marxistes, capitalistes, socialistes, féministes, chauvins, racistes, créationnistes, scientifiques, baptistes, athées, déconstructionnistes, sages-femmes, infirmières, médecins, chirurgiens et patients trouveront des explications radicalement différentes pour rendre compte du même passé (voir chapitre 11).

> Nous sommes toujours en train d'abattre les vieux paradigmes. Au lieu de nous tenir sur les épaules de nos prédécesseurs, nous leur plantons une hache dans les genoux. Comme chaque nouvelle approche s'attaque à ses précurseurs à coups de hache, les sciences sociales en sont venues à ressembler à… « un projet de déforestation intellectuelle ». Le problème, bien sûr, est que si la connaissance est produite socialement, pour lancer des carrières professionnelles, elle doit être appropriée individuellement.
>
> J. B. Greenberg et T. K. Park, *Journal of Political Ecology* 1 (1994) : 1

L'objectif louable et positiviste de contrôler toutes les variables subjectives, qui domine le travail de laboratoire, n'est tout simplement pas réalisable en histoire, pas plus qu'il ne l'est en sciences. Contrairement aux scientifiques, cependant, les historiens l'admettent bien que, pendant une courte période au début du XX$^{e}$ siècle, ils se soient également efforcés d'atteindre l'insaisissable objectivité. Au contraire, les historiens traitent les biais d'interprétation en les reconnaissant et en étayant leurs arguments par des preuves convaincantes constituées d'un ensemble de sources choisies par un échantillonnage complet ou systématique, de manière ouvertement reproductible. Les sources éclectiques, sélectionnées simplement parce qu'elles soutiennent l'hypothèse de l'enquêteur, n'inspirent pas confiance. Un projet qui ignore la pensée historique dominante peut être divertissant, stimulant, plausible et bien écrit, mais ce n'est tout simplement pas de l'histoire; c'est du journalisme, de l'éditorialisme ou du prosélytisme. Ces principes se reflètent dans le processus d'écriture.

## L'ÉCRITURE

> Reconnaissez vos préjugés, mais ne jugez pas le passé selon les normes du présent.

Même si la publication n'est pas votre objectif, il est bon de consigner vos résultats dans des notes de synthèse ou une bibliographie. Il est facile d'oublier ou de confondre les noms et les dates, de mélanger des sources et d'omettre des idées, même les plus brillantes. Revenir sur ses pas dans le cadre d'une recherche historique ne devrait pas être nécessaire, mais trop souvent les historiens viennent vérifier leurs références et trouvent des trous ou des erreurs. Un passage qui semblait insignifiant à la première lecture peut soudainement prendre une importance cruciale, après qu'une recherche plus approfondie a fait naître une idée connexe. Le retrouver peut sembler décourageant. Même si votre travail n'était destiné qu'à une introduction aux séries de cas, conservez vos notes et vos diaporamas; vous êtes devenu un expert, mais vous n'êtes rien sans vos preuves.

Pour les professionnels de la santé, écrire l'histoire est inhibant. Cependant, à l'instar des rapports scientifiques, la meilleure composition n'est pas un bloc solide et homogène de narration – elle a besoin d'une structure. Les étapes présentées dans ces pages décrivent le processus que j'utilise généralement, sa séquence et les raisons qui le justifient. Il existe de nombreuses autres procédures, mais commencer par le début et écrire jusqu'à la fin est peut-être l'approche la moins populaire.

Étapes pour écrire l'histoire

1 Commencez au milieu par les résultats de votre recherche, c'est-à-dire les preuves et les arguments, une description des sources primaires, la méthode et l'interprétation.
2 Ensuite, rédigez la conclusion. Une fois que vous avez établi l'argumentation à l'étape 1, la conclusion doit devenir évidente. Elle contient la réponse à la question utilisée pour guider le travail. Parfois, la question est (re)découverte à ce stade.
3 Ensuite, rédigez l'introduction en énonçant clairement votre question. En d'autres termes, (re)composez votre question *après* avoir décidé de sa réponse. Parfois, la version la plus intrigante de la question n'aura été découverte qu'une fois la recherche effectuée et la réponse (conclusion) trouvée. Ici aussi, passez en revue la littérature secondaire.
4 Vous pouvez ensuite revenir à la conclusion, en la modifiant par un commentaire sur la manière dont votre question et vos résultats diffèrent de ceux de vos prédécesseurs de sources secondaires. Les historiens sont souvent enthousiasmés par la découverte inattendue que leur recherche sur un sujet minuscule remet en question les idées existantes sur le passé à une échelle beaucoup plus large. Un autre « Eurêka ! » historiographique est possible ici aussi.
5 Documentez tous vos écrits en laissant des références traçables à vos sources.

La publication de la recherche historique, tout comme celle de la recherche scientifique, exige de l'originalité. Une répétition d'autres travaux n'est généralement pas très intéressante. Là encore, comme dans le domaine scientifique, l'originalité est de mise en ce qui concerne les sujets, les questions, les sources, les méthodes, l'analyse et les conclusions.

Une idée originale. Ça ne doit pas être trop difficile.
La bibliothèque doit en être pleine.

Stephen Fry, *The Liar* (1991)

De nouveaux sujets sont constamment découverts. Par exemple, la montée du féminisme a mis en lumière l'histoire des femmes en tant que praticiennes et patientes ; l'évolution des opinions politiques a révélé des lacunes dans les connaissances sur les médecines alternatives, les relations postcoloniales et l'expérience des patients. Même les sujets bien étudiés méritent d'être réexaminés à la lumière de nouvelles sources, histoires, méthodes, théories et questions. Parce que les questions sur le passé émergent du présent, on dit souvent que toute histoire doit être réécrite à chaque génération.

L'histoire a sa propre histoire

Les périodiques consacrés à l'histoire de la médecine et des sciences remontent au début du XXe siècle. Au début, ils étaient édités par des médecins, des scientifiques et des bibliothécaires érudits. Les revues consacrées à l'histoire de la médecine, par opposition à celle des sciences, ont commencé à apparaître dans les années 1930 et 1940. Diverses sociétés nationales et internationales ont progressivement créé les leurs pour servir de véhicules à la recherche sur leurs régions particulières du monde. À la fin des années 1960, un regain d'activité dans le domaine de l'histoire sociale a transformé la médecine en un sujet culturel pour les historiens « professionnels » (docteurs), c'est-à-dire des personnes payées pour faire de l'histoire. Dans les années 1970 et 1980, de nouvelles revues ont été créées pour accueillir leurs travaux, les anciens périodiques les rejetant parce qu'ils négligeaient les détails scientifiques ou affichaient leur hostilité envers les médecins. En 1993, le *Journal of Medical Biography* a été fondé presque en réaction au tournant social, parce que l'écriture de la vie était exclue des revues établies, car jugée obsolète. Aujourd'hui, dans un processus de redécouverte, les chercheurs mettent en garde contre le fait de jeter le bébé biographique avec l'eau du bain social.

Chaque nouvelle revue est la solution à un problème (perçu). L'éditorial fondateur de la revue en explique la raison. Cherchez toujours ce qui est écrit dans le premier volume, le premier numéro, la première page.

L'écriture historique se distingue de l'écriture scientifique par l'admissibilité relative de la première personne et de la voix active. Par convention, les rapports scientifiques utilisent la voix passive et la troisième personne pour refléter les idéaux positivistes de l'expérimentation : « Le sang a été prélevé, puis il a été bouilli. » Dans les rapports cliniques, les patients deviennent des « cas » qui ne prennent pas de pilules, mais sont passivement « traités ». Rarement, et généralement seulement dans la conclusion, la première personne « je » ou « nous » apparaît.

Ici, l'histoire se distingue de la science. La modestie et le style peuvent dicter un usage parcimonieux de la première personne et de la voix active, mais leur relative acceptabilité rappelle aux auteurs leur propre rôle créatif à chaque étape du projet : « J'ai prélevé du sang, puis je l'ai fait bouillir. » Cette subjectivité reconnue est la validation que l'histoire ne se limite pas à des informations sur le passé : l'histoire est également constituée de l'écriture qui l'exprime, ce qui en fait une discipline créative des sciences humaines au même titre que l'art, la musique et la littérature.

## LES PIÈGES DU FRANCHISSEMENT DES FRONTIÈRES

Les réunions des sociétés nationales et internationales d'histoire de la médecine sont parfois dominées par deux solitudes artificielles : les médecins (généralement plus âgés et souvent de sexe masculin) se rassemblent dans une salle et les historiens (généralement plus jeunes et plus souvent de sexe féminin) dans une autre. Parfois, les séances plénières obligent un groupe à écouter l'autre, ce qui entraîne de nombreuses récriminations mutuelles. Les éditoriaux proclament qui devrait faire de l'histoire et comment. Cette dichotomie particulière – triste ségrégation intellectuelle – ne représente pas seulement une controverse dans un domaine polémique, mais elle est aussi extrêmement contre-productive. Elle découle, je crois, de l'intolérance et d'un manque de communication. Si je pouvais accorder un seul don à ma discipline, je choisirais de combler ce fossé. Aucun des deux groupes ne fonctionne bien sans l'autre.

Les médecins se plaignent que les historiens professionnels sont ennuyeux, abstraits, déconnectés de la réalité clinique, absorbés par les détails et trop souvent hostiles à la profession médicale. Ils savent que la médecine n'est pas parfaite, mais ils la respectent, s'émerveillent de ses réalisations et, comme des générations de prédécesseurs, s'efforcent de ne pas nuire. Ils n'apprécient pas que l'histoire soit utilisée à des fins politiques ; pour eux, l'histoire est une collection de « faits » ou de « vérités ». Ils ne salivent pas à l'évocation d'historiens obscurs. À la mention de Michel Foucault – ou, pire, de son adjectif apparenté, foucaldien –, leurs yeux se voilent.

Les historiens ne sont pas ennuyeux entre eux ; la théorie les excite. Ils célèbrent la créativité de l'écriture, de la pensée et de l'expression orale des sciences humaines. Ils aiment les arguments convaincants et les interprétations imaginatives, mais raisonnées, ancrées dans des examens détaillés des sources, inévitablement limitées par le temps et l'espace. Pour eux, les « faits » n'existent pas et la « vérité » est relative : les bactéries et les maladies ne pouvaient pas exister avant d'être découvertes ou imaginées. Ils se méfient de la préoccupation médicale pour ce qui a survécu, qu'ils interprètent à tort comme un refus de faire face aux erreurs du passé ou comme un désir de glorifier la pratique actuelle. Formés à et par « la parole », les historiens sont déconcertés par l'amour des médecins pour les images, qu'ils trouvent distrayantes, surtout lorsque les « images » sont entièrement constituées de listes à tirets projetées sur un écran. Pour eux, les images peuvent banaliser la communication, transformer l'histoire en un divertissement, un diaporama, un carnet de voyage ; pire, les images véhiculent leurs propres messages subliminaux qui peuvent détourner ou détruire l'argument. Et si les historiens ne mentionnent pas Foucault, un auditeur, un lecteur ou un éditeur malin les punira en soulignant avec arrogance cette omission. L'astuce consiste à se référer d'abord aux théoriciens importants, à faire un signe de tête en direction d'un terrain d'entente et à poursuivre. Certains historiens n'aiment pas la profession médicale – quelques-uns peuvent même être motivés par une profonde suspicion à son égard –, mais les éditeurs tentent d'évaluer la qualité en fonction de l'originalité, des preuves et des arguments, et non des opinions.

Les historiens se plaignent du fait que les médecins qui s'intéressent à l'histoire sont des amateurs maladroits ou des antiquaires dévoués, qui tâtonnent dans une discipline savante qu'ils ne respectent ni ne comprennent. Ils invoquent une analogie évidente : les historiens retraités ne se lancent pas dans la chirurgie du cerveau. Comment ces riches intrus osent-ils penser que l'âge et l'expérience suffisent à faire d'eux des historiens ?

De part et d'autre de ce débat inutile, les critiques sont à la fois valables et injustes. Au-delà de la jalousie et de l'intolérance, il y a un juste milieu. Des praticiens, les historiens pourraient apprendre à remettre en question leurs hypothèses hostiles et à communiquer leurs résultats. En effet, aujourd'hui, beaucoup plus d'historiens utilisent des diaporamas lors de conférences que par le passé. Ici, cependant, je me concentrerai sur les problèmes des prestataires de soins de santé qui veulent écrire l'histoire. Comment convaincre un historien universitaire anonyme et sceptique que votre travail mérite d'être publié ?

> L'histoire est… une fiction avec des notes de bas de page.
>
> Roderick A. Macdonald

Lors de l'élaboration d'une publication, il est bon de commencer par présenter oralement vos premières conclusions, en encourageant les commentaires et les suggestions. Ce faisant, rappelez-vous les principes d'une présentation efficace : communiquez vos arguments et vos preuves, persuadez votre public qu'ils sont vrais, et soyez intéressant et divertissant. Cela implique de parler (plutôt que de lire), de se tenir debout (plutôt que de s'asseoir), de bouger (dans la mesure du possible) et de varier le ton de sa voix. Parlez fort et clairement, établissez un contact visuel, concentrez-vous sur vos principaux arguments, utilisez des supports visuels (schémas, images, jamais plus de sept lignes de texte par diapositive) et terminez dans le temps imparti. Pratiquez, pratiquez, pratiquez ! N'oubliez pas de résumer vos principaux arguments au début et à la fin. L'ensemble de l'exercice aidera à découper et à cibler le document écrit.

## PROBLÈMES COURANTS ET COMMENT LES ÉVITER

Face aux pressions exercées par la mentalité du « publier ou périr », les éditeurs de revues médicales de qualité se tournent de plus en plus vers les historiens professionnels pour obtenir des conseils sur les soumissions. Les lettres de refus peuvent être aussi déconcertantes que décevantes. Les critiques font état de « problèmes » qui semblent sans conséquence ou mystérieux pour les cliniciens. Pourtant, ces défauts sont rarement insurmontables. Pour les surmonter, la première étape consiste à les comprendre. La deuxième étape, celle qui consiste à les accepter, est souvent plus difficile. Il est utile de mettre de côté les rapports des lecteurs pendant quelques semaines avant d'y répondre. Que vous soyez d'accord ou non avec les commentaires, il est insensé de les ignorer. Si vous espérez continuer avec cet éditeur (ou un autre), vous êtes obligé de recadrer votre travail de manière à répondre aux critiques avec respect. Les défauts les plus courants de l'histoire écrite par les médecins sont résumés comme suit :

1 L'absence de question. Un assemblage de noms, de dates et d'événements présentés sous forme de « description dense » chronologique n'est pas une histoire. L'éditeur se demandera : « Pourquoi devrais-je m'en soucier, de même que les lecteurs ? » Les historiens passionnés qui ont bien fait leurs recherches ne devraient avoir aucune difficulté à fournir une question, mais ils doivent se souvenir de l'écrire. Parfois, le problème se résout par un simple énoncé des raisons pour lesquelles vous vous êtes intéressé au sujet, ou pourquoi les autres devraient partager cet intérêt, ou pourquoi maintenant. Des questions plus attrayantes mettront en valeur l'originalité de votre travail.

2 Le fait de ne pas utiliser les sources primaires ou de ne pas révéler la méthode utilisée pour les exploiter – un défaut grave retrouvé dans une grande partie de l'histoire publiée autrefois dans les revues médicales. Une variante de ce problème omniprésent est l'utilisation exclusive de traductions, ce que beaucoup d'entre nous sont obligés de faire lorsqu'il s'agit d'utiliser des sources anciennes, médiévales ou asiatiques. C'est peut-être inévitable, mais il faut le reconnaître avec humilité. Les traductions contiennent inévitablement des interprétations.

3 L'incapacité à contextualiser un sujet dans le temps ou l'espace. La recherche qui ignore les facteurs sociaux est souvent qualifiée d'« internaliste ». Le sujet est examiné de l'intérieur – à l'intérieur des limites de la connaissance médicale –, un processus étroit qui est assimilé de manière inappropriée à l'« histoire des idées » (histoire intellectuelle). En conséquence, les questions « externes » ou les facteurs sociaux qui peuvent être d'égale importance sont négligés, ce qui conduit l'auteur

à des hypothèses anachroniques. La critique inverse, « externaliste », pourrait être appliquée à certains écrits d'histoire sociale, bien que les docteurs critiques n'emploient pas ce mot simplement parce qu'ils ne le connaissent pas. Ils le tournent plutôt en dérision en le qualifiant d'« histoire médicale sans la médecine ». Tout comme les médecins et les historiens ont besoin les uns des autres, les récits historiques – que ce soit sur une idée ou un phénomène social – sont incomplets sans le contexte fourni par l'autre.

4 L'incapacité à citer la littérature secondaire pertinente. Ce manquement a deux vastes dimensions. La première est liée à la nature de l'histoire; situer le travail dans le corps d'idées défini par les autres auteurs historiques est une partie importante du processus. La seconde relève du bon sens: le lecteur invité à évaluer votre travail sera très probablement une personne qui a déjà publié sur le même sujet ou sur un sujet connexe. Comment réagiriez-vous si l'on vous demandait d'évaluer l'essai d'un jeune arriviste (ou d'un vieux briscard) qui se propose de publier dans votre domaine d'expertise sans avoir lu votre brillant ouvrage?

5 Le recours excessif à la littérature secondaire. Pourquoi imprimer un article qui ne fait que répéter ce qui a déjà été publié ailleurs? Indiquez explicitement l'originalité de votre travail. Soyez honnête. S'il n'est pas original, pourquoi pensez-vous qu'il mérite d'être publié? Il peut être difficile, mais pas impossible, de justifier sa publication. Par exemple, peut-être vous êtes le premier à réunir deux corpus de littérature secondaire; ou peut-être vous pouvez améliorer votre recherche en retournant aux sources primaires pour vérifier les affirmations des sources secondaires que vous avez utilisées. Parfois, un tel exercice peut vous surprendre en révélant des erreurs commises par les autres historiens sur lesquels vous vous êtes appuyé. Il peut également vous fournir une nouvelle question. Ne vous permettez pas de perpétuer les erreurs des autres. Les lecteurs experts le remarqueront et remonteront la généalogie de votre recherche jusqu'à une certaine histoire de second ordre plutôt qu'à une source primaire crédible.

6 Le mauvais choix de revue pour le sujet (voir « L'histoire a sa propre histoire » ci-dessus).

7 Le présentisme et la conception whig de l'histoire (voir ci-dessous).

### *Présentisme et conception whig de l'histoire*

> Nous ne sommes pas obligés d'oublier ce que nous savons, si nous l'utilisons avec précaution.
>
> Mirko Grmek, médecin et historien

Le présentisme et la conception whig de l'histoire (ou whiggisme) constituent de graves défauts d'un point de vue historique – on pourrait même les qualifier de péchés ou de crimes. Le présentisme est la tendance à juger le passé selon les normes du présent. Il est injuste et anachronique de reprocher aux prédécesseurs de ne pas avoir dit, vu ou su ce qui ne pouvait pas encore être dit, vu ou su. L'histoire est meilleure (et plus intéressante) si l'on comprend pourquoi ils voyaient les choses comme ils les voyaient. Le « whiggisme » (ou « conception whig de l'histoire »), terme directement lié à la philosophie politique progressiste du parti libéral britannique, est similaire. Il dépeint le passé comme une série d'événements progressant vers un présent meilleur. L'hypothèse est que les choses changent en s'améliorant et que le progrès nous a amenés là où nous sommes maintenant.

Les historiens se méfient du « progrès ». Le mot lui-même déclenche des alarmes mentales. Les choses s'améliorent-elles *vraiment* ? De nombreuses technologies et traitements étaient autrefois présentés comme des remèdes miracles, avant d'être rejetés en raison d'effets secondaires imprévus. Même la découverte la plus ingénieuse peut avoir des conséquences écologiques négatives au fil du temps. Non seulement il est prématuré de juger nos propres pratiques, mais il est simpliste de réduire le passé à une simple préparation de l'avenir (c'est-à-dire de notre glorieux présent). Pour les chercheurs postmodernes, le progrès, comme les faits, n'existe peut-être plus. Le progrès, au sens d'une amélioration souhaitable, est certainement problématique lorsque ceux qui l'étiquettent en sont aussi les promoteurs. Nous pouvons être curieux du présent sans croire en sa supériorité immuable.

Que faire ? N'utilisez jamais le mot « progrès ». Si vous ressentez l'envie de le faire, demandez-vous pourquoi vous pensez que c'est nécessaire et ce que vous pourriez vraiment éviter. Respirez profondément et, si cela ne marche pas, prenez un valium. Réfléchissez bien avant de recourir à des mots comme « progrès » ou « recul », car ils évoquent des intentions qui n'ont peut-être existé que rétrospectivement.

Pour les professionnels de la santé, le présentisme et le whiggisme sont les problèmes les plus difficiles à éviter, car nos questions émergent d'un présent ancré dans la pratique clinique. Puisque nous travaillons dans ce présent, il est normal que nous pensions qu'il est meilleur que le passé et que nous tombions dans le « langage médical » pour exprimer nos idées. Nous ne pouvons pas supprimer notre conscience de la médecine actuelle. Prétendre que nous ne savons pas ce que nous savons est une posture malhonnête. Dans cette mesure, les marxistes, les féministes, les déconstructionnistes et une foule d'autres théoriciens utilisent également des questions, des interprétations et un langage qui émergent de leur présent. En effet, leurs œuvres sont également présentistes. Pourtant, d'une manière ou d'une autre, ils parviennent à éviter cette accusation. Je pense que la clé est le langage. Le verbiage médical doit être réduit au minimum, car les mots véhiculent des idées et les mots qui n'existaient pas encore à une certaine époque véhiculeront inévitablement des idées qui n'existaient pas non plus, rendant vos déclarations anachroniques. Pour les non-praticiens, c'est un jargon d'exclusion, un signal d'alarme et même pour les collègues praticiens, il peut masquer une compréhension superficielle du passé.

Un exemple : histoires hypothétiques de saignées

Tous les auteurs ci-dessous ont soigneusement recherché comment et quand la saignée a été effectuée, quand elle a fonctionné, échoué ou semblé fonctionner dans des situations que nous pourrions aujourd'hui considérer comme désastreuses. Chaque auteur produit des histoires différentes.

L'histoire présentiste suggère que certaines applications étaient plus « rationnelles » que d'autres, parce que les saignées « fonctionnent » ou sont encore utilisées aujourd'hui dans quelques pathologies apparentées (par exemple, la polyglobulie, l'hémochromatose ou l'insuffisance cardiaque), dont aucune n'a été diagnostiquée pendant la période étudiée.

L'histoire whiggish de la saignée est régie par l'hypothèse que moins de saignement est mieux. Il fait l'éloge d'une noble (mais inexistante) croisade en marche vers le présent, avec l'intention d'éradiquer la phlébotomie.

Un pseudo-historien peut citer de nombreux exemples de personnes célèbres qui sont mortes après avoir été saignées. Leur but est de choquer et de divertir, sans inclure les nombreuses personnes qui ont survécu ou les raisons pour lesquelles les médecins et les patients pensaient que cela fonctionnait.

C'est là que les choses se compliquent. Un historien ayant une formation médicale pourrait expliquer la popularité de la saignée en faisant appel aux réponses neurovasculaires à l'épuisement – un individu au visage rouge et chaud devient pâle, froid et moite –, ce qui fournit une rétroaction positive immédiate pour la pratique. Une telle utilisation de concepts modernes n'est ni présentiste ni whiggish, mais elle rend nerveux certains réviseurs non médicaux.

Les accusations de présentisme sont parfois injustes. Elles sont inspirées par les idées que nous utilisons ou la façon dont nous écrivons. Si vous devez recourir à des idées ou à une terminologie médicales actuelles, fournissez une note de bas de page pour expliquer votre choix et répondez directement à la critique potentielle de présentisme ou de whiggisme. Montrez clairement que vous comprenez la faille et expliquez pourquoi vous pensez qu'elle ne s'applique pas à votre cas. Montrez que vous savez ce que vous faites.

## LE MOT DE LA FIN

Amusez-vous. N'oubliez pas que ces idées sont loin d'être infaillibles. J'ai un tiroir rempli d'articles non publiés. Si vous connaissez un éditeur qui aimerait les voir, dites-le-moi.

## SUGGESTION DE LECTURES COMPLÉMENTAIRES

Sur le site Internet : http://www.histmed.ca

# Appendice : objectifs d'apprentissage de ce livre

## 1 INTRODUCTION : HÉROS ET MÉCHANTS DANS L'HISTOIRE DE LA MÉDECINE

Les objectifs pédagogiques généraux de cet ouvrage sont les suivants :

- Découvrir l'histoire (et les sciences humaines dans leur ensemble) en tant qu'outil d'apprentissage
- Présenter une discipline de recherche qui enrichit la compréhension de la médecine actuelle
- Inculquer un sentiment de scepticisme à l'égard du « dogme » du reste du programme scolaire
- Souligner le rôle que joue le contexte social dans la création de la connaissance et de la pratique médicales
- Offrir une vaste chronologie du développement de la médecine occidentale, en mettant l'accent sur les continuités et les discontinuités, de l'Antiquité à nos jours
- Démontrer que l'histoire concerne aussi bien le présent que le passé

Les objectifs de chaque chapitre sont détaillés ci-après.

## 2 LE CORPS FABRIQUÉ : HISTOIRE DE L'ANATOMIE

Expliquer l'évolution historique

- de l'anatomie en tant que composante importante de la médecine
- des points de vue des différentes sociétés sur la dissection

Définir

- la relation entre l'art et l'anatomie
- l'importance et l'impact des travaux de Vésale

Reconnaître que

- l'application de l'anatomie était intégrée à la physiologie avant de l'être à la médecine
- les étudiants en médecine et les professeurs ont eu recours au pillage de tombes et au meurtre
- l'étude de l'anatomie a des fonctions sociales aussi bien que biologiques
- aujourd'hui encore, toutes les maladies ne peuvent être liées à une modification anatomique

## 3 INTERROGER LA VIE : HISTOIRE DE LA PHYSIOLOGIE

Expliquer l'évolution historique

- des idées sur la nature de la vie
- de l'utilisation des animaux dans la recherche physiologique
- de la recherche sur la qualité de vie

Déterminer

- la signification des concepts qui ont façonné l'histoire de la physiologie (tels que le vitalisme, le mécanisme, l'empirisme, la téléologie, le positivisme, la professionnalisation)
- les raisons et la signification de la découverte de la circulation du sang
- le rôle et les limites du hasard dans la découverte scientifique

Analyser

- comment le positivisme influe sur les méthodes modernes de physiologie expérimentale
- comment l'expérimentation a fait de la physiologie une science distincte

## 4 SCIENCE DE LA SOUFFRANCE : HISTOIRE DE LA PATHOLOGIE

Expliquer l'évolution historique

- des concepts de la maladie
- des causes anatomiques de la maladie
- de la théorie des germes et de la bactériologie
- du rôle du médecin dans le diagnostic
- de la génétique

Analyser

- l'utilité de faire la distinction entre la « maladie » en tant qu'idée et le « mal » en tant que souffrance

Identifier

- la pathologie comme lien entre la médecine et la science
- les utilisations de la paléopathologie dans l'investigation du passé
- les raisons de l'essor de la médecine narrative

Reconnaître

- deux théories de la maladie impliquant les patients et les causes de la maladie
- la signification et les critiques du « modèle médical » de la maladie
- la signification de la « construction sociale » de la maladie

## 5 D'ABORD NE PAS NUIRE : HISTOIRE DU TRAITEMENT, DE LA PHARMACOLOGIE ET DES PRODUITS PHARMACEUTIQUES

Expliquer l'évolution historique

- des remèdes, des plantes aux métaux, en passant par les purifications et les médicaments de synthèse
- de la classification des médicaments, des effets secondaires à l'action chimique
- des essais cliniques et de la médecine fondée sur des faits
- du scepticisme récent résultant de l'échec de remèdes, tels que la thalidomide

Analyser

- le rôle des facteurs sociaux dans la perception du besoin de remèdes
- les répercussions et les problèmes générés par les « remèdes miracles » (vitamines, hormones et antibiotiques)
- le rôle de l'industrie pharmaceutique dans la définition des maladies et des choix de traitement
- les questions éthiques liées à la protection des brevets et au développement des médicaments
- les questions sociales et politiques liées à l'accès aux médicaments et aux pénuries de médicaments

Reconnaître

- que la plupart des thérapies ont été découvertes par des méthodes empiriques
- que de nombreuses « découvertes » thérapeutiques ont des précurseurs non scientifiques
- le cycle de vie des médicaments

## 6 DEVENIR ET ÊTRE MÉDECIN : ÉDUCATION, AUTORISATION D'EXERCER ET RÉMUNÉRATION

Expliquer l'évolution historique

- des relations médecin-patient comme un contrat d'attentes et de privilèges
- des attentes des patients, de l'espoir d'un soulagement à la demande d'une guérison
- des systèmes de soins de santé en tant que mécanismes de paiement des soins médicaux et d'aide aux pauvres
- de l'identité professionnelle (valeurs, organisations, contrôle)

Analyser

- les grèves des médecins déclenchées par des questions de tiers payant

Reconnaître que

- l'enseignement médical a toujours été conditionné par la société et la culture

- un accroissement de l'information ne signifie pas un accroissement des connaissances
- les privilèges médicaux sont menacés par les erreurs du passé et par le scepticisme actuel

## 7 LES FLÉAUX ET LES POPULATIONS : LES ÉPIDÉMIES DANS L'HISTOIRE

Expliquer l'évolution historique

- des mesures de santé publique en tant que produit et héritage d'épidémies antérieures
- de la théorie des germes et des antibiotiques, ainsi que leurs rôles dans le contrôle des épidémies

Analyser comment

- de « nouvelles » maladies apparaissent
- l'incidence des maladies infectieuses est liée à l'évolution de la richesse, de l'hygiène et de la nutrition
- la « construction sociale » affecte les réponses de santé publique (également chapitre 4)

Identifier

- les conséquences des épidémies sur les populations, y compris les aspects économiques, sociaux, intellectuels et politiques de la vie
- les implications du terme « victime innocente »

Reconnaître que

- l'effondrement de l'ordre social est caractéristique des réactions humaines aux maladies épidémiques
- l'eau potable est essentielle (par exemple, le choléra)
- la connaissance d'une cause microbienne n'est pas essentielle à la prévention des maladies infectieuses
- la vaccination suscite l'espoir d'une éradication (par exemple, la variole et la polio)
- de nouvelles infections sont inévitables

## 8 POURQUOI LE SANG EST-IL SPÉCIAL ? L'ÉVOLUTION DES CONCEPTS D'UNE HUMEUR VITALE

Expliquer l'évolution historique

- du sang dans les théories de la vie et de la maladie, des anciennes humeurs à l'immunité cellulaire et humorale, en passant par la médecine moléculaire
- du lien entre le sang, la respiration et l'oxygène
- du sang comme traitement (transfusion) du début de l'époque moderne à nos jours

Analyser

- la signification culturelle et politique de l'hémophilie
- la saignée comme l'un des remèdes les plus anciens et les plus durables

Déterminer

- le statut spécial du sang en termes anthropologiques, sociaux, mystiques et intellectuels
- l'importance de la microscopie pour les découvertes sur les cellules sanguines
- le rôle des études de mélange dans la définition des déficits en facteur de coagulation

Reconnaître

- les principaux dangers de la transfusion et leurs solutions (par exemple, le plasma rémunéré)

## 9 TECHNOLOGIE ET MALADIE : STÉTHOSCOPES, HÔPITAUX ET AUTRES GADGETS

Expliquer l'évolution historique

- des technologies comme moyens de mesurer des phénomènes auparavant incommensurables (par exemple, le thermomètre et le kymographe)
- de l'auscultation et de la microscopie
- des rayons X et des autres technologies d'imagerie

- de la biotechnologie moléculaire
- des hôpitaux en tant que sites et formes de technologie

Analyser comment

- l'évolution des facteurs sociaux et des concepts de maladie incite à l'utilisation de nouvelles technologies
- les technologies, à leur tour, modifient les concepts de maladie et la société

Définir

- le rôle des individus dans le contexte de découvertes « inévitables »

Reconnaître que

- la technologie vise à introduire la perspicacité et l'objectivité du diagnostic
- la technologie tend à éloigner le patient du médecin

## 10 LE TRAVAIL DE LA MAIN : HISTOIRE DE LA CHIRURGIE

Expliquer l'évolution historique

- des pratiques chirurgicales, de la préhistoire à l'époque moderne

Analyser

- la douleur et l'infection comme obstacles au développement des techniques chirurgicales
- les rôles de l'antisepsie et de l'anesthésie dans l'innovation chirurgicale
- comment les pratiques chirurgicales sont modifiées par les facteurs économiques et épidémiologiques

Identifier

- certaines techniques chirurgicales développées pour faire face aux traumatismes de la guerre

Reconnaître que

- certaines opérations électives sont très anciennes (par exemple, la trépanation et la circoncision)
- certaines recettes anciennes et populaires pour le pansage des plaies étaient (et sont) bénéfiques
- l'anesthésie a été promue par les dentistes avant d'être adoptée par les chirurgiens

## II LA MÉDECINE DES FEMMES ET LES FEMMES DE LA MÉDECINE : HISTOIRE DE L'OBSTÉTRIQUE, DE LA GYNÉCOLOGIE ET DES FEMMES

Expliquer l'évolution historique

- de l'accouchement, du domaine exclusif des femmes non-médecins à sa médicalisation au début de l'ère moderne
- des idées scientifiques concernant la reproduction
- de l'accouchement par césarienne
- des pinces obstétricales
- des soins infirmiers en relation avec les notions socialement conditionnées de genre et de classe
- de la profession de sage-femme telle qu'elle est introduite dans les pays développés
- des femmes dans le domaine des soins infirmiers, de la médecine et d'autres professions de la santé

Analyser

- le passé comme une variété d'interprétations, toutes « vraies » dans leur contexte
- des attitudes contradictoires face aux interventions (par exemple, la version podalique)
- comment le contrôle des hémorragies et des infections a amélioré la mortalité périnatale
- la controverse entourant les premières utilisations de l'anesthésie lors de l'accouchement
- les controverses entourant les techniques de reproduction et la régulation des naissances

Définir

- l'impact de l'utilisation accrue des forceps, de l'ergotamine et de l'anesthésie
- la signification de la médicalisation

Reconnaître que

- l'histoire concerne aussi bien le présent que le passé (encore !)
- les femmes qui accouchent peuvent mourir d'une hémorragie ou d'une infection
- les médecins pourraient transmettre des infections aux mères qui accouchent
- la chirurgie gynécologique a été appliquée à des maladies non gynécologiques et définies par le sexe (par exemple, la maladie mentale)

## 12 LUTTER CONTRE LES DÉMONS : HISTOIRE DE LA PSYCHIATRIE

Expliquer l'évolution historique

- des mesures humanitaires pour soigner les aliénés
- des asiles
- de la classification des maladies mentales
- des traitements physiques au XXe siècle
- de l'épidémiologie psychiatrique
- des mouvements de désinstitutionnalisation et de soins communautaires
- des mouvements antipsychiatriques

Analyser

- la longue tradition consistant à lier les troubles mentaux à des causes physiques
- la construction sociale de la maladie mentale
- la stigmatisation de la maladie mentale
- la médicalisation et la démédicalisation (par exemple, l'homosexualité)

Identifier

- des mots anciens pour désigner les maladies de la psyché, telles que la mélancolie, l'hystérie et la manie
- l'influence omniprésente des théories de l'inconscient de Freud

Reconnaître que

- la maladie mentale repose sur une séparation conceptuelle entre le corps et l'esprit

## 13 PAS DE BÉBÉ, PAS DE NATION : HISTOIRE DE LA PÉDIATRIE

Expliquer l'évolution historique

- des soins aux enfants, en relation avec les attitudes sociales envers l'enfance et les enfants
- des maladies infantiles
- des traitements chirurgicaux, hormonaux et diététiques pour la santé des enfants
- de l'eugénisme et de la génétique

Analyser

- la reconnaissance de la mortalité infantile comme une force dans la création de la pédiatrie
- la prévention des maladies chez les enfants comme l'une des premières initiatives en matière de bien-être social
- l'eugénisme tel qu'il a été largement pratiqué au XX$^{e}$ siècle

Identifier

- les problèmes et les maladies qui contribuent à la mortalité infantile dans le monde entier

Reconnaître que

- les conseils des experts en matière de soins aux enfants sont souvent considérés comme erronés par la suite
- la reconnaissance médicale de la maltraitance des enfants est apparue au XXe siècle

## 14 UN JOYAU AUX MULTIPLES FACETTES : LE DÉCLIN ET LA RENAISSANCE DE LA MÉDECINE FAMILIALE

Expliquer l'évolution historique

- de la « médecine générale » et de la médecine de famille

Analyser

- le défi de la recherche en médecine familiale universitaire

Identifier

- l'influence de la médecine familiale sur la prestation des soins de santé et la formation, la certification et la formation continue dans d'autres domaines

## 15 QUAND LE PATIENT EST PLURIEL : SANTÉ PUBLIQUE ET INTERNATIONALE

Expliquer l'évolution historique

- des statistiques médicales
- de la collaboration internationale en matière de santé
- de l'Organisation mondiale de la santé

Analyser

- le parti pris du modèle médical contre la santé collective
- les exemples de médecins au service de collectifs dans le domaine de la santé publique et du travail sur l'eau, l'alimentation, la politique, la paix et l'environnement

- comment une multitude d'organisations philanthropiques œuvrent également en faveur de la santé publique
- l'ambivalence de la médecine par rapport à l'action sociopolitique

Identifier

- le rôle de l'eau potable dans la santé des populations
- les déterminants sociaux de la santé

## 16 LENTE COMME UN GLACIER, MAIS TOUT AUSSI IMPLACABLE : LA MÉDECINE CENTRÉE SUR LE PATIENT

Analyser

- les forces qui poussent à centrer les soins sur le patient
- l'héritage de la marginalisation et de l'injustice sociale sur la santé
- les effets des mouvements sociopolitiques, tels que les droits civils, le féminisme, les droits des femmes, les droits des personnes handicapées et la décolonisation

Identifier

- les réponses de la médecine à ces forces
- l'essor de la bioéthique et des soins palliatifs
- l'euthanasie
- les réponses éducatives : les compétences, le « curriculum caché », la médecine narrative, les sciences humaines médicales

## 17 ENQUÊTE ET SCIENCE : COMMENT MENER UNE RECHERCHE EN HISTOIRE DE LA MÉDECINE

Identifier

- les questions conceptuelles et méthodologiques de la recherche et de l'écriture médico-historiques
- les pièges courants de la recherche et de l'écriture médico-historiques, et comment les éviter

# Index

Printed and bound by CPI Group (UK) Ltd, Croydon, CR0 4YY

30/09/2026

14972729-0001